ANI-MAUX

SOUFFRANCES ANIMALES, REMÈDES HUMAINS

Antiquité, Moyen Âge, Époque moderne

Rencontres d'histoire de la médecine, des pratiques et des représentations médicales dans les sociétés anciennes

Publications précédentes :

Air, miasmes et contagion. Les épidémies dans l'Antiquité et au Moyen Âge, études réunies par D. Quéruel, É. Samama et S. Bazin-Tachella, Langres, D. Guéniot, juin 2001, 198 pages, ISBN 2-87825-208-X

Le corps à l'épreuve. Poisons, remèdes et chirurgie : aspects des pratiques médicales dans l'Antiquité et au Moyen Âge, études réunies par Fr. Collard et É. Samama, Langres, D. Guéniot, juillet 2002, 192 pages, ISBN 2-87825-233-0

Mires, physiciens, barbiers et charlatans. Les marges de la médecine de l'Antiquité au XVIe *siècle*, études réunies par Fr. Collard et É. Samama, Langres, D. Guéniot, mars 2004, 180 pages, ISBN 2-87825-277-2

Pharmacopoles et apothicaires, les « Pharmaciens » de l'Antiquité au Grand Siècle, études réunies par Fr. Collard et É. Samama, Paris, L'Harmattan, août 2006, 196 pages, ISBN 978-2-296-01061-X

Handicaps et sociétés dans l'histoire. L'estropié, l'aveugle et le paralytique, études réunies par Fr. Collard et É. Samama, Paris, L'Harmattan, mars 2010, 226 pages, ISBN 978-2-296-11443-2

Dents, dentistes et art dentaire. Histoire, pratiques et représentations Antiquité, Moyen Âge, Ancien Régime, études réunies par Fr. Collard et É. Samama, Paris, L'Harmattan, décembre 2012, 370 pages, ISBN 978-2-336-29012-6

Poux, puces, punaises, la vermine de l'homme. Découverte, descriptions et traitements, Antiquité, Moyen Âge, Époque moderne, études réunies par Fr. Collard et É. Samama, Paris, L'Harmattan, décembre 2015, 408 pages, ISBN 978-2-343-07898-4

Le corps polychrome. Couleurs et santé, Antiquité, Moyen Âge, Époque moderne, études réunies par Fr. Collard et É. Samama, Paris, L'Harmattan, décembre 2018, 370 pages, ISBN 978-2-343-15931-7

Histoire du ventre. Entrailles, tripes et boyaux, Antiquité, Moyen Âge, Époque moderne, études réunies par Fr. Collard et É. Samama, Paris, L'Harmattan, novembre 2021, 386 pages, ISBN 978-2-343-24686-4

Franck COLLARD et Évelyne SAMAMA (dir.)

ANI-MAUX

SOUFFRANCES ANIMALES, REMÈDES HUMAINS

Antiquité, Moyen Âge, Époque moderne

L'Harmattan

Comité de lecture pour le présent ouvrage :
Mireille Ausécache - Elisabeth Belmas - Antoine Pietrobelli

Edition, mise en page et maquette :
Franck COLLARD et Évelyne SAMAMA

5-7, rue de l'Ecole-Polytechnique, 75005 Paris
http://www.editions-harmattan.fr
ISBN : 978-2-336-50625-8
EAN : 9782336506258

Avant-propos

Depuis plusieurs années, les mutations climatiques, les bouleversements écologiques et les périls environnementaux aux origines anthropiques avérées orientent puissamment la réflexion sur le vivant. Celle-ci s'intéresse notamment aux relations entre l'animal et l'homme dans ce nouveau contexte. La condition animale, façonnée par les humains[1], obéit à un rapport de domination tenu par certains pour résulter d'un spécisme aux traits proches du racisme. Se déploie en réaction tout un mouvement de reconnaissance et de protection des droits des animaux après que ceux-ci ont été placés des siècles durant en position d'infériorité dans l'ordre de la nature ou dans l'économie de la Création. La souffrance animale est désormais un thème de réflexion majeur dont se sont emparés non seulement des philosophes ou des éthologues mais aussi des romanciers. Dans le même temps, la vulnérabilité des humains à des maladies propagées par les animaux préoccupe aussi beaucoup les sociétés. La pandémie de Covid de 2020 ou les grippes aviaires récurrentes ont dernièrement attiré l'attention sur les dangers de la cohabitation entre l'homme et l'animal.

Prendre du recul historique, en remontant à l'Orient ancien, au Moyen Âge et à l'époque moderne, permet de mieux comprendre les débats de notre temps sur ces sujets. C'est ce à quoi s'est attaché le colloque international réuni à Saint-Quentin en Yvelines, Versailles et Nanterre les 13, 14 et 15 mars 2024. Le présent volume en contient les actes. La rencontre scientifique avait l'ambition d'envisager la créature animale dans sa triple dimension d'être souffrant à soigner et protéger, d'être nuisible à la santé humaine et de moyen thérapeutique au bénéfice des malades. À la convergence de ces chemins, qu'empruntent depuis quelques années, après les études pionnières de Robert Delort et Michel Pastoureau à partir des années 1980, plusieurs chercheurs regroupés dans le réseau *Zoomathia*[2], la relation homme / animal est ici explorée dans la profondeur des siècles et la diversité des espaces géographiques ou civilisationnels, avec ses permanences et ses évolutions depuis les Assyriens jusqu'aux Lumières, en passant par la période médiévale, tenue pour avoir connu un « Animal turn » opéré au cours du XIIIe siècle[3]. Pensé depuis l'Antiquité au regard de la condition humaine, l'animal entre pleinement dans le champ de l'histoire de la médecine, des pratiques et des représentations sanitaires puisque, sujet à

---

[1] *Cf.* BARATAY Éric, *Et l'homme créa l'animal. Histoire d'une condition*, Paris, Odile Jacob, 2003.

[2] Plusieurs auteurs du présent volume y émargent.

[3] HARRIS Nigel, *The Thirteenth-Century Animal Turn: Medieval and Twenty-First-Century Perspectives*, Cham, Palgrave Mcmillan, 2020.

maladies et à souffrances physiques et mentales d'origine parfois humaine, à la fois bien précieux pour l'économie rurale, la chasse ou la guerre et « chose » pourtant maltraitée au prétexte de sa prétendue insensibilité théorisée au Grand Siècle, il appelle, dans certaines conditions et pour certaines bêtes, au regard de leurs usages économiques et socio-culturels, des soins appliqués par des intervenants de condition subalterne, sauf exception, et aux pratiques professionnelles très lentement règlementées, appuyées à la fois sur le livre et sur l'expérience. L'animal se rattache également à l'histoire de la santé en ceci qu'il procure une *materia medica* à la fois nuisible et bénéfique : poison dangereux ou fatal à l'homme, il fournit aussi au patient et au soignant des remèdes ou des fortifiants parfois « merveilleux » qui compensent, dans la vision chrétienne de la Création, la nuisance de créatures inoffensives avant la Chute. L'animal aide encore l'homme à observer en interne — durant les 1200 ans sans dissection humaine — et à penser la maladie, ce qui en fait une sorte de *bifrons* tantôt menaçant, tantôt bénéfique aux humains.

Relevant de disciplines diverses et en dialogue, de l'archéologie à l'éthologie en passant par l'histoire, l'histoire de l'art, le droit, la littérature et la philosophie, appuyé sur une multiplicité de sources, matérielles, iconographiques, textuelles, de l'épigraphie aux traités d'économie rurale ou domestique en passant par les écrits médicaux, antidotaires ou réceptaires, et les ouvrages de philosophie naturelle, embrassant un très large spectre chronologique, le propos de ce livre aura atteint son but s'il stimule et éclaire la réflexion sur la relation animal-homme par son historicisation et le croisement des approches.

Nous sommes très reconnaissants à nos relecteurs, Mireille Ausécache, Elisabeth Belmas et Antoine Pietrobelli qui ont relevé bien des coquilles. Nous remercions celles et ceux qui ont rendu possibles le colloque et sa publication : Louise Ferrandery, pour son aide, remarquablement efficace lors de la recherche des financements, Delphine Berdah, pour sa participation active, Maaike van der Lugt pour son appui, Davide Gherdevich pour la confection des programmes et de l'affiche ainsi qu'Isabelle Vaidie. Mathieu da Vinha, Directeur du Centre de recherches du Château de Versailles nous en a ouvert les portes et nous a accueillis très libéralement dans un lieu magnifique, ce qui lui vaut notre profonde gratitude. Il reste à remercier la Maison des Sciences de l'Homme de Paris-Saclay qui a permis la publication de ces actes, tandis que la Graduate School « Humanités et Sciences du Patrimoine » et l'OI-SCult de l'université Paris-Saclay, la DRED de l'université Paris Nanterre et les laboratoires MéMo (Nanterre - Saint-Denis) et DyPaC (UVSQ) ont facilité l'organisation matérielle de nos débats.

Franck Collard et Évelyne Samama
24 septembre 24

PREMIÈRE PARTIE

CONDITION ET SOUFFRANCES ANIMALES

Douleur et mort du lion assyrien : cas d'études (VIIe s. *a.C.*)

Margaux SPRUYT*

> « Cependant les lions ne sont pas des adversaires de tout repos. Ils se précipitent avec rage vers ces hommes qui les provoquent. L'un d'eux s'est jeté sur le poitrail de la monture royale. Sans perdre son sang-froid, le monarque le transperce d'un épieu qu'il enfonce d'un coup puissant. Ahurissante hécatombe. »[1]

Si le roi assyrien Aššurbanipal (669-631 / 627 *a.C.*) n'est pas celui qui, selon les sources textuelles, a tué le plus grand nombre de lions[2], il est celui qui, au cours de son règne, a le plus orné les murs de son palais de grandes scènes de chasse au félin. Le palais Nord de Ninive a en effet livré plusieurs bas-reliefs montrant ces hauts faits cynégétiques[3]. Issues des pièces E, R, C, S et S[1] pour un total observé de 74 lions, 8 lionnes et 1 lionceau, ces chasses au lion sont pratiquées en char, en cavalerie ou encore à pied à l'aide de lances,

---

* Docteure en Histoire de l'art du Proche-Orient ancien, ATER à l'Université de Clermont Auvergne / UPR 1001 - CHEC, UMR 5133, Archéorient.

[1] PARROT André, *Assur*, Paris, Gallimard, 2007 (1ère édition 1961), p. 77.

[2] On note par exemple que les rois Aššurnaṣirpal II (883-859 *a.C.*) ou encore Salmanazar III (859-824 *a.C.*) revendiquent avoir tué respectivement 450 et 640 lions. Voir GRAYSON A. Kirk, *Assyrian Rulers of the Early First Millennium BC, I (1114-859 BC),* The Royal Inscriptions of Mesopotamia (RIMA), Assyrian Periods 2, Toronto, University Press, 1991, p. 226, Ashurnasirpal II A.0.101.2, 42-43 et GRAYSON A. Kirk, *Assyrian Rulers of the Early First Millennium BC, II (858-745 BC),* The Royal Inscriptions of Mesopotamia (RIMA), Assyrian Periods 3, Toronto, University Press, 1996, p. 41, Shalmaneser III A.0.102.6 IV 40-44. Sur la question de la vraisemblance de ces nombres très importants, voir WATANABE Chikako, « Reality assessment of the numerical records of the Assyrian royal lion hunt », in Margaux SPRUYT et Véronique VASSAL (dir.), *Le lion dans le pourtour méditerranéen, portrait iconographique, historique et biogéographique d'un grand félin,* Paris, Éd. du Cerf (à paraître).

[3] D'autres scènes de chasse au lion, avec un nombre restreint de personnages, tant humains qu'animaux, ont orné les murs du palais d'Aššurnaṣirpal II à Kalhu (Nimrud). Sur ces chasses datant du IXe siècle *a.C.*, ALBENDA Pauline « Ashurnasirpal II Lion Hunt Relief BM 124534 », *Journal of Near Eastern Studies*, n°31-3, 1972, p. 167-178 ; ALBENDA Pauline, « Lions on Assyrian Wall Reliefs », *Journal of the Ancient Near Eastern Society*, 6, 1974, p. 1-27, voir aussi LION Brigitte et MICHEL Cécile, « Les chasses royales à l'époque néo-assyrienne : textes et images », p. 217-233, ici p. 220, in Isabelle SIDERA, Emmanuelle VILA et Philippe ERIKSON (dir.), *La chasse. Pratiques sociales et symboliques, Colloques de la Maison René-Ginouvès*, Paris, de Boccard, 2006 et WINTER Irene, « The Program of the Throneroom of Assurnasirpal II », p. 15-31, ici p. 18, in Prudence O. HARPER, Holly PITTMAN (dir.), *Essays on Near Eastern Art and Archaeology in Honor of Charles Kyrle Wilkinson,* New York, The Metropolitan Museum, 1983.

d'arcs et de flèches ou d'épées. Le souverain est toujours présent dans ce type de scènes où il est assisté par quelques soldats. Les images montrent des animaux très expressifs, ouvrant largement la gueule, retroussant les babines pour laisser apparaître des crocs acérés. Et si la question de la visibilité effective des reliefs néo-assyriens a été soulevée à plusieurs reprises[4], celle de l'attachement des observateurs à l'image, notamment par le biais du crédit qu'ils lui accordent et de la véracité de ce qui est montré, est encore ouverte. Se pose alors la question subsidiaire de la nécessité de tant de précision pour nourrir ces scènes qui frappent par les multiples détails violents. Ici, ces derniers pourraient agir comme autant de manières de « fixer l'œil » du spectateur[5], de le retenir pour mieux dispenser le message voulu. Pour tenter d'apporter des pistes de réflexion, le présent article entend se pencher spécifiquement sur le réalisme naturaliste observable dans ces images et sa nécessité discursive. Pour cela, le choix a été fait de suivre la méthode d'observation et de comparaison avec le réel déjà mise au point pour l'étude des équidés[6] et récemment affinée pour l'analyse des expressions faciales des lions[7]. Ici cependant, c'est plus spécifiquement au corps des animaux que nous allons nous intéresser. Les multiples flèches qui traversent leurs chairs sont-elles placées de manière réaliste ? Les blessures et les conséquences physiologiques de celles-ci sont-elles rendues, dans les reliefs, avec véracité ? Les réponses à ces questions permettront de

---

[4] LIVERANI Mario, « Imperialism », p. 232-233, in Susan POLLOCK, Reinhard BERNBECK (dir.), *Archaeologies of the Middle East. Critical Perspectives*, Oxford, Blackwell Publ., 2005 ; BAGG Ariel, « Where is the Public ? A New Look at the Brutality Scenes in Neo-Assyrian Royal Inscriptions and Art », p. 57-82, in Laura BATTINI (dir.), *Making Pictures of War. Realia et Imaginaria in the Iconology of the Ancient Near East,* Oxford, Archaeopress Publishing, 2016 ; NADALI Davide, « Images of War in the Assyrian Period: What They Show and What They Hide », p. 83-88, in Laura BATTINI (dir.), *Making Pictures of War…, op. cit.* ; voir aussi NADALI Davide, « Different Degrees of Empathy On the Mobility of Images in Ancient Mesopotamia », p. 217-231, ici p. 218-219, in Francesco DI FILIPPO, Lucio MILANO et Lucia MORI (dir.), *« I Passed over Difficult Mountains » Studies on the Ancient Near East in Honor of Mario Liverani*, Munster, Zaphon, 2023.

[5] DE PILES Roger, *Cours de peinture par principe*, Paris, Gallimard, coll. Tel, 1989, p. 68-69 et 74 (ed. pr. 1708), voir aussi ARASSE Daniel, *Le détail, pour une histoire rapprochée de la peinture*, Paris, Flammarion, 1996, p. 245-246.

[6] Voir par exemple : SPRUYT Margaux, « L'image des équidés assyriens : une étude iconographique au prisme de l'observation vétérinaire », *Bulletin de la Société française d'Histoire de la Médecine et des Sciences vétérinaires,* 19, 2019, p. 193-202 ; SPRUYT Margaux, « Looking for Realism: Neo-Assyrian Horses Through the Prism of Reality », *Papers from the Institute of Archaeology*, 33-1, 2022, p. 1-24 ; SPRUYT Margaux, « The Horses in the Neo-Assyrian Reliefs: Observing Physical Types and their Evolution », p. 705-718, in Nicolo MARCHETTI, Michael CAMPEGGI et Francesca CAVALIERE (dir.), *Proceedings of the 12th International Congress on the Archaeology of the Ancient Near East, 06-09 April 2021*, Wiesbaden, Harrassowitz Verlag, 2023.

[7] Sur ce point, voir SPRUYT et GUINTARD, « Sur la piste des expressions léonines : cas d'études néo-assyriens », in SPRUYT et VASSAL (dir.), *Le lion dans le pourtour méditerranéen…, op. cit.*

préciser encore davantage le degré de connaissance anatomique et morphologique animalier des Anciens. Ainsi, l'enquête proposée ici se place au croisement entre études vétérinaires, anatomie féline et pratique effective de la chasse, pour interroger l'iconographie assyrienne par le biais du détail. Celui-ci est entendu, dans la définition qu'en retient Daniel Arasse, comme « un moment qui fait événement dans le tableau, qui tend irrésistiblement à arrêter le regard, à troubler l'économie de son parcours »[8]. Il convient alors de tenter de définir la manière dont chacun des lions sculptés dans ces reliefs propose, par le détail de sa mise à mort, un récit particulier de la chasse.

Observer, connaître et représenter le lion en Assyrie

Les lions présents en Mésopotamie au Ier millénaire *a.C.* appartiennent à la sous-espèce des lions asiatiques (*Panthera leo persica*)[9], notamment caractérisée par un bourrelet ventral qui peut se couvrir de poils. En outre, comparativement au lion d'Afrique, les lions asiatiques ont une crinière moins fournie qui laisse apparaître les oreilles. Ces caractéristiques sont parfaitement observables sur les reliefs assyriens du palais Nord de Ninive [figure 1]. Les oreilles sont effectivement dégagées de la crinière, le gousset ventral est particulièrement marqué et le toupillon de la queue (étui corné situé à l'extrémité de la queue, recouvert d'un toupet de poils), caractère extérieur très reconnaissable, est bien visible. Mais d'autres aspects rendent encore plus précise la représentation de ces lions. On observe par exemple parfaitement le dessin des différents muscles de l'avant-bras, qui montrent les contractions musculaires réelles des félins[10]. Il en est de même pour les membres postérieurs sur lesquels on note la présence de la corde du jarret et de la veine saphène latérale. Enfin, la morphologie générale de l'animal est fidèle à la réalité jusque dans le positionnement des testicules arrondis justement placés en position périnéale haute[11].

De manière similaire, les travaux récents menés sur les expressions faciales des lions dans les reliefs assyriens témoignent de la précision anatomique et morphologique des images[12]. Les contractions musculaires observées, depuis les rides nasales sur la face dorsale du chanfrein, les rides faciales sur la face latérale de la tête et jusqu'aux lignes d'insertion des vibrisses buccales (équivalent aux moustaches chez le chat), montrent que

---

[8] ARASSE, *Le détail..., op. cit.*, p. 12.

[9] NAGLE Laurent, « Les lions et les lionnes : des prédateurs aux mœurs parfois surprenantes » et ARAGON Santiago, « Variabilité morphologique et relations phylogénétiques entre les différentes sous-espèces de lion : une introduction à l'étude de l'un des animaux les plus iconiques de l'Antiquité », in SPRUYT et VASSAL (dir.), *Le lion dans le pourtour méditerranéen..., op. cit.* (à paraître).

[10] BARONE Robert, « La myologie du lion (*Panthera leo*) », *Mammalia*, 31-3, 1967, p. 459-514, ici p. 496, fig. 12 A.

[11] Sur l'observation précise de ces caractéristiques morphologiques du félin, voir SPRUYT et GUINTARD, « Sur la piste des expressions léonines… », art. cit.

[12] *Ibid.*

les Anciens avaient une excellente connaissance de ces animaux. Ce savoir s'appuie sans doute sur un travail d'observation de la réalité, quand bien même l'animal peut être sauvage et dangereux. Ici, ce sont tant les sources textuelles que les images ornant les palais qui apportent des clefs de compréhension.

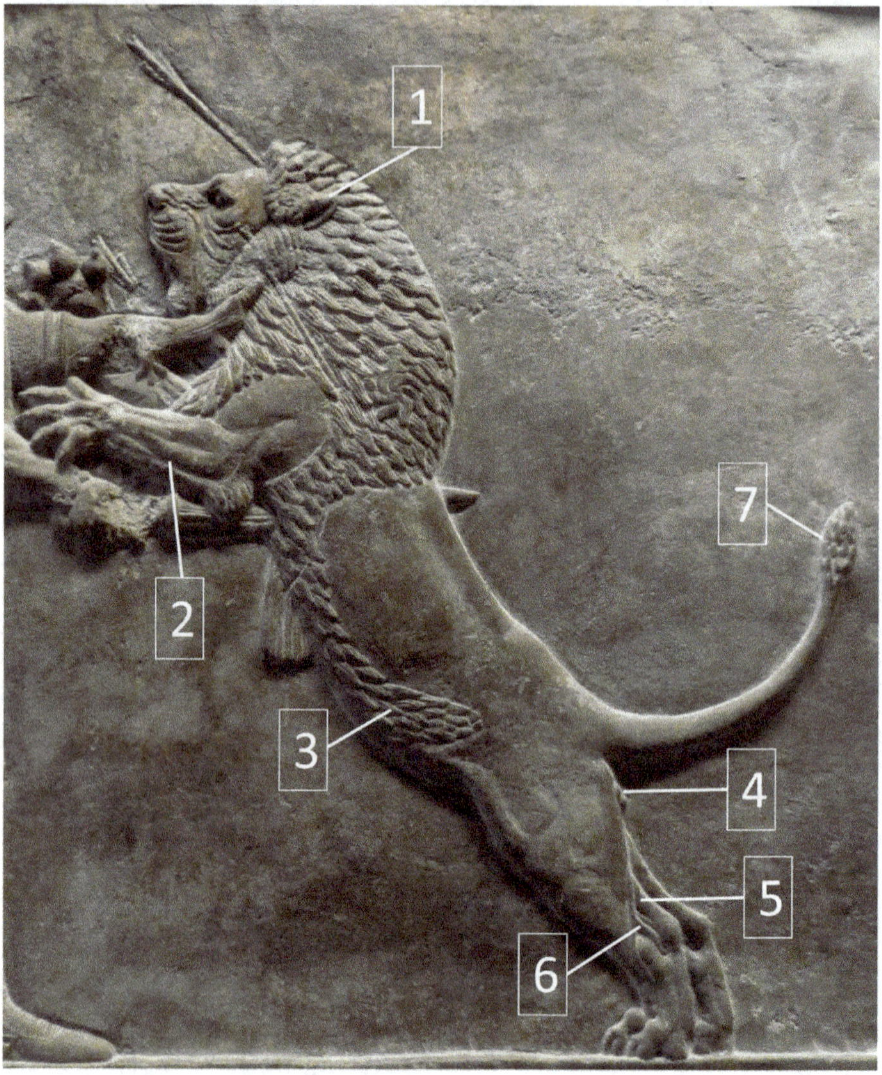

Figure 1 : Observation des détails anatomiques du lion mis à mort par le souverain. Scène de chasse au lion issue de la pièce S du palais Nord de Ninive, vers 645 *a.C.* British Museum (BM 124875 ; 1856,0909.48) ; photo et DAO : M. Spruyt. 1. Oreilles dégagées de la crinière — 2. Muscles de l'avant-bras — 3. Gousset — 4. Testicules ronds en position périnéale haute — 5. Corde du jarret — 6. Veine saphène latérale — 7. Toupillon de la queue.

S'il est attesté que les rois assyriens chassent les lions avec pour objectif de les mettre à mort[13], les parties de chasse sont également l'occasion de procéder au prélèvement de lions adultes ainsi qu'à celui de lionceaux dans l'espace sauvage. Plusieurs textes en attestent. Parmi ceux-ci, Aššurnaṣirpal II (883-859 *a.C.*) livre par exemple un témoignage dans son palais de Nimrud :

> « Par mes (propres) main(s) tendue(s) et (avec) mon cœur exubérant, j'ai personnellement capturé quinze lions féroces des montagnes et des forêts. J'ai transporté cinquante lionceaux (et) je les ai placés dans des structure(s) fermées dans la ville de Kalhu et (dans) les palais des autres villes de mon pays. J'ai élevé leurs lionceaux en grand nombre »[14].

Parallèlement, c'est dans l'iconographie que l'on retrouve des traces non seulement de ces captures, mais aussi de l'élevage dans des parcs ou jardins royaux. Ainsi, sous le règne d'Aššurbanipal, dans le Palais Nord de Ninive, se trouvait un relief montrant une chasse au lion menée en bateau qui révèle le détail d'une capture [figure 2].

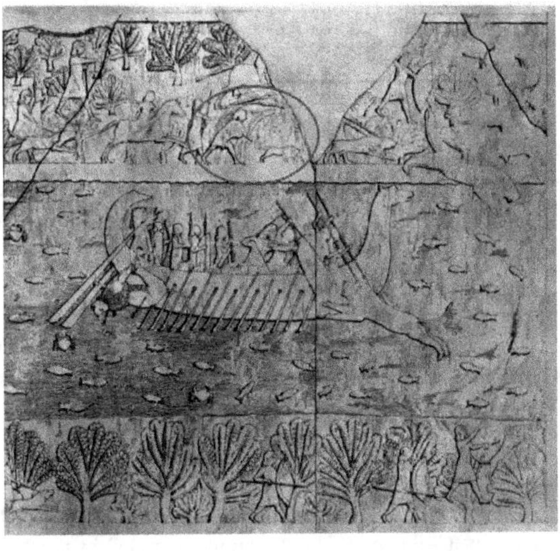

Figure 2 : Capture d'un lionceau lors d'une chasse au lion menée par bateau. D'après BARNETT Richard David, *Sculptures from the North Palace of Ashurbanipal at Niniveh (668-627 B.C.)*, Londres, British Museum Publications, 1976, pl. LIV et p. 52 ; pièce S du palais ; dessin de W. Boutcher.

[13] Si l'on en croit les sources textuelles, c'est surtout lors de la période médio-assyrienne et dans la première moitié de la période néo-assyrienne que les lions sont mis à mort en très grand nombre, avec des chiffres allant jusqu'à 800 félins sous le règne de Téglath-Phalasar Ier (1114-1076 *a.C.*). Cf. WATANABE, « Reality assessment of the numerical records… », art. cit. (à paraître).

[14] GRAYSON, *Assyrian rulers..., BC, I (1114-859 BC)* (RIMA 2), *op. cit.*, p. 226, Ashurnasirpal II A.0.101.2, 32-36 (traduction depuis l'anglais : M. Spruyt). Voir aussi WATANABE, « Reality assessment of the numerical records… », art. cit. (à paraître).

La scène est vaste, organisée en trois registres[15]. Au centre, l'espace figuré est un fleuve (ou une rivière) chargé de poissons sur lequel navigue le souverain monté sur un bateau à rames aux côtés de sa suite. Les registres supérieurs et inférieurs dévoilent les berges de ce cours d'eau sur lesquelles les soldats du roi, à pied et en cavalerie, accompagnés de puissants mâtins tenus en laisse, poursuivent les lions. Au registre supérieur, un lion acculé quitte la berge pour bondir dans l'eau où il sera mis à mort, comme le montrent les deux autres représentations de l'animal[16] : d'une part au-devant du navire alors que trois soldats s'apprêtent à le transpercer de lances et que le souverain décoche une flèche, d'autre part à l'arrière de l'embarcation où une dépouille de lion est attachée par les quatre pattes, tête et queue ballantes. Au-delà de la mise à mort du lion adulte, cette scène montre également le détail de la capture d'un lionceau : dans le registre supérieur de l'image, sur la berge, on peut observer un soldat à pied qui se penche vers l'avant et tend les bras vers un petit en pleine course qui tente de lui échapper. Cette scène rassemble ainsi à la fois le récit de la mort du lion adulte et du prélèvement du petit. Le premier annonce le sort réservé au second, à la différence peut-être que si le mâle adulte est tué dans l'espace sauvage, le lionceau sera emporté dans les parcs royaux pour y être élevé et relâché lors d'une chasse rituelle, ou encore pour être apprivoisé et devenir un animal d'agrément. On observe en effet leur présence dans plusieurs reliefs du palais Nord de Ninive qui témoignent de la grande proximité entre les hommes de cour et les lions. Que ce soit un couple de lions dans un jardin [figure 3] ou un lion marchant aux côtés de musiciens devant une faune luxuriante[17], ces images assurent de la présence de ces animaux au

[15] Le relief est aujourd'hui perdu, mais il a été restitué par un relevé, voir BARNETT Richard David, *Sculptures from the North Palace of Ashurbanipal at Niniveh (668-627 B.C.)*, Londres, British Museum Publications, 1976, pl. LIV et p. 52.

[16] La construction visuelle reprend ici les codes de la « narration continue » : les trois félins, bondissant, mourant puis mort, ne seraient qu'un seul et même individu dont le récit est conté en trois temps, sa mort est ainsi parfaitement inéluctable et son sort annoncé d'emblée. Sur l'utilisation et le fonctionnement de la narration continue dans l'art assyrien, voir notamment WATANABE Chikako, « The "continuous style" in the Narrative Scheme of Assurbanipal's Reliefs », *Iraq*, 66, 2004, p. 103-114 ; WATANABE Chikako, « Reading Ashurbanipal's Palace Reliefs: Methods of Presenting Visual Narratives », p. 212-233, in Gareth BRERETON (dir.), *I am Ashurbanipal : King of the World, King of Assyria*, Londres, Thames & Hudson, 2018. Voir aussi ALBENDA Pauline, « Assyrian Wall Reliefs: a Study of Compositional Styles », p. 223-233, ici p. 224, in Hartmut WAETZOLD, Harald HAUPTMANN (dir.), *Assyrien im Wandel der Zeiten*, Heidelberg, Heidelberger Orientverlag, 1997. Sur la « concentration synoptique » qui traduit à la fois l'action et son résultat : BRENIQUET Catherine, *Essai sur le tissage en Mésopotamie des premières communautés sédentaires au milieu du IIIe millénaire av. J.-C.*, Paris, de Boccard, 2008, p. 237.

[17] Relief aujourd'hui conservé au British Museum (BM 118916 ; 1856,0909.22). Règne d'Aššurbanipal, vers 645 *a.C.*, Palais Nord, Pièce E. Voir BARNETT, *Sculptures from the North Palace of Ashurbanipal…*, *op. cit.*, pl. XIV.

plus près du roi, de sa suite et, on peut l'imaginer, des artistes-artisans sculpteurs, ou au moins de leur maître d'œuvre[18].

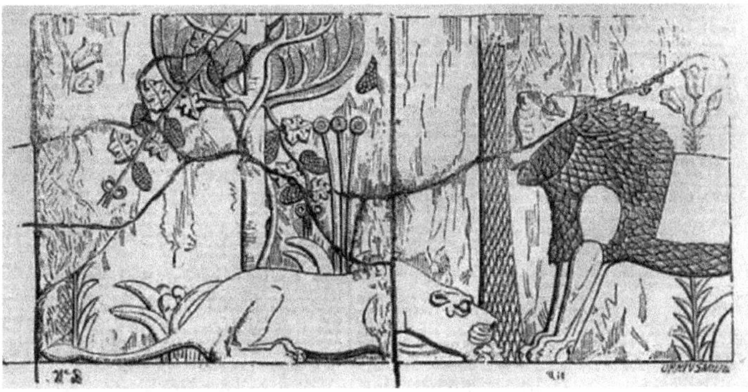

Figure 3 : Couple de lions dans un jardin, relevé publié dans le *Illustrated London News,* le 24 mai 1856 d'après le relief conservé au British Museum (BM 118914 ; 1856,0909.23), règne d'Aššurbanipal, vers 645 *a.C.*, Palais Nord, pièce E.

Dans la scène du couple léonin, le mâle, identifiable à sa crinière, étend longuement les pattes avant dans un mouvement de recul et dévoile ses crocs tout en basculant légèrement la tête vers l'arrière. L'analyse précise de cet individu, placé debout face à la femelle, a permis de montrer que son expression traduit une moue de flairage, communément nommée *flehmen*[19]. Cette attitude particulière et l'expression qui l'accompagne, permettent au mâle de procéder à des inhalations et exhalaisons d'air afin de solliciter ses organes voméro-nasaux pour repérer les femelles en œstrus, c'est-à-dire disponibles pour l'accouplement. La précision avec laquelle est rendue ici cette attitude spécifique et le détail de l'expression témoignent de l'important travail d'observation des Anciens face à ces animaux. Cette scène, unique dans le corpus assyrien connu actuellement, traduit une attention toute particulière au comportement des félins, ainsi qu'une connaissance intime des facteurs nécessaires au déclenchement du *flehmen*, à savoir la présence de la femelle dans le périmètre immédiat du mâle. En

[18] Peu d'informations sont aujourd'hui connues sur le travail, le statut et le rôle des artistes-artisans à la cour néo-assyrienne, cependant, quelques pistes ont été étudiées, voir notamment CASSIN Elena, *La splendeur divine : introduction à l'étude de la mentalité mésopotamienne*, Paris / La Haye, Mouton & Co, 1968, p. 129-130 ; PARPOLA Simo, « The Assyrian Cabinet », p. 379-409, in Manfred DIETRICH et Oswald LORETZ (dir.), *Vom Alten Orients zum Alten Testament, Festschrift für Wolfram Freiherrn von Soden zum 85. Geburtstag am 19. Juni 1993. Alter Orient und Altes Testament* 240, 1995 ; TALON Philippe, « La transmission du savoir en Mésopotamie ancienne », *Civilisations,* 52-1, 2004, p. 25-33 ici p. 28 *sqq.* ; VILLARD Pierre, « Du technicien au conseiller royal : à propos de l'évolution sémantique du terme *ummânu* », *Sociétés humaines du Proche-Orient ancien* [en ligne], *Hypothèses*, 8 janvier 2018, URL : https://ane.hypotheses.org/161.

[19] SPRUYT et GUINTARD, « Sur la piste des expressions léonines… », art. cit.

conséquence, non seulement l'attitude représentée pour ce lion est naturaliste, mais elle s'inscrit encore dans un contexte réaliste. Pourrait-il alors en être de même pour les scènes de chasse ? L'observation des lions par les Anciens s'attacherait-elle également à leurs réactions face aux coups qui leurs sont portés ? Ce réalisme naturaliste s'étend-il également aux blessures et à la mise à mort ?

La chasse : observation balistique

Nombreux sont les lions chassés dans les reliefs du palais Nord de Ninive. Ils apparaissent le plus souvent le corps criblé de flèches, s'élançant encore ou, au contraire, déjà terrassés. En nous penchant plus précisément sur certains de ces individus, nous tenterons de mettre en corrélation l'anatomie des félins et leurs blessures pour tenter de déceler un éventuel réalisme naturaliste dans la représentation de l'acte cynégétique.

Anatomie du lion

Les lions étant des prédateurs, animaux féroces et belliqueux lorsqu'attaqués, il est primordial pour le chasseur de terrasser l'animal rapidement au risque de le voir se retourner contre lui[20]. Le prestige de la chasse réside donc dans la capacité de l'homme à tuer l'animal sans être lui-même blessé. Et pour ce faire, connaître son anatomie permet de le neutraliser plus efficacement. Le cœur et le poumon des lions se situent derrières les antérieurs, très en recul dans la cage thoracique. De même, les reins, organes vitaux, se situent presque au niveau des hanches, juste devant les postérieurs [figure 4]. Une blessure infligée à l'un de ces trois organes entraîne assurément la mort de l'animal.

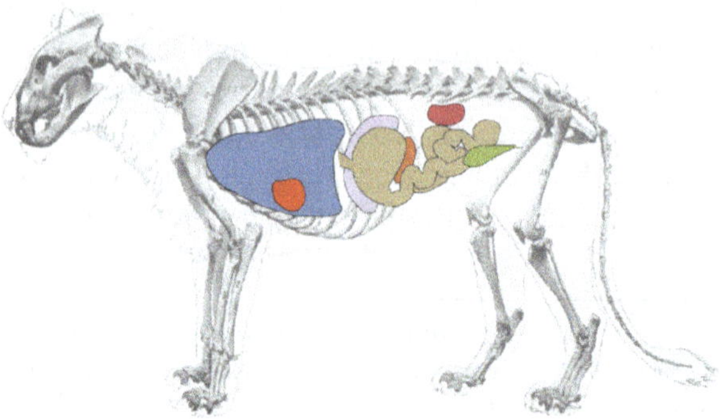

Figure 4 : Anatomie du lion, emplacement des organes principaux (de gauche à droite : poumon, cœur, foie, estomac, rate, intestin, rein, vessie). DAO : M. Spruyt d'après Ellenberger W., Baum H. et Dittrich H., *An Altas of Animal Anatomy for Artists*, New York, Dover Publ., 1949-1956, pl. 3, fig. 3 (The lion).

[20] L'adrénaline intervient également ici et l'animal blessé peut être encore plus dangereux et furieux que l'animal en pleine possession de ses moyens. Voir MENU Jean-Pierre, *Maîtriser le tir à balles*, Chartres, Gerfaut, 2019, p. 225.

Si l'on en croit les manuels de chasse contemporains[21], trois zones du corps du lion constituent des points faibles à même de neutraliser l'animal ou de le tuer. Ainsi, une blessure au niveau de l'os de l'épaule (omoplate), provoque immédiatement la chute du lion, l'arrêtant net dans sa course. Un coup porté aux organes vitaux précédemment nommés (cœur, poumons, reins), ou encore dans le front de l'animal (lorsque le tir atteint le cerveau), est directement ou très rapidement létal.

Cas d'étude dans les reliefs d'Aššurbanipal

Les reliefs assyriens montrent des lions chassés à l'aide de flèches dans des attitudes variées. Il est ainsi possible d'observer une première scène, issue de la pièce S du palais Nord de Ninive, dans laquelle le souverain chasse le lion à pied [figure 5]. L'animal est représenté deux fois[22].

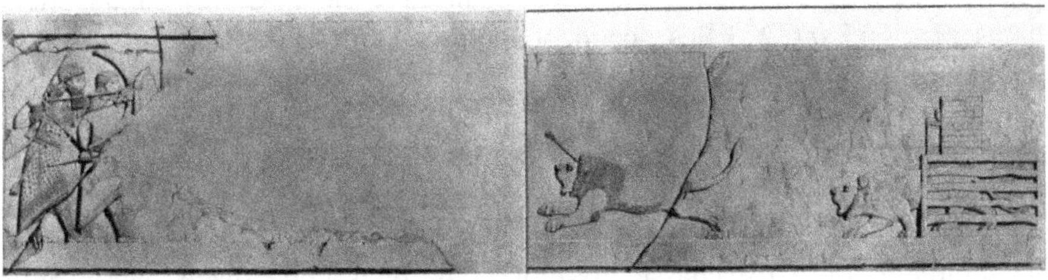

Figure 5 : Le souverain chassant le lion à pied (relevé du relief BM 124877 ; 1856,0909.48 conservé au British Museum) ; le lion au centre est frappé par un tir d'apophyse.
BARNETT, *op. cit. supra* figure 2, pl. XLVII, dessin de W. Boutcher.

À droite de la composition, il est relâché depuis une étroite cage dont la trappe est maniée par un homme situé dans un réduit placé dessus. L'animal qui s'en échappe est figuré dans une attitude d'affût, la tête avancée vers l'avant, les épaules basses, la gueule déjà ouverte : toute son attention est portée vers l'assaillant qui lui fait face. La seconde représentation de ce lion le montre s'élançant furieusement vers le monarque, gueule très largement ouverte, alors qu'une flèche le blesse déjà au niveau de la jonction entre le

[21] *Ibid.*, p. 208-209.

[22] Et ce en raison d'une lacune, il est très vraisemblable, si l'on s'en réfère à d'autres scènes de chasse au lion qui présentent une composition similaire, que le lion ait initialement été représenté trois fois : d'abord, relâché de la cage, puis s'élançant vers le monarque, et enfin mis à mort par ce dernier. *Cf.* pour comparaison, le registre supérieur du relief issu de la pièce S[1] du palais Nord de Ninive (vers 645 *a.C.*), aujourd'hui conservé au British Museum (BM 124886 ; 1856,0909.51). BARNETT, *Sculptures from the North Palace of Ashurbanipal…*, *op. cit.*, pl. LVII. Voir aussi WATANABE, « Reading Ashurbanipal's Palace Reliefs… », art. cit., p. 216-217, fig. 234. Ce type de composition reprend les codes de la « narration continue », voir WATANABE, « The "continuous style"… », art. cit., p. 103-114 ; voir aussi ALBENDA, « Assyrian Wall Reliefs… », art. cit., p. 224.

front et la crinière. Ce tir vient frapper l'animal au niveau du cou, mais la blessure n'est pas fatale, ni même très douloureuse, car elle traverse les poils, la peau et le gras avant d'atteindre les muscles. En outre, l'axe de la flèche indique une pénétration réduite, le long de la colonne vertébrale, sans la toucher. Ce n'est donc pas un coup létal et tout au contraire, il s'agit d'un tir dit d'apophyse qui peut « sonner » l'animal par le choc, mais qui ne l'empêche pas de repartir à l'assaut de son opposant[23]. Ce type de tir provoque l'effet non désiré d'une montée d'adrénaline qui peut rendre l'animal plus féroce encore. Ici, l'attitude dans laquelle ce lion est représenté, en pleine vitesse, bondissant les pattes vers l'avant et les traits de la face très contractés, répond parfaitement aux conséquences engendrées par un tir d'apophyse. Cette représentation est donc marquée par un réalisme naturaliste.

C'est dans la pièce C du palais Nord de Ninive que se trouvaient les plus grandes scènes de chasse au lion datant du règne d'Aššurbanipal (reliefs datés vers 645 *a.C.*). Elles occupent toute la hauteur des orthostates et se développent sur un registre unique[24]. Ici, sur les murs Nord-Est et Sud-Ouest, deux grandes chasses se font face[25]. Toutes deux ont lieu dans un espace clos : les lions et les lionnes sont lâchés depuis de petites cages et se heurtent au souverain, monté sur un char au côté de quelques lanciers et accompagné de plusieurs cavaliers archers. Dans la scène du mur Nord-Est — complète — le roi chasse dix-huit lions, dans celle placée sur le mur opposé — fragmentaire — on dénombre quatorze félins.

Dans la première, l'espace cynégétique est fermé de part et d'autre de la composition par, à droite, une rangée de soldats munis de hauts boucliers, et à gauche, deux rangées de soldats lanciers et de maîtres-chiens. Les lions sont lâchés à droite de la composition et se dirigent vers la gauche, pour faire face aux mâtins. Plusieurs lions ont le corps d'ores et déjà criblé de flèches. L'un d'entre eux a le corps percé de trois flèches, mais il est pourtant représenté encore vaillant et s'élançant vers l'avant [figure 6].

---

[23] Le tir d'apophyse peut arrêter l'animal pendant quelques secondes à quelques minutes. Voir « Qu'est-ce qu'une balle d'apophyse ? », *Le chasseur français*, 26 février 2024 [en ligne], consulté le 23 juillet 2024.

[24] On note toutefois la présence de fines lignes de sol sous les dépouilles de quelques lions ainsi qu'une division en deux registres à l'extrémité droite du relief (orthostate : BM 124870 ; 1856,0909.16). Cette ligne permet de séparer le couple de cavalier-archer et le lion relâché de la cage. Le reste de la scène occupe la totalité du champ de l'image.

[25] Les deux scènes sont aujourd'hui conservées au British Museum. Mur Nord-Est : BM 124858 à BM 124870 (1856,0909.16) ; voir BARNETT, *Sculptures from the North Palace of Ashurbanipal*..., *op. cit.*, pl. V à IX. Mur Sud-Ouest : BM 124850 à BM 124857 (1856,0909.15) ; voir *ibid.* pl. X à XIII. Pour le plan de la salle, voir WATANABE, « Reading Ashurbanipal's Palace Reliefs… », art. cit., p. 222, fig. 238.

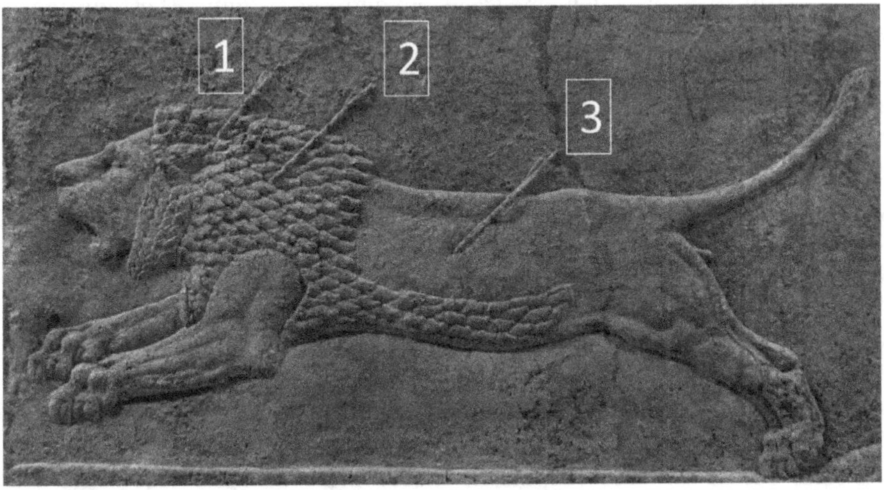

Figure 6 : Lion blessé de trois flèches en course (BM 124866 ; 1856,0909.16).
Photo et DAO : M. Spruyt.

Les flèches sont respectivement plantées à l'avant du cou de l'animal [figure 6, n°1], puis dans les muscles du cou, au-dessus de l'épaule [figure 6, n°2] et enfin dans l'estomac [figure 6, n°3]. Aucune de ces trois flèches n'est directement létale. La mort n'a pas encore vaincu la bête, mais ne saurait tarder et reste inévitable.

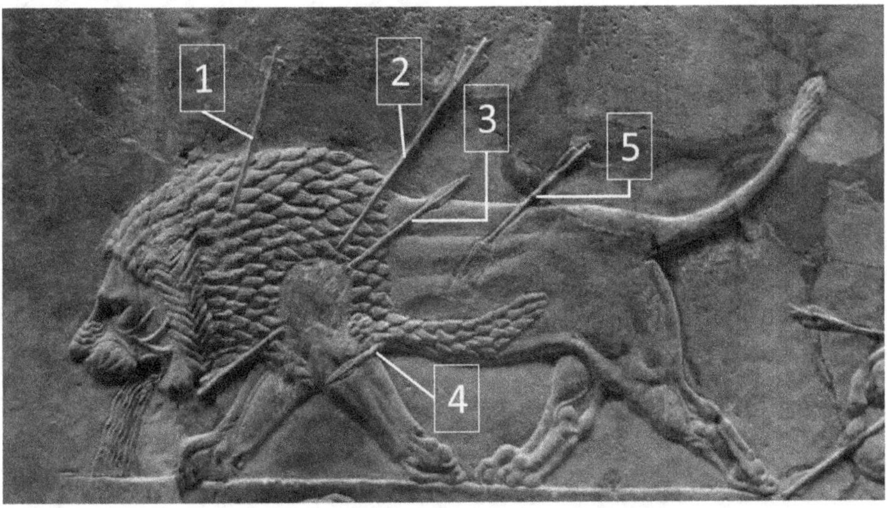

Figure 7 : Lion blessé de cinq flèches vomissant son sang (BM 124864 ; 1856,0909.16).
Photo et DAO : M. Spruyt.

À l'inverse, dans la même scène, un autre lion [figure 7] est lui frappé de cinq flèches[26] dont trois sont létales. L'animal se tient encore debout sur ses quatre membres, cependant, contrairement au lion vu précédemment, il n'est plus en course. Ses plaies saignent considérablement et il vomit abondamment son sang. Ces réactions sont dues à l'emplacement des flèches dans son corps. En effet, comme le lion précédent, il est blessé d'une première flèche au cou [figure 7, n°1], mais si la blessure est sanguinolente et, par conséquent, sans nul doute très douloureuse, elle n'est toutefois pas mortelle. La deuxième flèche, fichée en arrière de la première, toujours dans la crinière, touche ici le poumon : elle est létale et c'est elle qui, en perçant ces organes, provoque les vomissements sanglants [figure 7, n°2]. Puis, la flèche n°3, placée au niveau de l'épaule, traverse de part en part le membre antérieur. Non létale, cette blessure peut malgré tout immobiliser l'animal. La flèche n°4 encore, dont seules la pointe et la partie antérieure du tube sont visibles, blesse l'animal depuis son côté droit (l'empennage n'est pas observable sur le relief qui ne donne à voir que le côté gauche du corps du félin). Ce trait frappe vraisemblablement la partie inférieure des poumons et contribue ainsi, au même titre que la deuxième flèche aux vomissements. Enfin, la cinquième flèche vient transpercer le foie, il s'agit de nouveau d'une flèche létale. Ainsi, grâce à l'étude anatomique des lions, il est possible d'identifier chacun des organes touchés par les flèches et de situer les blessures grâce à la réaction de l'animal. Or ici, s'il ne peut plus courir et qu'il vomit abondamment, c'est bel et bien en raison de la flèche non mortelle qui transperce son épaule, ainsi que des trois flèches létales qui blessent respectivement ses poumons [flèches n°2 et 4, provoquant les vomissements de sang] et son foie [flèche n°5].

Dans la même pièce C du palais Nord de Ninive, mais sur le mur Sud-Ouest, on peut noter la présence d'une lionne, dont la fureur est palpable [figure 8]. Les mots d'André Parrot la décrivent :

> « Une “lionne blessée”, percée de trois flèches, a encore la force de se redresser sur ses pattes avant, cependant que son arrière-train, déjà paralysé, n'a pu quitter le sol. L'animal est perdu. La mort l'a marquée de sa griffe, mais dans un dernier sursaut, sa gueule s'est ouverte pour attaquer celui qui l'a touché. »[27].

L'archéologue a vu juste, l'animal est condamné. Mais laquelle de ces trois flèches est responsable de son imminent trépas ?

---

[26] Bien que suivant des axes très proches, la pointe et le tube de la flèche n°4 n'appartiennent pas au même trait que le tube et l'empennage de la flèche n°5. L'animal est donc bien frappé cinq fois.

[27] PARROT, *Assur*, *op. cit.* p. 77.

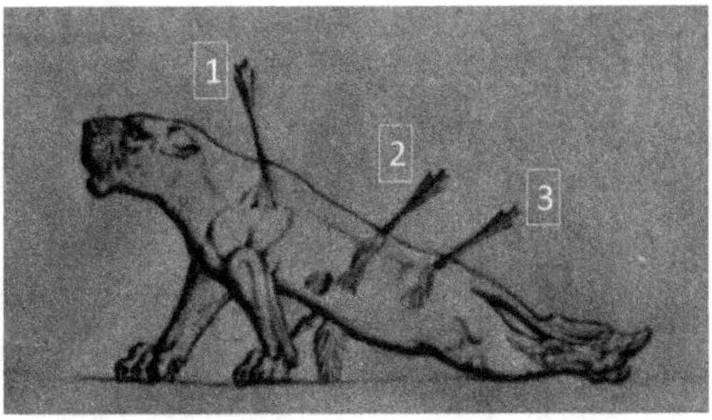

Figure 8 : Lionne blessée de trois flèches à l'arrière-train paralysé (BM 124856 ; 1856,0909.15). BARNETT, *op. cit.* (*supra*, figure 2), pl. X, dessin de W. Boutcher.

La lionne se tient encore sur ses membres antérieurs, malgré une flèche plantée au-dessus de son épaule gauche. Du sang s'écoule de la blessure ainsi provoquée. Ici, c'est grâce au dessin du tube de la flèche que l'on peut restituer la trajectoire du tir : la flèche n'est pas fichée dans la colonne vertébrale, ni dans l'épaule (ce qui aurait provoqué immanquablement l'effondrement des antérieurs l'animal), mais elle s'insère justement entre l'épaule et les vertèbres [figure 8, flèche n°1]. Ainsi, il est incontestable que la douleur ressentie est importante, mais la position du tube, qui passe devant le dos de la lionne, assure que le tir n'est pas létal. Il en est autrement pour les deux flèches suivantes. Le trait n°2, transperce de part en part le félin et provoque des plaies béantes, comme l'indique le flux de sang qui coule sur son dos et surtout sous son ventre. Il évoque un tir de rein dont l'axialité laisse penser qu'il touche également la rate. L'éclatement de ces deux organes entraîne une mort inévitable. Enfin, comme l'avait déjà observé André Parrot, la position de l'arrière-train, affaissé et paralysé, est due au troisième trait qui pénètre dans l'intestin au niveau du sacrum. Si la pointe de cette flèche [figure 8, flèche n°3] n'est pas visible du côté gauche de la lionne, il n'est toutefois pas impossible, compte tenu de la longueur du tube visible (similaire à celle de la flèche n°2), qu'elle traverse l'animal de part en part pour réapparaître du côté droit. Un tel coup paralyse l'animal et induit une mort lente. Ainsi, parmi les trois tirs qui blessent cette lionne, c'est la flèche n°2, le tir de rein, qui apporte la mort en premier. Les Anciens en avaient conscience, comme en témoignent le dessin et le soin apporté au détail du flot de sang qui se répand sous son ventre. Encore une fois, on note la précision anatomique ainsi que la concordance entre les blessures et les réactions de la lionne.

Enfin, ces deux scènes donnent surtout à voir des corps de lions d'ores et déjà abattus. Parmi ceux-ci, se trouve notamment un félin mâle touché par trois flèches : deux au niveau de la tête, la troisième dans la poitrine [figure 9].

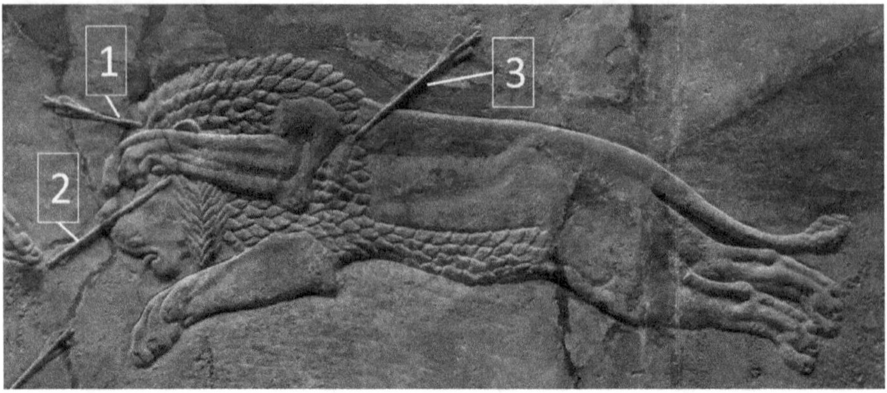

Figure 9 : Lion abattu, blessé de trois flèches, dont une au cœur (n°3), BM 124864 ; 1856,0909.16. Photo et DAO : M. Spruyt.

Tombé sur le flanc, l'animal a la langue pendante et tous les muscles relâchés. Sous son antérieure gauche se trouve une plaie dont le sang s'est écoulé. Le trait qui l'a provoqué est venu frapper l'animal en plein cœur, c'est ce tir qui l'a saisi [figure 9, n°3]. Et, bien que la posture de l'animal ne permette pas une visibilité des plus aisées, il est intéressant de noter que l'une des deux flèches qui blessent sa tête est plantée exactement au niveau de la jonction entre le front et la crinière [figure 9, n°1].

Pourrait-on alors voir dans ce trait un tir d'apophyse similaire à celui qui frappe le lion étudié plus haut [figure 5] ? Jusque dans la représentation des dépouilles des lions, les sculpteurs assyriens ont pris soin de traduire avec un réalisme naturaliste l'acte de la chasse et ses conséquences, tant pour les blessures et leurs effets que pour les comportements des lions acculés.

Conclusion

Sous le règne d'Aššurbanipal, les scènes de chasse au lion sont nombreuses et témoignent de l'intérêt porté par le monarque à cette activité. Cependant, la singularité de ces images réside en ce qu'elles témoignent de l'exceptionnelle connaissance anatomique des Assyriens. En effet, l'analyse de quelques cas spécifiques a montré une corrélation importante et systématique entre l'emplacement des coups portés sur les lions et leur réponse tant physiologique que comportementale. Le lion frappé au poumon vomit effectivement son propre sang là où le lion d'abord « sonné » par un tir d'apophyse repart vaillamment contre son assaillant. Enfin, et jusque dans la représentation de la mort, les lions portent les marques exactes des coups qui les terrassent : depuis la flèche paralysante qui transperce les reins et la rate jusqu'à celle, immédiatement létale, qui atteint le cœur. Aussi, si les sources textuelles apportent des informations sur les liens symboliques[28] entre le roi et le lion ou encore sur le nombre d'animaux tués[29], c'est par l'étude conjointe de l'iconographie et de l'anatomie que l'on est à même de mieux comprendre la connaissance zoologique des Anciens. Cette démarche apporte en outre de nouvelles clefs de lecture des reliefs. Le réalisme naturaliste, omniprésent, concourt à renforcer le message véhiculé, car l'observateur peut accorder du crédit à ce qu'il voit : la chasse représentée évoque une chasse réelle qui s'est effectivement déroulée. Sa représentation agit alors comme une manière de pérenniser l'action. On note encore que chacun des lions est différencié du groupe par la manière dont il est blessé et dont il tombe. Aucun lion n'est figuré comme les suivants : ni la position des corps ni l'emplacement des flèches les neutralisant ne sont répétées. Cela concourt à créer un récit individuel pour chacun de ces lions. Ils ne sont plus une masse à terrasser, mais bien des ennemis distincts s'inscrivant dans une narration propre. Ainsi, le regard de l'observateur ne peut qu'être saisi devant la précision presque chirurgicale de ces reliefs qui lui présentent tout à la fois mille morts : annoncée, suspendue ou triomphante.

---

[28] Voir notamment CASSIN Elena, « Le roi et le lion », *Revue de l'Histoire des Religions* 198, 1981, p. 255-401 ; LION et MICHEL, « Les chasses royales à l'époque néo-assyrienne… », *art. cit.*. Sur les lions dans les présages, voir LION Brigitte, « Les lions dans les textes divinatoires mésopotamiens », in SPRUYT et VASSAL (dir.), *Le lion dans le pourtour méditerranéen…*, *op. cit.* (à paraître).

[29] WATANABE, « Reality assessment of the numerical records… », art. cit. (à paraître).

Les animaux qui souffrent sont-ils les animaux qui pensent ? Pour une relecture du livre VIII de la *Naturalis historia* de Pline l'Ancien

Pietro LI CAUSI*

> « — Mais que me direz-vous du cri que fait un chien lorsqu'on le frappe, n'est-ce pas au moins une marque qu'il sent quelque douleur ?
> — Non Monsieur, car le son ou le bruit que font les orgues, lorsqu'on les touche en certains endroits est beaucoup plus grand que le cri d'un chien, et cependant ce n'est point la marque qu'il y a de la douleur dans les orgues[1]. »

La péricope citée ici est extraite des *Entretiens sur la philosophie* de Jacques Rohault, philosophe, mathématicien et physicien de la seconde moitié du XVIIe siècle, élève de Descartes, qui, comme lui, soutenait que les animaux non humains n'étaient que des machines complexes, dépourvues de sensations et de raison.

Il convient de préciser immédiatement, pour éviter tout malentendu, que des positions radicales telles que celle décrite ici n'ont pas leur place dans la pensée antique, qui en général, même chez les philosophes moins enclins à attribuer des facultés mentales élevées aux espèces non humaines, a toujours reconnu leur capacité à percevoir[2]. En d'autres termes, les animaux non humains ne sont jamais réduits par les penseurs antiques à de simples automates, et leurs cris et leurs pleurs de douleur ne sont jamais assimilés, par exemple, aux sons des instruments de musique, pas plus que la douleur n'est considérée comme la réaction mécanique d'une *res extensa.* De plus,

---

* Chercheur avec *Tenure Track* en Littérature latine (DFCLAM, Università degli Studi di Siena).

[1] ROHAULT Jacques, *Entretiens sur la philosophie*, Paris, Michel Le Petit, 1671, p. 157.

[2] Par exemple, SORABJI Richard, *Animal Minds and Human Morals. The Origin of the Western Debate,* Londres, Duckworth, 1993, p. 17 et *sq*. note comment, chez les stoïciens et chez Aristote, la négation des facultés intellectuelles des animaux non humains s'accompagne généralement d'un *upgrade* de leurs facultés perceptives. Plus généralement, pour le débat antique sur les facultés mentales et perceptives des animaux, DIERAUER Urs, *Tier und Mensch im Denken der Antike. Studien zur Tierpsychologie, Anthropologie und Ethik,* Amsterdam, Grünet, 1977 ; LHERMITTE Jean-François, *L'animal vertueux dans la philosophie antique à l'époque impériale,* Paris, Garnier, 2015 ; LI CAUSI Pietro, POMELLI Roberto (dir.), *L'anima degli animali,* Turin, Einaudi, 2015 ; LI CAUSI Pietro, *Gli animali nel mondo antico,* Bologne, Il Mulino, 2018, p. 65 *sq*. ; NEWMYER Stephen J., *The Animal and the Human in Ancient and Modern Thought*, Londres, Routledge, 2017.

comme le savent de nombreux auteurs anciens, les animaux ont aussi leurs remèdes contre la douleur. À cet égard, Pline rappelle, par exemple, que les animaux non seulement « ils ne nous ont pas, en effet, été moins utiles en trouvant des remèdes qu'ils ne le sont en nous les fournissant »[3].

Mais qu'est-ce qui pousse les animaux à trouver des remèdes ? Et le fait qu'ils puissent eux aussi, comme les humains, être des *inventores* ou des *repertores* de *medicamenta* fait-il automatiquement d'eux des créatures intelligentes ?

La perception de la douleur et les *remedia* des animaux

Pline pose directement cette question dans le livre XXVII de la *Naturalis historia,* lorsque, à propos des panthères mangeant des excréments humains comme antidote contre l'aconit, il répond comme suit :

> « Qui peut douter que la découverte de ce remède ne soit due au seul hasard, et que, toutes les fois qu'il est pratiqué, aujourd'hui encore, il ne se présente aux panthères comme une nouveauté, puisque les animaux sauvages n'ont ni raisonnement ni moyens de se transmettre leurs expériences ? C'est donc le hasard, oui le hasard, nom sous lequel il faut entendre également la nature, qui est à la fois la mère de toutes choses et notre éducatrice, et cela dans l'une et l'autre hypothèse, que nous jugions que les animaux sauvages renouvellent chaque jour cette découverte, ou qu'ils la connaissent de tout temps »[4].

À la base de la découverte des *remèdes* contre la maladie et la douleur, il n'y aurait donc pas de processus mentaux significatifs et complexes, pas d'inductions ou d'expériences visant à créer une connaissance organique, mais simplement le *casus*, derrière lequel se trouve le travail de cette subjectivité externe et providentielle qu'est la *Natura*, conçue par Pline comme une divinité immanente qui s'identifie au *cosmos* lui-même, dont

---

[3] PLINE, *Naturalis Historia* [*Histoire Naturelle,* désormais *HN*], XXVIII, 3 : *neque minus profuere medicinas reperiendo quam prosunt praebendo. Cf. HN,* VIII, 97-101 ; XXVII, 89-92 pour une liste des *remedia* des animaux. Voir aussi, par exemple, CICÉRON, *De Natura deorum* II, 126; ORIGÈNE, *Contra Celsum*, IV, 87 (= *Stoicorum Veterum Fragmenta* [*SVF*], ed. Hans von Arnim, Stuttgart, Teubner, 1964, II, 725, sur lequel Li Causi et Pomelli, *L'anima...* (cit. note 2), p. 443 note 16 et *sq*.).

[4] *Quod certe casu repertum quis dubitet et, quotiens fiat, etiam nunc ut nouum nasci, quoniam feris ratio et usus inter se tradi non possit ? Hic ergo casus, hic est ille qui plurima in uita inuenit deus, hoc habet nomen per quem intellegitur eadem et parens rerum omnium et magistra, utraque coniectura pari, siue ista cotidie feras inuenire siue semper scire iudicemus* (*HN*, XXVII, 7-8). Les textes cités sont ceux établis par Alfred Ernout (ed.), PLINE L'ANCIEN. *Histoire naturelle*, Paris, Les Belles Lettres, 1952 et 1959 pour les livres VIII et XXVII. Pour le livre VII, le texte de référence est celui de Robert Schilling (ed.), PLINE L'ANCIEN, *Histoire naturelle,* Paris, Les Belles Lettres, 2003 (ed. pr. 1977).

toutes les entités qui existent — astres, animaux, plantes, pierres — sont des *partes*[5].

Cela implique que les actions médicinales des *animalia* sont guidées par les instincts que la Grande Mère leur inocule ; instincts qui les conduisent automatiquement — et systématiquement — vers les meilleures solutions de survie. Il est intéressant de noter que cette règle s'applique non seulement aux non-humains, mais aussi aux humains. Dans leur cas aussi, c'est la *Natura* qui leur inocule accidentellement des *remedia* ; mais l'homme se distingue de *cetera animalia* en ce que, doté de facultés rationnelles et du langage, il est en mesure de transmettre à ses semblables et aux générations futures les *remedia* que le *casus* — c'est-à-dire la *Natura* elle-même — lui a fait expérimenter.

Toutefois, le passage indique ensuite que si les animaux non humains connaissent toujours les remèdes à leurs maux, ce n'est pas le cas des humains, ce qui est une source de honte pour Pline : « Mais n'est-ce pas un sujet de honte pour nous, que tous les animaux, sauf l'homme, sachent ce qui leur est salutaire ? »[6].

Comme l'a souligné Mary Beagon, Pline se montre ici tout à fait en phase avec la pensée des stoïciens[7], qui, contrairement à toute une série de *mirabilia* que d'autres penseurs citent pour démontrer la présence de formes d'intelligence chez les animaux non humains, s'appuient plutôt sur ce que l'on pourrait appeler l'argument de l'uniformité, auquel Pline lui-même a recours lorsqu'il s'agit d'identifier les *propria hominis* dans le livre VII de la *Naturalis historia :*

> « Aussi peut-on déceler plus de particularités distinctives chez l'homme que chez tous les autres êtres, parce que l'agilité des pensées, la rapidité des idées et la diversité des mentalités laissent des traces infiniment variées alors quel es autres êtres n'ont qu'un esprit limité et uniformément semblable, chacun dans son espèce » [8].

Si les humains diffèrent tous les uns des autres, par leur raison qui rend leur esprit plus ou moins agile, les spécimens des espèces se

---

[5] Sur cette conception de la *nature*, voir par exemple II, 1-27; XXXIII, 1; XXXVII, 205 ; elle est conforme aux principes stoïciens (voir par exemple *SVF* II, 310). Voir CALVINO Italo, « Il cielo, l'uomo, l'elefante», p. 50-63, in *Id.*, *Perché leggere i classici*, Milan, Mondadori, 1991, p. 50 *sq.* ; BEAGON Mary, *Roman Nature. The Thought of Pliny the Elder*, Oxford, Clarendon Press, 1992, p. 26 *sq.* ; NAAS Valérie, *Le projet encyclopédique de Pline l'Ancien*, Rome, Éditions de l'EFR, 2002, p. 53 *sq.*

[6] *Pudendumque rursus omnia animalia, quae sint salutaria ipsis, nosse praeter hominem* (*HN*, XXVII, 8), traduction Émile Littré, Paris, Dubochet, 1850.

[7] *Cf.* BEAGON, *op. cit.*, p. 134 *sq.*

[8] *Ideoque plures in homine quam in ceteris omnibus animalibus differentiae, quoniam uelocitas cogitationum animique celeritas et ingenii uarietas multiformes notas inprimit, cum ceteris animantibus inmobiles sint animi et similes omnibus, singulis in suo cuique genere* (*HN*, VII, 52). Traduction Émile Littré, *op. cit.*

comportent tous de la même manière, et ont tous indifféremment les mêmes aptitudes. Cette même idée est exprimée encore plus clairement dans la Lettre (*Epistula*) 121 de Sénèque (121, 23). Dans cette lettre, le philosophe de Cordoue observe que les toiles des araignées sont toujours toutes identiques, que dans les nids d'abeilles, les trous des alvéoles forment toujours des angles parfaitement identiques les uns aux autres. Ce serait précisément cette régularité qui constituerait, selon Sénèque (et plus généralement selon les stoïciens), la preuve d'un comportement instinctif et non rationnel. Au contraire, tout ce qui est incertain et dissemblable est le fruit des *artes* des humains, qui ne parviennent à produire des artefacts et des solutions proches de la perfection qu'après de nombreuses tentatives et de nombreuses erreurs[9].

Plus précisément, derrière la cure et le remède, pour les stoïciens, il n'y aurait rien d'autre que l'*oikeiôsis*, ce processus d'appropriation, ou de « familiarisation » de chaque être vivant avec sa propre constitution physique et ses fonctions vitales, qui conduit à une compréhension sans médiation — et donc non rationnelle — de ce qui est nuisible et de ce qui est bénéfique pour sa propre complexion et sa propre survie[10].

À la lumière de ces théories, les animaux non humains sont donc privés d'une véritable autonomie. En tant qu'*aloga* — c'est-à-dire sans *logos* — ils ne sont pas sujets d'un *prattein* (« agir », « faire ») ; tout au plus peuvent-ils « s'activer » (*enargein*) plus ou moins automatiquement par induction extérieure. Ce qui signifie que lorsqu'une hirondelle construit un nid, contrairement à un architecte qui construit une maison, elle n'agit pas sur la base d'une *paraskeuè* (« préparation », « planification »), mais se contente d'effectuer une série d'actions consécutives, dépourvues de lien logique, qui constituent de simples « activations » successives[11].

Selon Mary Beagon, c'est dans le droit fil de ce raisonnement que Pline affirme que si les remèdes des animaux font toujours mouche, c'est parce que leurs activations sont comme téléguidées par la *Nature* qui, par le biais de l'*oikeiôsis*, leur inocule les instincts appropriés, alors que chez l'homme, il faut un système de connaissances articulé qui, s'il n'est pas correctement préservé et transmis, risque de se perdre.

Quant à la honte que les hommes devraient ressentir à l'égard de leur faillibilité, de leurs oublis et de leurs omissions, selon Beagon, nous ne

---

[9] Voir DIERAUER, *op. cit.*, p. 216 et, pour le passage de Sénèque, Brad Inwood (ed.), *Seneca. Selected Philosophical Letters*, Oxford, Clarendon Press, 2007, *ad loc.* ; LI CAUSI Pietro (ed.), *Seneca. Epistula ad Lucilium 124*, Palerme, Palumbo, 2019, *ad loc.* Plus généralement, pour les opinions de Sénèque sur les animaux, voir aussi TUTRONE Fabio, *Filosofi e animali in Roma antica*, Pise, ETS, 2012, p. 155 *sq.*

[10] Pour une analyse de la doctrine de l'*oikeiosis* stoïcienne par rapport à la condition animale, voir DIERAUER, *op. cit.*, p. 199 *sq.*; SORABJI, *op. cit.*, p. 122 *sq.*; LI CAUSI, *Gli animali...*, *op. cit.*, p. 97 *sq.*

[11] *Cf.* SORABJI, *op. cit.*, p. 216 *sq.*; LI CAUSI, POMELLI, *op. cit.* (*supra* note 2), p. 110.

sommes nullement en présence d'une attitude « zoophile » tout court, mais plutôt d'une véritable tirade moralisatrice qui instrumentalise des exemples d'apparente vertu animale pour reprocher à une humanité qui, précisément à cause d'un usage déformé de la raison, s'est éloignée de la *Nature*, lui préférant — sous-entendu — la *luxuria* et les *vitia*, alors que les animaux non humains, précisément parce qu'ils sont totalement dépourvus de raison, ne peuvent pas s'éloigner de l'état de nature et ne peuvent donc pas être *vitiosi*[12].

Mais il est vrai aussi que, si l'on met de côté la lecture des livres consacrés aux *remedia* végétaux et animaux, et si l'on analyse attentivement certains des cas de douleur animale relatés dans le livre VIII, la perspective semble s'ouvrir à des nuances inattendues et à des sous-textes significatifs, permettant de faire émerger la capacité de Pline à utiliser les anecdotes comme des dispositifs pour mettre en œuvre une réflexion narrative problématique[13].

Plus précisément, je vais aborder dans la section suivante deux anecdotes qui racontent l'histoire de lions accablés par le chagrin qui résolvent leurs problèmes grâce à des rencontres occasionnelles avec des humains qui les guérissent. Ces cas, comme j'essaierai de le montrer, entrent quelque peu en conflit avec les principes de la vulgate stoïcienne à laquelle Pline — selon Mary Beagon — adhère systématiquement.

Rencontres entre des hommes et des lions blessés

Un lion blessé... et miséricordieux

Après avoir décrit les caractéristiques générales de l'espèce des lions, Pline présente un récit ancien mettant en scène un lion blessé :

> On cite aussi des exemples fortuits de la clémence des lions. Un Syracusain, Mentor, se trouvant en Syrie, vit un lion qu'il rencontra se rouler en suppliant à ses pieds ; frappé de terreur, il voulut s'enfuir, mais chaque fois la bête lui barrait le passage et lui léchait les pieds comme pour le flatter. Il s'aperçut alors qu'elle avait

[12] *Cf.* BEAGON, *op. cit.*, p. 137. Sur la condamnation moralisatrice de la *luxuria* dans Pline, voir par exemple CAREY Sorcha, *Pliny's Catalogue of Culture,* Oxford, University Press, 2003, p. 75 *sq.* (mais aussi, pour l'ambivalence du jugement plinien sur la *luxuria*, LAO Eugenia, « Luxury and the Creation of a Good Consumer », p. 35-56, in Ruth MORELLO, Roy K. GIBSON (dir.), *Pliny the Elder: Visions and Contexts*, Leyde, Brill, 2011). Plus généralement, pour le langage et la philosophie du moralisme plinien, CITRONI MARCHETTI Sandra, *Plinio il Vecchio e la tradizione del moralismo romano*, Pise, Giardini, 1991, p. 81 *sqq.*; V. NAAS, *Le projet encyclopédique ... op. cit.*, p. 86 *sq.*

[13] Sur les anecdotes en tant qu'outil pour l'élaboration subreptice de théories dans Pline, voir par exemple DARAB Agnes, *The Anecdotal Narration and Encyclopedic Thought of Pliny the Elder's* Naturalis Historia, Cambridge, Scholars Publishing, 2020 et NAAS Valérie, *Anecdotes artistiques chez Pline l'Ancien*, Paris, Sorbonne Université Presses, 2023.

une tumeur et une blessure à la patte ; il en retira un éclat de bois et la délivra de ses souffrances. Une peinture à Syracuse atteste le fait »[14].

L'histoire en question rappelle, à bien des égards, un épisode miraculeux qui s'est déroulé à Rome des années plus tôt, raconté par Apion Pleistoneices, un célèbre grammairien de l'âge de Tibère que Pline dit avoir rencontré alors qu'il était *adulescens*[15]. Nous ne possédons pas la version originale du récit d'Apion, dont nous ne pouvons reconstituer de grandes parties que grâce à la citation qu'en fait Aulu Gelle, dans les *Nuits attiques* (V, 14). Nous pouvons résumer ainsi l'épisode, dont le grammairien écrit qu'il en a été le témoin direct : en Afrique, un esclave fugitif nommé Androclès s'était réfugié dans une grotte. Il y avait rencontré un lion blessé à la patte. Après que l'homme lui eut pansé sa blessure, le lion l'avait emmené dans sa tanière. Androclès quitta ensuite la grotte pour être capturé et condamné à être dévoré par les bêtes féroces de Rome. Par un heureux hasard, il se retrouva face au lion avec lequel il avait cohabité, lui aussi capturé quelque temps auparavant. La fin, comme on le sait, fut plus qu'heureuse : le lion reconnut Androclès et, au lieu de le tuer, se mit à ronronner. L'étonnement du public fut grand, et le *princeps,* à qui Androclès avait tout expliqué, décida de libérer l'esclave et de lui confier le lion.

Les histoires de ce genre, on le sait, ont une importance plus grande qu'on ne le pense et sont souvent utilisées pour soutenir ou réfuter, plus ou moins implicitement, la validité des thèses philosophiques. Si Aulu Gelle cite en effet l'aventure d'Androclès comme une simple anecdote curieuse, ce n'est pas le cas d'autres auteurs qui, en commentant des épisodes similaires, en profitent pour prendre position dans le débat sur l'âme des animaux, débat qui — avec des arguments souvent similaires à ceux utilisés par les philosophes contemporains qui s'interrogent sur le statut moral des non-humains — enflamme les écoles philosophiques de l'époque impériale[16]. Les questions soulevées par les rapports de ces rencontres sont souvent les suivantes : les animaux non humains disposent-ils de raison ? Sont-ils capables de communiquer ? Peuvent-ils éprouver des émotions semblables à celles de l'homme, comme la gratitude ? Ou sont-ils simplement guidés par l'instinct ? Et, qu'ils puissent être considérés comme des créatures rationnelles ou dominés par l'instinct, quel type de relations les humains

---

[14] *Sunt uero et fortuita eorum quoque clementiae exempla. Mentor Syracusanus in Syria, leone obuio suppliciter uolutante, attonitus pauore, cum refugienti undique fera opponeret sese et uestigia lamberet adulanti similis, animaduertit in pede eius tumorem uulnusque : extracto surculo liberauit cruciatu. Pictura casum hunc testatur Syracusis* (*HN,* VIII, 56). Traduction Alfred Ernout, Paris, Les Belles Lettres, CUF, 1952.

[15] *Cf. HN*, XXX, 18.

[16] Pour le débat enflammé sur le statut des animaux à l'époque impériale, *cf.* LHERMITTE, *op. cit.* Sur l'histoire d'Androclès et du lion, voir notamment LI CAUSI Pietro, « I leoni provavano gratitudine ? La mirabolante storia di Androclo (e di altri) e il dibattito antico sugli animali », *Habis*, 52, 2021, p. 89-113 avec la bibliographie mentionnée.

peuvent-ils établir avec eux ? Peuvent-ils conclure entre espèces des « contrats » qui protègent leurs intérêts mutuels ? Ou peuvent-ils les exploiter sans discernement ?

Sénèque, par exemple, racontant précisément le cas similaire (ou était-ce le même cas ?) d'un lion qui avait épargné un des *bestiarii* condamné *ad feras*, était allé jusqu'à nier catégoriquement, dans le *De beneficiis* (II, 19, 1-2), que ce qui avait été accordé par la bête puisse être considéré comme un *beneficium.* Le *beneficium,* selon le philosophe, implique en effet un choix rationnel de la part de la personne à qui un don ou une faveur sont accordés, et les animaux, n'étant pas dotés de *ratio,* ne peuvent pas délibérer et ne peuvent avoir la volonté d'être reconnaissants envers qui que ce soit[17].

Pour en revenir à Pline, le récit de VIII, 56 semble se concentrer sur la réaction de Mentor à ce qui semble être un puissant effort de communication de la part du lion. Bien sûr, l'auteur romain ne pouvait pas prévoir les développements des études du XXe siècle sur l'éthologie et la pragmatique de la communication des mammifères, sinon il aurait reconnu, dans le geste de l'animal se retournant aux pieds de Mentor, un des rituels typiques des félins étudiés par Gregory Bateson, qui a expliqué comment c'est précisément le fait de se retourner sur le dos en montrant la veine jugulaire qui est une façon pour les chats de communiquer leur désir d'établir une relation de complémentarité avec leur partenaire, c'est-à-dire de manifester leur intention de ne pas attaquer. Quant aux tentatives d'empêcher Mentor de partir en lui barrant la route, et aux autres attitudes de soumission (lui lécher les pieds dans une position de suppliant), elles peuvent tous être lues, à la lumière des modèles théoriques évoqués plus haut, comme des indices d'analogie qui, loin d'informer sur un état du monde, se proposent plutôt de méta-communiquer l'état même de la relation, et agissent moins du point de vue du *report,* qui investit le côté contenu du message, que du point de vue relationnel du *command,* qui vise à obtenir, de la part du partenaire de la relation, un résultat performatif. En d'autres termes, il s'agit de gestes très similaires au comportement des chats qui, lorsqu'ils ronronnent en voyant leur maître humain s'approcher du réfrigérateur où se trouve le lait, entendent communiquer un message qui peut être traduit, en termes pragmatiques, par « sois ma maman » (et, bien sûr, « donne-moi du lait »)[18].

Le champ métaphorique que Pline utilise pour lire cette merveilleuse interaction entre un homme et un lion n'est cependant pas celui de la relation

---

[17] Pour cet épisode, voir par exemple LI CAUSI Pietro, « *Officia etiam ferae sentiunt* : doveri interspecifici e relazioni uomo-animale in Sen. *ben.* 1. 2. 5 », p. 155-177 (part. p. 158) in Marco FORMISANO, Rosa R. MARCHESE (dir.), *In gara col modello. Studi sull'idea di competizione nella letteratura latina*, Palerme, Palermo University Press, 2017.

[18] Pour les exemples en question, BATESON Gregory, *Verso un'ecologia della mente*, Milan, Adelphi, 1976, p. 404 *sq.*; *Id.*, *Una sacra unità*, Milan, Adelphi, 1997, p. 177 *sq.* ; WATZLAWICK Paul, HELMICK BEAVIN Janet, JACKSON Don D., *Pragmatica della comunicazione umana,* Rome, Astrolabio, 1971, p. 92 *sq*.

entre mère lionne et lionceau, mais celui de la *clementia*, c'est-à-dire la capacité d'un supérieur à épargner un inférieur qui lui a fait du tort en évitant de répondre par la restitution du « contre-dommage » et en court-circuitant ainsi le mécanisme possible de réciprocité négative[19].

Dans ce cas, bien sûr, il n'y a pas d'*intention* préalable de faire du tort de la part de Mentor, mais il est néanmoins facile de comprendre la logique qui déclenche le mécanisme anthropomorphique : il s'agit d'un homme qui se trouve isolé et exposé à l'agression d'une des *ferae* les plus dangereuses du monde, ce qui le place dans un état d'infériorité évident qui l'expose soit à la mise à mort, soit, précisément, à sa... *clementia.*

Cependant, il est intéressant de noter que la *clementia* avait été mentionnée plus tôt, en VIII, 48, comme un trait spécifique des lions. Pour le démontrer, Pline avait rapporté le cas miraculeux d'une femme gétule qui sauvé sa vie en suppliant ces animaux :

> « Le lion est le seul fauve qui montre de la clémence envers les suppliants ; il épargne ceux qu'il a terrassés, sa fureur s'exerce plutôt sur les hommes que sur les femmes, et il n'attaque les enfants qu'en cas de famine. ***Iuba croit*** qu'il comprend le sens des prières ; en tout cas j'ai entendu dire à une captive revenue de Gétulie qu'elle avait dans les bois arrêté l'assaut de maints lions, en osant leur parler, et leur dire qu'elle était une femme, fugitive, malade, une suppliante aux pieds du plus noble de tous les animaux, de leur roi à tous, et une proie indigne de sa gloire. Est-ce intelligence ou simple hasard qui fait que les bêtes féroces s'adoucissent quand on leur adresse la parole, les opinions sont partagées sur ce point; on ne s'en étonnera pas si l'on songe que l'expérience humaine n'a pu décider s'il est vrai ou faux que l'on puisse par le chant faire sortir les serpents de leur trou et les contraindre à recevoir leur châtiment »[20].

---

[19] *Cf.* BELTRAMI Lucia, « Il *de clementia* di Seneca : un contributo per l'analisi antropologica del valore della *clementia* », p. 11-38 (ici p. 24) in Giusto PICONE (dir.), Clementia Caesaris. *Modelli etici, parenesi e retorica dell'esilio*, Palerme, Palumbo, 2008.

[20] *Leoni tantum ex feris clementia in supplices; prostratis parcit et, ubi saeuit, in uiros potius quam in feminas fremit, in infantes non nisi magna fame. credit I<u>ba peruenire intellectum ad eos precum ; captiuam certe Gaetuliae reducem audiuit multorum in siluis impetum a se mitigatum adloquio ausae dicere, se feminam, profugam, infirmam, supplicem animalis omnium generosissimi ceterisque imperitantis, indignam eius gloria praedam uaria circa hoc opinio ex ingenio cuiusque uel casu, mulceri alloquiis feras, quippe cum etiam serpentes extrahi cantu cogique in poenam uerum falsumne sit, non uita decreuerit* (*HN*, VIII, 48). Traduction Émile Littré, *op. cit.* Je m'écarte ici du texte d'Ernout, *op. cit.* (qui accepte la conjecture de Pintianus) en lisant *Iuba* et *Lybia.* Pour d'autres problèmes textuels, *cf.* aussi Ludwig von Ian, Karl Mayhoff (ed.), *C. Plinius Secundus. Naturalis Historia*, v. 2, Stuttgart, Teubner, 1909, *ad loc.* ; Harris Rackham (ed.), Pliny. *Natural History,* v. 3, Cambridge, Loeb Classical Library, 1940, *ad loc.*; (par exemple, il y a un *in* avant *captivam* qui n'est pas dans les manuscripts, mais qui est un ajout de Welzhauer; pour *impetum a se* la variante *impetum esse* est également attestée).

A la fin du chapitre, Pline pose une question que, *mutatis mutandis,* nous pouvons également formuler de la manière suivante : de ces animaux individuels qui ont été les protagonistes de récits miraculeux d'induction heureuse ou de communication entre espèces, peut-on dire qu'ils comprennent réellement les mots qui leur sont adressés ou les situations de communication (comme des auteurs tels que Plutarque, Porphyre ou Élien lui-même semblent enclins à le croire), ou est-ce « comme s'ils comprenaient » (comme les Stoïciens, par exemple, le soutiennent)[21] ?

L'adjectif *fortuitus* que Pline associe au terme *clementia* dans l'*incipit* de VIII, 56 semble suggérer implicitement la solution : l'encyclopédiste semble pencher, dans un premier temps, pour la seconde hypothèse, à savoir que les cas de *clementia* enregistrés par certains animaux sont de simples accidents sur lesquels les humains projettent leurs clés d'interprétation anthropomorphiques, et rien de plus : les lions, par exemple, ne comprennent pas vraiment le langage et les gestes des humains, mais, dans les versions « romancées » qui circulent dans certains récits paradoxaux, c'est « comme s'ils comprenaient ».

Le fait que la *clementia* soit définie comme un trait typique de l'espèce ne fait d'ailleurs pas sortir de la logique stoïcienne de l'uniformité animale et — bien qu'avec une note de doute — fait que l'épisode du Mentor s'inscrit encore dans les canons de la *vulgata* stoïcienne.

Mais l'anecdote racontée dans le paragraphe suivant vient compliquer le tableau.

La gratitude d'un lion blessé

Bien que présenté comme analogue au précédent, le cas de la relation entre un homme et un lion blessé mis en scène en VIII, 57 présente des résultats tout à fait différents, proches de ceux de l'histoire d'Androclès racontée par Apion Pleistoneices et reprise par Aulu Gelle (V, 14) :

> « D'une manière semblable Elpis, Samien d'origine, en débarquant en Afrique, aperçut près du rivage un lion à la gueule ouverte et menaçante. Aussitôt, il prend la fuite et grimpe sur un arbre en invoquant le dieu Liber : c'est quand il n'y a plus d'espoir que c'est le moment des vœux. Mais loin de poursuivre le fugitif, comme il l'aurait pu, le lion, se couchant au pied de l'arbre, de cette même gueule ouverte qui lui avait fait si peur, sollicitait sa pitié. En mordant trop gloutonnement, un os s'était enfoncé entre ses dents, et le faisait souffrir de la faim, châtiment qui lui venait alors de ses armes mêmes. Le voyant lever les yeux vers lui, et lui adresser comme de muettes prières, Elpis, n'osait se fier d'abord au spectacle imprévu que lui offrait la bête, et demeura retenu longtemps plus encore par l'étonnement que par la crainte. Il descendit enfin, et arracha l'os au

[21] Pour l'attitude de Plutarque, de Porphyre et d'Élien, voir par exemple LI CAUSI, *Gli animali..., op. cit.,* p. 106 et *sq.* et la bibliographie correspondante.

lion, qui lui tendait sa gueule et se prêtait à toutes les attitudes nécessaires ; et l'on raconte même que, tant que le navire resta à la côte, le lion témoigna sa reconnaissance en apportant du gibier. En mémoire de cet événement, Elpis dédia, dans Samos, au dieu Liber un temple que les Grecs nommèrent pour cette raison temple de "Dionysos à la bouche ouverte" »[22].

Le lion rencontré par Mentor et celui rencontré par Elpis ont certainement en commun une certaine capacité à initier une communication silencieuse avec les humains. Pour le reste, cependant, le lion africain qu'Elpis a rencontré ne répond pas aux soins de l'homme par un contre-don immédiat qui résout la relation ; au contraire, il reporte dans le temps le moment du retour de la *gratia,* initiant, en outre, une dynamique en spirale dans laquelle le contre-don retourné se présente comme *maius* par rapport au don initial.

Le cadre culturel activé pour lire cette situation n'est donc plus celui de la simple *clementia*, mais devient celui de la *liberalitas*. Dans ce cas, c'est comme si, à certains égards, le lion avait décidé de s'inspirer de la logique de la *contentio honestissima* du don, théorisée par Sénèque dans le premier livre du *De beneficiis* (I, 4), dans lequel il est dit que, dans une relation de don, celui qui a donné doit oublier qu'il a donné, et celui qui a reçu doit rendre davantage en essayant de surpasser son bienfaiteur. En effet, après qu'Elpis l'a libéré de l'écharde, non seulement le lion ne le dévora pas, mais quelque temps plus tard, il lui rendit la pareille en lui offrant à plusieurs reprises une partie de son butin de chasse. Le contre-don continu du lion, cependant, déclenche à son tour une nouvelle contre-réaction de la part d'Elpis qui, arrivé à Samos, dédie un temple au dieu *Liberus* en souvenir des événements qui lui sont arrivés, que les Grecs appellent le temple de « Dionysos à la bouche béante »[23].

---

[22] *Simili modo Elpis Samius natione in Africam delatus naue, iuxta litus conspecto leone hiatu minaci, arborem fuga petiit Libero patre inuocato, quoniam tum praecipuus uotorum locus est, cum spei nullus est. Sed neque profugienti, cum potuisset, fera institerat et procumbens ad arborem hiatu, quo terruerat, miserationem quaerebat. Os morsu auidiore inhaeserat dentibus cruciabatque inedia — tum poena in ipsis eius telis —, suspectantem ac uelut mutis precibus orantem, dum fortuitis fidens non est contra feram multoque diutius miraculo quam metu cessatum est. 58. Degressus tandem euellit <os> praebenti et qua maxime opus esset adcommodanti; traduntque, quamdiu nauis ea in litore steterit, retulisse gratiam uenatus adgerendo. Qua de causa Libero patri templum in Samo Elpis sacrauit, quod ab eo facto Graeci κεχηνότος Διονύσου appellauere* (*HN,* VIII, 57-58). Traduction A. Ernout, *op. cit.* Le passage présente plusieurs problèmes textuels. En VIII, 58, Warmington suggère de déplacer la période commençant par *dum* et se terminant par *cessatur* avant *ante neque profugienti.* Pour *fortuitis fidens*, la variante *fortuita fides* est également attestée, tandis qu'au lieu de *metu cessatum est. Degressus*, ed. Rackham, *op. cit., ad loc.* lit. *metu cessatur. set degressus*. Enfin, au lieu de *inedia, tum poena*, la variante *inedia non tantum poena* est attestée : *cf.* Ian, Mayhoff, *op. cit.*, *ad loc.* ; Ernout, *op. cit.*, *ad loc.*

[23] La même anecdote est relatée dans ÉLIEN, *Nature des animaux,* VII, 48 (voir LI CAUSI, *I leoni...*, *op. cit.*, p. 93 *sq.*).

Pour ceux qui se demanderaient ce que Dionysos a à voir avec la gratitude des lions, il convient de rappeler la croyance selon laquelle le dieu en question (qui, ce n'est pas un hasard, est invoqué par Elpis lorsqu'il se croit en danger), lorsqu'il s'agissait de se manifester aux mortels, pouvait choisir, parmi les nombreuses formes possibles, celle d'un serpent ou d'un taureau, aussi bien que celle d'un lion. Il n'est donc pas exclu que les acteurs et témoins contemporains de l'histoire aient conclu qu'un lion aussi « humain » que celui rencontré par Elpis, capable de rivaliser en *beneficia* avec son bienfaiteur, ne pouvait être que le dieu déguisé, voire que ce lion aurait pu être dompté grâce à l'intervention du divin « prince des bêtes » que l'homme avait justement appelé à son secours. D'où, peut-être, l'idée de rendre les contre-dons par un contre-don encore plus grand (le temple) au dieu lui-même. Cette lecture n'est cependant qu'implicitement activée par Pline qui, au lieu de conclure par des commentaires religieux, préfère conclure ainsi:

> « Étonnons-nous après cela que les bêtes reconnaissent les traces de l'homme, quand c'est le seul être aussi dont elles espèrent du secours. Car pourquoi celles-ci ne s'adressèrent-elles pas à d'autre animaux, et comment savent-elles que la main de l'homme peut guérir ? A moins d'admettre que la violence du mal pousse même les bêtes à tout essayer »[24].

À première vue, le commentaire de Pline semble ouvert à la possibilité que les bêtes — ou du moins *certaines* bêtes (certains spécimens ? certaines espèces ?) — soient dotées du *logos.* La réponse à la question, bien qu'hésitante, est néanmoins conforme aux prescriptions de la vulgate stoïcienne : ce qui anime les animaux n'est pas une forme de compréhension rationnelle des choses (par exemple, la compréhension du fonctionnement des mains humaines) ; il s'agit simplement du fait que certains animaux, saisis par l'intensité de la douleur, activent instinctivement — c'est-à-dire par les mécanismes de l'*oikeiôsis* — des canaux qui, pour les humains, ne semblent que des canaux de communication entre espèces mais qui, en fait, n'en sont pas.

Il y a cependant quelque chose dans le récit de Pline qui, à un niveau plus profond, semble sinon réfuter ouvertement les théories stoïciennes, du moins entrer dans une tension subtile avec elles. Selon les stoïciens, les animaux non humains ne vivraient que dans le présent et seraient sans conscience du sens du passé et du futur, ce qui les priverait de la mémoire

---

[24] *Miremur postea vestigia hominum intellegi a feris, cum etiam auxilia ab uno animalium sperent ? Cur enim non ad alia iere aut unde medicas manus hominis sciunt ? Nisi forte vis malorum etiam feras omnia experiri cogit* (*HN*, VIII, 58). Trad. Hubert Zehnacker, *op. cit.*

volontaire, c'est-à-dire de la capacité à retrouver de manière autonome des souvenirs même en l'absence de stimuli externes[25].

Le fait est que si les animaux ne disposent pas d'une mémoire volontaire, ils ne peuvent même pas se souvenir des bienfaits qui leur ont été accordés et ne peuvent donc pas, littéralement, *referre gratiam*. Néanmoins, dans la perspective de la source à laquelle Pline se réfère, l'attitude du lion est interprétée *exactement* comme une expression de gratitude.

Comment comprendre alors le comportement d'une bête féroce qui donne à plusieurs reprises une partie de son butin de chasse à Elpis et qui montre, même si c'est par analogie, quelque chose qui ressemble à une mémoire à long terme et à de la gratitude pour les soins qu'elle a reçus ?

De plus, comment expliquer une différence de comportement aussi marquée entre un lion et un autre, qui semble violer le principe stoïcien de l'uniformité animale ?

Perspectives tendues et communications heureuses : vers une conclusion

Dans son étude de 1988 sur les différentes attitudes à l'égard des cobayes de la part de professionnels travaillant dans divers laboratoires, Arnold Arluke a observé que le statut des animaux sur lesquels des expériences étaient systématiquement menées n'était pas fixe, mais changeait en fonction du rôle de chaque chercheur et, surtout, des cadres interprétatifs utilisés à tel ou tel moment. Alors que les chercheurs considéraient leurs cobayes comme de simples objets et adoptaient des comportements facilitant leur réification (par exemple en n'interagissant avec eux que lorsqu'ils étaient sous sédatifs, ou en évitant de les regarder dans les yeux lorsqu'ils étaient éveillés), les laborantins avaient tendance à les traiter comme des animaux de compagnie, choisissant même certains d'entre eux comme *mascottes* auxquelles ils attribuaient un nom (par exemple des noms de super-héros Marvel), et vivant l'élimination de certains sujets avec souffrance.

Parmi les cas rapportés, il en est un particulièrement significatif, qui pourrait aider à mieux comprendre la dynamique de l'opération que Pline mène sur les animaux dans sa *Naturalis historia.* Il s'agit du cas du principal responsable d'un projet de recherche qui, devant opérer le corps d'un chien, entre dans le laboratoire et trouve l'animal encore éveillé. La situation est décrite ainsi par l'un des sujets interrogés par Arluke :

> « One day, [the Principal Investigator] came into the laboratory when a dog was still awake, tied by a rope leash to the surgical table.

---

[25] Voir par exemple Sénèque, *Epistula*, 124, 16 et *sq*. (sur lequel INWOOD, *op. cit.*, *ad loc.* ; LI CAUSI, *Seneca, op. cit., ad loc.*).

He looked at the dog, mumbled, "Oh, God, what will my wife say now !", turned around, and left »[26].

La situation dans laquelle s'est trouvé le chef de projet a ainsi été commentée par l'éthologue et anthropologue de la communication, Véronique Servais, dont les réflexions sont éclairantes pour comprendre les mécanismes de l'anthropomorphisme tout court (et donc, pour notre part, également de l'anthropomorphisme plinien) :

> « This example shows clearly that it isn't some inherent properties of the animals that will trigger anthropomorphism or mental states attributions, but rather the perceptual frame that allows for the perception of some behaviors or properties as affording engagement and social interaction. Affordances may be present on the animal, but it is the course of action and interaction that determines which ones »[27].

Dans la perspective de Véronique Servais, l'anthropomorphisme n'est pas une simple projection fallacieuse imposée par le regard humain, mais le résultat d'une dynamique interactive qui dépend à la fois des cadres perceptifs que nous activons et des actions et propriétés intrinsèques des animaux individuels, qui permettent (en anglais, *afford*) certaines inférences à l'exclusion d'autres. Cette dynamique interactive obéit par ailleurs à des lois de causalité circulaire, qui font que la modification de tout élément communicatif (par exemple un geste ou un comportement inattendu d'un partenaire de la relation) peut changer les scénarios, les cadres interprétatifs et les rôles mis en jeu.

C'est d'ailleurs ce qui se passe dans les deux anecdotes pliniennes où des hommes rencontrent des lions en proie à la douleur. Les cadres habituels, qui attribuent aux lions le rôle de dangereux prédateurs, sont bousculés par les gestes inattendus des animaux qui, indépendamment de leurs intentions, parviennent à communiquer leur douleur, activant une série de schémas qui nivellent la relation et permettent l'intervention salvatrice des hommes. C'est là que se déclenche toute une série de traits dans lesquels la douleur elle-même devient un facteur d'assimilation anthropomorphique : les lions souffrants ne sont plus simplement des *ferae* ; ils deviennent flatteurs, suppliants, indulgents, reconnaissants. En d'autres termes, ils parviennent à jouer (avec succès) leur jeu dans les cadres culturels qui régissent les mécanismes complexes de la réciprocité romaine.

Cela ne signifie pas pour autant que Pline — comme le font, par exemple, Plutarque et Porphyre — utilise ces anecdotes pour saper

---

[26] ARLUKE Arnold B., « Sacrificial symbolism in animal experimentation: object or pet? », *Anthrozoös*, 2, 1988, p. 98-117 (p. 104).

[27] SERVAIS Véronique, « Anthropomorphism in Human-Animal Interactions : A Pragmatist View », *Frontiers in Psychology*, 9, 2018, p. 1-10 (p. 7).

délibérément les hypothèses théoriques du stoïcisme. Par ailleurs, dans les récits examinés, l'utilisation extensive de l'attirail linguistique et argumentatif cher aux stoïciens est — comme l'a montré Mary Beagon[28] — indéniable. Le comportement animal, en ce sens, est systématiquement présenté dans une approche analogique : les lions ne flattent pas, mais c'est comme s'ils flattaient ; ils ne prient pas les humains, mais c'est comme s'ils les priaient ; ils ne communiquent donc pas vraiment avec eux, mais c'est comme s'ils communiquaient. Dans cette optique, l'intentionnalité des non-humains est toujours déduite de points de vue extérieurs à l'instance principale de l'auteur : en VIII, 48, en VIII, 56 et en VIII, 57-58, ce sont tout au plus les sources de Pline (Juba ?), ou les sujets génériques de verbes tels que *trado* ou *dico*, qui attribuent littéralement aux lions un comportement humain et intelligent, alors que Pline ne fait jamais explicitement référence, à la première personne, à la possibilité de la présence de raison en eux[29]. Il préfère plutôt recourir à des termes qui ne sont pas connotés de manière décisive du côté de la réflexion philosophique, comme *observatio*, qui ne s'avère pas être un terme technique de la zoopsychologie antique. Il est donc vrai qu'en VIII, 48 et 58 on trouve l'emploi de mots appartenant au domaine sémantique de l'*intellectus* (*intellectus... precum ; intellegi a feris*) ; mais il est vrai aussi que ce terme, tel qu'il est utilisé par exemple dans l'*Epistula* 121 de Sénèque, n'implique pas nécessairement — dans une perspective stoïcienne — la présence de la raison et du choix délibératif au sens propre, dans la mesure où il est plutôt associé à la capacité de discerner ce qui est nuisible ou bénéfique dans le cadre des processus d'appropriation instinctive typiques de la complexion de tout être vivant[30].

Le fait même que l'on raconte des anecdotes admirables de bêtes qui, dans la douleur, parviennent à communiquer avec les hommes et à les convaincre de les aider, et le fait même que l'on mette en scène les points de vue des protagonistes de ces rencontres et de ceux qui en ont été les témoins directs ou indirects, créent cependant une subtile friction avec les théories et les formules stoïciennes dont Pline montre par ailleurs qu'il voulait et savait les utiliser.

Tout se passe comme si la structure cumulative de l'œuvre elle-même, qui mêle données, récits et histoires, contribuait à une vision kaléidoscopique des animaux non humains, conduisant parfois à une véritable suspension du jugement. D'une part, il y a la forte présence de l'auteur, un Pline qui brode des anecdotes et des faits divers, et qui montre une volonté d'adhérer à la vulgate philosophique qui s'est imposée à l'époque impériale ; d'autre part, les cadres dans lesquels évoluent les

---

[28] Beagon, *op. cit.* (note 5), p. 134 et *sq.*

[29] Notez que le terme *ratio* n'est jamais associé à un animal dans l'ensemble de la *Naturalis historia.*

[30] Voir par exemple Sénèque, *Epistula* 121, 19 (voir Inwood, *op. cit.*, p. 343 *sq.*).

profanes, qui — comme les laborantins étudiés par Arluke — semblent plus enclins à attribuer des intentions et des comportements anthropomorphiques aux animaux avec lesquels ils sont en relation à la première personne, parce qu'ils sont exposés à leurs gestes, parce qu'ils sont touchés par leur douleur, parce qu'ils sont plus directement — et affectivement — impliqués.

En d'autres termes, dans la *Naturalis historia,* un point de vue de loin, directement influencé par la zoopsychologie stoïcienne, et un point de vue de près qui entre en tension avec elle, représenté par les acteurs directs des relations homme-animal, alternent continuellement — comme dans une sorte de *disputatio in utramque partem.* Et si la vision de loin tend à réifier les animaux non humains, la vision de près semble au contraire remettre en cause la thèse de l'uniformité éthologique des *ferae*, précisément parce que les anecdotes révèlent, par exemple, que tous les lions ne se comportent pas toujours de la même manière, que certains lions sont cléments, d'autres sont reconnaissants, que certains se roulent par terre en suppliant, d'autres encore appellent au secours avec la gueule ouverte ; que certains rompent immédiatement les relations avec leurs bienfaiteurs (ou avec les suppliants), d'autres au contraire sont capables de les prolonger dans le temps, de faire preuve de gratitude et surtout de mémoire volontaire.

En conclusion, la question par laquelle s'ouvrait cette contribution reste sans réponse. Tout se passe comme si, en ce qui concerne les intentions réelles des bêtes rencontrées par Mentor et Elpis, s'appliquait quelque chose de semblable à l'axiome de la boîte noire théorisé par les spécialistes de la pragmatique de la communication[31]. Ce que nous voyons, c'est que, dans les récits mis en place par Pline, le problème de l'esprit animal n'est introduit que pour être mis entre parenthèses. En lisant les anecdotes de la *Naturalis historia* et les commentaires perplexes que l'encyclopédiste fait en marge en suspendant son jugement, il est difficile de comprendre si les animaux qui souffrent sont vraiment des animaux qui pensent. En revanche, il est certain qu'il s'agit d'animaux qui communiquent. Et ce qui rend leur communication puissante et efficace, c'est précisément la douleur, qui opère comme un véritable *game changer,* et qui s'affirme véritablement comme un puissant facteur d'assimilation qui individualise les animaux non humains, là où les théories stoïciennes les privent d'individualité, et surtout facilitent les « contrats » entre espèces, là où les stoïciens affirment avec force que les *aloga* ne peuvent conclure aucun contrat avec les humains

[31] Selon cet axiome, dans la pragmatique de la communication, les intentions qui sous-tendent le comportement communicatif ne sont pas pertinentes, et la question des processus mentaux qui le guident est mise entre parenthèses, car la seule chose qui nous intéresse, ce sont les relations *input-output* des interactions (c'est-à-dire la communication elle-même) : *cf.* à cet égard WATZLAWICK, HELMICK BEAVIN, JACKSON, *op. cit.* (*supra*, note 18), p. 36.

Dresser ou soigner, exploiter ou chérir :
l'animal dans le *Mesnagier de Paris* (1393)

Karin UELTSCHI*

Une problématique épistémologique majeure, l'attitude des hommes face à l'animal, en dit long sur une époque. Nous sommes concernés par cette question parce que nous sommes des humains, pour avoir lu Dostoïevski[1], enfin, pour vivre une époque qui interroge avec intensité nos rapports au vivant ; et si nous ne devons pas transposer cette sensibilité particulière aux siècles passés et prétendre la leur surimprimer, nous pouvons en revanche nous en servir pour interroger celle de nos ancêtres en l'occurrence médiévaux. Dans ce sens, le *Mesnagier de Paris*[2] constitue un excellent champ d'application. Chose remarquable, il n'est pas question d'enfants dans ce traité destiné à une femme. En revanche, l'animal est très présent dans l'*ostel* que peint cette encyclopédie « domestique » de la fin du XIVe siècle, un véritable cheptel qu'il s'agit de soigner au jour le jour. Nous y trouvons également un traité d'autourserie, enfin, une ébauche de leçon d'hippiatrie : l'animal apparaît, dans ce ménage bourgeois, dans une omniprésence si évidente que la plupart du temps, une simple mention le campe dans le décor sans plus de commentaires, autrement dit, il faut lire entre les lignes.

Entre créature et chose : un adjuvant vital de l'homme

Le Paris du *Mesnagier*, c'est celui du duc de Berry, mentionné plusieurs fois au fil des pages, si bien que l'on peut supposer que notre auteur a peut-être été au service du grand seigneur. C'est le Paris que ceint le mur de Philippe Auguste et auquel la forteresse du Louvre, en cours d'agrandissement, sert de point d'appui ; ce Paris compte environ 90 hectares sur la rive gauche et 120 hectares sur la rive droite. Une nouvelle enceinte, plus large, est en cours d'édification, elle portera le nom du roi Charles V, même si ce n'est que sous Charles VI qu'elle sera achevée. C'est, comme le montrent les *Très riches Heures du duc de Berry*, une ville dans laquelle l'animal est omniprésent : voyez les mois de mai, octobre et

*Professeur de langue et littérature du Moyen Âge, Université de Reims Champagne-Ardenne, CRIMEL.

[1] DOSTOÏEVSKI Fiodor, *Crime et Châtiments*, Paris, Gallimard, « Folio », 2019, p. 127 *sq.*

[2] *Le Mesnagier de Paris,* ed. G. E. Brereton et J.-M. Ferrier, trad. et notes K. Ueltschi, Paris, LP, « Lettres Gothiques » (1994), 2010. Voir aussi UELTSCHI K., *Vivre en Bourgeoise au Moyen Âge. Les leçons du* Mesnagier de Paris, Paris, Les Belles Lettres, 2024.

décembre. C'est aussi une ville qui regarde de manière permanente au-delà de ses frontières vers la campagne proche, et vers ces provinces plus lointaines auxquelles notre auteur fait si volontiers allusion, théâtre de bien des anecdotes qu'il appelle les « exemples ruraux ».

Cadre urbain, cadre rural

Toutes les catégories animales sont évoquées dans le *Mesnagier*. Mais, selon le cas, l'animal n'a pas tout à fait le même statut : la fourchette est large entre bétail et compagnons domestiques des intérieurs bourgeois qui sont presque des « créatures humaines comme les autres ». Cependant, les frontières entre ces catégories sont poreuses. Commençons donc par le degré le plus élémentaire, le bétail qui a une fonction économique et nourricière. Justement, les villes médiévales « procèdent d'un monde rural dont elles se distinguent »[3] sans s'en séparer, ou pour dire les mêmes choses autrement, « la France urbaine médiévale, c'est en grande partie une France rurale de la ville »[4]. Les nécessités de l'approvisionnement exigent des opérations de bonification des terrains alentour, assèchement et irrigation en particulier, ainsi que, comme à Reims au début du XIVe siècle, l'achat de terrains des « banlieues », opération connue grâce à un inventaire de 1328 : une centaine de villages dont la majorité sont situés dans un rayon de 20 km autour du noyau urbain deviennent propriété de la ville et lui fournissent notamment le bois ainsi que des produits de la vigne[5].

Le *Mesnagier* comporte une manière de plan de la ville[6] spécialisé dans l'achalandage : se dessine en effet une véritable topographie des métiers de bouche. L'animal-aliment est partout car l'emplacement de tous les bouchers de la ville avec leur « capacité » y occupe la première place, ce qui donne une idée de leur importance. Ainsi, les dix-neuf bouchers de la Porte de Paris[7] vendent en moyenne toutes les semaines 1900 moutons, 400 bœufs, 400 pourceaux et 200 veaux. Les bouchers (bien moins nombreux, même si aucun chiffre n'est donné) du quartier Sainte-Geneviève vendent 500 moutons, 16 bœufs, 16 porcs et 6 veaux ; au Parvis, ce sont 80 moutons, 10 bœufs, 10 veaux, 8 porcs ; à Saint-Germain, les treize bouchers vendent 200 moutons, 30 bœufs, 30 veaux et 50 porcs ; au Temple, les deux bouchers en sont à 200 moutons, 24 bœufs, 32 veaux et 32 porcs, et enfin, à Saint-

---

[3] DUTOUR Thierry, *La Ville au Moyen Âge,* Paris, Odile Jacob, 2003, p. 145. Cet historien « ose » même le terme de « rurbanisme » concernant les riches citadins qui possèdent « maison de campagne » et autres fermages (p. 196).

[4] LE GOFF Jacques, *et al.*, *La Ville médiévale*, t. II, dans *Histoire de la France urbaine*, dir. Georges DUBY, Paris, Le Seuil, 1980, p. 197.

[5] Cité par DUTOUR, *op. cit.*, p. 128.

[6] *Le Mesnagier,* II, IV, p. 538 *sqq.*

[7] On désigne ainsi une des cinq portes permettant de franchir les remparts enserrant le bourg de Saint-Denis.

Martin, ce sont 200 moutons, 32 bœufs, 32 porcs et 32 veaux, toujours par semaine.

Or, le bétail imprime une présence très marquante à la ville ne serait-ce que parce que la plupart des bouchers procèdent eux-mêmes et sur place à l'abattage : on imagine les bruits, les odeurs, tous les problèmes de salubrité que cela pouvait poser. Il y eut bien des tentatives de cantonner ce corps de métier aux périphéries des villes ; à Paris, plusieurs boucheries se retrouvent ainsi sur des « franchises » d'abbayes.

L'animal sacrifié

Les mammifères partagent avec l'homme la même constitution charnelle ; c'est pourquoi ils peuvent le nourrir, littéralement, « compléter » constamment sa propre matière organique une fois qu'ils ont cessé d'être des créatures animées : une fois qu'ils ont été réduits à l'état de « choses », une fois cuits, bouillis et rôtis, c'est-à-dire transformés (seul l'animal dévore cru son semblable). L'animal devient aliment et maintient voire « augmente » la substance de l'homme selon une équation alors répandue : la chair nourrit la chair.

Carnage et carême

L'animal est nourriture par la magie d'une manière de transsubstantiation. Or, la consommation régulière de viande est réservée à la population aisée, dont les bourgeois : « quand vous êtes pauvre, vous pouvez vous faire porteur de viande et gagner votre pain en allant livrer la viande chez les bourgeois[8] », lit-on dans un sermon. Mais sa consommation est soumise à un calendrier sévère : la viande, ou *char* en ancien français, peut être servie en période de « charnage » seulement. Sa privation constitue une mortification. *Le Mesnagier* propose de nombreuses recettes pour préparer la viande, viande de boucherie, volaille et gibier[9]. Le poisson est consommé en période « maigre », comme s'il était dépourvu de substance vitale au sens large du terme, c'est-à-dire comme s'il était plutôt du côté des légumes. Les poissons évoqués dans le *Mesnagier* sont essentiellement issus des rivières alentour (Seine, Yonne, Marne, Grand et Petit Morin), mais on pouvait rencontrer des pêcheurs à la ligne à Paris même, sur la rive de la Seine ou dans des barques[10]. Quant au poisson de mer, il est acheminé de

---

[8] *Cf.* LECOY DE LA MARCHE Albert, *Le rire du prédicateur*, présentation Jacques Berlioz, Turnhout, Brepols, 1992, p. 96.

[9] Il ne saurait être question ici de développer ; remarquons simplement que l'on peut trouver des recettes à base d'ingrédients qui nous paraissent extraordinaires comme des festins de paon, de héron, de cigogne, d'écureuil ou de hérisson, de pies, de corneilles, d'étourneaux ou de choucas — la palette des animaux sauvages comestibles est bien plus étendue que de nos jours.

[10] FAVIER Jean, *Nouvelle histoire de Paris. Paris au XVe siècle, 1380-1500*, Paris, Hachette, 1974, p. 287 et p. 291.

Normandie par la Seine ; Dieppe et Rouen assuraient 90% de la consommation. En vue de le conserver, on sale le poisson, ou pis, on peut le maltraiter en le battant avec un maillet pendant une heure, pour le faire tremper ensuite puis le faire cuire « comme un bœuf » : de cette manière, à l'instar de la morue, vous pouvez le garder pendant dix ou douze ans[11] ! Or, si l'animal nourrit l'homme, il peut le cas échéant soigner certaines maladies.

L'animal remède

Le malade, même en période de carême, est encouragé à consommer de la viande par son médecin et le père abbé[12] : c'est la source de « force » première, dit une encyclopédie du XIIIe siècle :

> « La meilleur char que l'em puisse mengier si est celle qui a plus grant force de sa substance en elle, car la plus forte donne plus grant force au cors de l'omme »[13].

Et le philosophe Sydrac de préciser que si la viande de bœuf et de buffle est la plus profitable lorsqu'on est en bonne santé, il faut, pour les malades, préférer le mouton ou le poulet qui sont plus tendres. Le *Mesnagier* réserve une rubrique aux « potages » pour malades ; si la plupart sont à base de céréales, d'œufs et de lait d'amande, certains impliquent des ingrédients carnés, en premier lieu le poulet dont on fait un coulis après l'avoir complètement défait et broyé, les os compris[14] ; des poussins peuvent aussi faire l'affaire. Divers poissons, perches, tanches, soles ainsi que les écrevisses entrent dans la composition de remèdes — malheureusement il n'est pas précisé contre quelles maladies !

Chaque partie ou émanation du corps animal a des vertus spécifiques qui dépassent d'ailleurs les soins du corps. Ainsi pour éliminer une tache de graisse ou d'huile :

> « Ayez pissat, et le chauffez comme tiede, et mectez la tache tremper dedens par deux jours, et puis estraingnez le drap ou est la tache sans le tuerdre ; et se la tache ne s'en est alee, si le face dame Agnes la beguine mectre en ung autre pissat et batre ung fiel de beuf avec, et face l'en comme devant. [...] Ou vous faictes prendre de bien nectes plumes de poucins... » (II, III, § 12, p. 450).

---

[11] *Le Mesnagier,* II, V, § 194, p. 699.

[12] GUIOT DE PROVINS, *Bible*, *Œuvres,* ed. J. Orr, Manchester, 1915, v. 1395 *sq*. et v. 1415-1417.

[13] *Sydrac le philosophe, Le livre de la fontaine de toutes sciences,* Ernstpeter Ruhe (ed.), Edition des enzyklopädischen Lehrdialogs aus dem XIII. Jahrhundert (Wissensliteratur im Mittelalter, vol. 34), Wiesbaden, Reichert, 2000, 379, p. 161.

[14] *Le Mesnagier,* II, V, § 306, p. 766.

Quant aux fourrures, elles sont indispensables pour pallier une faiblesse élémentaire de l'homme : sa vulnérabilité au froid. L'animal, une fois privée de vie, se transforme donc en pelisses et autres cols. Dans ce domaine, de subtiles graduations hiérarchiques peuvent apparaître : en 1294, Philippe le Bel publie un édit qui autorise les nobles à porter des manteaux fourrés d'hermine, tandis que les bourgeois doivent se contenter de fourrures de chat ! Mais on utilise également ces peaux comme couvertures dont l'entretien requiert grand soin, notamment quand elles ont été mouillées (utilisez du vin et de la farine pour les « récupérer[15] ») ou lorsqu'elles sont habitées, nous aurons à y revenir : ce sont des nids à vermine, comme si elles avaient gardé une part d'animalité et continuaient ainsi à attirer leurs semblables ! L'animal rend donc d'insignes services à l'homme, à cette condition qu'il ait été mis à mort auparavant, changement ontologique radical qui fait de lui une chose.

Nuisances : ani-maux

Mais l'animal peut aussi être hostile à l'homme. Alors, selon le principe antique du *similia similibus curantur*, le *Mesnagier* conseille, si par exemple vous avez été mordu par un chien ou une autre bête enragée : « prenez un croûton de pain et écrivez dessus les mots suivants : + *bestera* + *bestie*+ *nay* + *brigonay* + *dictera* + *sagragan* + *es* + *domina* + *fiat* + *fiat* + *fiat* » (II, v, § 334, p. 788).

On apprend aussi que les fourmis peuvent être vaincues grâce à la sciure de chêne que l'on verse dans la fourmilière. Contre les chenilles qui raffolent de choux, il faut employer les cendres. Et au sujet des loups :

> « Et se vous estes en pays ou il ait repaire de loups, je vous enseigneray maistre Jehan, vostre maistre d'ostel, ou voz bergiers et gens de les tuer sans coup ferir par la recepte qui s'ensuit : *Recepte de pouldre pour tuer loups et regnars.* Recipe la racine de lectoire de cavarade (c'est lectoire qui fait fleur de couleur blanche) et faictes sechier icelle racine… » (II, III, § 9, p. 446).

Et voici six manières pour venir à bout des rats qui s'en prennent aux réserves domestiques : en lâchant de bons chats ; grâce à des pièges à rats et autres souricières ; avec un dispositif de planchettes en équilibre sur des bâtons ; avec des tartelettes empoisonnées ou des éponges qui, une fois avalées, les font éclater ; enfin, en confectionnant un pain à base d'aconit et d'arsenic (II, III, § 10, p. 448). Bien des recettes sentent leur *Grand* ou *Petit Albert*, dont voici un échantillon à propos de grenouilles importunes :

> « J'ai éprouvé en Flandre l'effet d'une lampe pour délivrer de l'importun coassement des grenouilles et pour leur imposer

[15] *Cf. Le Mesnagier,* II, III, § 13, p. 452.

subitement silence. C'était dans le château du sieur Tillemont, dont les fossés étaient si remplis de ces criardes infectes, que l'on avait peine de reposer la nuit. Nous fîmes fondre de la cire blanchie au soleil avec de la graisse de crocodile, qui est à peu près comme de l'huile de baleine, et je crois même que cette huile aurait le même effet que la graisse de crocodile, qui est assez rare en ce pays. Nous garnîmes une lampe de cette composition avec un gros lumignon, et elle ne fut pas aussitôt allumée et posé sur le bord du fossé, que les grenouilles cessèrent leur coassement[16]. »

On est bien dans le même registre ! Relèvent également de la marge du monde animal ce que nous avons l'habitude de qualifier de vermine, les mouches, moustiques et autres puces. Le *Mesnagier* contient de savoureuses astuces pour en venir à bout. Les conseils relatifs au bon soin de la literie en disent long sur les conditions de vie en cette fin du XIVe siècle : la vermine en effet s'y boute avec constance et perversité, dénotant l'équilibre toujours précaire des températures et de l'humidité ambiantes ainsi que des conditions d'hygiène ordinaires incertaines. Notre Bourgeois consacre ainsi un développement particulièrement jubilatoire à ce sujet et semble parler d'expérience. Il détaille plusieurs manières et « recettes » pour détruire les mites (ou larves de mites) dans les « draps, couvertures, habits fourrures et autres peaux[17] », mobilisant glues et potions répulsives dont il a éprouvé la validité, et nous avons la faiblesse de le croire, vu justement la « rusticité » de la matière et les marques stylistiques de subjectivité enthousiaste présentes tout particulièrement dans ces passages.

> « Et en esté gardez que en vostre chambre ne en vostre lit n'ait nulles puces : ce que vous pouez faire en six manieres, si comme j'ay oy dire : […] Qui aroit de nuyt ung ou pluseurs transsouers [tranchoirs, i.e. tranches de pain] qui feussent pardessus oins de glus ou de trebentine et mis parmy la chambre, ou millieu de chascun transsouer une chandelle ardant, elles se venroient engluer et prendre. L'autre, que j'ay essaye et est vray : Prenez du drap escru et le estendez parmy vostre chambre et sur vostre lit, et toutes les puces qui se y pourront bouter s'i prendont, tellement que vous les porrez porter avec le drap, et porter ou vous vouldrez. Item des peaulx de mouton. Item, j'ay veu mectre des blanchects sur le feurre et sur le lit, et quant les puces, qui noires estoient, s'i estoient boutees, l'en les trouvoit plus tost parmy le blanc, et les tuoit l'en. […] Car sachiez que j'ay essayé que quant les couvertures, pennes, ou robes ou il a puces sont enclos et enfermez secretement, comme en male bien lyee estroictement de couroyes, ou en sac bien lyé et pressé, ou autrement mis ou compressé, que icelles puces soient sans jour et sans air et

[16] HUSSON Bernard, *Le Grand et le Petit Albert*, Paris, Belfond (1970) 1997, p. 296.
[17] *Le Mesnagier,* II, III, § 11, p. 448.

tenues a destroit, e ainsi se periront et mourront sur heure » (I, VII, 3, p. 298-300).

Enfin, un animal, mort ou vif, peut devenir le moyen pour en éliminer un autre, comme les chats rencontrés il y a un instant.

> « Item, prenez une escuelle de lait et l'amer d'un lievre, et meslez l'un parmy l'autre, et puis mectez en deux ou trois escuelles es lieux la ou les mourches repairent, et toutes celles qui en tacteront mourront » (I, VII, § 5, p. 300).

Mais l'homme peut également l'utiliser l'animal vivant en le subordonnant à sa volonté et son pouvoir.

Utiliser, former, dresser l'animal

Le soin des animaux, mais également leur dressage, constituent une réalité quotidienne dont l'auteur du *Mesnagier* rend compte en mêlant accents empathiques et considérations techniques, sa visée étant résolument pragmatique.

Du cheval

Le cheval est sans doute l'auxiliaire par excellence de l'homme, à la fois « outil » et compagnon. Ces deux dimensions se confondent dans le petit traité d'hippiatrie du *Mesnagier*, développé dans la double perspective de l'achat et de la vente d'un cheval. Si notre auteur dispose d'une documentation déjà riche — le Moyen Âge a en effet développé une véritable « science du cheval[18] » —, il semble s'y intéresser lui-même personnellement et posséder une solide expérience. L'exposé, à la manière des modèles existants[19], offre par ailleurs un remarquable mélange entre « science et recette "populaire" »[20]. Sont d'abord énumérées les qualités particulières qu'un bon cheval doit posséder ; elles sont décrites par le biais de comparaisons avec respectivement le renard, le lièvre, le bœuf, l'âne, enfin, à travers certaines propriétés de la jeune fille (une belle crinière, une belle poitrine, de bons reins et de grosses fesses[21]). Après ce préambule rhétorique reposant sur l'analogie, le lecteur suit méticuleusement — la précision du vocabulaire technique vernaculaire est remarquable — les étapes de l'examen auquel l'acquéreur potentiel doit soumettre le candidat :

---

[18] RIBÉMONT Bernard, *Le cheval en France au Moyen Âge,* Orléans, Paradigme, 1994, p. 16.

[19] PLINE ; JORDANUS RUFUS (le maréchal de Frédéric II, auteur d'un *De medicina equorum* très répandu et immédiatement traduit en français) ; ALBERT LE GRAND (*De animalibus*) ; PIERRE DE CRESCENS (*Opus ruralium commodorum*) ; l'anonyme *Cirurgie des chevaux* (édité et analysé par B. Ribémont, *Le cheval en France, op. cit.,* p. 349 *sqq.*).

[20] RIBÉMONT, *Le cheval en France, op. cit.,* p. 16.

[21] *Le Mesnagier,* II, III, § 20, p. 460.

il s'agit d'un investissement au coût très élevé, il convient de ne pas se tromper. Or, dit un proverbe rural, « il n'est cheval qui n'ait *mehain* (maladie[22]) » : c'est un animal fragile. D'ailleurs, entre acheteur et vendeur, il y a des codes linguistiques qui disent de manière détournée des « vices cachés » :

> « Lorsqu'on veut faire preuve d'élégance devant le marchant, on dit : « voici un bon cheval, il est long et bien jarreté » ; par là on fait comprendre qu'on a bien vu qu'il a la courbe » (II, iii, § 23, p. 462).

On peut ainsi percevoir, dès le seuil de l'écurie, une foule de signes, autant d'informations que l'acheteur doit savoir interpréter. L'état du fumier fournit par exemple un indice précieux concernant la qualité de l'entretien et la santé des pensionnaires. Puis, à la lumière du jour, on passe en revue la morphologie, les yeux et la bouche du cheval. On vérifie s'il est exempt de *gourme, bubes* (bubon) ou *malens* (chancres), soit autant de maladies affectant les voies respiratoires. L'âge peut être évalué grâce à l'examen des dents. Au niveau de l'allure et des membres, il convient de vérifier l'absence de *courbe* (tare osseuse), de *fusée* (des jambes *fuselées* peuvent occasionner des paralysies) et d'*esparvin* (tumeur calleuse).

Ensuite, le point de vue change : « maître Jean, si vous souhaitez vendre cher un cheval… » (§ 30). On apprend comment le préparer afin qu'il apparaisse dans la lumière la plus avantageuse possible : l'engraisser grâce à un régime riche (foin, paille, avoine, son, petites fèves, orge, bouillie), l'étriller, enfin le saigner, ce qui fortifie les entrailles ! La fin du traité est consacrée aux soins vétérinaires.

On trouve ainsi la recette pour onguents et autres cataplasmes à appliquer aux pieds des chevaux, des recommandations pour la saignée, mais aussi des remèdes très précis contre la cécité, ou les redoutables coliques :

> « Quant cheval a tranchoisons, faictes le mectre par terre, et puis luy faictes mectre a ung cornet ung quarteron de quelque huille dedens le cul, et puis le faictes chevauchier tant qu'il sue, et il garira » (II, iii, § 36, p. 470).

Des recettes basées sur la pharmacopée sont complétées par des recommandations d'une autre nature, des Notre-Père ou des formules magiques comme + *abgla* + *abgli* + *alphara* + *asy*[23], etc. On apprend également que c'est le maréchal-ferrant qui prodigue ces soins et qu'il convient de le rémunérer d'un franc et demi. En revanche, on ne saura rien

---

[22] MORAWSKI Jacques, *Proverbes français antérieurs au XVe siècle*, Paris, Champion (1925) 2007, n° 909.

[23] *Le Mesnagier,* II, III, § 37 et 38, p. 470.

sur les pratiques de ferrage : l'exposé s'interrompt de manière abrupte et un autre traité technique suit.

Dresser un épervier pour la chasse

Les traités d'autourserie se multiplient à partir du XIIe siècle dans le sillage du *Traité de chasse au vol* (*De arte venandi cum avibus*) de l'empereur Frédéric II de Hohenstaufen et à l'instar du *Traité de vénerie* de Gaston Phébus[24]. Sont particulièrement appréciés pour cette pratique le faucon pèlerin, le faucon hobereau, le faucon sacre et le faucon lanier, l'émerillon, le gerfaut — et l'épervier, que choisit l'auteur du traité reproduit dans le *Mesnagier,* le rapace le plus petit, le plus léger et donc le plus adapté aux dames. Or, même à l'issue d'un très long et pénible apprentissage, un oiseau de proie ne se laisse jamais entièrement domestiquer : ne chasse avec un rapace que l'homme méticuleux qui a su s'en faire obéir et qui l'a instruit, lit-on dans le *Traité de Chasse* de Frédéric II[25]. Le *Mesnagier* illustre de manière incisive cette impitoyable discipline : il ne faut à aucun moment relâcher l'attention, et veiller même la nuit auprès de l'oiseau afin que la nature ne reprenne pas ses droits sur l'éducation : « vous ne devez pas cesser de le tenir sur le poing au milieu des gens aussi longtemps que vous pourrez »[26]. L'empathie en effet y joue un rôle déterminant.

Si le but semble à première vue être un profit (l'oiseau ramène du gibier), il s'agit également d'un savoir de haute culture qui rend possible ce miracle de l'animal triomphant de son instinct le plus élémentaire. Cette tâche est si complexe que le maître doit faire passer son animal avant lui, en lui consacrant tout son temps, qu'on en juge à travers ce petit extrait parmi d'autres qui évoque la nourriture, un régime résolument carné :

> « Et les convient paistre de bonne chair chaude nouvel tué d'oiselectz eschorchiez — dont la chair sans aucune gresse soit bien menue haschee jusques a ce qu'ilz aient le becq fort pour tirer cuer de volaille — des cuers de mouton dont vous recouvrerez aux bouchiers et, qui mieulx ne peut, de pingons (ja soit ce que ce soit trop grosse char et trop orgueilleuse qui peut recouvrer d'autre char). Item le frelet de porcq qui est dedans la cuisse est meilleur que cuer de mouton. Mais l'esprevier qui vole l'en ne lui doit pas donner deux gorgees l'une aprez l'autre, pour ce qu'il est trop delié, trop laxatif et trop courant et coulant. Et de quoy que vous pessiez vostre esprevier, gardez que vous ne lui donnez deux gorgees l'une sur l'autre: c'est a dire que vous ne lui pessiez mie la seconde foiz jusques a ce qu'il ait enduit la premiere… » (III, II, § 8, p. 484).

---

[24] Gaston Phébus, *Le Livre de la Chasse*, ed. G. Tilander, Karlshamm, Johansson (*Cynegetica*, 18), 1971 (réimpressions 1976 et 1994).

[25] *Friderici Romanorum Imperatoris secondi De arte venandi cum avibus,* ed. C. A. Willemsen, Leipzig, Im Insel, 1942-1943, 2 vol., I, 5, p. 22-23.

[26] *Le Mesnagier,* III, II, § 12, p. 490.

Au bout d'un très grand nombre d'exercices, de répétitions et d'un mélange subtil de privations, de récompenses et de cajoleries, l'*espreveteur* a la satisfaction de voir s'accomplir ce miracle de la victoire sur l'instinct : l'oiseau de proie, au lieu de se sauver avec son butin, revient et le dépose devant son maître.

Ce traité qui semble si technique et cruel parfois (il est conseillé par exemple de coudre temporairement les paupières de l'oiseau avec un fil qui est souvent métallique), constitue également un modèle remarquable de délicatesse. Ainsi faut-il se garder de contrarier l'oiseau car sa confiance est fragile :

> « Et depuis que vostre esprevier sera premier mis sur le poing, gardez que par vous ne par autre il n'ait aucun desplaisir. Et sachiez, chiere seur, que toutes choses qui sur luy surviengnent soudainement, hastivement et tempestivement — soit personne, beste, pierre, estueil, baton ou autre chose — lui font desplaisir et le tormentent fort... car se vous le courroucez une seule foiz ja puis ne vous aimera » (III, II, § 11, p. 488 et p. 490).

Il ne faut pas changer de maître, mieux, éviter de changer de costume lorsque vous vous occupez de lui, sous peine d'être rejeté et désobéi[27]. Enfin, pour accroître la confiance de l'animal en lui-même — le concept est absolument remarquable ! —, on peut aller jusqu'à mutiler une proie, une jeune pie par exemple en lui brisant pattes, bec et ailes afin que l'oiseau en cours d'apprentissage ait facilement le dessus[28].

> « En la fin n'y peut actaindre et demeure lassé et blasmé; et si n'est point sa faulte — car il a bien volé — maiz est la faulte de l'espreveteur qui n'a par avant mis ses chiens en si grant subjection qu'ilz s'arrestassent a son escry. Et qui pis est, se l'esprevier est ainsi deux fois foulé, il craindra a y plus voler et ne s'embatra plus ; car l'esprevier se resjoist et enhardist quant il est tousjours dessus et met a mercy tout ce a qui il vole, et au contraire se effroidist et actardist quant il est foulé ou grevé par les oiseaulx » (III, II, § 3, p. 478).

La clef, c'est la confiance, à reconquérir sans cesse, en n'épargnant ni louange ni récompense tout au long de l'apprentissage. À aucun moment, dans ces passages, il n'est question du préjudice matériel subi en cas d'échec (temps, argent perdus) ; nous sommes dans un registre affectif où les enjeux sont ailleurs ; l'échec est une véritable blessure d'amour.

Toute une liste de « signes » — de la fiente aux bâillements — est détaillée avec leur clef de lecture, véritable « sémiologie » vétérinaire qui

---

[27] *Le Mesnagier,* III, II, § 22, p. 504.
[28] *Id.,* III, II, § 21, p. 504.

rappelle celle exposée plus haut à propos de l'écurie. Une connaissance fine et souvent empreinte d'empathie marque donc l'attitude du dresseur dans le *Mesnagier,* mais cette attitude est également tributaire d'héritages culturels et littéraires.

Le double de l'homme

« Vous auriez un ours, un loup ou un lion, et à condition de le traiter gentiment, il vous rendrait la pareille et vous suivrait[29] ». Dans la maison du Bourgeois, on traite les animaux comme des êtres sensibles et très précieux. Seul le langage leur fait défaut : aux humains donc de compenser ce manque en imaginant ce que l'animal dirait et souhaiterait s'il le pouvait, et d'agir en fonction.

> « *Item*, que ladicte dame Agnes vous fachiez principalement et songneusement et diligemment penser de vos bestes de chambre : comme petits chienectz, oiselectz, de chambre. Et aussi la beguine et vous pensez des autres oiseaulx domesches ; car ilz ne peuent parler, et pour ce vous devez parler et empenser pour eulx se vous en avez.
>
> Et aussi di je a dame Agnes la beguine que des autres bestes, quant vous serez au village, elle commande a ceulx a qui il appartient a en penser : comme a Robin le bergier qui pense de ses moutons, brebiz et agneaulx ; a Josson le bouvier des beufz et des thoreaulx ; a Arnoul le vacher et Jehanneton la laictiere qu'ilz pensent des vaches, genices et veaulx, truyes, cochons, pourceaulx ; a Endeline, femme du mectoyer, qu'elle pense des oes, oisons, coqs, gelines… » (II, III, § 8, p. 444).

Une fois de plus, le Bourgeois semble parler d'expérience. Aussi recommande-t-il de pourvoir la cage des oiseaux de laine cardée et de plumes, et de leur donner des chenilles, des vers, des petites mouches, des araignées, des sauterelles, des papillons — on imagine avec jubilation la chasse du matin que cela implique ! Et d'insister :

> « Et facent par vostre closier ou fermier savoir par ses gens que vos bestes soient bien affouragees pour la nuyt » (II, III, 18, p. 458).

C'est seulement une fois ces soins dispensés que les humains peuvent aller se coucher à leur tour.

L'animal exemplaire

L'animal est un miroir de l'homme : c'est là encore une histoire ancienne, mais que le Moyen Âge a développée et abondamment illustrée dans les bestiaires notamment et d'autres traités normatifs. On lit ainsi dans le *Livre du Chevalier de la Tour Landry* :

---

[29] *Id.,* I, VII, § 2, p. 299.

« Je vous diray l'exemple du lyon et de sa propriété ; quant la lyonnesce lui a aucun despit fait, il ne retournera plus à elle de tout le jour ne la nuit… Sy lui monstre ainsi sa seignourie, et est bon exemple à toute bonne femme, quant une beste sauvaige, qui nulle rayson ne scet fors que nature qui lui esmeut, se fait craindre et doubter à sa compaingne. Or regardez dont comment la bonne femme ne doyt desplaire ne desobeir à son seigneur que Dieux li a donné par son saint sacrement »[30].

Le *Mesnagier* n'est pas en reste :

« Comme il est d'aucunes yvrognes, foles, ou non sachans qui ne tiennent compte de leur honneur ne de l'onnesteté de leur estat ne de leurs maris, et vont les yeulx ouvers, la teste espoventablement levee comme un lion, leurs cheveux saillans hors de leurs coiffes, et les coletz de leurs chemises et coctes l'un sur l'autre ; et marchent hommassement et se maintiennent laidement devant la gent sans en avoir honte » (I, I, § 10, p. 42. *Cf.* aussi *cf.* I, III, § 117, p. 128).

Et de tirer les conclusions qui s'imposent :

« Par lesquelles examples vous veez que les oiseaulx du ciel et les bestes privees et sauvages et mesmes les bestes ravissables ont ce sens de parfaictement amer et estre privees de leurs patrons et bien faisans, et estranges des autres. Doncques par meilleur et plus forte raison les femmes a qui Dieu a donné sens naturel et soin raisonnable, doivent avoir a leurs mariz parfaicte et solemnelle amour » (I, V, § 33, p. 182-184).

Si l'animal se comporte ainsi face à son maître, à plus forte raison l'épouse doit faire de même : nous recevons aujourd'hui avec des sentiments mitigés ce genre de comparaisons ; c'est oublier l'habitude médiévale de penser par analogie. Les bestiaires en particulier relèvent de l'histoire culturelle bien plus que des sciences naturelles, alors encore largement dans les limbes : ces traités ne se soucient que modérément de réalisme car leur objectif, c'est de dégager un réseau sémantique.

Or, si notre auteur développe le *topos* savant de l'animal exemplaire, il puise ses modèles de préférence dans la vie quotidienne plutôt que dans le bestiaire exotique ou fantastique : les plus belles lignes consacrées à ce sujet sont celles où il se dégage des modèles hérités pour laisser parler l'expérience personnelle, plus instructive que le modèle culturel, tandis que

[30] *Le Livre du Chevalier de la Tour Landry pour l'enseignement de ses filles*, ed. Anatole de Montaiglon, Paris, Société des Bibliophiles français, 1854, p. 135, 27 - 136, 4.

le sentiment de parenté profonde l'emporte largement sur le modèle rhétorique d'une analogie purement théorique et factice[31].

Le chien, le meilleur ami de l'homme

Le Bourgeois parle ainsi avec prédilection du chien. En effet, cet humble compagnon de l'homme est l'incarnation même du dévouement affectueux. Clairement, notre auteur connaît et apprécie cet animal, il n'a besoin, pour composer ses lignes, d'aucun modèle ésopique ou autre Husdent, ni des Bestiaires qui fournissent pourtant de belles descriptions des « qualités » du chien, même s'il lui arrive de prendre, du moins implicitement, à son compte des histoires en réalité empruntées, comme cette anecdote du chien Macaire qu'on trouve déjà dans le *Livre de la Chasse* de Gaston Phébus :

> « Autre exemple peut estre prins du chien Maquaire[32] qui vit tuer son maistre dedens ung boiz, et depuis qu'il fut mort ne le laissa, maiz couchoit ou boiz empres luy qui estoit mort, et aloit de jour querre son vivre loing et l'apportoit en sa gueulle et illec retournoit sans mengier ; maiz couchoit, buvoit et mengoit empres le corps, et gardoit icelluy corps de son maistre au boiz tout mort. Depuis icelluy chien se combati et assailly plusieurs foiz a celluy qui son maistre avoit tué ; et toutesfoiz qu'il le trouvoit l'assailloit et se combatoit, et en la parfin le desconfi ou champ en l'Isle Nostre Dame a Paris ; et encores y sont les traces des lices qui furent faictes par le chien et pour le champ » (I, v, § 29, p. 180-182).

Mais cet « emprunt » ne fait que corroborer ce que notre Bourgeois a vu lui-même : « Par Dieu, je vy a Nyort ung chien viel qui gisoit sur la fosse ou son maistre avoit esté enterré ... »[33] : le chien de Niort, il l'a sans doute vraiment vu, d'ailleurs, Monseigneur de Berry fit donner à un voisin dix francs pour qu'il en prenne soin jusqu'à la fin de sa vie[34].

L'auteur évoque avec finesse la nature des chiens qui est de telle nature que « mesmes se son maistre le bat et luy rue pierres apres luy, si le suit il batant la queue ; et en soy couchant devant son maistre le repaise »[35]. Une empathie extraordinaire se lit dans les prévenances du bon maître face à ses chiens[36] :

---

[31] Ce qui ne l'empêche pas d'y sacrifier par intermittence. Ainsi, les résultats d'une bonne confession sont aussi faciles à obtenir qu'un chien est chassé de la cuisine avec de l'eau chaude.

[32] Nom peut-être inspiré par le siège de Saint-Macaire : les troupes royales conduites par le frère du roi, le duc d'Anjou, ont fini par prendre d'assaut la place occupée par des Anglo-Gascons, en 1377.

[33] *Le Mesnagier,* I, v, § 30, p. 182.

[34] *Ibid.*

[35] *Id.*, I, v, § 28, p. 180.

[36] Voir Eichel-Lojkine Patricia, « *Canis* dans tous ses états. Récit sériel, sagesse(s) et animal exemplaire », *Cahiers de Recherches Médiévales*, 27, 2014, p. 313-346.

« Aux chiens qui viennent des boiz et de la chasse fait l'en devant leur maistre, et luy mesmes leur fait lictiere blanche devant son feu, l'en leur oint de saing doulx leurs piez au feu, l'en leur fait souppes et sont aisiez par pitié de leur travail » (I, VII § 6, p. 304).

Ainsi le collier qu'il porte volontiers, comme dans la représentation ci-dessous, n'est-il pas seulement un signe de subordination : joliment ouvragé, il distingue au contraire l'animal, tout comme les parures que les humains se réservent à eux-mêmes.

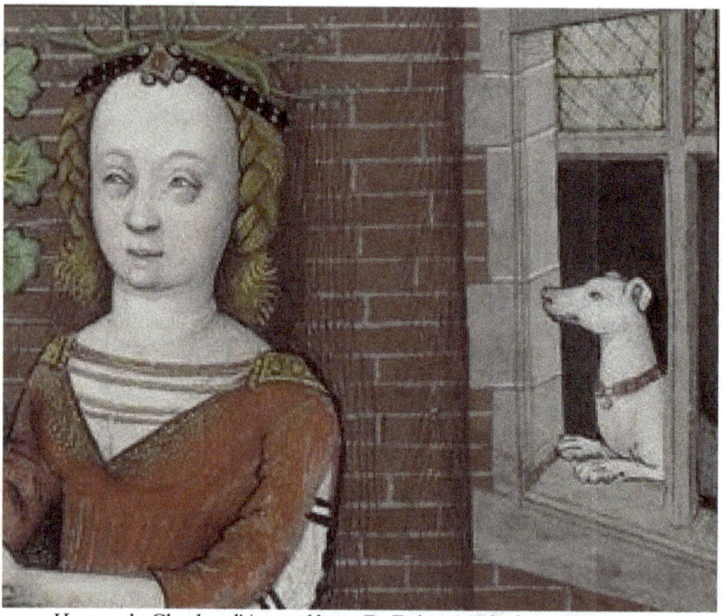

Heures de Charles d'Angoulême, BnF, lat. 1173, f. 5r (XVe siècle)

Le *Mesnagier* peint donc un véritable tableau de psychologie canine qui est validé par l'exemple inverse, le comportement d'un animal négligé par l'homme :

« Mais soiez diligent que si tost que vous serez a l'ostel, que vous mesmes, ou vos gens devant vous, donnez tresbien a menger a voz chiens, puis a boire en une paelle de eaue bonne et necte. Et puis soient couchiez sur belle lictiere de feurre en quelque lieu chault, ou au feu se ilz sont moulliez ou croctez, et soient tousjours tenuz a la subjection du fouet. Et se ainsi le faictes, ilz ne dorront nul ennuy a la table ou au dressouer ne ne coucheront sur les liz. Et se ainsi ne le faictes, vous pouez savoir que quant ilz ont traveillé et ont fain, pour ce qu'il est necessité qu'ilz vivent, ilz quierent soubz la table et happent sur le dressouer ou en la cuisine une piece de chair ou viande, et s'entremordent et font des ennuiz pour pourchasser leur vie ; et en ce

> faisant se traveillent et ne reposent point, et si demeurent truans et diffamez ; et ce est vostre faulte et non la leur » (III, II, § 4, p. 478-480).

Ce mauvais comportement, c'est de la faute de leur maître, « ce est vostre faulte et non la leur ! ».

Conclusion

En cette fin du XIVe siècle, l'affirmation que « la pensée médiévale est trop théocentrique, et, par voie de conséquence, sa littérature est trop anthropocentrique pour faire de l'animal son objet propre[37] », cette affirmation n'est plus tout à fait vraie. Le *Mesnagier* offre une addition de toute la panoplie d'attitudes humaines possibles face à l'animal, jusqu'à ces somptueuses curiosités « gothiques » qui émaillent l'ouvrage : « *Item*, l'en cognoist l'aage d'un lievre au nombre des pertuiz qui sont dessoubz la queue ; car pour tant de pertuiz tant d'ans » (II, IV, § 22, p. 548).

Il nous livre aussi un précieux témoignage. D'abord, l'animal, à la fin du XIVe siècle, connaît sensiblement les mêmes statuts que de nos jours, déclinés en plusieurs couples dichotomiques : sauvage *vs* domestique, nuisible *vs* comestible, ennemi et surtout ami. Le Christ lui-même endosse à la fois l'emblème du poisson et de l'agneau. À l'inverse, saint Thomas, en s'appuyant sur Aristote, résume cette idée qui s'imposera pour longtemps : l'âme de l'homme comporte une partie animale[38]. Mais le *Mesnagier* apporte un témoignage supplémentaire : l'expression d'une vive empathie envers l'animal, d'un idéal de cohabitation, et la conscience d'une complémentarité, d'une parenté profonde, issue de la longue expérience d'un *prudomme* du temps jadis.

---

[37] ZINK Michel, « Le monde animal et ses représentations dans la littérature du Moyen Âge », *Actes des congrès de la Société des historiens médiévistes de l'enseignement supérieur public. 15e congrès*, Toulouse, 1984, p. 48.

[38] *Somme théologique*, I, Q. 76, art. 3 (l'âme de l'homme est composée d'une partie végétative, sensitive et intellectuelle).

Donner l'animal à manger.
Alimentation et violence dans les représentations de fêtes italiennes à l'époque moderne

Valérie BOUDIER*

En guise d'introduction à ce texte, nous poserons quelques jalons concernant notre approche, en tant qu'historienne de l'art, de l'animal et de son image. Spécialiste de l'époque moderne, nous étudions les peintures figurant boucheries, cuisines et repas, et menons des réflexions sur l'image de la viande et sur celle des animaux d'élevage. Notre intérêt porte actuellement sur la place et le rôle de ces animaux dans le contexte urbain et italien. Présents en ville, ces derniers sont la garantie visible contre la faim et le gage d'une bonne qualité alimentaire : ils doivent arriver en ville vivants, sur pattes, en bonne santé — et sont contrôlés par les autorités communales — avant d'être abattus. Le corpus d'images constitué autour de ces animaux d'élevage montre aussi des animaux célébrés lors d'événements festifs variés ; ils sont, nous le verrons, violentés comme l'attestent les représentations de la *Festa della porchetta* à Bologne, du *Jeudi gras* à Venise ou de la *Cuccagna* à Naples. Durant ces festivités, aux côtés du pain, du vin et des mets cuisinés jetés à la population, l'animal vivant est mis en scène, puis quasi systématiquement distribué en tant qu'aliment en puissance. Dans ces images — et dans les textes qui les accompagnent — l'animal vivant semble perdre, durant la fête, son statut d'animal pour devenir de la viande avant même sa mise à mort. Il sera donc question, ici, de dons alimentaires, et plus spécifiquement de dons carnés, qu'ils soient cuits ou crus, des images qui donnent à voir ces distributions ainsi que des indices visuels qui mettent sur la piste de la violence faite à l'animal.

Mais avant d'entrer dans le vif du sujet, abordons rapidement le thème de la faim ou plus exactement de la « culture de la faim »[1] — compagne quotidienne pour la population à l'époque moderne — qui engendre des espaces compensatoires, tant réels qu'imaginaires[2], et qui travaille les images ici présentées. La culture de la faim est le cadre mental conditionnant

* Professeur des universités en histoire et théorie de l'art, spécialiste de l'époque moderne, CEAC (ULR3587), Université de Lille.

[1] QUELLIER Florent, « Culture de la faim et pratiques alimentaires à l'époque moderne », p. 85-101 in Martin BRUEGEL, *Profusion et Pénurie, Les hommes face à leurs besoins alimentaires*, Rennes-Tours, PuR, PuFR, coll. Tables des Hommes, 2009.

[2] Voir à ce sujet CAMPORESI Piero, *Le pain sauvage. L'imaginaire de la faim de la Renaissance au XVIIIe siècle*, Paris, Le Chemin vert, 1981 (1980).

le rapport à la nourriture et à la table de l'immense majorité de la population européenne des temps modernes. Cette culture de la faim « naît d'une anxiété, d'une hantise de la disette liée à l'absence, pour le plus grand nombre, d'un approvisionnement alimentaire toujours garanti »[3]. Si la faim peut entraîner une dénutrition, des maladies et parfois conduire à la mort, la normalité — il faut le souligner afin d'éviter toute dérive misérabiliste — « est la situation qui consiste à *vivre avec* [...], à la supporter et à s'équiper pour la combattre jour après jour »[4]. Ainsi, la culture de la faim explique, dans l'alimentation ordinaire des masses populaires, la place réservée aux denrées de garde et aux aliments roboratifs, comme le pain, le gras, la viande. Cette culture de la faim engendre également des « espaces compensatoires »[5]. Ceux-ci peuvent être réels ou imaginaires. La fête propose un espace compensatoire réel. Contre-modèle alimentaire, la fête offre, de fait, un exutoire, un moment d'abondance et d'insouciance du lendemain, un défoulement collectif très humain qui répond aux privations des temps ordinaires, à la succession des jours maigres et à l'inquiétude de la disette. Quant aux espaces compensatoires imaginaires, nous n'en citerons qu'un : le Pays de Cocagne. Apparu sous sa forme écrite au XIIIe siècle en Picardie, se diffusant et constamment réactualisé jusqu'au XVIIe siècle, ce pays imaginaire naît, lui aussi, des frustrations alimentaires contemporaines. Au Pays de Cocagne, non seulement la nourriture est inépuisable et à portée de main de tous, sans effort, sans travail et sans saisons, mais en plus elle est carnée, grasse et rôtie.

Dans le cadre de ce texte, seules quelques images gravées ou aquarellées, des XVIe, XVIIe et XVIIIe siècles, issues d'un large corpus italien représentant des fêtes populaires, seront montrées. Cependant, il nous a semblé pertinent de varier les lieux et nature des festivités italiennes, où les animaux morts et vivants sont proposés à l'appétit de la population la plus pauvre, où la faim est mise en scène dans un contexte rituel extrêmement violent. Bologne, Venise, puis Naples seront les cadres urbains des images convoquées pour aborder cette violence ambiante dans laquelle s'inscrit celle faite à l'animal. Du point de vue de la méthode, notre présentation implique un croisement entre l'analyse des rituels et l'analyse des représentations de ces mêmes rites — formalisation plastique qui permet une lisibilité du sens de l'action et des relations politiques de domination qu'ils donnent à expérimenter.

---

[3] QUELLIER, *Ibid.*, p. 86.

[4] MONTANARI Massimo, *La faim et l'abondance*, *Histoire de l'alimentation en Europe*, 1995, Paris, Éditions du Seuil, 1995 (1993) p. 16.

[5] Comme les nomme Florent QUELLIER, *op. cit.* (*supra* note 1), p. 86.

Festa della Porchetta, Bologne

Comme son nom l'indique, la *Festa della Porchetta* est un événement dont l'élément principal est un porc rôti[6]. Célébrée le 24 août de chaque année à Bologne, la fête propose un moment essentiel se situant vers 19 heures lorsque des aliments variés — volailles cuites et crues, pains, biscuits, flacons de vin — et un porc rôti[7] sont jetés depuis le balcon du palais communal. Si les origines de cette fête sont incertaines, on sait que l'animal rôti y joue un rôle d'importance à partir du milieu du XVIe siècle, lorsque, parmi les spectacles proposés, une course de chevaux se voit transformée en un rituel comique proche de la « fête des fous »[8] par son rabaissement grotesque, où le cuisinier du palais communal prend part à la course, juché sur un canasson, avec une broche sur laquelle est enfilé un cochon qui sera rôti. Le lancer du porc rôti, depuis le « Balcon des Anciens »[9], s'inscrit dans cette logique, puisqu'il est le privilège de ce cuisinier qui s'occupe de la préparation.

La première description détaillée de la fête est insérée dans *L'Eccellenza e il trionfo del Porco*, publié en 1594 à Ferrare, œuvre du polygraphe bolonais Giulio Cesare Croce [figure 1].

Dans ce texte, on comprend que, quelques jours avant le 24 août, partout en ville, des cochons sont cuisinés, afin que chaque Bolonais, qu'il soit noble ou issu du peuple, puisse en manger ce jour-là. L'auteur écrit :

> « [...] rares sont les maisons qui ne sont liées au porc rôti, parce que tous ceux qui ne peuvent pas dépenser en font provision [...] et qui n'a pas d'argent engage le fer pour en avoir ; qui en cuisine à l'auberge et pour tous, ne se voit autrement que de porter des plats

---

[6] La bibliographie concernant cette fête est assez abondante, citons les ouvrages les plus importants : PIGOZZI Marinella, « Cibo per tutti e per pochi. Le bolognesi "Feste della Porchetta" e i pranzi senatorii », p. 77-96 in Fabrizio LOLLINI et Massimo MONTANARI, *Cucina, società e politica. Le arti e il cibo*, Bologne, Bononia University Press, 2020 ; BIANCONI Lorena, *Alle origini della festa bolognese della Porchetta*, Bologne, Cooperativa Libraria Universitaria Editrice, 2005 ; FACCIOLI Emilio, *L'Eccellenza e il trionfo del porco, Immagini, uso e consumo del maiale dal XIII secolo ai giorni nostri,* Reggio-Emilia, Nuove ed. Gabriele Mazzotta, 1982 ; MAULE Elita, « La "Festa della Porchetta" a Bologna nel Seicento », *Il Carrobbio*, 6, 1980, p. 251-262. Parmi ces auteurs, peu sont d'accord sur la première occurrence du lâcher de rôti sur la population, le 24 août.

[7] La *porchetta* est une spécialité culinaire traditionnelle, à base de porc rôti farci — ou non — de nombreuses régions d'Italie. La *porchetta* bénéficie d'une appellation au titre des produits agroalimentaires traditionnels italiens dans les régions de Toscane, d'Ombrie, du Latium, du Piémont, des Abruzzes, d'Émilie-Romagne, de Molise et de Sardaigne. Si la commune d'Ariccia, dans le Latium, revendique la tradition la plus ancienne de cette préparation culinaire, c'est seulement à Bologne que le jet du porc rôti à la population est documenté.

[8] Voir à ce sujet BAKHTINE Mikhaïl, *L'œuvre de François Rabelais et la culture populaire au Moyen Âge et sous la Renaissance*, Paris, Gallimard, coll. Tel, 1970 (1982), p. 83.

[9] La *Renghiera degli Anziani* est un balcon qui n'existe plus aujourd'hui. Il était érigé au-dessus de la porte du palais communal de Bologne depuis lequel étaient déclarées les guerres, les paix, les victoires et les alliances. Voir à ce sujet BIANCONI, *op. cit. supra* (note 6), p. 22.

de porc rôti ici et là, et en présenter à celui-ci et à celui-là [...]. Les Anciens envoient chercher une grande quantité de porcs et les font cuisiner et en envoient pour qu'ils soient présentés à de nombreux messieurs et dames [...] et à des parents [et] amis [...] »[10].

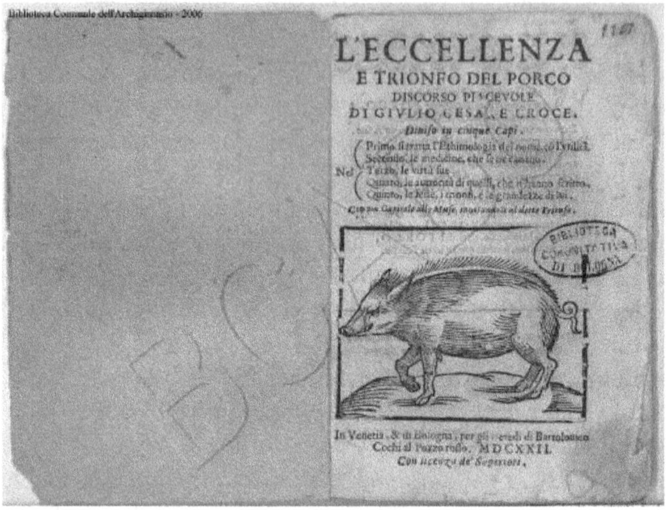

Figure 1 : Anonyme, *Cochon*, Frontispice de *L'Eccellenza e il trionfo del Porco. Discorso piacevole di Giulio Cesare Croce*, xylographie, Venise - Bologne, Gli Heredi di B. Cochi al Pozzo Rosso (1594), 1622 © Bologna, Biblioteca Comunale dell'Archiginnasio

Pour celui qui a de l'argent, il est simple de se procurer du porc car rôtisseurs et aubergistes en proposent mais pour le pauvre, la fête se transforme en une « chasse » forcenée et violente à travers la ville. Ce jour-là, les porcs rôtis possèdent une valeur symbolique particulière : ils sont objets de dons entre parents et amis, en signe de bon auspice, de porte-bonheur. Dans les salons du palais communal, la plus haute autorité citadine propose à l'aristocratie des plats à base de porc, tandis que le peuple, sur la place publique, reçoit depuis le balcon de ce même palais, du porc rôti.

C'est ce moment que Croce décrit :

« [...] commence une très belle musique, de cornets, flûtes et trombones [...] et on voit surgir [la *porchetta*] toute fleurie et enveloppée comme la poétesse ornée de feuilles de laurier [...] et reste

[10] « [...] poche sono quelle case che non abbiano della porchetta, perché tutti coloro che non hanno modo di spendere ne fanno provisione [...] e chi non ha danari impegna il ferraiolo per averne ; ese ne cuocono all'ostaria e per tutto, ni si vede altro che portar piatti di qua e di là con della porcehtta dentro e presentarne a questo e a quello [...]. Les Anziani mandano fuora a trovare una gran quantità di porchette e le fanno cuocere e ne mandano a presentare a molti signori e signore [...] e a parenti, amici [...] », in CROCE Giulio Cesare, *L'Eccellenza e il trionfo del Porco,* Ferrare, 1594, cité par Lorena BIANCONI, *op. cit.,* p. 41. Les traductions proposées sont de l'auteure de cet article.

ainsi un quart d'heure, faisant le spectacle tantôt de la jeter, tantôt de la tirer en arrière [...] à la fin on la jette en bas, où elle n'est pas déjà descendue que tous se jettent avec les mains en l'air pour la prendre ; et elle n'est pas aussitôt arrivée parmi eux qu'elle est mise en mille morceaux : qui prend le groin, qui une petite patte, qui la tête »[11].

Plus loin, l'auteur poursuit :

« [...] pour divertir davantage le peuple on lui jette ensuite une grande marmite de bouillon chaud, lequel formant une pluie improvisée sur lui, il lave la tête de manière à ce qu'il ne veuille pas d'autre savon [...] »[12].

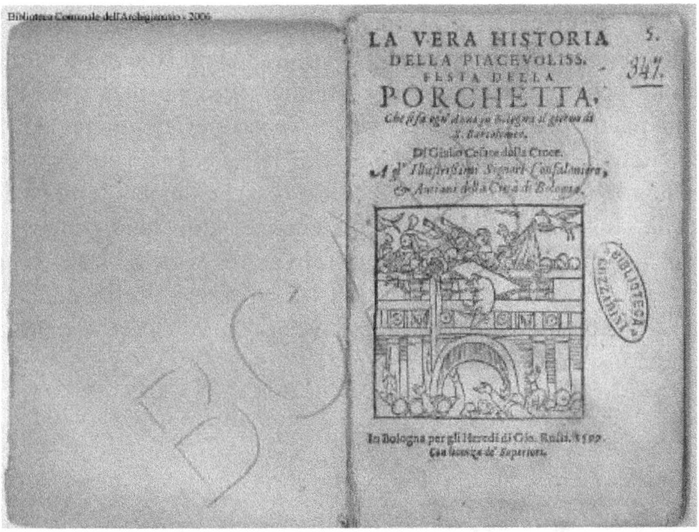

Figure 2 : Anonyme, *Chute du porc rôti*, Frontispice de *La Vera Historia della Piacevolissima Festa della Porchetta* di Giulio Cesare Croce, xylographie, Bologne, Gli Heredi di Gio. Rossi, 1599 © Bologna, Biblioteca Comunale dell'Archiginnasio

La première œuvre littéraire dont la couverture est ornée de cette scène est *La Vera historia della piacevolissima Festa della Porchetta*[13]

[11] « [...] comincia una bellissima musica, di cornetti, flauti e tromboni [...] e se vede comparire [la *porchetta*] tutta infiorata e involta come poetessa nelle fronde di laura [...] e cosi stanno un quarto d'ora, facendo le viste ora di gittarla giù, ora di tirarla indietro [...] alfine la gettano giù, dove non cosi presto elle si vede calare che tutti si gettano con le mani in aria per pigliarla ; e non cosi tosto elle arriva fra loro ch'ella resta quarciata e fatta in mille pezzi : chi piglia il grugno, chi uno zampetto, chi la testa », in CROCE cité par BIANCONI, *op. cit.*, p. 41.

[12] « [...] per più spasso del popolo gli gettano dietro un gran caldarone di brodo caldo, il quale piovendo all'impovviso sopra coloro, gli lava il capo di maniera che non gli vuol altro sapone [...] », in CROCE cité par BIANCONI, *op. cit.*, p. 97.

[13] CROCE Giulio Cesare, *La Vera historia della piacevolissima Festa della Porchetta che si fa ogn'anno in Bologna il giorno di S. Bartolomeo*, publié en 1599, à Ferrare.

publié en 1599 et écrite par le même Giulio Cesare Croce. L'ouvrage reprend certaines idées du texte de 1594 mais décrit, plus particulièrement, l'origine historique de la fête en expliquant comment le vol d'une truie permit la victoire d'une partie de la population de Bologne sur un groupe se livrant à une activité factieuse. Pour rappeler cette victoire, le Sénat de Bologne ordonna, selon Croce, que chaque année le jour de la Saint Barthélemy, on jette un porc rôti au son des trompettes. C'est ce moment qu'illustre la xylographie qui orne le frontispice de ce texte [figure 2].

L'image donne à voir la chute de l'animal rôti, accompagnée du déversement sur la population du bouillon alimentaire. L'entablement du balcon du palais communal scinde l'image en deux tandis que l'arche de la porte du palais est représentée en perspective afin d'apporter un effet de profondeur à l'image. Ces éléments architecturaux forment le décor de la scène où les protagonistes situés sur le et au pied du balcon se font écho par leur agitation commune. La représentation *di sotto in su* de l'arche de l'entrée du palais communal impose au spectateur fictionnel de se placer parmi le peuple recevant les dons. Les bras levés des personnes représentées au bas de la gravure dans l'attente de recevoir les aliments tombés du balcon traduisent la tension que ces dons alimentaires pouvaient provoquer à une époque où la faim tiraillait de nombreux ventres. Ces bras levés semblent, d'ailleurs, être ceux des personnages attablés (situés à droite, dans le registre supérieur) des nombreuses versions gravées du *Pays de Cocagne* circulant en Italie à cette époque [figure 3].

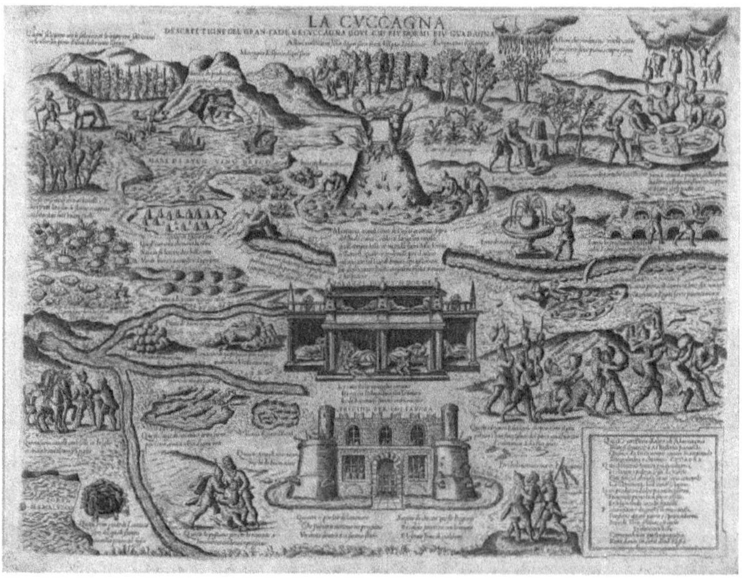

Figure 3 : Ambrogio Brambilla, *La Cuccagna. Descrittione del gran Paese de Cuccagna dove che piu dorme piu guadagna*, 1575-1590, burin, 398 x 536 mm, Rome, Giovanni Jacomo Rossi © Milano, Raccolta delle Stampe « Achille Bertarelli »

Dans ce pays imaginaire, les volailles rôties tombent en abondance du ciel pour atterrir directement dans les assiettes, voire dans les bouches mêmes, sans que les convives aient le moindre effort à faire si ce n'est celui de tendre les bras pour réceptionner les mets cuisinés. C'est cet imaginaire d'abondance et d'oisiveté qui imprègne l'image de 1599 et la série des gravures ou aquarelles qui illustrent les comptes rendus de la fête annuelle, commandés par la commune de Bologne[14].

Le 24 août 1796, date à laquelle la fête fut célébrée pour la dernière fois, la course de chevaux n'existe plus. La fête s'ouvre sur le lancer d'aliments de toute sorte : fromage, pain, volailles cuites et oiseaux vivants entravés, monnaies d'or et d'argent, puis le porc rôti. Cette ultime édition de la *Festa della porchetta* est représentée dans cette aquarelle illustrant le compte rendu de la fête annuelle, espèce de panégyrique des dirigeants de la ville organisant le spectacle [figure 4].

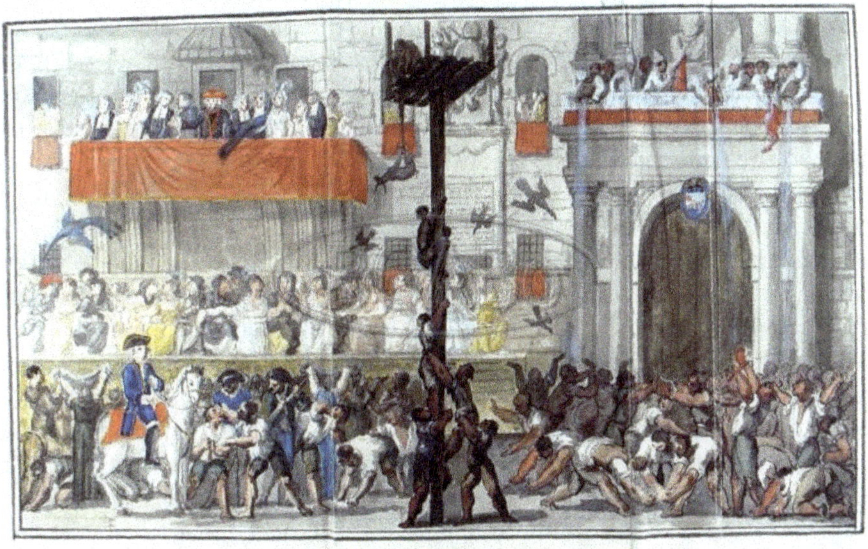

Figure 4 : Anonyme, *Festa della porchetta del 24 agosto 1796,* encre et aquarelle sur parchemin, 260 x 357 mm, Bologna, Archivio di stato © BGABo

La représentation donne à voir, dans sa partie supérieure droite, le déversement du bouillon après le jet du porc rôti. Ce dernier n'est plus visible et semble avoir été démembré par la populace rendue particulièrement violente. De fait, dans la partie inférieure de l'image,

[14] Les *Insiglie degli Anziani Consoli — Comptes-rendus des anciens consuls —* de la commune de Bologne sont rédigés entre 1530 et 1796. Ce riche fonds documentaire, conservé aux Archives d'État de la ville de Bologne, livre aussi, par les gravures et les aquarelles qui illustrent ces comptes-rendus, une riche iconographie de ces événements et constitue une auto-célébration des commanditaires de ces images.

l'agitation de la population, rendue par des corps pliés, des bras tendus et des couples antagonistes autour d'un bout de nourriture, s'oppose au calme des aristocrates et membres du clergé assistant à la scène dans la partie supérieure et médiane de l'image. Un mât de Cocagne coupe verticalement la composition en deux. Pendu à ce dernier, un caprin vivant — et passif — attend d'en être décroché. De nombreux oiseaux vivants mais entravés, chutent sur la foule où des femmes tendent leurs bras ou des linges pour les attraper. Dans la partie inférieure gauche, deux soldats interviennent pour séparer des hommes qui se battent. À leur côté, un officier monté sur un cheval blanc incarne la figure du « commentateur » cher à Lean Battista Alberti. L'artiste s'est approprié le précepte bien connu qu'Alberti expose dans son *De Pictura* : « il me plaît que, dans l'histoire représentée, il y ait quelqu'un qui attire l'attention des spectateurs sur ce qui se passe, [...] de la main il appelle le regard [...] »[15].

Prenant à partie les spectateurs, le cavalier, à la fois partie du contenu représenté et acteur de la réception de ce contenu, incarne l'interprétation de la représentation. De fait, face aux bagarres et aux rixes, l'officier montre que ce spectacle violent est sous contrôle et peut être interrompu à tout moment pour un rétablissement de l'ordre social. La violence représentée est une violence ritualisée mise en acte durant un moment, la journée du 24 août, et dans un espace rigoureusement défini, la ville de Bologne dont les portes sont fermées ce jour-là. Le temps de la fête, tous les Bolonais se trouvent matériellement et émotionnellement impliqués dans une action commune : tandis que les nobles prodiguent des dons au peuple, ce dernier s'offre « en spectacle » aux premiers lorsqu'il se bat violemment pour recevoir les dons. C'est une des caractéristiques fondatrices de la nature du rite : c'est à travers la participation de tous les individus en une action commune que se renforce la cohésion. Les animaux y jouent un rôle important. De fait, s'ils sont objets de dons alimentaires, ils sont aussi des sujets individuels ayant, à l'époque moderne, une place dans la société[16]. Partie prenante du territoire urbain, ils participent, chaque année, aux spectacles et aux jeux accompagnant la *Festa della porchetta*. La violence qui leur est infligée possède un rôle essentiel dans la cohésion de la population, qui est le but de la fête.

Pour ces spectacles, des théâtres éphémères sont montés annuellement sur la Piazza Maggiore de Bologne. Celui représenté ici [figure 5] est conçu au sein d'une structure regroupant des boutiques et des estrades pour les

---

[15] *Tum placet in historia adesse quempiam qui earum quae gerantur rerum spectatores admoneat, aut manu ad visendum advocet,* [...], dans ALBERTI Leon Battista, *De Pictura* (1435), Paris, Éditions du Seuil, coll. « Sources du savoir », 2004, p. 179.

[16] Voir à ce sujet le texte introductif de HORARD Marie-Pierre et LAURIOUX Bruno, « La viande, objet d'histoire », p. 11-18 in Marie-Pierre HORARD et Bruno LAURIOUX, *Pour une histoire de la viande. Fabrique et représentations de l'Antiquité à nos jours*, Rennes-Tours, PuR, PuF, 2017, coll. Tables des Hommes.

spectateurs. Les plus riches occupent les places protégées du soleil ou assistent au spectacle depuis les palais environnants tandis que le peuple s'installe où il peut. Sur la scène du théâtre, un décor de bois et de toile a été construit ; des quadrupèdes sont pendus vivants à une tour centrale, qui semble faire office de mât de Cocagne. En cette année 1627, le spectacle est consacré à Bacchus, ce qui explique la présence sur scène du Dieu chevauchant un bœuf, de pasteurs et de satires ainsi que des deux énormes vasques contenant vin rouge et vin blanc, au premier plan.

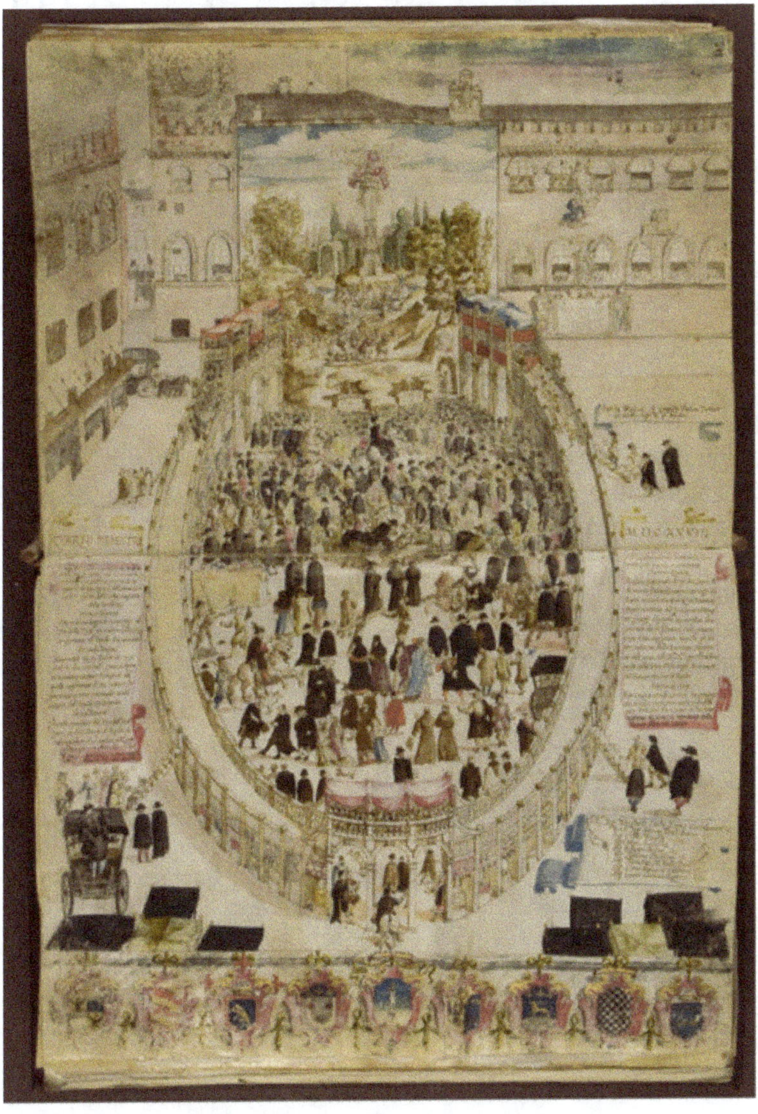

Figure 5 : Anonyme, *Teatro per la Festa della porchetta del 24 agosto 1627,* encre et aquarelle sur parchemin, 357 x 260 mm, Bologna, Archivio di stato © DGABo

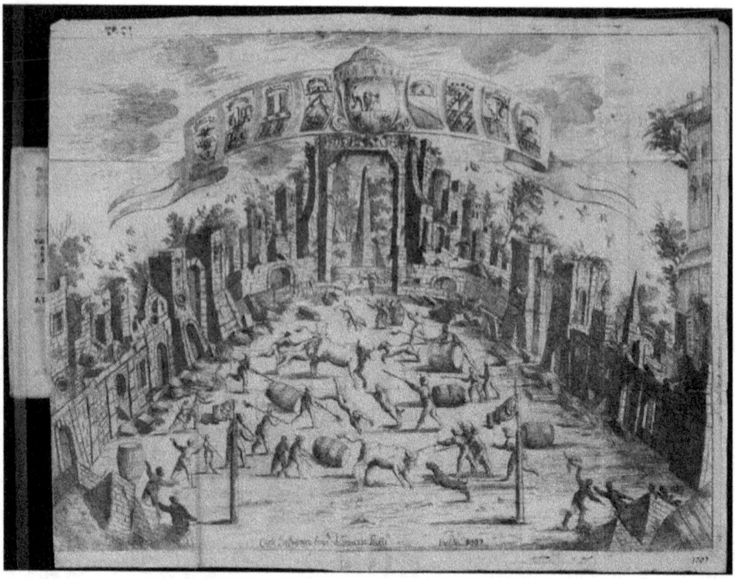

Figure 6 : Carlo Antonio Buffagnoni, *Festa della porchetta, 24 agosto 1707,* eau-forte
© Bologna, Biblioteca Comunale dell'Archiginnasio

Pour les jeux, les propositions sont souvent — avec des variantes — des chasses aux cochons ou aux taureaux. Afin d'illustrer le compte rendu de 1707, l'image [figure 6] gravée par Carlo Antonio Buffagnoni[17] propose dans un décor éphémère représentant une ville antique en partie en ruine, une chasse aux taureaux. Armés de lances et accompagnés de chiens, les chasseurs ont la possibilité de se réfugier derrière des tonneaux afin d'éviter d'être encornés. Alors que le porc rôti évoque l'abondance et la fertilité, le taureau mis en scène ici, incarne la force, l'animalité que l'homme doit affronter, non sans risque. La violence, vécue et représentée est symbolique, et la mort de l'animal est rituelle :

> « [...] on fit représenter sur la place publique les murs intérieurs d'une ville, avec une très grande porte au milieu [...] ; où [...], on éleva deux grandes tours, desquelles on jetait au peuple, après la très difficile Chasse au taureau ; [...] L'ordre dans lequel elle se fit était qu'au milieu de ce vaste théâtre [...] sortaient quarante chasseurs, armés de lances et de chiens, après quoi fut donnée la liberté à deux taureaux très féroces, qui ne connaissaient pas leur force, [...]. Pas moins les chiens que les chasseurs [...] et bien assurés par douze tonneaux, commodément disposés dans le théâtre, avaient l'intention de les tuer, ce qui arriva après un long temps et de grands efforts. Ceux qui ont vu cette effroyable chasse pourront vous dire que la

[17] Carlo Antonio Buffagnoni (Bologne, 1660 - Bologne, 1715).

plume fut mensongère parce qu'elle n'exprimait pas fidèlement la vérité, vu la noblesse et la bienséance avec lesquelles les braves chasseurs étaient vêtus, la bravoure des chiens, la robustesse des taureaux indomptables, la majesté du théâtre avec la multitude des spectateurs, le jet copieux des oiseaux de presque toutes les espèces (outre les moutons, & autres quadrupèdes), les paons lancés par les Supérieurs, et la quantité d'argent à profusion prodiguée aux pauvres avec une prodigieuse générosité, par son éminence Monsieur le cardinal Légat »[18].

Cet extrait du *Compte rendu des anciens consuls* daté de 1693 — qui pourrait décrire l'image de Buffagnoni produite pourtant quinze ans plus tard — atteste que la chasse au taureau est un jeu récurrent lors de la *Festa della porchetta.* Le texte témoigne de jets de nombreux paons, oiseaux de presque toutes les espèces[19], de moutons et de quadrupèdes, depuis deux tours construites pour la circonstance. La chasse aux taureaux, elle, est décrite avec précision : son déroulement général, le nombre des participants, la présence de chiens, la férocité des deux taureaux, le temps nécessaire pour les tuer. Après le jet du porc rôti depuis le balcon du palais communal, l'autre point d'orgue de la fête bolonaise est la *Caccia tori*, puisqu'elle est organisée quasiment chaque année. Dans l'Italie de cette époque, la chasse au taureau est une composante incontournable de ce type de jeux. Avec ses règles bien établies, ce jeu est « reproductif puisque commandé et obligé »[20] et se retrouve dans d'autres fêtes populaires, à Bologne, Rome[21] ou ailleurs, comme ici à Venise.

---

[18] « [...] fecero rappresentar sù la pubblica Piazza le Mura interiori di una Città con una grandissima Porta nel mezzo, [...] ; dove [...] erano alzare due gran Torri, dalle quali si fece il getto al Popolo, dopo la difficoltasa Caccia del Toro ; [...] L'ordine col quale si fece, fù, che in questo recinto sboccarono nel mezzo di così vasto Teatro con Armi in Asta, e con Cani al lasso, quaranta Cacciatori, dopo de'quali fù data la libertà à due ferocissimi Tori, che conscendo non più soggetta la loro forza, [...]. Non meno i Cani, che i Cacciatori [...] e ben assicurati da dodici Botti, oppotuamente nel Teatro disposte, stavano intenti ad ucciderli, come dopo lungo tempo, e gran fatica, successe. Chi vide questa spaventosa Caccia, ti potrà dire, che la penna fù menzogniera per non havere sinceramente espresso il vero, poiche la nobiltà, e proprietà, con ch'erano vestiti li coraggiosi Cacciatori, la bravura de'Cani, la robustezza degl'indomiti Tori, la maestà, che rappresentana il Teatro con l'infinità degli spettatori, il getto copioso degli Uccellami di quasi tutti le sorti (oltre i Castrati, & altri quadrupedi), de'Pavoni da'Superiori gettati, e della quantità d'Argento profuso con prodiga generosità dell'Eminentiss. SiG. Card. Legato al povero Popolo [...] » in *Relazione e Disegno della Fiera Per la solita Festa Popolare Della Porchetta fatta in Bologna, Il di 24 Agosto 1693*, Bologna, nella Stampa Camerale, s.p., Bologne, Archiginnasio, inv. 106085.

[19] Volatiles jetés que l'on peut supposer vivants lorsque l'on se souvient des images qui illustrent les aliments tombant du balcon du palais communal de Bologne.

[20] BOITEUX Martine, « Chasse aux taureaux et jeux romains de la Renaissance », p. 33-53 in Philippe ARIÈS et Jean-Claude MARGOLIN, *Les jeux à la Renaissance*, Paris, Librairie philosophique J. Vrin, 1983.

[21] *Ibid*, p. 51.

Giovedì grasso, Venise

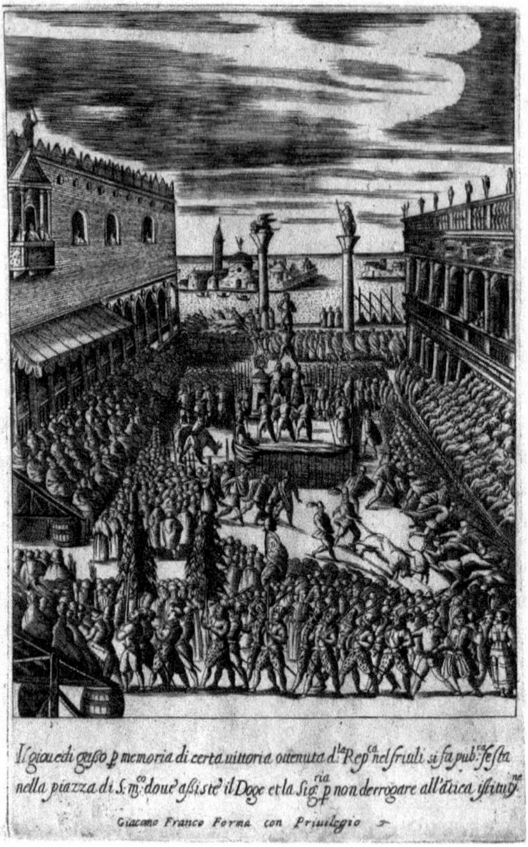

Figure 7 : Giacomo Franco, *Il giovedi grasso*, 1610, Burin, 234 x 153 mm, Paris, bibliothèque de l'INHA, fonds Jacques Doucet © Paris, Bibliothèque numérique de l'INHA

Deux gravures de Giacomo Franco[22] sont de précieux documents sur le Carnaval de Venise et ses divertissements liés aux animaux et à leur sacrifice. Comme l'atteste sa légende[23], la première image [figure 7] illustre « le Jeudi gras », dernier jeudi de la dernière semaine de Carnaval, précédant la période de Carême qui dure jusqu'au dimanche de Pâques. Ce jour est l'occasion de joutes entre quartiers : joutes nautiques, terrestres ou joutes acrobatiques comme celles mises en scène par les pyramides humaines. L'artiste y représente une chasse aux taureaux. Un chien, ici, prend part au

[22] Giacomo Franco (Venise, 1550 - Venise, 1620).

[23] *Il giovedi grasso per memoria di certa vittoria ottenuta della Republica nel Friuli si fa publica festa nella piazza di San Marco dove' aßiste' il Doge et la Signoria per non derrogare all'antica istitutione* que nous traduisons par : « Le jeudi gras en mémoire de la fameuse victoire obtenue par la République dans le Frioul se fait une fête publique sur la place Saint Marc où se tiennent le Doge et la Seigneurie pour ne pas déroger à l'antique institution. »

jeu en harcelant le bovidé et les chasseurs semblent issus de la noblesse. Dans la partie inférieure droite de l'image et, à l'arrière-plan, des taureaux foncent sur la foule, qui s'écarte. Dans un registre médian de la gravure, un dernier taureau à l'arrêt, épuisé, semble attendre le coup d'une lame brandie par un homme situé à ses côtés. La chasse aux taureaux s'achève par la mort animale. Après avoir combattu et blessé — voire tué — plusieurs personnes, le taureau semble accepter son sort et en baissant sa tête en signe d'assentiment à son exécution.

La seconde image [figure 8] de Giacomo Franco illustre « les Fêtes qui se font en Ville »[24]. Nous y retrouvons la chasse aux taureaux à l'arrière-plan. Ce qui est donné à voir, ici encore, est le combat entre le taureau et les chiens, le combat entre le bovidé et les chasseurs. Ces derniers doivent posséder force et réel savoir technique. Cette chasse aux taureaux est un jeu où coexistent, technicité, compétition et représentation. Nombreux sont les blessés ou les morts avant que le taureau ne succombe sous les coups de lance ou d'épée. Le partage de la viande après la mort de l'animal, lorsque les bouchers distribuent la viande aux revendeurs, tient également une place importante dans la cérémonie, Dans l'image gravée, la chasse aux taureaux n'est qu'un jeu parmi d'autres puisque, toujours à l'arrière-plan, deux canards vivants accrochés à un mât de Cocagne attendent d'être décrochés dans le meilleur des cas, arrachés dans le pire. Plus en avant, on excite deux dogues contre un ours attaché à un piquet tandis que, sur un plan intermédiaire, à gauche, deux hommes têtes rasées et nues tentent, à coups de tête, de tuer une chatte attachée à un poteau. Enfin, quasiment au premier plan, de jeunes gens à demi-nus s'élancent depuis un pont et tentent d'arracher la tête d'une oie. L'animal pendu par les pattes au-dessus du canal, doit être décapité vif et sera le prix du vainqueur. Les diverses activités festives représentées dans l'image sont largement associées aux animaux vivants qui participent aux jeux organisés en combattant, se débattant ou agonisant. Quel que soit le jeu proposé, consistant à chasser, à décrocher, à attraper, à attaquer l'animal, ce dernier bien que vivant a déjà perdu une partie de son animalité et est déjà viande en puissance. Encore vivant mais entravé, saisi ou dominé, l'animal est devenu don carné. Il perdra avec une quasi-certitude ses propriétés essentielles, à commencer par sa vitalité et son mouvement, qui sont sa vie. Il ne sera plus que viande à débiter, à se partager — ou pas — et à préparer, parce que don alimentaire, l'animal vivant est déjà viande. C'est ce double statut, cet entre-deux, qui explique la présence parallèle dans les images d'animaux morts et vivants, d'animaux cuits et crus, d'animaux paissant aux côtés d'animaux agonisant. C'est ce qui est suggéré par une gravure illustrant la fête de Carnaval à Naples.

---

[24] *Feste che si fogliono fare per la Città della caccia del Toro, amazzar la Gatta col capo raso, pigliar l'anadre, pigliar l'occa nell'Acqua et altro* que nous traduisons par : Les fêtes qui se font en ville, la chasse du taureau, tuer la chatte avec la tête rasée, attraper les canards, attraper l'oie en se jetant dans l'eau et d'autres choses.

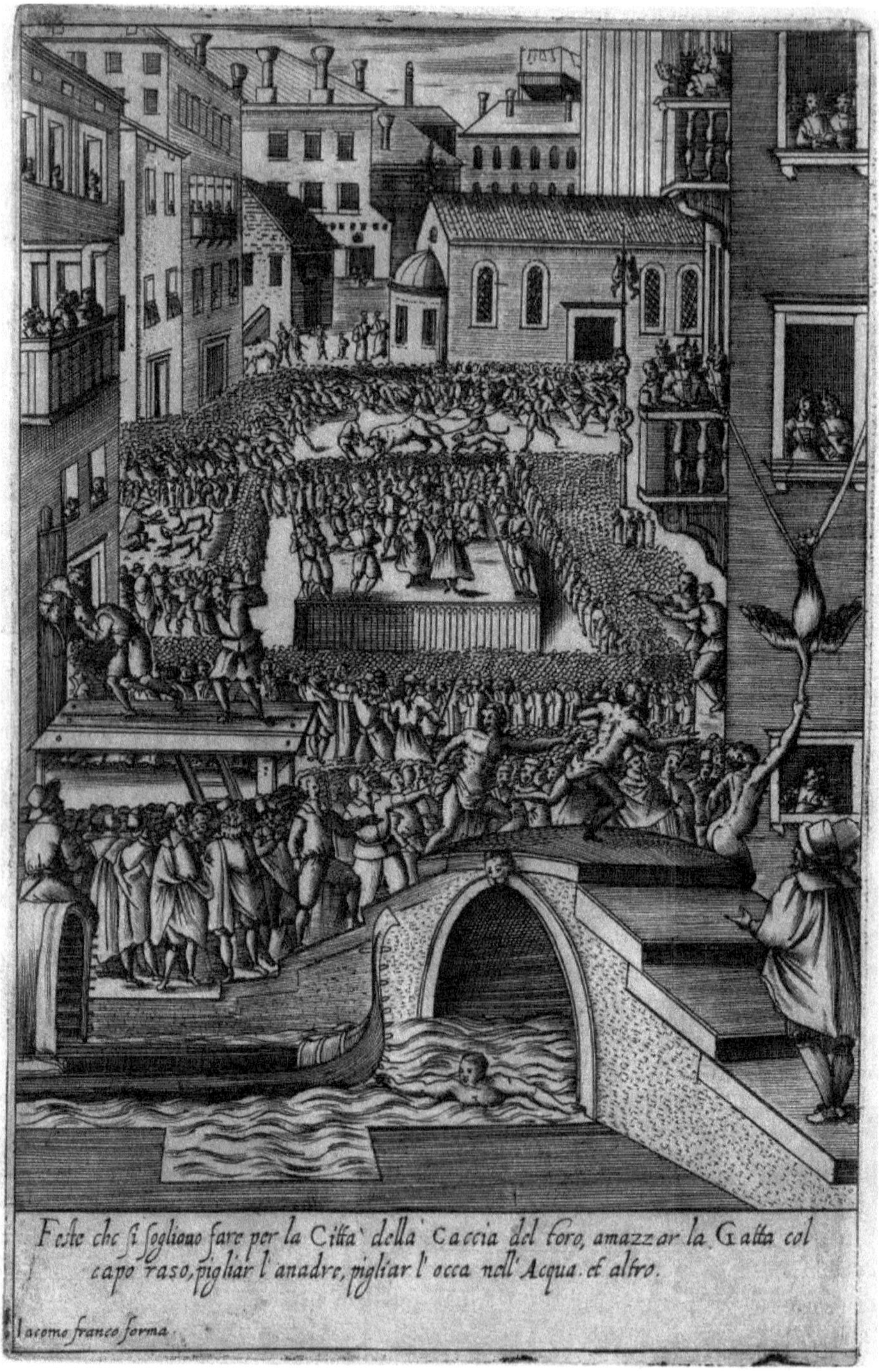

Figure 8 : Giacomo Franco, *Feste che si soglioano fare per la Città*, 1610, burin, 234 x 153 mm, Paris, bibliothèque de l'Institut National d'Histoire de l'Art, fonds Jacques Doucet © Paris, Bibliothèque numérique de l'INHA

Cuccagna, Naples

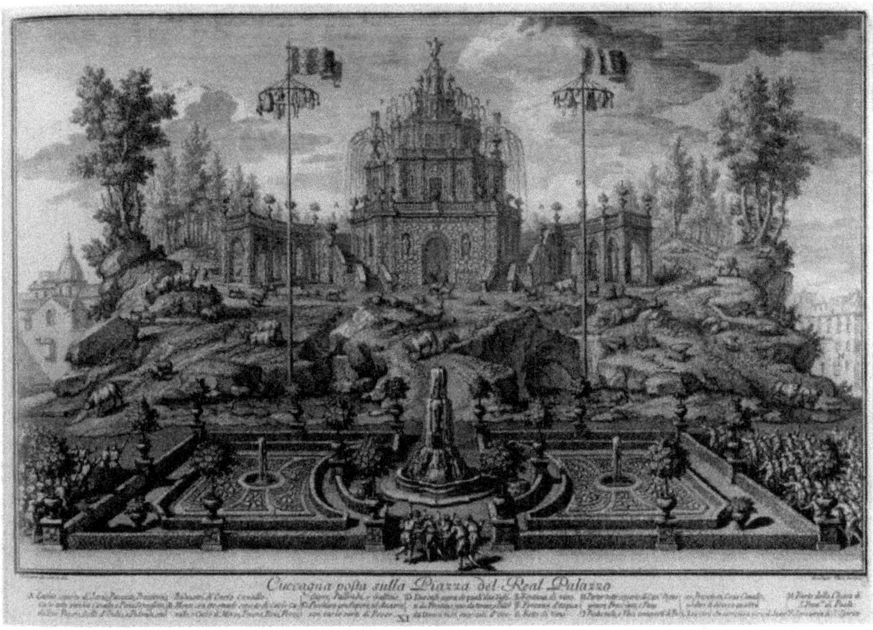

Figure 9 : Vincenzo dal Re et Giuseppe Vasi, *Cuccagna posta sulla Piazza del Real Palazzo,* 1749, eau forte, 630 x 875 mm, Naples, Nicola Rossi.
© Milano, Raccolta delle Stampe « Achille Bertarelli »

L'usage de faire coïncider la fête populaire, Carnaval, avec la célébration des événements politiques remonte au Moyen Âge[25]. L'image dessinée [figure 9] par Vincenzo dal Re[26] et gravée par Giuseppe Vasi[27] illustre le *Récit des festivités royales solennelles célébrées à Naples par Sa Majesté le Roi des Deux-Siciles Charles Infant d'Espagne duc de Parme, de Plaisance, pour la naissance de son premier fils Philippe prince royal des Deux-Siciles*[28]. Érigée durant la fête napolitaine, la Cocagne était, comme à Bologne, une structure éphémère, construite en bois et toile, prenant ici la forme d'une colline avec des bâtiments[29]. Comme son nom l'indique, la

---

[25] Concernant les fêtes organisées à Naples durant Carnaval, voir BARLETTA Laura, « Un esempio di festa : il Carnavale », p. 91-104 in Giuseppe ZAMPINO, *Capolavori in festa. Effimero barocco a Largo di Palazzo (1683-1759)*, Naples, Electa, 1997.

[26] Vincenzo dal Re (Naples, s.d - Naples 1762).

[27] Giuseppe Vasi (Corleone, 1710 - Rome, 1782).

[28] *Narrazione delle solenni reali feste fatte celebrare in Napoli da sua maestà il re delle due Sicilie Carlo infante di Spagna duca di Parma, Piacenza per la nascita del suo primogenito Filippo real principe delle due Sicilie*. En 1747 était né, de fait, le premier fils de Charles III d'Espagne, Philippe de Naples et de Sicile, duc de Calabre.

[29] À propos de ces structures éphémères, voir REED Marcia, « Feasting in the streets », p. 73-99 in Marcia REED, *The Edible Monument: The art of the food for festivals*, Los

structure s'apparente à un paysage alimentaire, le pays de Cocagne, lieu imaginaire déjà évoqué, où tous les besoins corporels sont satisfaits. Les légendes de l'image sont parlantes :

> « A. Édifice couvert de lard, bacon, jambons, fromage cuit vieux Cavallo, et pain, salami, poules, canards, dindons et palombes, avec balustres de fromage Cavallo ; B. Mont avec trois chemins couverts de fromage Cavallo, et fromage de Morée, ovins, bovins, porcs, chèvres, palombes et poules ; C. Pêcherie avec canards, et oies, avec toutes sortes de poissons ; D. Deux mâts sur lesquels des vêtements de personnes fortunées, un d'homme, et l'autre d'une femme, tout garnis d'or ; E. Fontaine de vin ; F. Fontaine d'eau ; G. Bouteilles de vin ; H. Parterre tout couvert de fromages de toutes sortes, jambons et pain ; I. Piédestal, et diverses compositions de pains, jambons, fromages Cavallo et d'autres de diverses qualités ; L. Pauvres qui courent vers le sac ; M. Parties de l'Église de S. Francesco di Paolo ; N. Boutique d'apothicaire de S. Spirito »[30].

Dans l'image, le peuple napolitain se rue vers le décor pour saisir les aliments proposés. Arrêté dans un premier temps par la rivière artificielle, il s'apprête à escalader le décor éphémère. Le spectacle de la Cocagne ne réside pas simplement dans son exposition mais dans son démantèlement. Dans ce décor, cette foule affamée se saisira des viandes préparées et cuites mais aussi des animaux vivants mis en présence, qui sont autant de dons alimentaires offerts par Charles III d'Espagne, gouverneur de la ville. On sait par le témoignage de Donatien Alphonse François de Sade, rapportant son séjour napolitain dans son *Voyage d'Italie* publié en 1775, que ce type de spectacle est réactivé régulièrement et annuellement. De fait, l'écrit de Sade semble commenter la gravure de Vasi. Cela montre, s'il était nécessaire, la similarité des décors et des mises en scène proposés chaque année :

> « L'ouverture s'en fit par une cocagne, spectacle le plus barbare qu'il soit peut-être possible d'imaginer au monde. Sur un grand échafaud que l'on orne d'une décoration rustique se pose une prodigieuse quantité de vivres disposés de manière à composer eux-

---

Angeles, Getty Publications, 2015 ; AVERY Victoria et CALARESU Melissa, *Feast & Fast. The Art of Food in Europe, 1500- 1800,* Londres, Philip Wilson Publishers, 2019.

[30] A. Casino coperto di Lardo, Panzette, Prosciuti, Cacio cotto vecchio Cavallo, e Pane, Sopressato Galline, Papere, Galli d'India, e Palombi, con Balaustri di Cacio Cavallo ; B. Monte con tre strade coperto di Cacio Cavallo, e Cacio di Morea, Pecore, Bovi, Porci, Capre, Palombi, e Galline ; C. Peschiera con Papere, ed Anatre, con varie sorti di Pesce ; D. Due stili sopra de quali due Vestiti da Foretano, uno da Uomo, e l'altro da Donna tutti guarniti d'Oro ; E. Fontana di vino ; F. Fontana d'acqua ; G. Botte di vino ; H. Parter tutto coperto di cacio d'ogni genere, Presciutti, e Pane ; I. Piedestalli, e Vari composti di Pane, Presciuti, Cacio Cavallo, ed altro di diversa qualità ; L. Lazzari che corrono a dare il Sacco ; M. Parte della Chiesa di S. Francesco di Paola ; N. Spezieria di S. Spirito.

mêmes une partie de la décoration. Ce sont, inhumainement crucifiés, des oies, des poules, des dindons qui, suspendus tout en vie avec deux ou trois clous, amusent le peuple par leurs mouvements convulsifs jusqu'au moment où il lui sera permis d'aller piller tout cela. Des pains, de la merluche, des quartiers de bœuf, des moutons paissant dans une partie de la décoration représentant un champ [...]. À midi précises [...] on entend le canon. À ce signal [...], le peuple accourt et dans un clin d'œil tout est enlevé, arraché, pillé, avec une frénésie qu'il est impossible de se représenter. Cette effrayante scène qui me donna [...] l'idée d'une meute de chiens auxquels on fait faire la curée, finit quelquefois tragiquement. Deux concurrents sur une oie ou sur une pièce de bœuf ne se souffrent pas impunément. Il faut que la vie de l'un ou de l'autre en décide »[31].

Plus loin, Sade ajoute :

> « Deux hommes s'attaquèrent pour une moitié de vache [...]. À l'instant le couteau est à la main. [...] Un d'eux tombe et nage dans son sang. Mais le vainqueur ne jouit pas longtemps de sa victoire. [...] Couvert de la moitié de la vache, il tombe lui-même sur le cadavre de son rival. Viande, blessés, morts, tout ne fait plus qu'un. On ne voit qu'une masse, lorsque de nouveaux concurrents [...], démêlent le monceau de viande des cadavres sous lesquels il est englouti, et l'emportent en triomphe tout dégouttant encore du sang de leur rivaux »[32].

Sade n'a pas de mot trop fort pour dénoncer la barbarie de la Cocagne où les animaux sont crucifiés ou éventrés vivants. En expliquant plus loin dans son texte que, courant Carnaval, on donne quatre ou cinq Cocagne comme celle-ci et qu'aux grands événements, on les renouvelle, l'auteur insiste sur l'horreur ressentie lors de ces fêtes répétées où la violence se déchaîne envers l'animal et entre les hommes. En homme de la fin du XVIIIe siècle, l'auteur montre une sensibilité nouvelle face à la souffrance animale[33].

Cette sensibilité n'est pas partagée par tous comme l'atteste Sébastien-Roch-Nicolas de Chamfort[34] qui cite, dans un chapitre intitulé « Fêtes du

---

[31] SADE Donatien Alphonse François de, *Voyage d'Italie*, Paris, Fayard, 1995, p. 177 (ed. pr. 1775). A noter que la description de cette Cocagne napolitaine sera reprise quasiment mot pour mot dans l'*Histoire de Juliette* où l'héroïne, qui n'avait pas été prévenue de l'effrayante scène, dit : « de mes jours je n'ai rien vu qui m'ait fait autant plaisir », Tome V, Partie VI, en Hollande, s. n., 1797, p. 1416.

[32] SADE, *Voyage d'Italie, op. cit.*, p. 178.

[33] Voir à ce sujet THOMAS Keith, *Dans le jardin de la nature. La mutation des sensibilités en Angleterre à l'époque moderne (1500-1800)*, Paris, Gallimard, collection « Bibliothèque des Histoires » (1983), 1985.

[34] CHAMFORT Sébastien-Roch-Nicolas de, « Fêtes du Carnaval à Naples », Première partie du premier volume, 1781, p. 249-251 in Jean-Claude Richard de SAINT-NON, *Voyage*

Carnaval à Naples. Pillage de la Cocagne »[35], de son *Voyage pittoresque ou Description des Royaumes de Naples et de Sicile*, le « Journal de nos Dessinateurs » qui en furent les témoins en 1778 :

> « Le Carnaval nous ramena à Naples, où ce temps est absolument consacré au plaisir, & on peut dire à la franche gaieté. [...] Nous fûmes donc témoins de la Cocagne, spectacle bien plaisant, & vraiment national. Il s'en fait autant qu'il y a de Dimanches dans le Carnaval ; & chaque fois on change de décoration : elle consiste ordinairement en un édifice formé avec des planches peintes, des perches & des toiles, dont l'ensemble représente un Temple, [...]. Toutes ces planches sont couvertes de merluches, de pains, de quartiers de bœufs, de moutons, de veaux & d'oies, que l'on attache avec barbarie toutes vivantes, & souvent quatre jours d'avance. Les *Lazarons* de chaque quartier s'attroupent, s'associent pour piller ces provisions, au signal d'un coup de canon [...]. Alors l'œil a peine à suivre la rapidité du flot qui s'élance ; l'édifice est couvert dans un instant jusqu'au sommet ; & la fumée du canon n'est pas dissipée, que tout est enlevé jusqu'au moindre morceau »[36].

Le témoignage, beaucoup plus discret sur la violence infligée aux animaux, met surtout l'accent sur le plaisir, la gaieté, la cohésion et l'association des plus pauvres de chaque quartier de Naples pour piller ces provisions.

C'est ce qui est donné à voir dans cette dernière gravure [figure 10] réalisée par Giulio Cesare Bianchi[37] représentant le monument érigé en 1771 sur le Corso di Porta Venezia à Milan, à l'occasion du mariage de Marie-Béatrice d'Este avec Ferdinand d'Autriche. Un petit temple flanqué de deux volées d'escaliers semi-circulaires est, tout à la fois, orné de carcasses de caprins entourées de chapelets de saucisses et de volailles clouées par les ailes environnées de charcuteries tandis que des animaux paissant aux pieds de deux arbres de Cocagne. Au sommet de ces derniers, jambons et saucisses attendent d'être décrochés. On y retrouve les mêmes dispositifs de présentation alimentaire que les mâts de Cocagne analysés précédemment.

---

pittoresque ou Description des Royaumes de Naples et de Sicile, Paris, ed. Jean-Baptiste Delafosse, 1781-1786.

[35] Après avoir lui-même décrit longuement la Cocagne napolitaine en ces termes : « Cette fête populaire de Cocagne a été longtemps célèbre à Naples. Ce spectacle vraiment barbare, quoique très goûté de la classe du Peuple Napolitain, que l'on appelle les Lazaroni, était souvent cause de beaucoup de désordres et d'accidents [...]. L'on donnait toujours à l'édifice principal de la Cocagne, la forme de quelque Temple, avec une décoration régulière d'architecture ; [...] son principal ornement, celui auquel le Peuple portait plus d'attention, était une immense provision de comestibles de toute espèce, de poules, de volailles mortes ou en vie, & de toutes munitions de bouche que l'on peut imaginer, accrochées le long des colonnes, & jusqu'au faîte de l'Architecture », *op. cit.*, p. 249.

[36] *Ibid.*, p. 250.

[37] Giulio Cesare Bianchi est un graveur actif à Milan vers 1760.

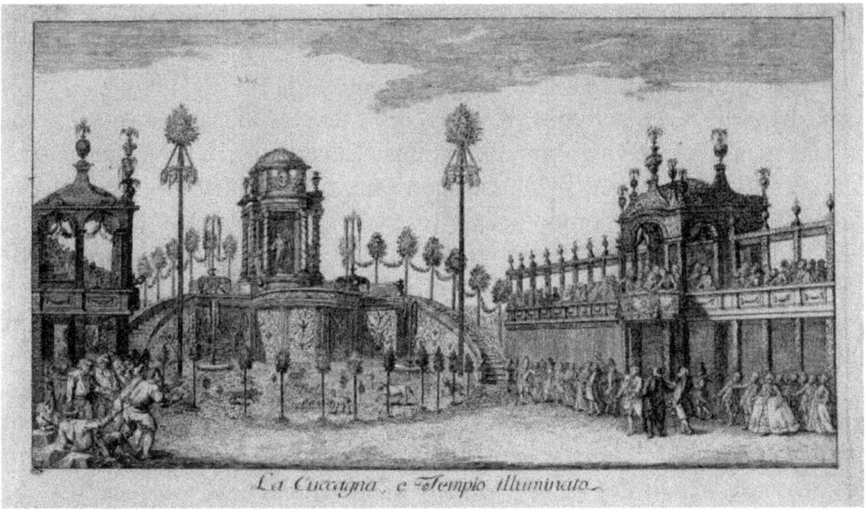

Figure 10 : Giulio Cesare Bianchi, *La Cuccagna, e Tempio illuminato*, vers 1771, eau-forte, 318 x 460 mm, s.l., s.n. © Milano, Raccolta delle Stampe « Achille Bertarelli »

Dans la partie inférieure gauche de l'image, les *Lazarons* affamés et agités se sont regroupés dans l'attente du signal qui leur permettra de piller la Cocagne. Ils font face aux nobles qui prodiguent ces dons carnés et qui les observent.

Conclusion

Par le don alimentaire, la présence animale et la violence qui s'y déploie, les fêtes — *Festa della porchetta, Giovedì grasso* et *Cuccagna* — évoquées dans ce texte peuvent être rapprochées. Aux côtés du pain et du vin, de la viande est proposée en abondance par les plus riches pour nourrir, le temps de la fête, les plus pauvres. Dans le cadre mental que nous avons appelé la culture de la faim, la viande offerte rappelle, à la fois, le Pays de Cocagne, cet espace compensatoire imaginaire dont les représentations travaillent les images étudiées ici, et engendre la fête, espace compensatoire réel qui répond aux privations des temps ordinaires. Les animaux présents durant ces fêtes sont le plus souvent vivants et constituent les récompenses des jeux organisés. Les oiseaux entravés et jetés à la population, les quadrupèdes pendus vivants au mât de Cocagne, les cochons et taureaux chassés et exécutés attestent l'abondance, la variété et la qualité alimentaires proposées par les autorités communales. Ici, l'animal est fêté pour sa vitalité et son mouvement mais aussi pour sa capacité à produire des substances comestibles, fortifiantes et valorisées. De fait, nombreux sont les traités de diététique[38] qui s'accordent pour déclarer que la consommation d'aliments

[38] Citons PISANELLI Baltazar, *Trattato della natura de cibi et del bere*, Venise, Gio. Alberti, 1586 (1584). On peut y lire dans une rubrique détaillant chaque partie d'un corps

d'origine animale assure une santé supérieure, par la qualité des apports nutritifs. Rappelons d'ailleurs que le terme viande signifia longtemps « toute espèce d'aliment, tout ce qui est propre à soutenir la vie »[39].

Les diverses activités festives représentées dans les images sont largement associées aux animaux vivants. Ceux-ci participent aux jeux en combattant, en se débattant ou en agonisant. Quel que soit le jeu proposé, l'animal vivant a déjà perdu une partie de son animalité et est déjà viande en puissance. Encore vivant mais entravé, saisi ou dominé, l'animal est devenu don carné qui sera sacrifié. Or, la mise à mort constitue, selon nous, un moment de rencontres, un moment qui crée un lien symbolique entre deux classes de populations habituellement séparées par une large distance symbolique. Ces sacrifices d'animaux instaurent une forme de médiation entre l'aristocratie et le peuple, qui leur permet de communiquer et de participer ensemble à une action commune, le temps de la fête. Par l'action des uns et le regard des autres, toute la cité participe à la violence faite aux animaux, à leur mise à mort et au partage des viandes, créant du lien et une fête communautaire. Les tensions sociales, exacerbées par la faim, se cristallisent en des moments d'une extrême violence. La fête, espace compensatoire réel, est une sorte de défouloir où l'animal devient le réceptacle de cette violence. Dans les images analysées, la population défavorisée, agitée et violente, est figurée devant des spectateurs qui ne sont autres que les commanditaires nobles qui montrent leur magnificence, à la fois par leurs dons alimentaires et par ces images commandées. La violence faite à l'animal, par la population la plus pauvre, participe ainsi d'« un processus de travestissement du peuple »[40] attendu par les milieux dominants parmi lesquels circuleront ces images. Mais si les images proposent une certaine représentation que les classes aisées urbaines se faisaient du peuple, elles montrent aussi toute la violence que la population la plus noble pouvait concevoir envers les animaux, puisqu'elle les offrait, aux plus pauvres, vivants certes mais entravés, souffrant ou agonisant.

---

animal : que la tête est « *da grandissimo nutrimento al corpo* », que le foie est « *da ottimo nutrimento al corpo* » et que les testicules « *danno al corpo un utimo nutrimento* », p. 86-90.

[39] LITTRÉ Paul-Émile, *Dictionnaire de la langue française*, tome IV, Paris, Hachette, 1874, *s.u.*

[40] MILLIOT Vincent, *Les cris de Paris ou le peuple travesti. Les représentations des petits métiers parisiens (XVIe-XVIIIe siècles),* Paris, Publications de la Sorbonne, 1995.

L'homme, cet animal comme les autres ?
Émergence de l'anatomie comparée à la Renaissance

Irène SALAS*

« Quaresmeprenant, quant aux parties internes, a la cervelle en grandeur, couleur, substance, & vigueur semblable au couillon gauche d'un Ciron masle »[1]. Bien que parodiée par le facétieux Rabelais, l'anatomie comparée, revivifiée à la Renaissance, a su faire avancer d'un grand pas la science médicale en général, et la connaissance de notre propre espèce en particulier. Au mitan du XVIe siècle, cette méthode expérimentale est florissante : l'auteur de *Pantagruel*, qui connaît bien la matière — et qui a lui-même pratiqué la dissection à l'université de Montpellier —, s'en fait l'écho dans ses fantaisies romanesques.

Étudier, dans le domaine anatomique, les similitudes et les différences entre l'animal et l'homme : le propos n'était pas neuf. Aristote et Galien avaient déjà montré la voie. Mais si, dans l'Europe pré-moderne, cette science apparaît fort prometteuse, c'est que ses procédures ont été grandement modifiées : on a pu, grâce à la levée progressive de l'interdiction de disséquer des corps humains, confronter dans toute leur complexité les règnes animal et humain, en ne se contentant plus de repérer des analogies.

Léonard de Vinci et André Vésale apparaissent, chacun à sa manière, comme les initiateurs de ce nouveau paradigme, rapidement rejoints par d'autres anatomistes, naturalistes ou chirurgiens — tels Coiter, Belon, Casserio, Fabrizi, Paré, Eustache, Rondelet. À des degrés divers, les travaux de ces pionniers fascinés par la diversité du vivant font surgir, sinon une forme de zoo-anthropie imaginaire, du moins un « changement de sensibilité »[2] profond, exprimant certains doutes sur la traditionnelle séparation homme-animal. Dans les théâtres d'anatomie de Padoue, de Bologne ou de Leyde, les dépouilles humaines se mêlent aux carcasses animales ; sous les scalpels, on découvre que bipèdes et quadrupèdes recèlent la même structure organique ; on s'étonne que l'homme et le dauphin soient des mammifères comme les autres. Autant de ressemblances frappantes qui mettent en question les contours de l'humain : de manière

---

*Chercheuse à l'EHESS (CRAL-CNRS), Oxford University (TORCH).

[1] RABELAIS François, *Le Quart Livre des faicts et dicts Heroiques du bon Pantagruel*, Paris, Michel Fezandat, 1552, ch. XXX, « Comment par Xenomanes est anatomisé & descript Quaresmeprenant ».

[2] ARBEL Benjamin, « The beginnings of comparative anatomy and Renaissance reflections on the human-animal divide », *Renaissance Studies*, 31-2, 2017, p. 201-222.

apparemment paradoxale, c'est en plein âge humaniste que l'Homme se trouve ainsi décentré.

La zootomie au service de la physiologie humaine

C'est au XVIe siècle, estime-t-on généralement, que la méthode de l'anatomie comparative a pris son essor ; mais elle a été utilisée de manière à la fois implicite et très imparfaite dès l'Antiquité, lorsque les médecins ont reporté sur la physiologie humaine les connaissances qu'ils avaient acquises en étudiant les animaux présentant avec l'Homme une ressemblance plus ou moins directe — notamment les porcs ou les singes. De ce long parcours, rappelons les principales étapes.

Dans la Grèce antique, avant Aristote, n'ont pas manqué les « anatomistes » de circonstance et les dépeceurs d'entrailles occasionnels : marins, pêcheurs, chasseurs, bouchers, agriculteurs, soldats... On trouve des traces éparses de leurs observations, dont certaines visaient à approfondir la connaissance du corps humain (alors que chez les Babyloniens ou les Égyptiens, les investigations anatomiques avaient d'autres desseins[3]). Vers 500 avant notre ère, le médecin Alcméon de Crotone a peut-être été le premier à ouvrir un animal à des fins scientifiques ; suivi, plus tard, par le philosophe Démocrite qui compare la biologie des animaux terrestres à celle des poissons. Dans le corpus hippocratique, on trouve aussi un rapprochement entre le cerveau de l'homme et celui d'une chèvre épileptique, disséquée afin de comprendre l'anatomie pathologique des animaux dans la maladie dite « sacrée ».

Mais c'est bien Aristote qui adopte une méthode véritablement comparative : dans ses traités naturalistes, il décrit pas moins de cinq cent soixante espèces animales, détaillant par le menu leur organisation, leurs fonctions, et les « parties » qui les composent. S'il recourt à l'œuvre de Dioclès de Carystos pour étayer ses informations, on sait qu'il a lui-même disséqué les cadavres d'une centaine de bêtes[4]. Ce travail lui permet, d'une part, de mettre en évidence que « les parties du corps ne sont pas disposées de la même façon chez tous les animaux, et [que] tous les animaux ne possèdent pas exactement les mêmes parties » (*Histoire des Animaux* [*HA*], III, 4, [515 a 20]) ; d'autre part, d'« examiner les parties internes d'autres animaux dont la nature ressemble à celle de l'homme » (*HA*, I, 16, [494 b 22-23]), levant ainsi le voile sur les mystères du corps humain. Révélant que « l'absence de hasard et la présence d'un but se retrouvent surtout dans les

---

[3] Voir COSANS Christopher et FRAMPTON Michael, « History of Comparative Anatomy », *Encyclopedia of Life Sciences* [*eLS*], Chichester, John Wiley & Sons, 2015, p. 1-8.

[4] On estime qu'il a personnellement disséqué douze espèces différentes de mammifères, neuf d'oiseaux, quatre de reptiles, deux d'amphibiens, dix de poissons, une ascidie, sept de mollusques, trois d'arthropodes, un oursin et un fœtus humain (*Cf.* BOUDON-MILLOT Véronique, GUARDASOLE Alessia et MAGDELAINE Caroline (dir.), *La science médicale antique. Nouveaux regards*, Paris, Beauchesne, 2008, p. 28-29).

œuvres de la Nature » (*Parties des Animaux* [*PA*], I, 5 [645 a 24-25]), les explorations zoologiques et zootechniques suscitent un émerveillement intellectuel. Le Stagirite n'a certes pas pu, pour des raisons morales et religieuses[5], disséquer des êtres humains, mais les nombreuses vivisections qu'il a pratiquées — et dont les croquis ont été compilés dans sept ouvrages hélas perdus — lui ont offert de précieux renseignements sur les fonctionnalités de l'organisme humain.

Après Aristote, l'épicentre des recherches médicales est passé d'Athènes à Alexandrie : vers 300 *a.C.*, pour la première fois, Hérophile et son jeune collègue Érasistrate pratiquent une dissection humaine (et même une vivisection, sur des prisonniers), avant que celle-ci ne soit à nouveau interdite par le droit romain dans l'Antiquité tardive. Au IIe siècle de notre ère, ne pouvant plus autopsier des corps humains, Galien de Pergame se livre à des expériences particulièrement poussées sur les primates : notamment sur le macaque berbère, espèce la plus semblable à l'homme « pour les viscères, les muselés, les artères, les nerfs et la forme des os ».

Dans l'Europe du Moyen Âge, que reste-t-il de toutes ces recherches ? Les sciences empiriques ont été ré-ordonnées d'un point de vue chrétien, pour se conformer aux Saintes Écritures ; c'est un autre courant, importé du monde arabe, qui assure le renouveau de la biologie et de la médecine savantes dans l'Occident latin au cours des XIIe et XIIIe siècles. À Séville et à Cordoue, Averroès (Ibn Rushd, 1126-1198) commente Aristote ; l'érudit juif provençal Gersonide (Levi ben Gershom, 1288-1344), tout en étudiant la Bible, s'intéresse aux classifications du règne animal et à la nécessité des observations naturalistes. Mais c'est surtout dans le sud de l'Italie, à Monte Cassino et à Salerne, qu'a fleuri l'enseignement gréco-arabe : grâce à Constantin l'Africain (médecin originaire de Tunisie, mort en 1098), lui-même tributaire du traité grec de Nemésios sur la nature de l'homme (vers 400 *p.C.*), qui tentait d'accorder le savoir gréco-romain à la Révélation chrétienne. Les nombreuses traductions et paraphrases de traités arabes réalisées par Constantin reprenaient la méthode empirique de l'Antiquité classique ; ses travaux ont ainsi permis de renouer avec l'ancienne tradition de la dissection animalière. On sait combien fut prestigieuse la *Schola Medica Salernitana*, où s'illustrèrent notamment les maîtres Cophon, père et

[5] « À l'époque d'Aristote, la dissection humaine était impossible, c'est-à-dire interdite. Quelles ont été les raisons de cette interdiction ? Aristote, dans le traité *Des parties des animaux* (I, 5 [645 a 28-29]), puis Celse, dans son *De medicina* (Pr. 44), offrent une première explication. Le Stagirite note dans son *Traité sur les animaux*, que "ce n'est pas sans une grande répugnance que l'on peut voir de quoi est composé le genre homme", tandis que Celse écrit, plus de quatre siècles plus tard, que "la dissection, si elle n'est pas cruelle, est néanmoins dégoûtante". Ce dégoût explique pourquoi les anciens Grecs refusaient la dissection des cadavres. Leur répugnance était renforcée par les superstitions concernant la mort et par la phobie du sang qui coule, considéré comme une souillure. », BYL Simon, « Controverses antiques autour de la dissection et de la vivisection », *Revue belge de philologie et d'histoire*, 75-1, 1997, p. 113-120 ; ici p. 114.

fils, auteurs d'un ouvrage de référence sur *L'anatomie du porc* (clairement inspiré du galénisme arabe).

À la fin du Moyen Âge apparaissent des encyclopédies exhaustives, qui tentent de canaliser le torrent de connaissances issu des sources grecques, arabes et latines ; l'essor des universités européennes accroît alors la demande de tels ouvrages. Parallèlement, le philosophe scolastique Michael Scot donne (vers 1220) la première traduction latine des trois ouvrages de zoologie d'Aristote ; elle sera complétée par le dominicain Albert le Grand, qui poursuit l'entreprise aristotélicienne dans son monumental *De animalibus* et fournit une analyse détaillée des anatomies et physiologies humaines et animales, sur une base comparative, à partir d'observations personnelles ou de remarques tirées de l'*Historia naturalis* de Pline et du *Canon medicinae* d'Avicenne.

Mais c'est à l'université de Bologne, à l'aube du XIVe siècle, que le professeur d'anatomie Mondino de' Liuzzi réintroduit en Europe occidentale la pratique de l'autopsie : ses démonstrations sont diffusées dans un traité intitulé *Anathomia Mundini*, daté de 1316, que l'on considère comme le plus ancien manuel de dissection humaine.

Malgré ces avancées, au XVe siècle, la compréhension de l'anatomie humaine et animale demeure grossière, les étudiants en médecine ne recevant essentiellement qu'un enseignement livresque ; leur approche du vivant se résume le plus souvent aux théories d'Hippocrate ou de Galien. La Renaissance fait souffler un vent nouveau : grâce à l'impulsion des papes protecteurs de la médecine et des arts — Sixte IV, puis Jules II et Léon X —, l'interdiction des dissections est progressivement levée ; elles se multiplient en Europe, faisant émerger une pensée critique. Il s'agit alors d'explorer le continent humain, en ne se fiant qu'à des observations directes ; de rectifier les erreurs du passé, en adoptant une méthode fondée sur l'expérience ; d'élargir enfin le champ des connaissances, en confrontant règne humain et règne animal.

Cette nouvelle ère de la science anatomique, c'est sans nul doute le Flamand André Vésale (1514-1564) qui l'incarne le mieux : suivant une démarche qui se veut rationnelle et empirique, il remet en cause les dissections médiévales, et plus encore l'autorité de Galien — l'indispensable maître, qu'il a étudié dans sa jeunesse à l'Université de Paris, et dont il s'est montré un fervent défenseur au début de sa carrière. À l'Université de Padoue, régulièrement approvisionnée en cadavres de suppliciés, il peut se livrer sérieusement à la dissection d'humains[6] ; de là ses doutes quant au bien-fondé des affirmations du maître. Les hypothèses de Galien, découvre-t-il, n'étaient fondées que sur l'étude de bœufs, de porcs ou de macaques, ou

[6] On sait qu'enfant, Vésale expérimentait déjà la dissection sur les animaux : il aurait autopsié les organes internes de souris, de taupes, de chats et de chiens. Il a aussi étudié les os des quadrupèdes et des oiseaux, ainsi que la structure générale des singes.

sur l'examen de ses patients durant des opérations chirurgicales. Invité à Bologne en 1540, Vésale démontre officiellement l'erreur du galénisme, en disséquant publiquement un humain et un singe ; c'est dans la foulée qu'il publie son œuvre majeure, *De humani corporis fabrica libri septem* (1543), où en alternant les descriptions anatomiques humaines et animales il corrige au moins deux cents erreurs. Galien, par exemple, comptait l'humérus parmi les os les plus longs du squelette ; Vésale montre que cette première place revient plutôt au tibia[7]. De même recense-t-il trois segments dans le sternum humain, au lieu de sept, *etc*.

Sur l'illustration de couverture de la *Fabrica* [figure 1] sont figurés au premier plan un singe macaque et un chien, repoussés par deux spectateurs : ainsi est symbolisé le passage à une anatomie plus exacte. La présence de ces deux animaux souligne le progrès scientifique essentiel qui permet à Vésale, grâce à la méthode comparative, de rectifier les approximations de Galien.

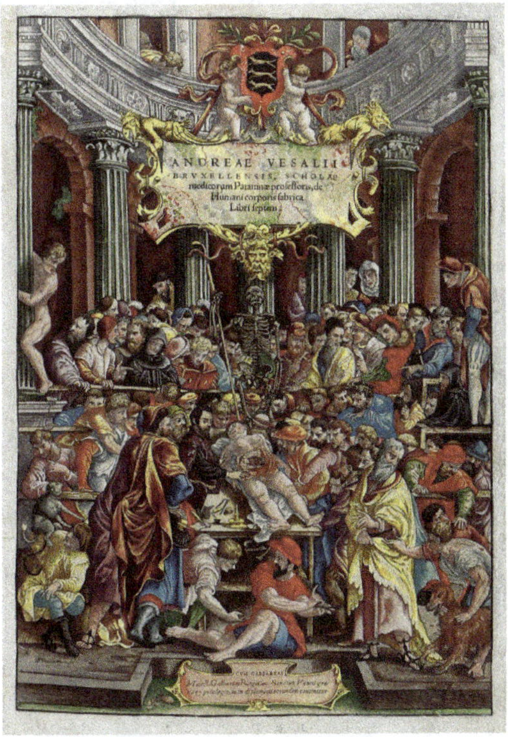

Figure 1

[7] « D'après l'opinion de Galien, l'humérus est le plus grand de tous les os du corps, excepté le fémur : la fibula et le tibia l'emportent cependant de beaucoup sur l'humérus en longueur, le tibia en épaisseur et en vigueur. » (VÉSALE André, *De humani corporis Fabrica*, Bâle, 1543, livre I, ch. XXIII, p. 105 (ed. et trad. J. VONS et S. VELUT, *La* Fabrique *de Vésale et autres textes*, 2016, http://www3.biusante.parisdescartes.fr/vesale/debut.htm). Voir aussi, des mêmes auteurs, « L'expérimentation animale dans la *Fabrica* (1543) d'André Vésale », p. 67-76, in *Animalhumanité. Expérimentation et fiction : l'animalité au cœur du vivant*, SEGINGER Gisèle (dir.), Champs-sur-Marne, LISAA, coll. Savoirs en Texte, 2018.

Sur un autre frontispice, celui de l'*Anatomia del corpo humano* (1560) de l'Espagnol Juan de Valverde [figure 2], apparaissent un singe et un porc : on recourait à ces animaux pour clarifier certains points, ou pour permettre au *lector* de faire des digressions sur tel ou tel organe humain déjà décomposé.

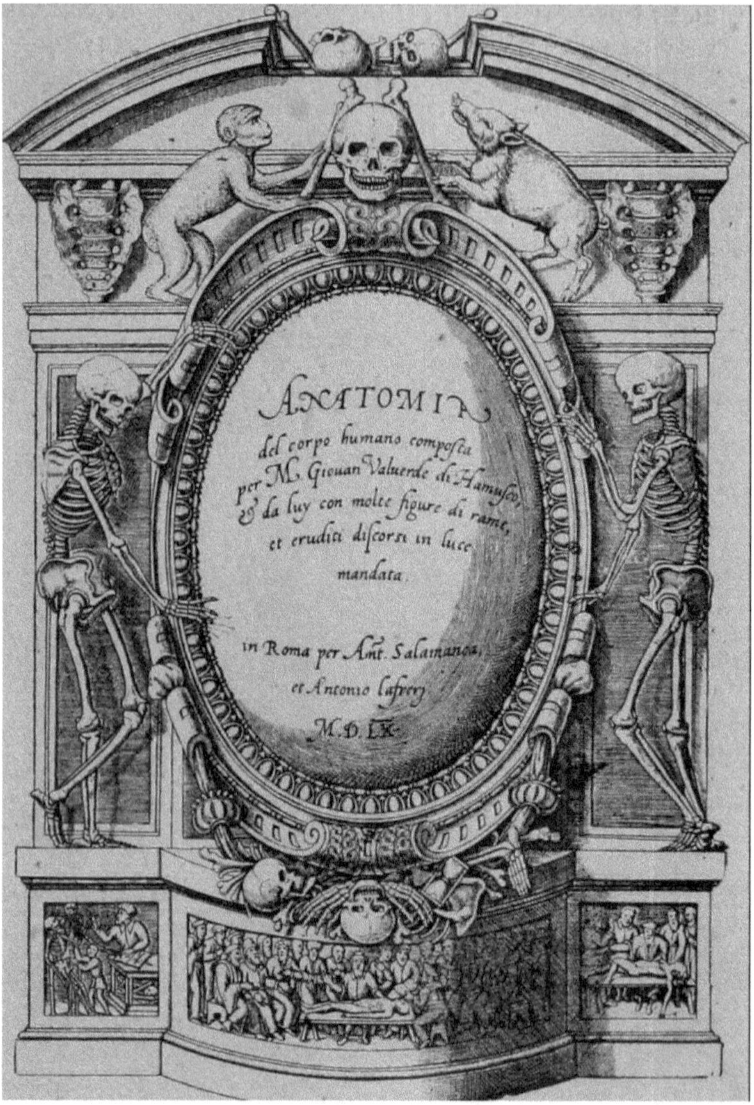

Figure 2

De fait, les théâtres d'anatomie étaient peuplés tout à la fois de cadavres humains et non humains, de squelettes d'hommes et d'animaux, ainsi qu'on peut les voir représentés à Leyde, sur une gravure de 1610 [figure 3].

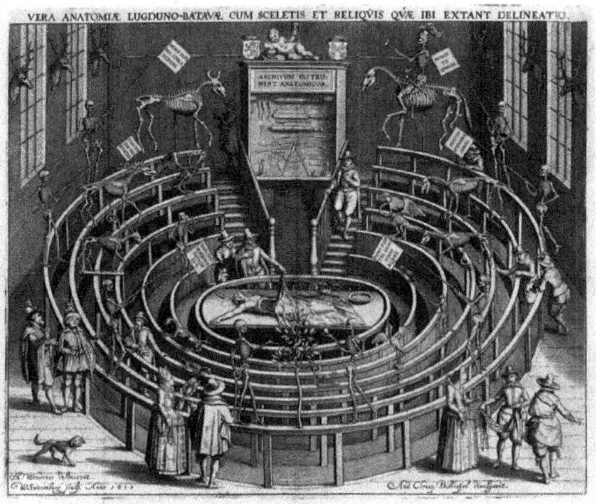

Figure 3

Sur un frontispice tardif (1722), celui du traité d'anatomie dû au médecin italien Bartolomeo Eustache [figure 4], des chiens gisant au sol, près d'une dépouille humaine, témoignent encore de cette présence animale lors des démonstrations pédagogiques de dissection.

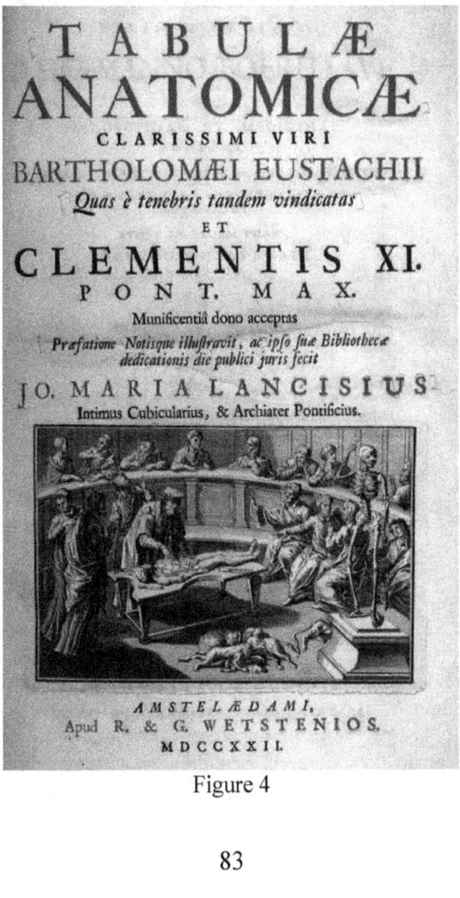

Figure 4

Les découvertes de Vésale ont suscité une vive controverse, qui a dépassé de loin le cadre des disputes savantes et atteint les artistes. À Padoue, pour orner les sept tomes de son imposant *in-folio*, le médecin s'était entouré des meilleurs illustrateurs : parmi lesquels Jan Stephan van Calcar, proche collaborateur de Titien, auquel Vésale était très lié amicalement et professionnellement. Or, le peintre vénitien a fait circuler à cette époque une caricature du *Laokóôn* [figure 5], la sculpture hellénistique redécouverte en 1506, qui avait fortement impressionné toute une génération d'artistes : les trois personnages y sont figurés sous les traits d'épouvantables singes hirsutes [figure 6]. L'auteur de l'estampe ne prend pas seulement position dans un débat esthétique[8], mais fait aussi référence à la querelle entre Vésale et les galénistes : Galien avait-il disséqué des êtres humains, ou s'était-il contenté de singes ?

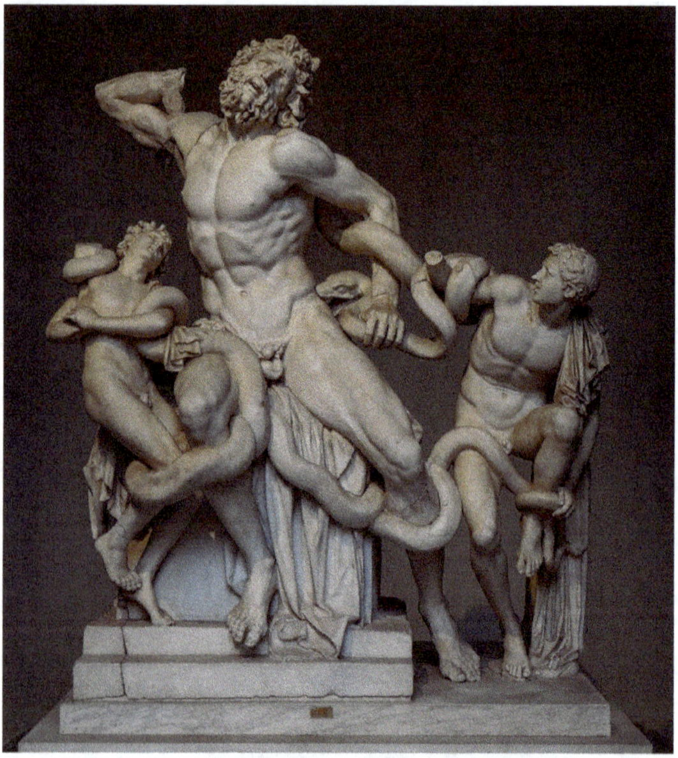

Figure 5

[8] Tout en critiquant la vénération exagérée rendue à cette sculpture par ses confrères florentins et romains, Titien confirmerait son refus de la plate et servile imitation. L'emprunt à l'Antiquité suppose une émulation, et non une mécanique « singerie » ; il nécessite une appropriation originale et un dépassement créateur. Par cette gravure, le peintre vénitien se moquerait donc des artistes qui se singent les uns les autres, sans se singulariser.

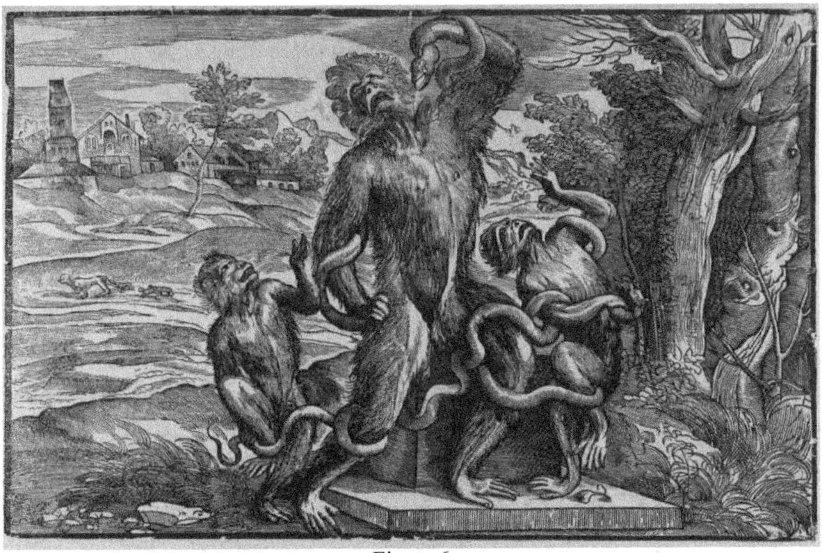

Figure 6

Jacques Dubois, galéniste convaincu, avait grossièrement insulté Vésale dans un pamphlet[9] et affirmé que son maître ne s'était pas trompé : selon lui, « l'homme a pu dégénérer depuis l'Antiquité classique, et Galien avait donc pu observer des hommes ayant des traits simiesques. Il n'avait pas pensé, hélas pour lui, que la statuaire grecque nous a conservé les traits des hommes de l'Antiquité, qui ne ressemblaient point à des singes »[10]. En défendant son ami, le facétieux Titien semble avoir pris l'argument absurde à la lettre, en représentant sous forme simiesque les corps héroïques de l'Antiquité classique.

Reste que la dette de Vésale à l'égard de Galien est trop manifeste pour qu'on la remette totalement en question[11] : la véritable cible de l'anatomiste brabançon n'est pas tant le médecin de Pergame que les tenants d'un savoir purement théorique et abstrait. La palpation animale — même imprécise — vaut toujours mieux que la transmission livresque, dont il ne cesse de dénoncer les errements :

> « Tous les médecins qui ont succédé à Galien témoignent d'une incurie et d'une ignorance crasse dans les dissections [...]. Et de fait, qu'est-ce m'empêche de dire, je vous prie, que ces gens-là n'avaient ni

[9] DUBOIS Jacques [SYLVIUS Jacobus], *Sylvii Commentarius in C. Galeni de ossibus ad tyrones libellum*, Paris, Drouart, 1556.

[10] BOSSI Laura, *Histoire naturelle de l'âme*, Paris, PUF, 2003, ch. V « Histoires de singes », p. 240.

[11] La physiologie vésalienne est une version révisée du système expérimental de Galien, conditionnée par les qualités et par les normes de l'anatomiste grec. Par exemple, l'étude des mouvements respiratoires de la poitrine, des poumons et du diaphragme par la vivisection de chiens et de porcs est clairement inspirée de Galien.

pratique ni connaissance anatomiques, puisqu'ils ont transmis à la postérité, comme s'ils les avaient observées dans l'homme, des descriptions de Galien qui, sur quelques points étaient fausses mais qui, pour beaucoup se référaient à des singes et à des chiens et non à des êtres humains, et puisqu'ils n'ont nullement hésité à inventorier, comme de simples copistes, ce qu'eux-mêmes n'avaient jamais vu, pas même en songe, et souvent ce qu'ils avaient compris de travers dans les livres de Galien »[12].

La révolution vésalienne a permis, grâce à l'anatomie comparée, d'affiner les connaissances sur le corps humain ; elle a mis en évidence des similitudes ou des différences morphologiques avec l'animal. Mais cette méthode entraîne deux sortes d'effets : tantôt elle révèle des ressemblances ambiguës, permettant d'exprimer certains doutes sur les croyances traditionnelles ; tantôt elle marque des dissemblances de nature, contribuant à creuser le fossé entre l'homme et la bête.

De l'analogie à l'homologie : vers une anatomie hétérodoxe ?

Si beaucoup de savants spéculent sur les avancées épistémologiques que suscite l'anatomie comparée, certains se montrent plus réservés quant à ses conséquences ontologiques. Pour ces derniers, les morphologies humaine et animale ne seraient liées que par des correspondances, des *analogies*, des rapports de convenance (*convenentia*), c'est-à-dire par une ressemblance qui ne résulterait pas d'une parenté : l'homme et l'animal seraient similaires et nullement identiques. Dans cette perspective, héritière aussi bien de l'anatomie galénique que de l'anatomie dite « catholique »[13], il s'agit de préserver la composante divine de l'être humain.

À l'inverse, les naturalistes les plus curieux cherchent plutôt les preuves de l'unité de la Création et s'enchantent de ce que les espèces ont en partage : il existe selon eux une *homologie* de leurs caractéristiques physiques ou de leurs fonctions anatomiques, ce qui brouille la frontière entre l'humain et le non humain. Certains vont jusqu'à se mettre en quête d'un ancêtre commun par homologie de filiation, comme le fera Darwin[14].

Dans le premier groupe, à nos yeux le moins intéressant, figurent tant les galénistes, persuadés de l'excellence du corps humain, que les chrétiens soucieux de maintenir son caractère exceptionnel ; si les uns et les autres

---

[12] VÉSALE André, *Fabrica*, *op. cit.*, livre I, ch. XVIII, p. 81.

[13] *Cf.* PASTORE Alessandro, « Corps physique et corps politique : les enjeux de l'histoire sociale de la médecine (XVIe-XVIIe siècles) », *History and Philosophy of the Life Sciences*, 25-4, 2003, p. 501-513. Voir aussi MANDRESSI Rafael, *Le regard de l'anatomiste. Invention du corps en Occident*, Paris, Seuil, 2003.

[14] Trois siècles après les découvertes de Vésale, Charles Darwin a utilisé le vaste ensemble de ses connaissances en anatomie comparée pour construire sa propre théorie de l'évolution des espèces. Les similitudes morphologiques mises en évidence par cette méthode ne peuvent reposer, aux yeux du paléontologue britannique, que sur la phylogenèse.

pratiquent la zootomie, c'est afin d'éloigner l'homme du monde bestial et d'entériner sa supériorité supposée. Aux yeux du médecin-zoologue Guillaume Rondelet, par exemple, le singe offre certes une troublante ressemblance avec l'homme, mais il n'en est qu'une pâle imitation :

> « Les mains perfaites sont données au seul homme, comme au plus sage animal qui soit. Le Singe les ha imperfaites : car il n'ha point de vrai poulce, qui est la principale partie de la main, & presque une seconde main, pour la force & le grand usage d'icelui »[15].

Il reprend à Galien le *topos* de la main défectueuse du primate, qui ne peut qu'offrir une image caricaturale et comique de l'homme :

> « Eh bien, fameux sophistes, habiles contempteurs de la nature, avez-vous donc jamais vu chez les singes ce doigt que généralement on appelle anti-main, et qu'Hippocrate nommait le grand doigt ? Si vous ne l'avez pas vu, comment osez-vous dire que le singe ressemble en tout à l'homme ; si vous l'avez vu, il vous a paru court, grêle, estropié et tout à fait risible, comme du reste l'animal tout entier »[16].

Volcher Coiter, chirurgien-ornithologue hollandais qui a étudié à Montpellier avec Rondelet, assure de même que le singe est une version dégradée de l'homme. Dans son *Externarum et internarum principalium humani corporis partium tabulae*, publié chez Dietrich Gerlach à Nuremberg en 1572, il examine en détail un singe capucin et conclut que sa ressemblance à l'homme ne saurait faire oublier qu'il s'en distingue : par l'aspect extérieur (la *figura*), par ses actions, par la *structura* et l'*interna natura.* Le singe ayant comme les animaux une *anima ridicula*, et non *divina* comme l'homme, ne doit-il pas avoir aussi, en vertu du finalisme galénique, un corps *ridiculum* ? De fait, il a beau courir debout comme l'homme, sa course est maladroite, et il n'est pas vraiment bipède. Il y a une *discrepantia* entre l'homme et le simiesque.

Le christianisme, bien entendu, a renforcé l'idée que la beauté et l'harmonie du corps humain sont le reflet de son âme divine. Chez Albert le Grand, par exemple, la comparaison avec l'animal servait déjà à la valorisation de l'humain : la main de l'homme est plus parfaite que celle du singe, *etc.* Les savants de l'époque œuvrent en un temps où les théologiens affirment que l'homme s'est redressé pour voir les anges, et que sa main fait sa dignité ; il n'a pas de « pattes » comme les bêtes brutes. Tout en reprenant les observations naturalistes d'Aristote, ces auteurs font servir le plus

---

15 RONDELET Guillaume, *L'Histoire entiere des poissons*, Lyon, Macé Bonhomme, 1558, Première partie, ch. XXVIII, p. 77.

16 GALIEN, *Sur la fonction des parties du corps humain*, trad. Ch. Daremberg [1856], I, 22, p. 162.

souvent l'anatomie comparée à la réaffirmation des différences entre espèces.

Ce qui n'enlève en rien à la remarquable qualité de leurs travaux. Signalons ici ceux de Giulio Casserio, titulaire de la chaire d'anatomie à l'Université de Padoue, qui pour percer le mystère des langages humains et animaux cherche l'origine des sons dans l'obscurité des viscères. Suivant Vésale à cet égard — l'auteur de la *Fabrica* avait déjà exploré les nerfs laryngiens lors d'une vivisection publique sur un chien —, il consacre un traité ambitieux aux organes de la voix et de l'audition, le *De vocis auditusque organis*, publié en 1600-1601 à Ferrare, chez Victor Baldinus. S'y trouvent examinés avec grand soin le larynx, la glotte, la poitrine et l'oreille de l'homme, qu'ensuite Casserio compare méticuleusement à une faune impressionnante : singe, chat, chien, porc, chèvre, bœuf, mouton, cheval, rat, lapin, dindon, oie, cormoran, héron, grenouille, cigale, grillon et criquet… On lui doit ainsi le premier exposé comparatif des osselets auditifs et du tympan chez les mammifères domestiques, l'homme et l'oie [figure 7].

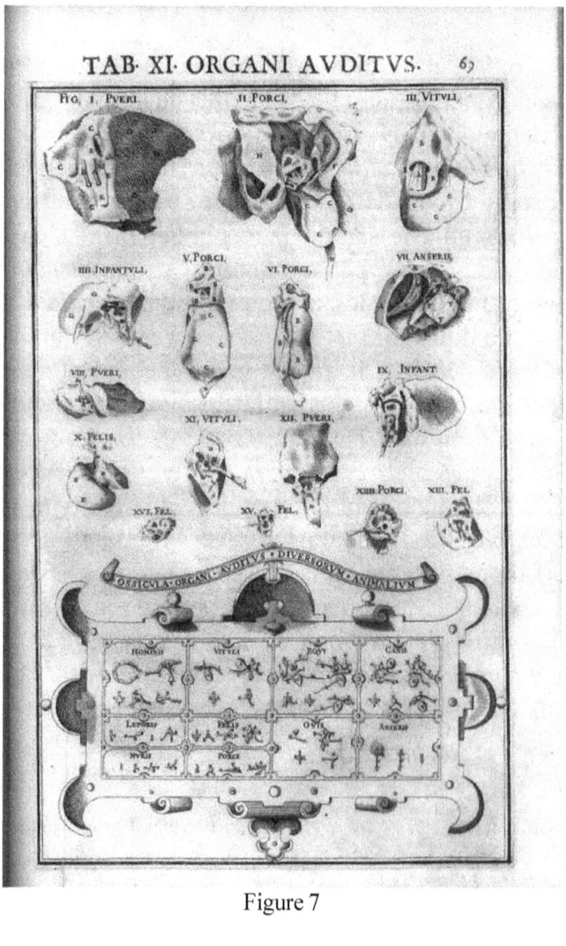

Figure 7

Mais tout en reconnaissant, derrière la diversité des productions sonores, l'unité structurelle du vivant, Casserio réserve à l'homme la jouissance d'un langage articulé. L'*homo loquens* partage certes le son, le bruit et la musicalité avec les autres espèces, mais il les domine, sa voix (*vox*) étant le support de la parole (*sermo*, selon la distinction proposée par Galien dans *Des lieux affectés*, IV, IX). Il ne va pas jusqu'à défendre, comme son confrère et rival Girolamo Fabrizi d'Acquapendente, « l'existence d'une véritable zoosémiotique »[17].

Bien plus hétérodoxes sont les interprétations anatomiques de quelques audacieux, qui n'hésitent pas à infléchir les dogmes religieux et les présupposés philosophiques sur la prééminence du genre humain. Illustrons notre propos en rappelant brièvement, par ordre chronologique, les recherches dissidentes de quatre grandes figures de la science comparative : Léonard de Vinci, Vésale, Belon, Fabrizi[18], qui à la Renaissance tentent de s'éloigner de l'enseignement classique et de décrire une anatomie nouvelle.

LÉONARD DE VINCI (1452-1519) : Sa méthode comparative demeure peu connue, en dépit de son originalité : elle se traduit d'abord dans son activité de peintre. Suivant l'exemple des sculpteurs grecs, Léonard de Vinci a d'abord étudié l'anatomie superficielle et l'anatomie de l'expression, ce qui a fait de lui le précurseur de l'anatomie artistique. En disséquant une trentaine de corps humains[19], et en pratiquant en parallèle la zootomie, il a approfondi sa connaissance de la structure générale de l'homme ; si ses travaux et ses dessins — où l'objectivité de l'anatomiste s'allie à la vision esthétique de l'artiste — avaient été publiés à l'époque, sans doute auraient-ils exercé une grande influence sur l'avenir de la biologie animale.

Les carnets de Léonard de Vinci contiennent plusieurs notes et mémorandums qui attestent qu'il considérait l'homme comme un animal (*re delle bestie*). Au *De anima* d'Aristote, il emprunte l'idée qu'il y a de l'âme animale dans l'humain : sa classification des « mammifères familiers » réunit l'homme (*omo*) et les « espèces presque similaires » (*quasi di simile spetie*), tels le babouin, le singe et d'autres encore, « qui sont nombreux ». Dans son *Codex sur le vol des oiseaux*, il décrit les ailes en usant des termes traditionnellement réservés aux membres supérieurs humains : bras, coude et

---

[17] BRANCHER Dominique, « *Vox animalis* : quand l'anatomiste tâte le son », *Animalhumanité*, *Op. cit.*, p. 21-48 ; p. 30.

[18] Les remarques qui suivent sont tirées des travaux de Benjamin ARBEL (*op. cit.*) et de Francis J. COLE, *A History of Comparative Anatomy. From Aristotle to the Eighteenth Century*, Londres, Macmillan & Co. Limited, 1944. De cet ouvrage est tirée la figure 7.

[19] Pour ce faire, il entre en contact avec différents médecins et dissèque dans plusieurs hôpitaux, notamment à Florence entre 1500 et 1507, à Pavie en 1508, ainsi qu'au Grand Hôpital de Milan avec l'anatomiste Marcantonio della Torre (1481-1511). Enfin, vers 1515, il va à Rome et fréquente le médecin du pape, Francesco Dantini.

« gros doigt ». Son œil exercé note la ressemblance entre les membres inférieurs des humains et ceux des grenouilles. Ailleurs, dans un croquis d'inspiration physiognomonique, l'artiste juxtapose un lion hargneux et un homme au caractère revêche, les deux individus partageant les mêmes traits expressifs.

Papillons de nuit, mouches, poissons, oiseaux, crocodiles, cheval, bœuf, mouton, ours, lion, chien, chat, chauve-souris ou singe sont quelques-uns des spécimens qui passèrent sous le scalpel affûté de l'anatomiste florentin. Véritable biologiste animalier dans la tradition d'Aristote, il a multiplié les enquêtes : études du squelette ou de la morphologie ; descriptions physiologiques (du cœur, par exemple) ; analyses embryologiques (notamment du poussin, ou du placenta de la vache comparé au fœtus humain) ; observations biomécaniques (anatomie de l'aile, mouvement de la langue du pic) ; analyses du fonctionnement des organes (telle la membrane nictitante du hibou). Dans ses travaux sur les carnivores, Léonard de Vinci accorde une attention particulière à la structure du larynx, de l'hyoïde, du nez, des os du pied et du cerveau ; de plus, il est le premier à faire des moulages en cire des ventricules du cerveau et à utiliser des coupes sériées. Ses commentaires, qui remettent en cause l'anatomie « catholique », font état d'une grande proximité entre les encéphales humains et animaux[20]. Ajoutons que Léonard de Vinci, fasciné par le mouvement des membres chez les mammifères supérieurs, note que les bras humains sont fondamentalement similaires aux jambes des quadrupèdes, du moins en ce qui concerne leur biomécanique, et qu'il a confronté avec une grande justesse les membres du corps humain à ceux du cheval [figure 8].

Non publiées, les notes de ses carnets laissaient libre cours à la sensibilité de l'artiste — et sans doute à ses croyances profondes —, permettant à ses observations critiques d'échapper à la censure. Ses intuitions radicales affleurent dans ces feuillets : s'écartant des propositions aristotéliciennes et surtout scolastiques, il perçoit l'ensemble des vivants comme un tout relié, sans solution de continuité entre les êtres. Léonard a le sentiment d'une harmonie du monde : de fortes analogies unissent pour lui le cœur à l'océan, la chevelure à la végétation, les vaisseaux sanguins aux branches des arbres ou aux ruisseaux s'écoulant du sommet de la montagne… Le microcosme du corps humain est lié par la ressemblance au corps macrocosmique de la Terre.

Si le dessinateur du célèbre *Homme de Vitruve* (1490) considère malgré tout que l'humain reste « le modèle du monde », l'anatomiste, en revanche, ne lui concède pas la place de « roi de la nature ». Son hétérodoxie en la matière n'était pas du goût de tous.

---

[20] LAURENZA Domenico, *Léonard de Vinci : anatomies*, Paris, Gründ, 2010. Voir aussi, du même auteur : *Art and Anatomy in Renaissance Italy* : *Images from a Scientific Revolution*, New York, The Metropolitan Museum of Art, 2012.

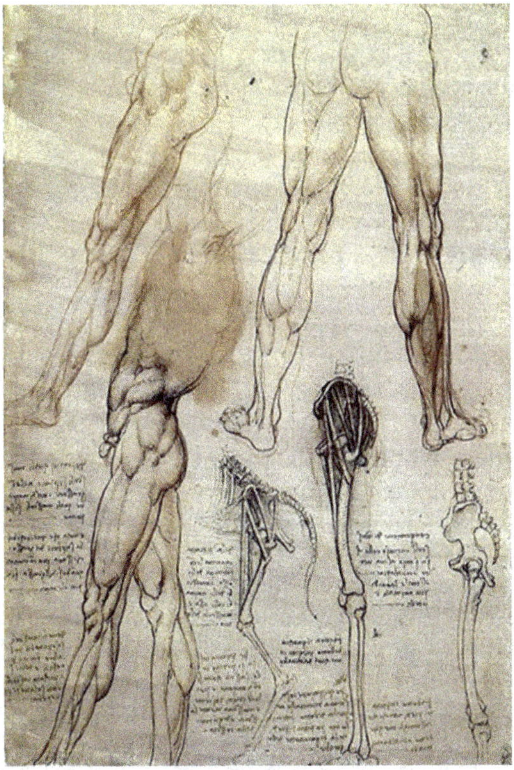

Les muscles et les os des jambes de l'homme et du cheval, vers 1508, Royal Collection - Windsor

Figure 8

André VÉSALE (1514-1564) : Parmi ses nombreuses découvertes dans le champ de l'anatomie comparée, il en est une qu'il l'a conduit aux frontières de la *doxa* religieuse catholique. Vésale s'est en effet confronté à la question dangereuse du caractère unique de l'âme rationnelle humaine, à une époque qui interdisait la remise en question de ce dogme[21]. Marqué par son passage à l'Université de Padoue (connue pour être un centre d'études aristotéliciennes teinté d'averroïsme), il a pu y côtoyer des savants et des professeurs qui exprimaient des opinions peu orthodoxes sur la relation entre le corps et l'âme, objet de nombreuses investigations au Moyen Âge (certains théologiens autorisant même, sporadiquement, des dissections humaines, afin d'établir, justement, la localisation de l'*anima*).

C'est en s'avançant prudemment sur ce terrain que Vésale apporte sa contribution à la connaissance de l'âme « régnante » ou « souveraine » (*princeps anima*), à laquelle sont attribuées les facultés imaginative,

---

[21] À l'issue du Ve Concile de Latran, en 1513, fut publiée une bulle papale (*Apostolici Regiminis*) qualifiant de « détestables et abominables hérétiques et infidèles » tous les philosophes qui doutaient de l'immortalité de l'âme.

rationnelle et mémorielle. Depuis l'Antiquité, on se demandait si elle avait pour siège le cœur (comme le voulait Aristote) ou le troisième ventricule du cerveau. Les physiologistes de la Renaissance, tel Jean Fernel, soutenaient que l'âme se situait dans le cerveau, que les nerfs y prenaient origine et qu'un esprit vital circulait dans les artères.

Pour tenter de trancher entre les spéculations des philosophes et des théologiens, Vésale s'est intéressé de près au cerveau, et de façon originale : non seulement il est le premier à couper l'encéphale en tranches horizontales à partir du haut, de manière à bien appréhender ses différentes parties, mais surtout il a l'idée de comparer le cerveau de divers vertébrés, dont les humains ; ce qui l'amène à constater l'absence d'âme souveraine chez ces derniers. Au livre VII de sa *Fabrica*, où il suit la théorie galénique (*De usu partium*, VIII, 10) qui attribue à l'encéphale la faculté de transformer l'esprit vital (*pneuma*) en esprit animal, il s'en tient finalement à une description purement anatomique du rôle de l'encéphale, comme centre nerveux de tous les phénomènes moteurs et sensitifs. Cet organe se trouve en fin de compte défini, sur un plan purement anatomique, comme origine des nerfs moteurs et sensitifs :

> « Je n'attribuerais aux ventricules aucune autre caractéristique que le fait d'être des cavités et des sinus dans lesquels l'air [est] attiré pendant l'inspiration et où le souffle vital qui leur est transmis depuis le cœur se transforme en esprit animal (*animalem spiritum*) par la faculté intrinsèque de la substance cérébrale ; par la suite, cet esprit est distribué par les nerfs aux organes des sens et du mouvement, de sorte qu'au moyen de cet esprit et grâce à leur structure appropriée à leur office, ces organes puissent remplir leur fonction : les muscles sont mus, l'œil voit, les organes olfactifs sentent, les organes de l'audition perçoivent les sons, la langue distingue les saveurs, et enfin toute partie gagnée par un nerf distingue les impressions tactiles »[22].

Ses comparaisons permettent à Vésale d'exprimer l'unité fondamentale du plan du cerveau chez les vertébrés — quadrupèdes, oiseaux, poissons —, sans qu'apparaisse aucune trace d'une âme souveraine dans les cavités cérébrales humaines :

> « Donc, j'attribue cette fonction de formation de l'esprit animal sans hésitation aucune aux ventricules, mais je considère qu'aucune explication n'est nécessaire concernant les parties occupées par les facultés de l'âme souveraine dans le cerveau *(même si elles sont localisées par ceux qui aujourd'hui aiment être appelés théologiens, croyant qu'il n'y a pas de limite à leur pouvoir)*. Même si tous ces contemporains dénient absolument les facultés essentielles de l'âme souveraine aux singes, aux chiens, aux chevaux, aux ovins, aux

[22] VÉSALE André, *Fabrica*, *op. cit.*, livre VII, ch. VI, p. 636.

bovins et aux animaux de ce genre, et attribuent à l'homme seul la faculté de raisonnement, pour ne citer que celle-là, et pour autant que je comprenne [les textes], en quantité égale pour tous les hommes, nous voyons cependant en disséquant que les hommes n'ont aucun sinus [ventricule] de plus que ces animaux : non seulement leur nombre est identique, mais toutes les autres choses [parties du cerveau] sont tout à fait semblables »[23].

Ces propos subversifs se sont heurtés à la censure : la phrase entre parenthèses (ici, en italiques), blâmant l'interprétation des théologiens, a été supprimée dans la réédition corrigée et augmentée de 1555. Le savant affirme nettement que, mises à part les variations de taille ou de tempérament, « le cerveau des bêtes ne diffère pas de celui de l'homme dans la structure » (VII, VI, 624) ; mais, dans une situation de tensions religieuses croissantes en Italie du Nord, il se révèle partagé entre « sa loyauté envers la religion catholique » et la « légitimité du travail de l'anatomiste »[24]. Préférant rester prudent et adopter une position « agnostique »[25], Vésale entend rester dans le domaine de la recherche scientifique, excluant ainsi les considérations philosophiques ou morales ; du reste, ses analyses portent sur des dépouilles, donc sur des cerveaux inanimés, peu susceptibles de révéler l'âme souveraine et sa faculté d'animation, telle qu'on pourrait l'observer *in vivo*. Aussi, face à l'épineuse question de la différence entre l'homme et l'animal, l'anatomiste embarrassé choisit l'esquive, et finalement remercie Dieu d'avoir accordé à l'homme « l'âme rationnelle ».

Pierre BELON (1517-1564) : son esprit encyclopédique fait sans doute de lui l'un des plus grands savants de son époque; on le considère comme le fondateur de la science comparative en France. Ses dissections d'animaux marins ont suscité de nombreux émules, tel son contemporain Guillaume Rondelet (qui a poursuivi ses travaux ichtyologiques), et ont incité d'autres anatomistes à lui emboîter le pas[26]. Dans son ouvrage d'*Histoire naturelle des estranges poissons marins* (1551), enrichi de belles planches gravées, Belon prouve que les cétacés sont des mammifères. Bien que le dauphin soit dépourvu de membres postérieurs, son squelette « est semblable à celui de

---

[23] *Ibid.*

[24] VONS et VELUT, « Introduction au livre VII », *La* Fabrique *de Vésale ...*, *op. cit.*, p. 7-8.

[25] « Vesalius expressed himself completely agnostic as to the relation of mind and body », SINGER Charles, *Vesalius on the Human Brain*, Londres, Oxford University Press, 1952, p. 40.

[26] Le naturaliste français Pierre Gilles a décrit en 1549 les viscères de l'éléphant (à la faveur d'un voyage en Syrie) ; en 1563, l'Italien Bartolomeo Eustachio fait remarquer que si l'on veut contempler l'œuvre variée et admirable de la nature, il est nécessaire d'examiner l'anatomie des « brutes », car on peut en tirer de nombreuses connaissances qui ne sont pas révélées au premier abord dans la structure de l'homme ; parallèlement, Ambroise Paré, le père de la chirurgie moderne, a comparé les trois squelettes d'un humain, d'un autre mammifère et d'un oiseau ; au début du XVIIe siècle, Fabius Columna et Ulisse Aldrovandi ont disséqué un hippopotame, *etc.*

l'homme » (f° 45) ; il en irait de même du cerveau, du cœur (doté de deux oreillettes et ventricules), ainsi que des cinq doigts. Les organes respiratoires ont particulièrement retenu l'attention du savant : Belon s'est rendu compte que ces créatures, bien qu'aquatiques, possèdent des poumons de type humain et respirent de l'air par leurs narines.

Dans l'*Histoire de la nature des Oyseaux* (1555), même recherche des similitudes entre animaux différents. L'auteur dit avoir disséqué plus de deux cents espèces de volatiles, pour la plupart européennes. Il les regroupe suivant leur comportement et leur anatomie : oiseaux de proie, oiseaux aquatiques, oiseaux de petite taille, omnivores, insectivores, granivores, etc. Il est remarquable que sur une illustration se trouvent mis en miroir un squelette humain et celui d'un oiseau, à la même échelle, pour faire ressortir leurs similitudes [figure 9].

Pour se rendre accessible à un large public, y compris aux « paysans », Belon explique et illustre ainsi sa démarche :

> « Qui prendra toute l'ælle ou la cuisse et jambe d'un oyseau, et la conferera [comparera] avec celle d'un animal à quatre pieds [pattes], ou d'un homme, il trouvera les os quasi correspondants les uns aux autres. Car tout ainsi comme si un homme se marchoit sur les ergots, c'est-à-dire sur les bouts des pieds, auroit le talon à mont avec tous les ossements du pieds touts droicts, tout ainsi les bestes à quatre pieds [pattes] se marchant sur les ergots, et ayant le talon, orteils, et doigts tous droicts, monstrent semblant d'estre en la proportion à la jambe d'un oyseau. Mais pour en faire voir telle experience que chasque paysan la puisse comprendre, […] nous nommerons chasque os en particulier, et le confronterons avec ceux des autres animaux, et de l'homme ». (f° 38).

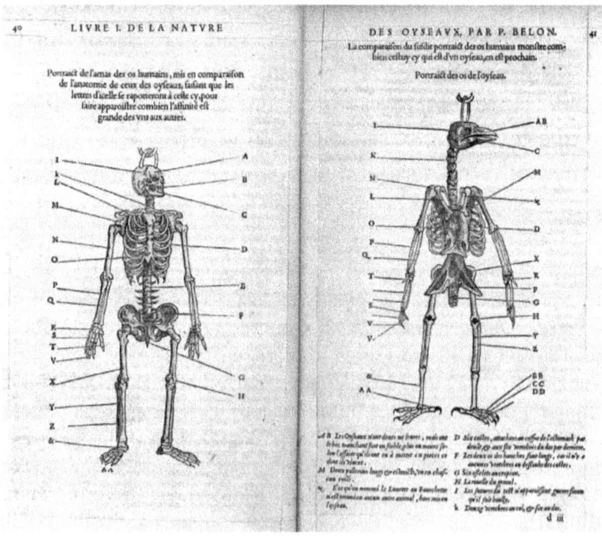

Figure 9

Ce traité scientifique ne pouvait manquer de s'inscrire aussi dans un débat sur la théologie naturelle, dont le but était de mieux connaître la Création. Mais contrairement à la théologie anthropocentrique, selon laquelle la Création est mise à la disposition de l'homme, Belon s'attache surtout à montrer la diversité de la Nature et à replacer l'Homme dans ce grand ensemble, à parts égales avec l'oiseau, et non au-dessus de lui. Il ne s'agit plus d'opposer l'homme et l'animal, mais de les apparier.

Deux siècles plus tard, Geoffroy Saint-Hilaire vanta la hardiesse intellectuelle du zoologiste manceau, qui avait su déceler l'unité anatomique dans la diversité du vivant :

> « Il ose [...] à la tête de son traité sur les oiseaux, dresser le squelette d'un oiseau en face de celui de l'homme, et désigner par des signes communs toutes les parties communes de l'un et de l'autre. Pensée d'une immense portée, d'une inconcevable audace pour une époque aussi reculée, et qui assure à Belon l'honneur du premier essai tenté pour la démonstration de l'unité de composition organique, comme à Aristote la gloire première de sa conception théorique »[27].

Belon laisse ses lecteurs tirer les conclusions qui découlent de son texte et de ses illustrations, sans forcer la signification morale. Avec sa sensibilité particulière, consciemment ou inconsciemment, il contribue à ébranler les convictions dominantes, selon lesquelles une fracture sépare l'homme de l'animal.

Girolamo FABRIZI D'ACQUAPENDENTE (1537-1619) : contemporain de Volcher Coiter, élève de Gabriele Fallope et connu des Anglais pour avoir été le professeur de William Harvey, ce médecin-chirurgien demeure, tout comme Vésale, très tributaire de l'aristotélisme padouan. Dans son ouvrage consacré aux sens (*De visione, voce, auditu*, publié en 1600), il s'intéresse à l'anatomie comparée de l'œil humain, examine attentivement les muscles oculaires des singes, des poissons et des « quadrupèdes qui se déplacent avec la tête en position couchée », et expose les méthodes employées pour la dissection des yeux. Mais plus encore qu'à la physiologie de la vision, c'est à l'ouïe qu'il consacre son étude, en l'étayant sur de nombreuses analyses des organes de la voix ; par traités interposés, il dialogue avec son rival Giulio Casserio, qui publie la même année le *De vocis auditusque organis*. Fabrizi offre un exposé complet de l'anatomie comparée de la région laryngée du porc, du cheval, du mouton, du bœuf, des oiseaux (oie, dinde...) et du singe. Il décrit correctement la glotte, l'épiglotte, les nerfs laryngés récurrents, les muscles du cou ainsi que le

---

[27] GEOFFROY SAINT-HILAIRE Isidore, *Essais de zoologie générale*, Paris, Roret, 1841, ch. VI, p. 22.

cartilage thyroïde, en montrant une fine connaissance du phénomène phonatoire.

Mais c'est surtout son orientation philosophique qui retient l'attention : de façon très originale pour l'époque, il défend l'existence d'un langage articulé chez les bêtes, chez qui la matière vocale devient forme linguistique. Cette théorie est notamment exposée dans son *De Brutorum Loquela* [*Sur le discours des brutes*], chapitre d'une œuvre monumentale qui n'a jamais vu le jour : Fabrizi envisageait d'édifier une somme intitulée *Totius animalis fabricae theatrum* [*Théâtre de toutes les anatomies animales*] qui devait examiner de manière exhaustive nombre de facultés humaines et animales — respiration, vision, parturition, ou encore communication vocale. Bien qu'inachevé, ce projet faisait entrevoir une conception singulière du langage humain et de la « parole » animale, car l'auteur écarte le point de vue d'Aristote selon lequel les animaux sont incapables de s'exprimer de manière articulée ; de fait, la parole a longtemps été considérée comme une manifestation typique des capacités rationnelles propres à l'homme, les autres créatures se trouvant reléguées au rang de « brutes ».

Fabrizi promeut quant à lui une « zoosémiotique », les bêtes lui paraissant capables de discours ; aussi met-il l'accent sur les expressions communes aux humains et aux autres animaux, en particulier sur les expressions de « passions » (telles que la joie, le chagrin, la douleur, le plaisir, le désir, l'agacement et la peur). Tout en admettant que le langage animal est plus rudimentaire que celui des humains, il suggère que les êtres humains pourraient comprendre le « langage » des animaux, avec lesquels notre empathie pourrait établir un moyen de communication.

Des quelques exemples présentés ici, l'idée se dégage qu'en dépit des dogmes et de la censure, la séparation traditionnelle entre l'animal et l'humain n'a pas tardé à être battue en brèche. L'anatomie comparée a introduit une forme de scepticisme, nourrissant la critique de l'humain en tant qu'être unique créé à l'image de Dieu.

Fluctuations de la frontière homme-animal

Les singes de Vésale, successeurs des singes de Galien, n'ont pas fini de servir la science : en décrivant ensemble les anatomies humaine et animale, le médecin flamand a rendu possible une connaissance affinée des relations entre espèces. Les dissimilitudes qu'il décèle entre l'humain et le simiesque sont moins ontologiques que biologiques : c'est là un des apports majeurs de sa méthode fondatrice — qui consiste tour à tour à recenser les variétés morphologiques, à noter les troublantes proximités, à marquer les frontières, à glisser imperceptiblement de l'analogie à l'homologie. Mais en se départissant, dans tous les cas, de certains préjugés.

Qu'elles soient médicales, philosophiques ou presque éthologiques, les observations des savants de la Renaissance mettent à mal l'imaginaire du propre de l'homme ; elles incitent à poser les jalons d'une anthropologie nouvelle, qui pourrait être d'inspiration stoïcienne, visant à déconstruire l'échelle hiérarchique des espèces ; voire à esquisser (selon les plus aventureux) une théorie antispéciste.

L'anatomie comparée se développe au siècle des Lumières. Carl von Linné considère alors les grands singes comme appartenant au même groupe que les êtres humains : il les range même dans la famille des Primates, sous l'appellation d'« homme des bois » (*homo sylvestris*). Les débats se poursuivent tout au long du XVIIIe siècle, entre défenseurs d'une organisation unique partagée par tous les animaux (Saint-Hilaire), et partisans d'une approche multi-organisationnelle du vivant, tel Cuvier, qui hiérarchisent les espèces en les rangeant dans des classes fixes — vertébrés, mollusques, animaux articulés, animaux rayonnés —, et en arrachant de fait l'homme au monde animal. Mais au XIXe siècle, Darwin s'appuie sur l'anatomie comparée pour établir une descendance commune et étayer sa théorie de l'évolution ; voilà l'homme et le singe réunis dans la même « famille ». Loin de démentir cette parenté, la biologie moderne marque plus encore la continuité entre humains et non humains.

Conclusion

Dès le XVIe siècle, cette méthode féconde a donc permis d'immenses avancées, tant du point de vue scientifique qu'épistémologique, augurant un profond changement de sensibilité à l'égard de l'environnement naturel, et renouvelant aussi bien la *zoologie* que l'*anthropologie* :

Tout d'abord, l'anatomie comparée a ouvert la voie à la zoologie moderne[28], par la pratique systématique de la dissection notamment, tout en favorisant l'essor de la science vétérinaire. Ainsi, après des siècles de transposition des savoirs anatomiques de l'animal vers l'homme, l'animal acquiert à la Renaissance une dignité médicale, et est soigné pour lui-même. Les enseignements tirés de l'anatomie humaine rejaillissent sur l'animal et la médecine vétérinaire de l'époque commence à emprunter sa nomenclature, son étiologie et sa thérapeutique à la médecine humaine (tempérament, humeur, dyscrasie…), tendant à une approche globale qui insiste sur les ressemblances entre les physiologies humaine et animale, en particulier celle des mammifères vertébrés[29]. De cette nouvelle approche témoigne le premier grand traité sur les maladies du cheval : l'*Anatomia Del cavallo, infermità et suoi rimedii* (Venise, 1602) de Carlo Ruini, pionnier de l'anatomie vétérinaire moderne.

---

[28] Voir Delaunay Paul, *La Zoologie au seizième siècle*, Paris, Hermann, 1962 ; Buchenau Stefanie et Lo Presti Roberto, *Human and Animal Cognition in Early Modern Philosophy and Medicine*, Pittsburgh, University of Pittsburgh Press, 2017.

[29] *Cf.* La Charité Claude, « La médecine vétérinaire et la médecine humaine au regard de l'humanisme des années 1520-1530 : des remèdes de cheval pour l'homme ? », *Animalhumanité*, *Op. cit.*, p. 49-65.

D'un point de vue cette fois anthropologique, l'anatomie comparée se dresse contre la théologie et met à mal la doctrine de la singularité humaine ; elle tend à faire de l'homme une bête comme les autres. Au moment même où le courant humaniste traverse l'Europe, elle permet de mettre en débat la question du genre humain, en contribuant à l'émergence d'une véritable « science de l'homme » qui invite à repenser sa place dans la nature.

L'« ani-mal » blesserait-il l'orgueil du « bipède sans plumes » de Platon ? Sans doute. Mais il se révèle aussi susceptible de le guérir. En se faisant médecin de l'Homme, il peut le libérer, sinon d'une maladie, du moins d'un vice : sa présomption.

Animal souffrant, animal soignant dans la peinture du Siècle d'Or (Espagne, Pays-Bas)

Cristina MARINAS*

Au cours du XVIIe siècle, en Espagne et aux Pays-Bas (Méridionaux et du Nord), la peinture a joué un rôle important dans la représentation de l'animal souffrant et de l'animal soignant ou guérisseur. Dans de nombreux tableaux, les images d'animaux souffrants, blessés, morts ou agonisants, tout comme celles d'animaux guérisseurs aux propriétés curatives — images souvent liées à la symbolique chrétienne —, peuvent être associées à des notions de soin au service de la santé des hommes. Cependant, l'interprétation de ces œuvres dépend de la polysémie de l'iconographie animalière : les créations picturales, réalisées pour décorer les palais, les maisons, les lieux de culte des commanditaires, s'écartent de l'illustration zoologique, descriptive et statique. Les animaux peints deviennent des sujets dynamiques, protagonistes de scènes narratives ou accompagnateurs des êtres humains ; mais ils sont aussi des objets picturaux, créés par des artistes soucieux de *mimèsis*, et reflètent le contexte culturel, social, religieux de l'époque.

Animal souffrant

Les peintres mettent en scène la souffrance animale dans les natures mortes, les étals de marché (boucherie, poissonnerie), les scènes de chasse et de combats d'animaux...Cette peinture animalière, où coexistent souvent une vision emblématique du monde animal, et une conception scientifique de la nature, naît en tant que sujet distinct dans les Pays-Bas méridionaux, vers la fin du XVIe et le début du XVIIe siècle[1], et devient vite populaire en Espagne et dans les Pays-Bas du Sud. Les animaux représentés, morts ou vivants, sont parfois utilisés pour exprimer des idées théologiques ou morales, et pour transmettre des messages sur la fragilité de la vie et la vanité des plaisirs terrestres. Cette mise en image de la souffrance animale a été également interprétée comme un « glissement » iconographique du « religieux hors du religieux », à la suite de la Réforme protestante : les

* Maître de conférences en Histoire de l'Art Espagnol, Ecole Polytechnique / UPEC (IMAGER UR 3958).

[1]Abigail D. NEWMAN, « Paul de Vos et ses collaborations : les féroces combats d'animaux mis en scène par des artistes pacifiques », p. 57-65 in Sandrine VÉZILIER-DUSSART (dir.) *L'Odyssée des animaux : les peintres animaliers flamands du XVIIe siècle [exposition, Musée de Flandre, Cassel, 8 octobre 2016 - 22 janvier 2017]*, Gand, Snoeck, 2016.

animaux souffrants, blessés, agonisants remplacent sur les toiles les représentations traditionnelles des saints martyrisés[2].

L'animal est une créature faite par Dieu pour le service de l'homme, selon la conception chrétienne très présente dans la culture européenne du XVIIe siècle, comme le rappelle Eric Baratay :

> « Les rapports entre l'Église et le monde animal sont anciens et multiples [...]. La parenté entre le XVIIe siècle et l'époque médiévale est très étroite, à la fois par l'importance des héritages communs, par la persistance des concepts philosophiques directement issus du Moyen Âge et par l'incessante utilisation de l'animal dans la religion »[3].

L'animal domestique fournit son travail (transport) et son corps (vêtement, alimentation, remèdes médicaux)[4]. L'alimentation carnée est nécessaire à la santé de l'homme et l'élevage, la chasse et la pêche de l'animal impliquent une mise à mort, le versement de sang, « mais l'acte de tuer ne pose guère de problème [...] Tuer l'animal est un droit garanti par les textes sacrés à partir du moment où Dieu permit de le manger »[5].

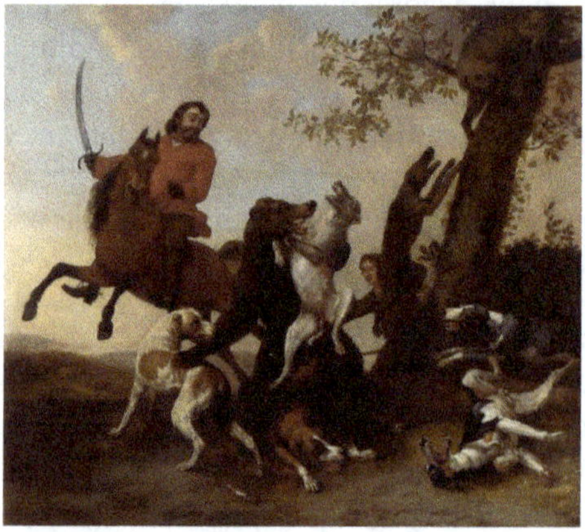

Figure 1 : Paulus Potter, *La chasse à l'ours*, 1649, huile sur toile, 305 x 338 cm, Amsterdam, Rijskmuseum

---

[2] VARGAS Yves, *La souffrance animale. Regards sur la peinture flamande*, Meaux, Fiacre, 2016, p. 65-66.

[3] BARATAY Eric, *L'Eglise et l'animal (France, XVII-XXe siècle)*, Paris, Cerf, 1996, p. 8-9.

[4] « Entre ces bêtes, écrit le curé Louis Bail, les unes lui servent pour le porter et pour les voitures ; les autres lui servent pour le délecter, comme les animaux de chasse ; d'autres lui fournissent l'ivoire, d'autres la laine et la soie pour le vêtir, d'autres lui fournissent des viandes de leurs propres chairs, d'autres lui servent en médecine et à leurs propres usages. », Louis BAIL, *La Théologie affective*, Paris, Vve Chevalier, 1644, t. I, livre 1, p. 425, cité par BARATAY, *op. cit.*, p. 44.

[5] *Ibid.*, p. 47. Le versement de sang est également justifié : « Regarder couler le sang de l'animal prépare à observer celui de l'homme. Même si la violence envers les bêtes n'est qu'une image de cruauté, elle doit être maîtrisée » (*Ibid.*, p. 48).

Les violentes scènes de chasse et de combats d'animaux peintes par Frans Snyders (Anvers, 1571 - 1657) et son beau-frère et collaborateur Paul de Vos (Anvers 1591/95 - 1678) montrent les affrontements sanglants des bêtes (cerfs, sangliers, ours, face aux chiens) ; l'homme est rarement présent. L'intense dynamisme de ces actions brutales est renforcé par les grandes dimensions de ces toiles où les chiens sont peints comme victimes et bourreaux de mises à mort dramatiques dont cependant l'extrême violence, selon Susan Koslow, était perçue différemment par les spectateurs du XVIIe siècle car « le dénouement relève de la Providence divine, et les animaux font preuve de courage et d'autosacrifice, chacun à sa façon »[6]. La souffrance des bêtes est peinte avec une précision scientifique, très attentive à l'anatomie des animaux et à l'expressivité provoquée par la douleur : comme celle des chiens et du cerf blessés de la *Chasse au cerf* peinte par Snyders[7], celles des chiens et du taureau de *Taureau attaqué par des chiens* de Paul de Vos[8] ou encore celle du lion attaqué par des loups de la toile *Un lion et trois loups* de Paul de Vos[9] ; dans cette dernière œuvre, la brebis déchiquetée et ensanglantée au premier plan intensifie l'impact émotionnel. Les toiles de Frans Snyders et Paul de Vos étaient très appréciées à la cour d'Espagne, comme l'attestent les nombreuses commandes du roi Philippe IV et les inventaires des collections de la noblesse[10]. Le goût pour la chasse et les combats d'animaux, expliquent cette appétence pour ces tableaux, mais également la grande maîtrise technique des peintres et la conception dynamique de ces scènes construites comme des « saynètes théâtrales », avec une « exploitation dynamique de l'espace [...], des interactions multiples [...], une intensité narrative rehaussée par un facteur temporel (quand la toile dépeint la mort récente ou imminente d'un animal) »[11]. Dans les inventaires qui décrivent ces toiles, la distinction entre animaux morts et vivants rappelle la hiérarchie des genres, qui attribue aux animaux morts un rang inférieur à ceux des animaux vivants, plus difficiles à réaliser[12]. Au

---

[6] KOSLOW Susan, « Frans Snyders, "le" peintre animalier du XVIIe siècle », in VEZILIER-DUSSART, *op. cit. supra* note 1, p. 42.

[7] Frans Snyders, *Chasse au cerf*, huile sur toile, huile sur toile, 158 x 112 cm, Madrid, Museo Nacional del Prado [P001760].

[8] Paul de Vos, *Taureau attaqué par des chiens*, huile sur toile, 158 x 195 cm, Madrid, Museo Nacional del Prado, [P001872].

[9] Paul de Vos, *Un lion et trois loups*, huile sur toile, 158 x 195 cm, Madrid, Museo Nacional del Prado, [P001760].

[10] Pour le pavillon de chasse de la Torre de la Parada, Rubens réalisa 17 peintures ; 60 tableaux animaliers devaient être exécutés par Snyders, mais un grand nombre fut peint par Paul de Vos (NEWMAN, *op. cit.*, p. 59).

[11] « Il semble bien que le public espagnol ait vu dans les toiles de De Vos et de Snyders non pas de simples chasses ou natures mortes, encore moins des décors interchangeables, mais des représentations riches et variées de la nature dans tout son dynamisme », NEWMAN, *op. cit.*, p. 57-64.

[12] Paul de Vos en particulier, plus que Snyders « semble avoir été prisé, du moins en Espagne, pour son talent à figurer des animaux soit morts, soit vivants » (NEWMAN, *op. cit.*, p. 64).

XVIIe siècle, sous l'impulsion d'un renouveau de la zoologie qui développe les études anatomiques et physiologiques, les artistes s'efforcent de peindre les animaux vivants d'après nature à partir de l'observation directe[13]. La souffrance animale est représentée avec une précision chirurgicale, comme dans la *Chasse à l'ours*[14] peinte par Paulus Potter (Enkhuizen 1625 - Amsterdam 1654) vers 1649 : sous le regard impassible du chasseur à cheval, la meute des chiens qui a attaqué l'ours subit sa défense féroce et sanglante : sur le bord du tableau, se trouve la patte amputée d'un des chiens, qui gît, à droite, sur le dos, dans une violente torsion, hurlant de douleur [figure 1]. Les artistes regardent l'animal « avec les mêmes critères que ceux qu'ils appliquent à l'être humain, à scruter les yeux, tenter de saisir ce que cache le pelage ou le plumage. Leur apport est de nous faire mieux comprendre la vérité de l'animal vivant, de nous donner accès non seulement à son apparence, mais aussi à son âme »[15]. La représentation de la douleur animale par les peintres tient compte des réalités anatomiques, mais aussi de la promotion de l'animal sensible ; en effet au XVIIe siècle de nombreux artistes et écrivains rejettent la théorie de l'animal-machine, énoncée par Descartes, selon laquelle les animaux n'ont pas d'âme, sont dépourvus d'intelligence, de conscience, et ne sentent ni plaisir ni douleur[16]. Quelques œuvres illustrent cette conception de la souffrance animale, où les bêtes domestiques (chiens blessés, chevaux mourants) sont représentées seules, comme des êtres sensibles et souffrants : le *Dogue blessé* peint par Frans Snyders[17], montre sa patte blessée en courbant l'échine, les yeux fixés sur le spectateur, et gémissant de douleur[18] ; il suscite notre compassion tout

---

[13] « L'anatomie animale prend son essor à Bologne avec l'ouvrage de Carlo Ruini (vers 1530-1598), *Dell'anatomia e dell'infirmata del cavallo* [...]. Au XVIIe siècle, sous l'impulsion des recherches menées dans le cadre des académies récemment fondées en Italie ou en France, le dessin d'anatomie devient une forme d'art. Les membres de l'Académie Royale des Sciences à Paris sont anatomistes [...] Ils demandent aux artistes de suivre les différentes étapes des dissections, qui étudient ainsi les systèmes sanguins, respiratoires, digestifs, musculaires des animaux [...]. A la fin du XVIIe, l'anatomie de l'animal occupe une grande place dans la science comme dans l'art. », PINAULT-SØRENSEN Madeleine, « L'animal entre art et science », in Emmanuelle HÉRAN *et al. Beauté animale, [Exposition, Paris, Grand Palais, Galeries Nationales, 21 mars-16 juillet 2012]*, Paris, Réunion des Musées Nationaux, 2012, p. 34-35.

[14] Paulus Potter, *La chasse à l'ours*, 1649, huile sur toile, 305 x 338 cm, Amsterdam, Rijksmuseum.

[15] PINAULT-SØRENSEN, art. cit., p. 35.

[16] Emmanuelle Héran souligne que le rôle des artistes et des écrivains est essentiel pour cette prise de conscience au XVIIe siècle et surtout au XVIIIe siècle, comme témoignent les quatre gravures *The four stages of cruelty* dessinées et gravées par William Hogarth en 1751. HERAN Emmanuelle « Droit, sensibilité, biodiversité », in HÉRAN, *op. cit.*, p. 146.

[17] Frans Snyders, *Dogue blessé*, huile sur toile, 80,20 x 65,40 cm, Rennes, Musée des Beaux-Arts.

[18] Le motif du chien blessé remonte à l'Antiquité ; cette œuvre est probablement inspirée par une tradition ancienne de représentations de chiens blessés à l'Antiquité. Pline l'Ancien mentionne la sculpture en bronze d'un chien léchant sa plaie, qui se trouvait dans le temple de

comme le *Chien écrasé* attribué à Paul de Vos[19] : le chien agonise sous un mur effondré, et lutte avec ses pattes pour se libérer ; ici le sang peint sur son flanc renforce le réalisme de l'image. L'estampe *Cheval mourant*, exécutée par Paulus Potter[20] en 1652 montre un cheval couché sur le flanc accompagné dans son agonie par un autre cheval et un chien : les détails anatomiques sont précis et justes (corps gonflé de l'animal, maigreur soulignée par les côtes saillantes...) et sa mort est humanisée par le regard du deuxième cheval [figure 2]. Cette eau-forte de Potter a été mise en rapport avec les estampes de chevaux réalisées par Pieter van Laer, dit Il Bamboccio (Haarlem 1599 - vers 1642), et dont l'œuvre eut une influence certaine sur celle de Potter : en particulier la gravure qui représente des *Chevaux morts*[21], et qui faisait partie de la série de 8 planches *Chevaux,* illustrant la triste condition des animaux domestiques — chevaux, chiens, malades ou mourants — des paysans pauvres et réalisées entre 1620-1642.

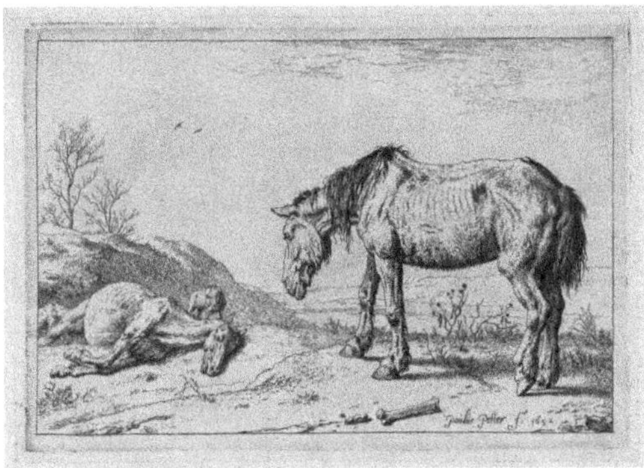

Figure 2 : Paulus Potter, *Cheval mourant*, 1652, gravure à l'eau-forte, 162 x 242 mm, Amsterdam, Rijksmuseum

Les étals de marché, les tables garnies, les natures mortes des peintres du XVIIe siècle, en Espagne et aux Pays-Bas, exhibent les corps sans vie, saisis dans des agonies cruelles, des animaux tués, la souffrance animale mais

Junon sur le Capitole et qui était remarquable par son imitation parfaite (Pline l'Ancien, *Histoire Naturelle*, XXXIV, 17, 3).

19 Paul de Vos, *Chien écrasé*, huile sur bois, 0,74 x 1,06 m, Angers, Musée des Beaux-Arts. Il existe deux versions de ce tableau : l'une se trouve au Musée des Beaux-Arts de Besançon (qui possède également un dessin similaire aujourd'hui attribué à Frans Snyders), et l'autre dans une collection privée de Mexico (Cécile LAFFON, Notice sur l'œuvre "Paul de Vos (1591/1592-1678), attribué à, *Un chien écrasé*. Angers, Musée des Beaux-Arts" n°4.6, p. 126 in VÉZILIER-DUSSART, *op. cit., supra* note 1).

20 Paulus Potter, *Cheval mourant* (*Het stervende paard*), gravure à l'eau forte, 16,2 x 24,2 cm, Amsterdam, Rijksmuseum.

21 Pieter van Laer dit Il Bamboccio, *Chevaux morts*, gravure à l'eau-forte, vers 1620 - 1642, n°6, 8,2 x 9,8 cm, Londres, British Museum.

pas l'animal souffrant[22]. Dans les œuvres de Frans Snyders (Anvers, 1579 - 1657), inventeur des scènes de genre animalières[23], les morts côtoient parfois les vivants, comme dans cette *Nature morte de cuisine*[24] [figure 3] ; la somptuosité des couleurs et de la touche, le rendu des textures et des matières, le dessin précis et naturaliste, la variété ordonnée des différents animaux induisent une jouissance picturale, et transforment la souffrance du gibier mort en un hommage à sa chair nécessaire. Le corps éviscéré du jeune cerf a été représenté grandeur nature, suspendu par une patte (hors-champ), la tête posée sur une table, recouverte partiellement d'une nappe blanche, entre une corbeille de fruits et la tête d'une truie[25] ; à droite, un chat noir contemple le homard peint sur un plat, entre deux artichauts et une botte d'asperges. Le message moraliste est également présent : l'abondance des mets périssables de cette scène de cuisine évoque l'opulence, mais aussi le caractère éphémère de l'existence (le homard est un symbole de la résurrection christique).

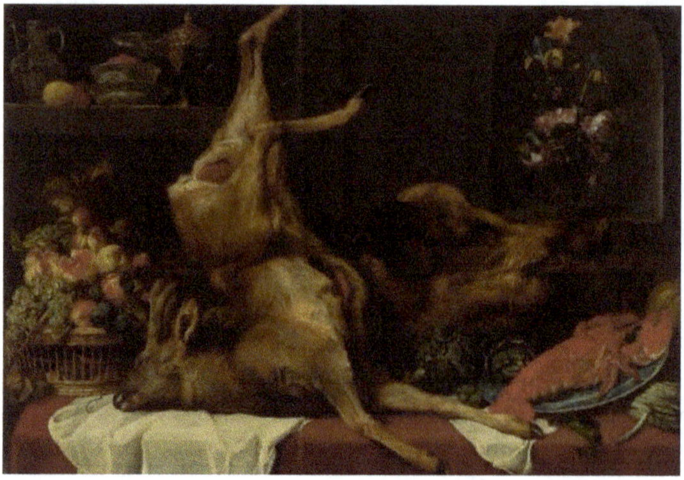

Figure 3 : Frans Snyders, *Nature morte de cuisine*, vers 1616-1625, huile sur toile, 118 x 173 cm, Amsterdam, Rijksmuseum

La souffrance animale est pareillement mise en scène dans le *Bodegón de cocina* (*Nature morte de cuisine*) peint vers 1664 par Mateo Cerezo

[22] « La souffrance animale est présente, mais déjà figée dans la grimace de la mort ; on voit la souffrance animale, mais non l'animal souffrant : il a souffert, certes, cela se voit, mais il a comme on dit, cessé de souffrir », VARGAS, *op. cit.*, p. 16.

[23] KOSLOW, *op. cit.*, p. 39.

[24] Frans Snyders, *Nature morte de cuisine (Larder Sill-Life)*, vers 1616-1625, huile sur toile, 118 x 173 cm, Amsterdam, Rijksmuseum.

[25] Les têtes des animaux abattus dans les chasses aux cochons sauvages étaient placées au centre des tables de fête et n'étaient pas considérées comme des trophées (ce qui était le cas des têtes de sanglier). MARTIN Gregory, « Frans Snijders, *Larder Still Life*, c.1616 - c.1625 » in *Flemish Paintings in the Rijksmuseum*, online coll. cat. Amsterdam : hdl.handle.net/10934/RM0001.COLLECT. 5468 (accessed 25 March 2024).

(Burgos 1637 - Madrid 1666), plus simple dans sa composition ; le chevreau, le coq et la tête de veau sont cependant représentés avec un réalisme saisissant, qui montre la mort violente et sanglante[26]. L'interprétation des cadavres d'animaux ainsi exhibés comme des métaphores de la souffrance et de la mort est cependant mise en question par quelques historiens, car relevant d'une lecture anthropocentrique des œuvres ; la signification du *Bœuf écorché* peint par Rembrandt[27] (Leyde, 1606 - Amsterdam 1669) est par exemple au centre de nombreux débats. La dimension symbolique de cette peinture, perçue comme le corps d'un animal souffrant tel le Christ en croix, est rejetée par Jan Blanc[28], qui rappelle que le titre qui assimile le cadavre de l'animal à un « écorché » est apocryphe, et date de la deuxième moitié du XIXe quand la toile entre au Louvre (antérieurement elle était répertoriée comme « bœuf abattu » *os geslachte* en néerlandais). Cette toile représente avant tout une carcasse animale « habillée » (terme de boucher) par la main de l'homme pour sa consommation : l'ajout d'une traverse, presque invisible ici dans les replis de la chair, et la présence d'une figure humaine dans le fond de la scène, évoquent l'abattage de l'animal, mais également la préparation d'un festin. Si l'art du boucher a souvent été mis en rapport ici avec celui de Rembrandt (maîtrise de l'anatomie, de la composition, précision du travail de la carcasse par le couteau du boucher et le pinceau chargé de peinture de l'artiste[29], plaisir gustatif pour l'un, visuel pour l'autre), pour Jan Blanc cette œuvre signifie surtout un hommage au sacrifice moral du bœuf, destiné par Dieu à nourrir l'être humain :

> « Une manière de donner du sens à ce sacrifice est de glorifier l'animal, en rendant hommage à sa beauté et au goût de sa viande. En faisant donc de la représentation de son corps un don que la nature fait aux hommes. Cette dimension, attestée depuis l'Antiquité gréco-romaine, où le bœuf est l'animal sacrificiel par excellence […] me paraît centrale dans cette œuvre. D'autant que c'est une idée consubstantielle à la foi chrétienne — sans qu'il faille identifier ce bœuf à l'Agneau de Dieu. »[30].

---

[26] Mateo Cerezo, *Bodegón de cocina*, vers 1664, huile sur toile, 100 x 127 cm, Madrid, Museo Nacional del Prado.

[27] Harmensz Rembrandt van Rijn, *Le Bœuf écorché*, vers 1655, huile sur bois, 94 x 69 cm, Paris, Musée du Louvre.

[28] BLANC Jan, « *Le Bœuf écorché*, une œuvre qui se savoure », *Campus, n°153 Dossier Alimentation*, UNIGE (Université de Genève), juin 2023, p. 31-35.

[29] « Like Titian in the *Flaying of Marsyas* and Thomas Eakins in the *Gross clinic*, Rembrandt […] identifies the painter with the role of a butcher […] whose hands cuts and delves into the body. The juxtaposition of a woman in the *Slaughtered ox* suggests that Rembrandt identified with both the slayer and the slain. It is further a general feature of Rembrandt's rough painting mode that it calls attention to the kingship between pigment and human flesh », ALPERS Svetlana, *Rembrandt's Enterprise. The Studio and the Market*, Londres, Thames & Hudson, 1988, p. 79-81.

[30] BLANC, *op. cit.*, p. 32-35.

Animal soignant / guérisseur

Le *Bœuf écorché* de Rembrandt peut être perçu comme un corps animal souffrant, tel le Christ en croix, mais aussi comme un succulent aliment créé par Dieu pour nourrir les hommes. Cette double vision, utilitaire et morale de l'animal au service du soin humain, issue du savoir médical du monde antique repris par le christianisme au Moyen Âge, est encore bien présente dans la peinture du XVIIe siècle. Les représentations d'animaux guérisseurs étaient souvent liées à des croyances populaires, et à la symbolique chrétienne. La guérison physique pouvait assurer aussi le salut spirituel. Des animaux tels que l'agneau, symbole du Christ, sont représentés dans des contextes guérisseurs, symbolisant la rédemption et la purification spirituelle. Le *Mouton aux pattes attachées* peint par Francisco de Zurbarán[31] (Fuente de Cantos, 1598 - Madrid, 1664) qui repose vivant sur une table, les yeux ouverts, et les pattes liées, n'est plus un agneau (il porte des cornes) : est-ce une image de la souffrance silencieuse de l'animal prêt pour le sacrifice, culinaire ? Ou bien s'agit-il de l'agneau de Dieu, métaphore du sacrifice christique, ou encore de celui qui remplaça Isaac sur l'autel du sacrifice[32] ? Comme le *Bœuf écorché* de Rembrandt, cette peinture est riche de sens. Les limites entre « nature morte » et peinture religieuse sont ici difficiles à cerner, et le Musée du Prado a décidé d'intituler cette œuvre *Agnus Dei*[33]. La grande qualité technique de la toile, la virtuosité picturale de l'artiste (les boucles de laine blanche du mouton se détachant sur le fond noir), la reproduction naturaliste et précise de l'animal fascinaient également ses contemporains, pour qui cet animal si bien peint, sans les attributs sacrés (l'auréole) et pourvu de cornes, « valait plus que cent moutons vivants »[34]. L'agneau (ou le mouton) est aussi, depuis l'Antiquité, un animal sacrificiel et un emblème de pureté, d'innocence, de douceur,

---

[31] Francisco de Zurbarán, *Agnus Dei*, vers 1635-1640, huile sur toile, 38 x 62 cm, Madrid, Museo Nacional del Prado, [7293].

[32] Odile Delenda rappelle l'interprétation proposée par Julian Gállego : « La carencia de atributos y presencia de cuernos, son poco compatibles con la simbología cristiana, aunque para Gállego sería un recurso analogista de inspiración en el Antiguo Testamento, por corresponder posiblemente al carnero que sustituyó a Isaac en el sacrificio (*Genesis*, 22, 13) ». DELENDA Odile, *Francisco de Zurbarán 1598-1664. Catálogo razonado y crítico*, Paris, Wildenstein Institute, 2009, p. 180. Delenda répertorie dans son catalogue sept versions de cette toile de Zurbarán dont cinq représentent des moutons et non des agneaux.

[33] PORTÚS Javier, in *El Prado en el Hermitage. Museo Estatal del Hermitage*, Madrid, Museo del Prado, 2011, p. 130-131.

[34] « Un aficionado tiene en Sevilla un borreguillo de mano de este artífice [Francisco Zurbarán], hecho por el natural, que dice lo estima, más que cien carneros vivos », « Un amateur possède à Séville un agneau de la main de cet artiste [Francisco Zurbarán], fait d'après nature, qu'il dit estimer plus que cent moutons », PALOMINO Antonio, *El Museo Pictórico*, Madrid, Aguilar, 1988 [Madrid, 1724], p. 275.

d'humilité[35], et c'est pour cette raison que son utilité extrême, matérielle et non spirituelle, au service de la santé humaine, sera mise en pratique en France, en 1667, lorsque le médecin parisien Jean-Baptiste Denis choisit un agneau pour effectuer la première transfusion de sang d'animal à homme[36].

Au XVIIe siècle, en Espagne, la représentation d'animaux guérisseurs dans la peinture était souvent liée à des thèmes religieux, symboliques ou fantastiques. Certains de ces tableaux incluent des animaux dont les caractéristiques étaient associées à des vertus curatives, des notions de soin, ou de protection, ou à des symboles spirituels. Cette vision emblématique de la nature est encore très dépendante des bestiaires du Moyen Âge, du *Physiologus*[37], des récits bibliques, des textes d'Isidore de Séville, du savoir médical grec (Aristote, Dioscoride, Élien) recueilli par les intermédiaires latins comme Pline l'Ancien dans son *Histoire Naturelle* (livres VII à XI pour le monde animal, XXVIII à XXXII pour la pharmacopée animale)[38] ; Eric Baratay signale « l'utilisation abondante de la faune qui assure la continuité de la période médiévale à la première moitié du XVIIe siècle [...] Dans les bestiaires du XIIIe siècle, la faune symbolique est semblable à celle du XVIIe siècle. Cette forte continuité est due au respect profondément ancré pour la Bible, les bestiaires, les Vies des Saints, les Pères de l'Église, les auteurs de l'Antiquité, tel Pline »[39].

---

[35] DELENDA Odile, « En la tierra como en el cielo: la sacralización de la vida cotidiana en la obra de Zurbarán », p. 226-228 in Francisco CALVO SERRALLER (dir.), *Historias mortales. La vida cotidiana en el arte,* Madrid, Galaxia Gutenberg / Círculo de Lectores, 2004.

[36] Jean-Baptiste Denis (Paris, 1635 - 1704), médecin parisien formé à Montpellier en 1667 — diplômé l'année de cette première transfusion —, devint plus tard conseiller et médecin ordinaire de Louis XIV. Dans cette première transfusion d'animal à homme, Jean-Baptiste Denis réussit à injecter dans les veines d'un jeune homme de 15 ans affaibli par des saignées successives — remède médical très pratiqué à l'époque —, l'équivalent de 300 ml de sang d'un agneau, afin de soigner sa « mélancolie ». Le malade survécut (GACHELIN Gabriel, « Jean-Baptiste Denis (1643-1704) », *Encyclopaedia Universalis, s.v.*).

[37] « Texte anonyme apparu au IIe siècle de notre ère dans les cercles gravitant autour d'Alexandrie » (DUCHET Gaston et PASTOUREAU Michel, *Le Bestiaire du Moyen Âge. Dictionnaire historique et bibliographique*, Paris, Le Léopard d'Or, 2002, p. 11) et qui combinait des extraits de la Bible et des descriptions d'animaux. Chaque animal était associé à une qualité et à un défaut moral. (HÉRAN Emmanuelle, « Beauté ou laideur : l'héritage de Buffon », in HÉRAN, *op. cit. supra* note 13, p. 85).

[38] « [...] Pline exerce un très fort ascendant sur la "science" médiévale, celle-ci accède à travers lui au savoir des zoologistes grecs et reçoit en même temps un arsenal de légendes et de croyances que les clercs mettent au service du christianisme et de sa vision morale et théologique. Le savoir animalier antique est donc passé au travers de filtres successifs (Solin, Isidore de Séville, Raban Maur...) provoquant un appauvrissement, une schématisation, voire une modification et il est parfois bien souvent difficile de reconnaître "l'origine" antique d'une pratique ou d'un récit, d'autant plus que les clercs ont cherché à "décontaminer" les histoires trop marquées par le paganisme », VOISENET Jacques, « L'animal et la pensée médicale dans les textes du Haut Moyen Âge », *Rursus*, 1, 2006, p. 3, mis en ligne le 9 juillet 2019, http://journals.openedition.org/rursus/50.

[39] BARATAY, *op. cit.*, p. 82.

Dans les hagiographies, les animaux accompagnent, protègent, nourrissent les saints : comme le chien qui apporte du pain à Roch, dans la toile de José de Ribera (Játiva, Valencia 1591 - Naples, 1652), *Saint Roch*[40], ou encore les corbeaux qui alimentent les saints ermites, comme dans ces deux œuvres : *Saint Paul ermite et Saint Antoine Abbé* peinte par Diego Velázquez[41] (Séville, 1599 - Madrid, 1660) vers 1634 et *Saint Onufre* de Francisco Collantes[42] (Madrid, vers 1599 - Madrid, 1656).

L'animal est aussi remède médical : Tobie guérit la cécité de son père Tobi, sur les conseils de l'archange Raphaël, grâce au fiel d'un poisson. Dans la scène biblique (*Tobie*, II, 1-19) peinte par Antonio de Pereda[43] (Valladolid, 1611 - Madrid, 1678) vers 1652, Tobie applique l'onguent miraculeux sur les yeux de son père, accompagné par Raphaël ; au pied du malade, sur une plateforme en pierre, à côté de la signature du peintre, se trouve le poisson guérisseur [figure 4]. Le fiel de poisson pour guérir les maux de yeux est une recette connue de la pharmacopée antique, mentionnée par Pline l'Ancien (*Histoire Naturelle*, XXXII, 24)[44]. Le poisson est bien réel, mais la guérison relève de la magie. Lorsque Rembrandt représente cette même scène[45], il élimine l'animal guérisseur, et humanise le récit biblique : dans le fond d'une pièce, Tobie, assisté de l'ange, soigne l'œil de son père à l'aide d'un objet mince et pointu ; le geste de Tobie, revu par le

---

[40] José de Ribera, *Saint Roch*, vers 1631, huile sur toile, 213,4 x 144,5 cm, Madrid, Museo Nacional del Prado, [P001109]. Un chien apporta sa ration quotidienne de pain à Saint Roch, protecteur contre la peste, lorsqu'atteint par la maladie il dut s'isoler dans un bois.

[41] Diego Velázquez, *Saint Paul Ermite et saint Antoine Abbé*, vers 1634, huile sur toile, 261 x 192,5 cm, Madrid, Museo Nacional del Prado [P001169].

[42] Francisco Collantes, *Saint Onufre*, vers 1645, huile sur toile, 170 x 108 cm, Madrid, Museo Nacional del Prado [P003027]. Saint anachorète qui vécut vers le Ve siècle dans le désert de Thèbes, et qui fut nourri chaque jour par un corbeau. A ses pieds, une couronne et un sceptre font allusion à sa condition royale (fils d'un roi de Perse, il renonça à ses biens terrestres pour se consacrer à la prière et à la méditation).

[43] Antonio de Pereda, *Tobie guérissant la cécité de son père*, 1652, huile sur toile, 192 x 158 cm, County Durham (Royaume-Uni), Barnard Castle, Bowes Museum.

[44] André Dupont-Sommer, dans son analyse du livre de Tobie signale que cette guérison miraculeuse, est effectuée par un « guérisseur » dont le savoir est plus efficace que celui du médecin (l'auteur du livre de Tobie était fort averti des recettes de la pharmacopée antique) : « On a relevé, en outre, que l'application du fiel dans la guérison de Tobi, s'accompagne d'une insufflation, rite magique destiné à chasser le démon-maladie. L'auteur du livre a glissé dans son récit une pointe à l'adresse des médecins : « Plus ils m'appliquaient d'onguents, dit le vieux Tobi (II, 10), plus les taches m'aveuglaient, et finalement la cécité fut complète ». Cette remarque […] trahit une certaine antipathie à l'égard de la médecine « rationnelle » et une évidente faveur pour la science des « guérisseurs », toute imprégnée de surnaturel et de magie ». « Annexe de la séance à la mémoire de André Dupont-Sommer : Le livre de Tobie, de M. André Dupont-Sommer, extrait de l'*Annuaire du Collège de France*, suivi des indications bibliographiques complémentaires (publications postérieures aux cours donnés par André Dupont-Sommer), par M. Marc Philonenko », *Comptes rendus des séances de l'Académie des Inscriptions et Belles-Lettres*, 147-4, 2003, p. 1464-1465.

[45] Rembrandt, *Tobie guérissant la cécité de son père*, 1636, huile sur toile, 48 x 39 cm, Stuttgart, Staatsgalerie.

peintre, a été interprété comme une opération de la cataracte, pratiquée bien avant le XVIIe siècle[46].

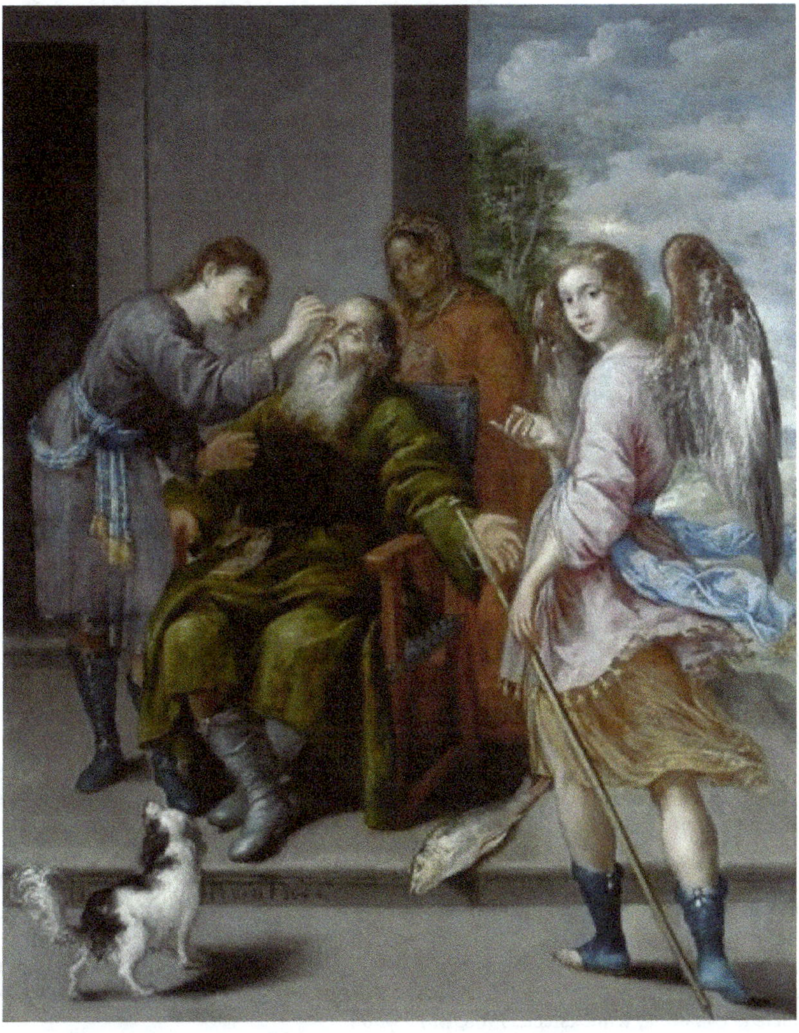

Figure 4 : Antonio de Pereda, *Tobie guérissant la cécité de son père*, 1652, huile sur toile, 192 x 158 cm, County Durham (Royaume-Uni), Barnard Castle, Bowes Museum

Le savoir animalier antique est toujours en vigueur au XVIIe siècle, et très présent dans l'iconographie et les textes (ouvrages médicaux, livres de recettes), qui évoquent des animaux aux propriétés curatives avérées, délaissant le symbolisme religieux. Dans la toile peinte par Vicente

[46] Rembrandt s'est inspiré de traités ophtalmologiques pour représenter cette moderne opération de la cataracte (voir à ce sujet SCHAMA Simon, *Les yeux de Rembrandt*, Paris, Seuil, 2004, p. 482).

Carducho (Florence, vers 1576 - Madrid, 1638), *La vision de Dionisio Rickel le chartreux*[47], un détail intrigue : en bas, à gauche, à côté d'un pot en céramique, un chat joue avec une tortue. Cette œuvre fait partie du cycle de 56 peintures sur la vie des saints chartreux et saint Bruno, fondateur de l'ordre des Chartreux (1035-1101), commandées par le roi Philippe IV à Vicente Carducho pour la Chartreuse du Paular[48], et réalisées entre 1626 et 1632. Le chartreux Dionisio Rickel (Dionysius van Rijkel, 1402 - 1471) était originaire des Pays-Bas et consacra sa vie à l'étude et la méditation ; Carducho le représente assis à son bureau, la plume à la main, et ébloui par la vision divine et miraculeuse de Dieu le Père (dans le fond de la toile) ; l'intrusion du monde naturel — les deux animaux, l'oranger dans son pot — dans cette scène religieuse instruit sur la vie quotidienne des chartreux au XVIIe siècle[49]. La tortue qui se promène dans la cellule du saint n'est pas un simple ajout décoratif ; en effet les moines élevaient des tortues dans des bassins conçus à cet effet[50]. L'usage de cet animal était alimentaire et médical ; la consommation de viande étant interdite, la chair de tortue la remplaçait très avantageusement (on considérait qu'elle était semblable au poisson). Elle était destinée aux malades, comme le précise une recette de

[47] Vicente Carducho, *La vision de Dionisio Rickel le chartreux*, vers 1626-1632, huile sur toile, 336,5 x 297,5 cm, Madrid, Museo Nacional del Prado, en dépôt à Rascafría, Chartreuse du Paular [P005238].

[48] RUIZ GOMEZ Leticia, « La recuperación de la serie cartujana de El Paular » p. 185-202, ici p. 186-190, in Eduardo BARCELO TORRES, Leticia RUIZ GOMEZ (dir.), *La recuperación de El Paular [Exposition, Rascafría, Monasterio de Santa María de El Paular, 19/12/2013 - 24/01/2016]*, Madrid, Ministerio de Educación, Cultura y Deporte, 2013.

[49] Ce détail réaliste, qui renvoie à la vie quotidienne d'une chartreuse du XVIIe siècle, sert à renforcer la vérité de la scène religieuse, mais peut aussi être interprété comme un ajout « esthétique ». Julián Gállego signale, à propos de la toile *Fray Gonzalo de Illescas,* peinte par Francisco Zurbarán vers 1639 (290 x 220 cm, Cáceres, Monastère de Guadalupe), et dont la composition est similaire à cette oeuvre de Carducho (portrait d'un moine dans sa cellule, installé devant son écritoire, et dans le fond de la toile scène se référant à sa vie de sainteté) : « A côté d'éléments qu'on devrait *lire* comme de véritables signes idéographiques, il y en a d'autres (comme le petit chien du portrait du P. Illescas) dont la motivation est purement esthétique ou capricieuse », GALLEGO Julián, *Vision et symboles dans la peinture espagnole du Siècle d'Or*, Paris, Klincksieck, 1968, p. 195-196.

[50] Les chartreux consommaient des tortues aquatiques et des tortues terrestres. Les fouilles archéologiques réalisées entre 1987 et 1992 dans la cellule du prieur de la Chartreuse de Santa María de las Cuevas de Séville ont permis d'exhumer une grande quantité de restes d'origine organique ; ils se trouvaient dans un puits aveugle qui servait de dépotoir et datent du XVIe siècle. Parmi ces restes il y avait 55 carapaces de tortues de plusieurs espèces différentes : 54 appartenaient à deux espèces autochtones de tortues aquatiques d'eau douce (*Mauremys leprosa,* emydes lépreuses, et *emys orbicularis,* cistudes d'Europe), et une seule carapace appartenait à une tortue terrestre originaire d'Amérique du Sud (*chelonoidis carbonaria,* tortue charbonnière) : BERNALDEZ SANCHEZ Eloísa, BAZO CARRETERO Elisabeth, « Los estudios paleobiológicos como herramienta para la gestión y conservación de la biodiversidad. Galápagos del siglo XVI en la Cartuja de Sevilla », p. 2573-2596 in Javier JIMENEZ AVILA, Macarena BUSTAMANTE, Miriam GARCIA CABEZAS (dir.), *Actas del VI Encuentro de Arqueología del Suroeste Peninsular*, Badajoz, Ayuntamiento de Villafranca de los Barros, 2013.

« bouillon de tortue avec des nouilles » inclus dans un livre de recettes manuscrit écrit au XVIIe siècle dans la Chartreuse catalane de Scala Dei[51]. La tortue, et en particulier son sang, servait également de remède médical pour des maux variés (mélancolie, faiblesse...). L'ouvrage médical, rédigé par Francisco Vélez de Arciniega[52], apothicaire de l'Inquisiteur général, le cardinal Bernardo Sandoval y Rojas, et publié en 1613, recueille un certain nombre de remèdes médicaux composés à partir d'animaux, parmi lesquels la tortue : la chair soigne les maladies des yeux, le sang mélangé avec du vinaigre, guérit les « léthargiques », et les morsures de vipères[53]... L'auteur détaille la fabrication de ces remèdes, y compris l'extraction du sang de tortue. Ce livre, conçu pour le traitement moderne des maladies, s'appuie cependant très fortement sur les auteurs classiques (Pline, Élien, Aristote, le *Physiologus*), et mentionne également les animaux fantastiques (ou imaginaires) aux propriétés curatives, populaires dans les bestiaires médiévaux, comme le *caladrius* (calandre ou caladre) oiseau mythique aux remarquables pouvoirs guérisseurs. Selon la légende, si le *caladrius* fixait dans les yeux le malade, celui-ci était guéri, si au contraire, il détournait son regard le malade mourait, car l'oiseau (blanc, de la taille d'un corbeau) avait la vertu de prendre sur lui le mal de la personne atteinte[54]. L'estampe de l'artiste flamand Pieter van der Borcht (Malines 1530 - Anvers 1608), dessinée et gravée pour illustrer une version moderne du *Physiologus,* imprimée en 1588 à Anvers par Christophe Plantin, montre deux *caladrii,* installés sur les lits des malades[55] [figure 5]. Les gestes des oiseaux et des

---

[51] « Peculiar resultaba la receta de *fideus ab caldo de tortuga*, tortugas que eran igualmente un substituto de la carne, destinadas de manera específica a la alimentación de los enfermos y convalescientes, y que se obtenían de las balsas de tortugas existentes en muchas cartujas » : PEREZ SAMPER María de los Angeles, « Recetarios manuscritos de la España moderna », *Cincinatti Romance Review,* Hiver 2012, p. 27-58, part. p. 48. Cette recette, *fideus ab caldo de tortuga,* figure dans *El llibre de cuina de Scala Dei*, manuscrit de la première moitié du XVIIe siècle, rédigé par un moine de la chartreuse de Scala Dei dans la région catalane du Priorat et transcrit et publié en 1963 (IGLESIES Josep, *El llibre de la cuina de Scala Dei*, Barcelone, Fundació Francesc Blasi Villaespinosa, 1963 ; édition *facsimile* plus récente de Mariona Quadrada, Tarragone, El Médol, 1996).

[52] VELEZ DE ARCINIEGA Francisco, *Historia de los animales más recibidos en el uso de la medicina donde se trata para lo que cada uno entero, o parte de él aprovecha y de la manera de su preparación*, Madrid, Imprimerie royale, 1613.

[53] *Id.*, p. 222-223.

[54] F. Vélez de Arciniega écrit, citant Aristote: « En el cap. 21. del tratado de las aves del lib. intitulado Huerto de sanidad, esta escrito de autoridad de Aristoteles, que esta ave libra a los hombres de enfermedad, y la recibe en si, dexandolos a ellos libres, y que quedando ella enferma suele morir. Cuyas palabras son: El Chaladrion no mira al enfermo si ha de morir: mas si ha de vivir le mira, y le quita la enfermedad, y la trae para fi, y queda de esta manera sano el enfermo, y la ave enferma, y por haber recebido la enfermedad acontece morir ella », VELEZ DE ARCINIEGA, *op. cit.*, p. 84-85.

[55] *De charadrio. Cap.* XXIII, in *Tou hagiou patros hemon E[p]iphaniou, episkopou Konstanteias Kyprou, Eis ton physiologon, tou autou Eis ta baia logos. Sancti patris nostri Epiphanii, Episcopi Constantiae Cypri Ad physiologum : eiusdem In die festo Palmarum*

hommes expriment les dénouements attendus : au fond, celui qui va mourir, au premier plan celui qui va guérir. Les *caladrii* des bestiaires médiévaux ont été placés ici dans un moderne décor d'architectures classiques (intérieur de la chambre, fenêtres, dossiers des lits, piliers, géométrie du carrelage…) : comme un triomphe du monde imaginaire dans les siècles de la science et de la rationalité.

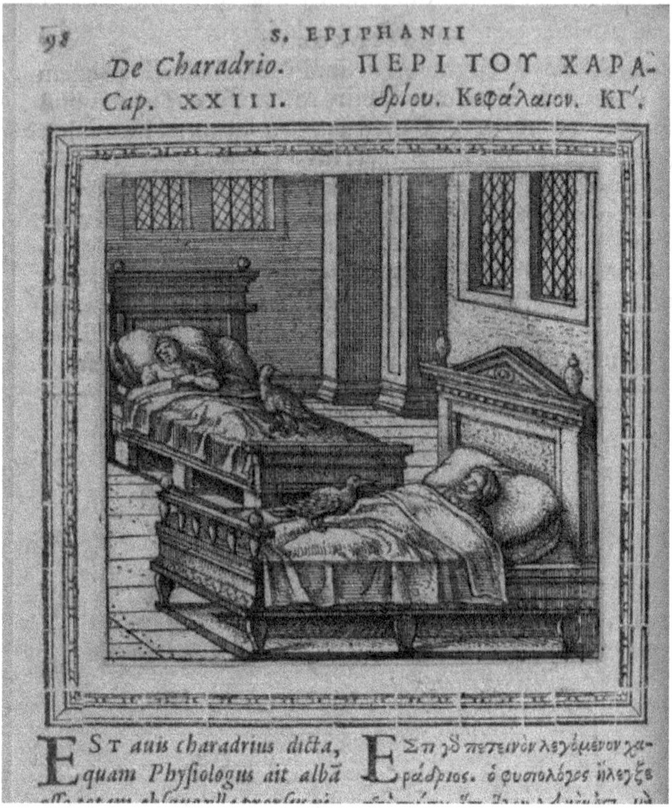

Figure 5 : Pieter van der Borcht, *Caladrius*, gravure, in *Ad Physiologum / Sancti Patris Nostri Epiphanic Episcopi Constantatiae Cypri, ad Physiologum. Ejusdem in die festo Palmarum Sermo*, Anvers, Christophe Plantin, 1588. Image from the Biodiversity Heritage Library. Contributed by Research Library, The Getty Research Institute

---

sermo, Antverpiae, Ex officina Christophori Plantini, 1588, p. 98. Dans de nombreux manuscrits, le texte du *Physiologus* du IIe siècle est attribué à tort à Epiphane de Salamine. Cet ouvrage, en grec et en latin, également connu sous le titre de *Ad physiologum*, est une réédition de l'édition de Rome de 1587 par Zanetti et Ruffinelli ; les textes sont complétés par les notes, en latin, de *Consalus* [Gonzalo] Ponce de Leon et il est illustré par 26 gravures à l'eau-forte de Pieter van der Borcht, qui ont été étudiées dans DELEN Adrien J. J., *Histoire de la gravure dans les anciens Pays Bas et dans les Provinces belges, des origines jusqu'à la fin du XVIe s. Deuxième partie : le XVIe s, les graveurs, illustrateurs*, Paris, F. de Nobele, 1969, p. 78-90. L'exemplaire du Getty Research Institute (Research Library), numérisé, est consultable en ligne sur le site de https://www.biodiversitylibrary.org/bibliography/ 127968.

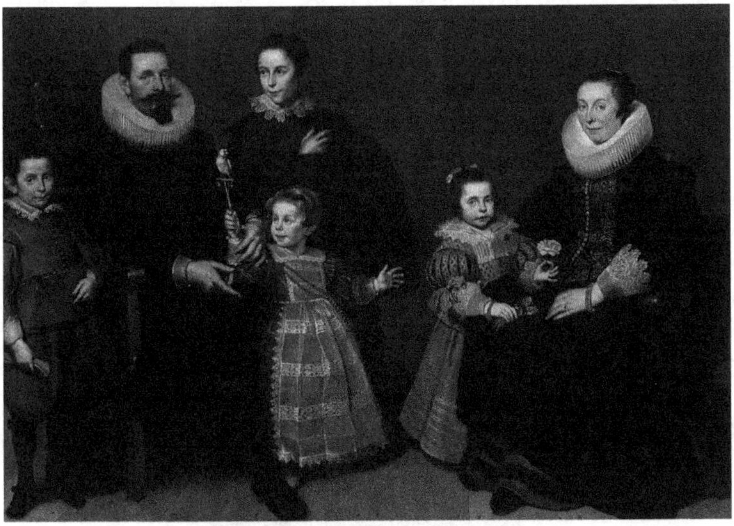

Figure 6 : Cornelis de Vos, *Portrait de famille*, 1631, huile sur toile, 165 x 235 cm, Anvers, KMSKA Koninklijk Museum voor Schone Kunsten

Cette vision emblématique de l'animal soignant, réel ou légendaire, perdure au XVIIe siècle, dans les textes et l'iconographie. Un oiseau survole bien des peintures de l'époque moderne, depuis la Renaissance, et jusqu'à la fin du XVIIIe siècle : le chardonneret, dont le rôle protecteur contre la maladie assure sa présence dans les foyers et dans les images. Le petit passereau devient au Moyen Âge symbole de la Passion et de la Résurrection ; son nom latin *carduelis* dérive de *carduus* (chardon) plante dont il se nourrit. Le plumage rouge de sa tête évoque, selon la légende, les gouttes de sang dont l'oiseau se tacha à jamais en ôtant de son bec les épines de la couronne du Christ pour soulager sa douleur. Au XVIIe siècle, le chardonneret est encore très présent dans l'iconographie religieuse : dans les mains de l'enfant Jésus, aux côtés du petit Saint Jean-Baptiste, ou de la Vierge et de Saint Joseph, comme dans la toile de Bartolomé Esteban Murillo (Séville, 1617 - Séville, 1682), *La Sainte Famille avec le petit oiseau*[56]. Mais il est devenu également un oiseau de compagnie très populaire, et à qui on pouvait apprendre des tours, comme puiser l'eau d'un bol avec un petit seau de la taille d'un dé ; le *Chardonneret* peint par Carel Fabritius (Midden-Beemster 1622 - Delft, 1654) vers 1654 sur un panneau de bois évoque les nouvelles fonctions profanes de l'oiseau, qui s'intègre à la vie quotidienne des maisons bourgeoises des Pays-Bas ; le chardonneret, enchaîné par une patte, est posé sur sa mangeoire, suspendue au mur. Le format, l'épaisseur du panneau, et le fond blanc imitant le plâtre d'un mur

[56] Bartolomé Esteban Murillo, *Sainte Famille avec le petit oiseau*, vers 1650, huile sur toile, 144 x 188 cm, Madrid, MNP [P000960].

suggèrent diverses interprétations pour ce tableau : faisait-il partie d'une cage, ou d'une petite porte pour une niche ou un placard[57] ? L'effet de trompe-l'œil est saisissant, ainsi que la représentation naturaliste de l'animal. Le chardonneret est souvent confié aux enfants, comme compagnon de jeux et protecteur face aux maladies ; le symbolisme religieux associé à la vie du Christ s'estompe. À une époque où la mortalité infantile était élevée, sa présence auprès des enfants atteste de cette croyance au rôle apotropaïque de l'oiseau : animal familier brandi sur son perchoir dans les mains de la petite fille du *Portrait de famille* peint par Cornelis de Vos[58] [figure 6], ou oiseau talisman des infants espagnols, comme dans le *Portrait d'Alonso el Caro* (1611 - 1612) par Bartolomé González (Valladolid, 1564 - Madrid, 1627)[59] : huitième et dernier enfant du roi Philippe III, le petit prince ne vécut qu'un an… malgré les nombreuses amulettes qui pendent de sa robe, et l'oiseau serré dans sa main droite[60] [figure 7].

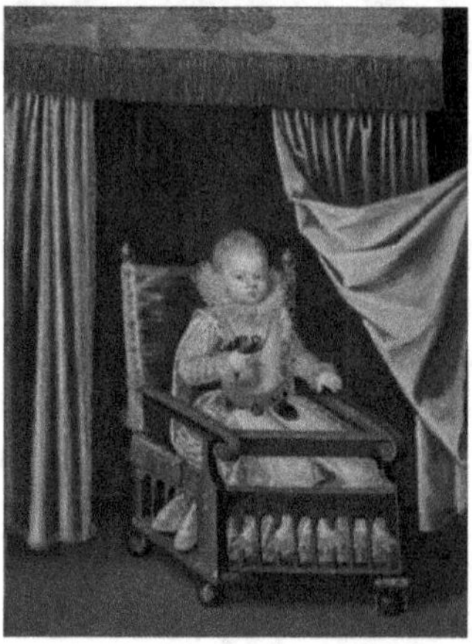

Figure 7 : Bartolomé González, *Portrait de l'infant Alonso el Caro*, vers 1611-1612, huile sur toile, 183 x 109 cm, Majorque, Fundación Jakobe

[57] Carel Fabritius, *Le chardonneret*, 1654, huile sur bois, 33,5 x 22,8 cm, La Haye, Mauritshuis https://www.mauritshuis.nl/fr/decouvrir-la-collection/oeuvres-d-art/605-le-chardonneret/#catalogue-text.

[58] Cornelis de Vos (Hulst, 1585 - Anvers, 1651), *Portrait de famille*, 1631, huile sur toile, 165 x 235 cm, Anvers, KMSKA Koninklijk Museum voor Schone Kunsten.

[59] Bartolomé González, *El Infante Alfonso el Caro*, vers 1611-1612, huile sur toile, 183 x 109 cm, Mallorca, Fundación Jakober.

[60] Les enfants royaux portaient autour de la taille des ceintures d'allaitement (*cinturones de lactancia*) d'où pendaient différentes amulettes (*dijes*) protectrices contre le mauvais œil : une clochette, des morceaux d'ambre, de corail, de cristal, des pattes de blaireau, des '*higas* ou *figas* en jais. La présence du chardonneret, comme celle des brins de corail, dans ces portraits comme dans les représentations de l'enfant Jésus, serait due à « une contamination visuelle, entre le monde laïc et le monde religieux afin d'humaniser le Christ, et de glorifier les princes » (COBO DELGADO Gemma, « Retratos infantiles en el reinado de Felipe III y Margarita de Austria : entre el afecto y la política », *Anuario del Departamento de Historia y Teoría del Arte, Universidad Complutense, Madrid* 25, 2013, p. 30-31).

Conclusion

Dans de nombreux tableaux, l'animal guérisseur accompagne les êtres humains ; cette sociabilité est absente de la mise en images de la souffrance animale, nécessaire et justifiée par la vision utilitaire de l'animal au service de la santé humaine.

L'animal souffrant, l'animal soignant, l'animal soigné n'existent ensemble que dans les fables ou les joyeuses scènes de singeries, comme dans l'estampe *Les singes barbiers* de Coryn Boel (Anvers, 1620 - 1668) d'après David Teniers le Jeune (Anvers, 1610 - Bruxelles, 1690)[61], où les singes taillent les moustaches des félins, et soignent leurs pattes cassées ; au fond de la salle, un des chats attend son tour, assis, avec sa patte en écharpe [figure 8].

Cependant, toute interprétation de ces peintures est subjective et anthropocentrique, et l'animal demeure lointain et énigmatique dans sa servitude. Comme l'exprime Elisabeth de Fontenay : « C'est à l'horizon de nos pensées et de nos langues que se tient l'animal, saturé de signes ; c'est à la limite de nos représentations qu'il vit et se meut, qu'il s'enfuit et nous regarde »[62].

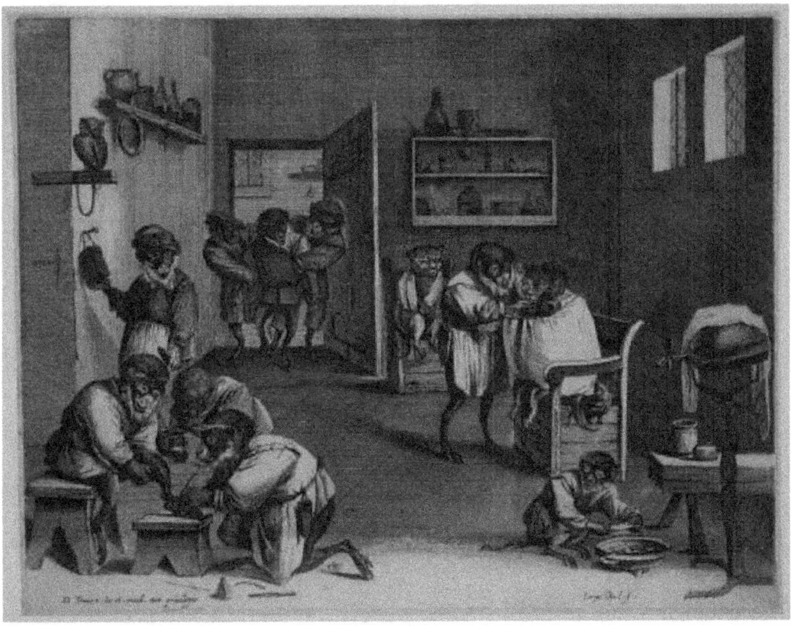

Figure 8 : Coryn Boel, d'après David Teniers le Jeune, *Les singes barbiers*, vers 1650, gravure sur papier vergé, 24,7 x 32 cm, Washington, National Gallery of Art.

[61] Coryn Boel, d'après David Teniers le Jeune, *Les singes barbiers (The Monkey's Barber Shop)*, vers 1650, gravure, 24,7 x 32 cm, Washington, National Gallery of Art.

[62] DE FONTENAY Elisabeth, *Le silence des bêtes. La philosophie à l'épreuve de l'animalité*, Paris, Fayard, 1998, p. 18.

L'exploitation de la civette (Moyen Âge - Époque moderne). Souffrances passées, souffrances annoncées

Virginie MUXART*

La civette est un mammifère carnivore, de la famille des viverridés (*Viverridae*), de la sous-famille des *Viverrinae* qui compte plusieurs espèces dont la civette africaine (*Civettictis civetta*), qui pèse entre quatorze et quinze kilos et qui depuis toujours a intéressé particulièrement le parfumeur[1] ; la civette indienne (*Viverricula indica*), qui ne pèse que deux à quatre kilos et la civette palmiste, aussi légère que la précédente, qui regroupe différentes espèces dont *Paradoxurus hermaphroditus,* une civette asiatique, également connue sous le nom local de *luwak*.

Ces viverridés portent un double appareil glandulaire comprenant les glandes « à parfum » et les glandes anales. Les glandes à parfum sont situées entre le scrotum et le prépuce chez le mâle et entre l'anus et la vulve chez la femelle. Elles s'ouvrent au-dehors par une fente. Le principal composant de la sécrétion de ces glandes, appelé *viverreum*, plus connu sous le nom de « civette » est la civettone qui favorise la fixation des odeurs. Le *viverreum* de la femelle possède une odeur plus intense mais moins fine que le mâle et constitue avant tout « un rôle d'attractif sexuel » ; sa quantité augmente par conséquent en période de rut. Il a « la consistance du beurre, est de couleur blanche et de texture mousseuse, il est riche en corps gras et exhale une odeur musquée, extrêmement forte et tenace, voire sensuelle »[2]. Cette substance d' « écume, mousse », se disant *zabād*[3] en arabe, a donné *zibetto* en italien puis « civette » en français. Jadis, la prononciation *zabād*, variant en *zebet*, *zibet* ou *zibeth,* conduisit le naturaliste Buffon à caractériser ainsi la civette et à latiniser le terme en *Viverra zibetha*[4]. L'animal se dit en arabe

---

*Docteur en Littérature comparée, Chercheur associé à PLÉIADE - EA7338 (Université Sorbonne Paris Nord).

[1] PERIER Valérie, *Les Matières odorantes animales, la civette, l'ambre gris : mise au point de procédés d'accélération de vieillissement des teintures animales*, Thèse de doctorat, sous la direction de Michel Derbesy, Université de droit, d'économie et de sciences d'Aix-Marseille. Faculté des sciences et techniques de Saint-Jérôme, 1996, p. 23.

[2] *Ibid.*, p. 24. Toutes ces données proviennent de la thèse de Valérie Perier.

[3] GUEMRICHE Salah, *Dictionnaire des mots français d'origine arabe (et turque et persane), accompagné d'une anthologie littéraire*, préface d'Assia Djebar de l'Académie française, Paris, Seuil, 2007, p. 296.

[4] RADIMILAHY Chantal et RAJAONARIMANANA Narivelo (dir.), *Civilisations des mondes insulaires, Mélanges en l'honneur du Pr. Claude Allibert,* Paris, Karthala, 2010, p. 406.

sinawr al-zabād, c'est-à-dire « chat portant l'écume »[5] et a été connu dès le XIIIe siècle en Occident sous la forme de *zabadec*[6].

Depuis quand exactement l'homme sait-il que la civette produit cette substance odorante ? Depuis quand sait-il qu'il n'est pas obligé de tuer l'animal pour lui extraire son « musc »[7] ? Il faudrait davantage de recherches pour répondre à ces questions. Au XIe siècle[8], le persan Al-Biruni, l'un des plus grands savants de l'Islam médiéval qui fut « le premier de l'Islam et probablement de toutes les autres cultures, à tracer l'histoire de l'art apothicaire »[9], écrivit un article sur la civette. À *Zuhm*[10] (synonyme de *zabād*), après avoir donné les traductions de l'animal et de son musc en hindi, il écrivit que, d'après Khushkī, « la civette est obtenue de Sind, Dibal et Ceylon »[11] et que « le peuple d'Arabie ne le sait pas »[12]. En Inde, la civette (*Viverricula indica*) est utilisée dans l'Ayurveda (médecine traditionnelle indienne), dans la préparation de bâtons d'encens traditionnels ainsi que celle du tabac aromatisé[13].

Pour approfondir la compréhension de la relation entre l'homme et la civette entre le XVe et le XVIIIe siècle, les témoignages concernant les conditions de captivité de ces animaux et les pratiques d'extraction de leur musc seront d'abord examinés. L'utilisation de la civette dans les recettes de Simon Barbe, parfumeur de Louis XIV, sera étudiée à la fin du XVIIe siècle, période durant laquelle la civette était encore employée pour la création de pommades et de tabac. C'est cependant grâce à d'autres civettes, enfermées dans la Ménagerie du Château de Versailles, et avec le concours des membres de l'Académie des Sciences, que la connaissance sur l'animal progressa. Enfin, à la fin du XVIIe - début du XVIIIe siècle, bien que l'usage traditionnel du *viverreum* ait fortement diminué, laissant croire à une

---

[5] Le français utilise souvent la traduction de « chat musqué » mais il faut faire attention car le musc est la substance qui se trouve dans le cerf porte-musc, de la famille des moschidés, de l'ordre des Artiodactyles, pas des Carnivores. Il ne s'agit donc pas du tout du même animal.

[6] GUEMRICHE, *op. cit.*, p. 296.

[7] Les autres substances nécessitent la mort de l'animal qui les sécrète : castor (castoreum), cerf porte-musc (musc) et cachalot (ambre gris). Il arrive cependant que les cachalots expulsent spontanément leur ambre gris.

[8] Nous n'avons pas trouvé avant Al-Biruni d'articles ou d'informations consacrés à l'extraction de la civette.

[9] *Al-Biruni's Book on Pharmacy and Materia Medica*, edited with english translation by Hakim Mohammed Said, printed under the auspices of Hamdard National Foundation, Karachi, Hamdard Akademy, 1973, p. 35.

[10] *Ibid.*, n°32, p. 171.

[11] Ceylon (Ceylan) : actuel Sri Lanka où l'on trouve la civette palmiste commune, connue pour être à l'origine d'un des cafés les plus chers du monde, le café indonésien *Kopi Luwak.*

[12] *Al-Biruni's Book... op. cit.*, n°32, p. 172.

[13] BALAKRISHNAN M. et SREEDEVI M. B., « Husbandry and management of the Small Indian civet Viverricula indica (E. Geoffroy Saint-Hilaire, 1803) in Kerala, India », *Small Carnivore Conservation*, 36, 2007, p. 9-13, ici p. 10.

réduction de ses souffrances, le colonialisme hollandais ouvrait une nouvelle perspective de son exploitation pour la production, cette fois, de café.

Une longue tradition de souffrances

Il fut un temps où l'homme se rendit compte qu'il pouvait garder l'animal en vie pour extraction, ce qui, peut-être dès le XIIe siècle[14], lui coûta sa liberté. Enfermée dans une cage et souvent enchaînée, la civette subissait régulièrement des curetages. Les récits de voyage des Occidentaux en témoignent[15].

Félix Fabri, dans son *Voyage en Egypte*[16] de 1483, rapporte que l'extraction se faisait selon un cérémonial précis du début à la fin :

> « Nous priâmes donc l'homme de nous montrer comment il faisait. Il se saisit d'un bâton avec lequel il se mit à piquer et à énerver la bête ; il la fit ainsi courir et crier à travers la cage, tout en guettant attentivement, s'efforçant de la saisir par la queue tandis qu'elle courait en tous sens dans la cage. Lorsqu'il l'eut saisie, il attira la bête par la queue vers la paroi de la cage et donna l'ordre à ses serviteurs de saisir fortement la bête, la queue en l'air, par les pattes arrière qu'ils tenaient également hors de la cage, de façon à découvrir complètement les parties génitales. Elle possédait en fait, près de sa matrice naturelle, une autre fente, comme une seconde matrice, qui n'était pas destinée ni à recueillir ni à émettre quoi que ce soit, si ce n'est ce qui va être décrit : tandis qu'on tenait ainsi la bête, elle sifflait, criait et crachait de rage. Quand elle fut bien en furie, Tanguardin avança une petite cuillère d'argent et l'introduisit dans la seconde matrice de la bête. A ce contact, la bête agita sa matrice et en fit jaillir à l'extérieur la chair interne d'où découlait une matière trouble de couleur cendrée. Tanguardin recueillit cette matière à la surface de la chair, avec la cuillère. Il retira la cuillère pleine et relâcha la bête. »

Cette technique d'extraction était déjà connue en Occident à cette période comme l'atteste un passage de Jérôme Münzer[17], écrit en 1494-95, dans son *Voyage en Espagne et au Portugal.* Le voyageur décrit Barcelone et sa visite chez l'Infant Don Enrique, qui avait construit « une maison d'une

---

[14] DANNENFELDT Karl H. écrit p. 410 dans son article « Europe Discovers Civet cat and Civet » *Journal of the History of Biology*, 18-3, 1985, p. 403-431, qu'Idrisi rapporte que les civettes étaient gardées en Chine dans de grandes cages et nourries de viande.

[15] Les trois premiers exemples sont étudiés dans MUXART Virginie, « La civette au Moyen Âge et à la Renaissance : parfum prophylactique, curatif et aphrodisiaque », p. 131-160 in Agostino PARAVICINI BAGLIANI (dir.), *Parfums et odeurs au Moyen Âge. Science, usage, symboles*, Florence, SISMEL, Ed. del Galluzzo, 2015.

[16] Felix FABRI, *Voyage en Egypte*, traduit du latin, présenté et annoté par le R.P. Jacques Masson, Le Caire : Institut français d'archéologie orientale 1975, t. 2, p. 409-410.

[17] PUYOL Julio, « Jerónimo Münzer. Viaje por España y Portugal en los años 1494 y 1495 / versión del latín », *Boletín de la Real Academia de la Historia*, 84, 1924, p. 32-119.

telle richesse qu'il ne peut se concevoir de supérieure ». L'extraction en elle-même se déroule de la même manière mais la façon de ramener la bête vers l'opérateur se fait de façon plus brutale et sûrement plus douloureuse encore pour la bête. L'animal, dans ce passage, un mâle, est présenté comme « une bête colérique et furieuse » et ce, dès qu'il voit les visiteurs approcher de la cage dans laquelle il est attaché par une chaîne (alors que dans le passage de Fabri, la femelle, qui n'est pas attachée dans la cage, est « énervée et piquée » afin que l'extraction se fasse après cela). S'ensuit alors le curetage :

> « Celui qui s'en occupait demanda à ce qu'avec la chaîne, la civette soit ligotée par la tête à la cage et, en la tirant par les pattes arrière, il lui a levé la queue, nous a montré son membre (parce que c'était un mâle), et lui prenant les parties génitales, il les a inversées comme quelqu'un qui retourne une bourse, laissant à vue deux cavités, une à chaque testicule ; dans l'une d'entre elles, il a introduit une petite cuillère en verre lisse, et par trois fois, il a extrait deux drachmes de substance odorifère, avec laquelle il m'a enduit la main qui garda l'odeur du musc pendant plusieurs jours »[18].

Léon l'Africain (XVIe siècle) rapporte une méthode[19] éthiopienne qui s'apparente aux croyances susdites :

> « On en reçoit la civette deux ou trois fois le jour, qui n'est autre chose que la sueur de cet animal, lequel on bat avec une petite baguette, le faisant sauter deçà et delà parmi la cage, jusqu'à ce qu'il vient à jeter la sueur qu'on lui ôte de dessus les bras, cuisses et queue [...] »

Luis del Mármol Carvajal (XVIe siècle) croyait que la civette était de la sueur qui se récupérait sur l'animal. Il fallait donc l'irriter le plus possible[20] :

> « La civette n'est autre chose que la sueur qui sort de leur corps : & pour la tirer on les irrite dans leur cage avec un baston, les faisant aller tantost d'un costé, tantost d'un autre, jusqu'à ce qu'elles

---

[18] Le texte de MÜNZER (*cf.* note précédente) précise p. 47 : « bicho colérico y furioso. [...] El que lo cuidaba mandó que con la cadena lo amarrasen por la cabeza a la jaula y, tirándole de sus patas traseras, le levantó la cola, nos enseñó su miembro (porque era macho), y cogiendo los genitales, los invirtió como quien vuelve una bolsa del revés, dejando a la vista dos cavidades, una en cada testículo ; en una de ellas introdujo una cucharilla de vidrio liso, y en tres veces extrajo como dos dracmas de substancia odorífera, con la que me untó la mano, que estuvo oliendo a almizcle durante varios días ».

[19] LEON L'AFRICAIN, *De l'Afrique contenant la description de ce pays*, trad. Jean Temporal, imprimé aux frais du gouvernement, Paris 1830, II, p. 296.

[20] Luis del MARMOL CARVAJAL, *L'Afrique*, traduction de Nicolas Perrot, sieur d'Ablancourt, divisée en trois volumes, et enrichie des cartes géographiques de M. Sanson, géographe ordinaire du Roi, avec l'Histoire des Chérifs, traduite de l'espagnol de Diego Torres, par le duc d'Angoulesme le père, Paris, chez Thomas Iolly, 1647, Livre I, p. 57.

suent, & et alors on la tire d'entre les jambes, & d'autour du cou & de la queuë, ce qui se fait deux ou trois fois le jour. »

Au XVIIe siècle, John Joston (1603 - vers 1675) traduit l'œuvre de Pietro Castelli[21] (vers 1570 - 1661) dans son *A Description of the Nature of Four-Footed Beasts*. Selon lui, et d'après Faber-Columna, voici la méthode utilisée par les serviteurs du Dr. Barnadine de Cordoue :

> « L'un d'eux tirait la chaîne dans laquelle le Zibet était attaché, un autre, les pattes de derrière, un troisième s'occupait des sacs, et avec un grand cure-oreille, allait chercher la Civette proprement, en grattant de tous les côtés, puis il essuya les poils courts des deux sacs avec de la ouate. Trois cents opérations de ce type sont nécessaires pour remplir une coque de châtaigne. En été, la civette peut être récoltée tous les deux jours à raison d'une demi once à chaque fois. En hiver, la production de civette est moindre et on ne peut la récolter qu'une fois par semaine. Une once de civette de la femelle valait quatre onces de celle du mâle, cette dernière n'ayant que peu de valeur à elle seule. La civette était conservée dans des récipients en verre uniquement. »

Le physicien et géographe hollandais Oliver Dapper (1636-1689) écrit à propos de la civette qu'on trouve en Afrique[22] :

> « La civette ou la sueur de cette bourse, qui est pleine de trous & située à l'extrémité du derrière, est au commencement d'un odeur forte ; mais lorsqu'elle est épaissie & exposée à l'air, elle devient d'une odeur douce et agréable. Quelques-uns croient que cet excrément est la semence de cet animal. On en ramasse tous les jours du poids d'une drachme, autour de cette bourse, avec une cœuiller d'argent, de cuivre ou de corne. Quand on irrite le chat avec un bâton & qu'on le met en colère, il en sue davantage & on recueille plus de parfum. »

À la fin du XVIIe siècle, Jean Barbot[23] (1655-1712), alors commis sur le navire de La Rochelle « Le Soleil d'Afrique », consacre une partie à la civette (« Civet-cats ») dans son *Journal d'un voyage de traite en Guinée, à*

---

[21] JOSTON John, *A Description of the Nature of Four-Footed Beasts, with their figures, written in latin by John Joston*, translated in English by J.P., Amsterdam, 1678, p. 113-119. Il traduit *De Hyaena Odorifera Exetasis figuri aeneis adornata*, de Pietro Castelli Francfort / Main, Hermann à Sande, 2e ed., 1668 [ed. pr. 1638, I.F. Bianco, 1638].

[22] DAPPER Oliver, *Description de l'Afrique : contenant les noms, la situation et les confins de toutes ses parties...*, trad. du flamand, Amsterdam, W. Waesberge, Boom et Van Someren, 1686, p. 15.

[23] BARBOT Jean, *A Description of the Coasts of North and South-Guinea, and of Ethiopia inferior, vulgarly Angola ... And a new relation of the province of Guiana, and of the great rivers of Amazons and Oronoque in South America, with an appendix being a general account of the first discoveries of America, in the fourteenth century, and some observations thereon and a geographical, political, and natural history of the Antilles-Islands, in the North-Sea of America*, Londres, s.n. 1732, p. 210-211.

Cayenne et aux Antilles effectué en 1678-1679, dans le troisième livre se rapportant à la Guinée du Sud[24] :

> « […] ils doivent être très énervés et vexés avant de sortir la civette du sac, car plus elle est enragée, plus elle rapporte, et mieux c'est. La meilleure façon de la sortir est d'utiliser de petites cuillères en plomb, de peur de blesser la créature dans cette partie, qui est très tendre. »

Tous ces témoignages d'extraction de civette convergent vers un mode affectant la bête puisque l'homme prélève directement sur la glande. En effet, la technique d'extraction se fait sur un animal encagé, qui subit les curetages, d'une manière violente. La civette, portant un collier, enchaînée, souffrait d'être battue, forcée d'aller selon le gré de la main de l'homme, qui la tenait. La bête devait être mise en colère pour que l'extraction se fasse, croyance trouvée notamment chez Scaliger et Matthiole selon lesquelles le parfum de la civette n'est rien autre chose que sa sueur[25].

Aussi, l'animal peint au premier plan à droite par Ludger tom Ring le Jeune (1560), tacheté, au bandeau noir sur les yeux, aux pattes de chien, portant un collier doré relié à deux maillons en or (formant un début de chaîne, comme si cette dernière avait été brisée) dispose de toutes les caractéristiques physiques d'une civette exploitée pour son *viverreum* aux époques médiévale et moderne[26]. Sa queue paraît stylisée à première vue mais ressemble beaucoup à ces queues tyrannisées à répétition, maintenues fermement par la main de l'homme pour que le curetage se fasse plus facilement.

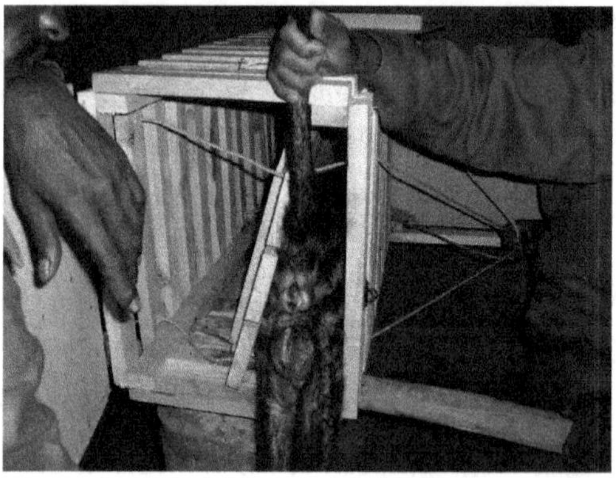

Civette élevée dans une ferme à Debre Zeit, Ethiopie © François Moutou, 2005

[24] *Ibid.*, p. 211.

[25] Furetière, *Dictionnaire universel*, La Haye et Rotterdam, Leers, 1690, t. 1, *s.v.*

[26] Cette proposition avait été aussi faite par l'auteur de cet article, en introduction de sa thèse, *Savoirs et représentations de la genette* (Genetta genetta) *dans le bassin méditerranéen de la préhistoire à nos jours. Histoire d'une belle méconnue,* Thèse de doctorat en Littérature comparée, sous la direction de Juliette Vion-Dury et Corinne Beck, Univ. Sorbonne Paris-Nord (Villetaneuse), 2016.

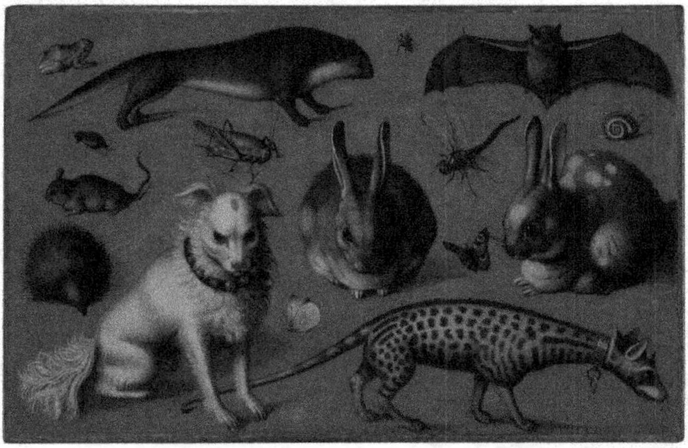

Ludger tom Ring le Jeune, *Tierbild mit Ginsterkatze*, 1560
Westfälisches Landesmuseum, Münster.

Dans un article publié en 2014, Maria Rikken montre magistralement que la civette de Ludger tom Ring est le modèle de trois autres (civettes) peintes par Hans Bol (1543 - 1593) au folio 52 de son *Album de quadrupèdes*, un anonyme (folio dont l'album était destiné vraisemblablement à Charles Quint) et Joris Hoefnagel[27] (1542 - 1601). Cependant, cet *Album de quadrupèdes* de Hans Bol[28] enferme d'autres folios tout à fait intéressants comme le folio 51, un animal ressemblant à une civette (plutôt asiatique), représentée avec un collier rouge, doté d'un anneau d'attache doré, relié à une chaîne argentée à petits maillons. En effet, Hans Bol aurait donc représenté dans cet album deux civettes ; l'une africaine (folio 52) et l'autre asiatique (folio 51), ce qui donne à penser que l'artiste faisait bien la différence entre ces viverridés. En atteste aussi, au folio 58, une genette reconnaissable à son corps élancé, tête effilée et longue queue annelée, sans collier[29]. Ainsi la recherche pluridisciplinaire (biologie,

---

[27] RIKKEN Maria, « A Spanish album of drawings of animals in a South-Netherlandish context. A reattribution to Lambert Lombard », *Rijksmuseum Bulletin*, 62-2, 2014, p. 106-123.

[28] Il s'agit du ms. Gl. kgl. Saml. 3471, 8°, vol. I, II et III de la Bibliothèque Royale de Copenhague. Remerciements à Baudouin Van den Abeele pour la transmission de ses propres clichés de quelques folios de cet album, sans lesquels ce complément d'étude n'aurait pu se faire. Selon notre collègue, il s'agit de trois albums d'aquarelles d'animaux, de petit format, oblong (15 cm de long sur 12,5 de haut), sous une reliure refaite récemment. Le premier (88 f.) est consacré aux animaux terrestres, le second (138 f.) aux oiseaux et insectes, le troisième (70 f.) aux poissons et animaux aquatiques. Exécutés et signés par Hans Bol, ils ont peut-être appartenu à Rodolphe II de Habsbourg, puis ont été acquis par le roi Christian V du Danemark (qui a apposé sa signature).

[29] La genette est bien cet animal qui a la liberté d'entrer et de sortir des lieux anthropiques. Si elle porte un collier c'est dans un contexte héraldique, qui l'associe souvent, grâce à un entrelacs à l'initiale gothique « I ». *Cf.* MEZAN-MUXART Virginie, « Genette et Janette : devises de Jeanne de France au XVe siècle », *Actes du XVIIIe Colloque de la Société Internationale*

littérature, art et histoire) aide-t-elle à affiner l'identification de l'animal présent sur le tableau de 1560.

La civette à Versailles : objet de curiosité et d'étude

Au XVIIe siècle, la civette est encore utilisée en parfumerie. Simon Barbe, le parfumeur de Louis XIV, la préconisait dans ses recettes écrites dans *Le Parfumeur français* (1693) puis dans *Le parfumeur royal* (1699). La croyance en laquelle la civette doit avoir chaud pour « suer » de son parfum tant convoité apparaît dans *Le Parfumeur français* (1693), au préambule :

> « [...] elle paraît fort triste de son naturel, on la tient enfermée dans une cage de fer, & les personnes qui gouvernent ces animaux savent connaître le temps qu'il faut prendre pour les faire suer, en mettant plusieurs réchauds pleins de feu autour de leurs cages, cela aide au naturel de l'animal, & comme la sueur en est fort épaisse, on ramasse avec un couteau d'ivoire toute la sueur qui se trouve sous les essailles ou entre les cuisses, c'est ce que nous appelons la civette [...] »[30].

C'est sur le frontispice du second livre qu'apparaît la représentation de cette civette encagée, entourée de réchauds.

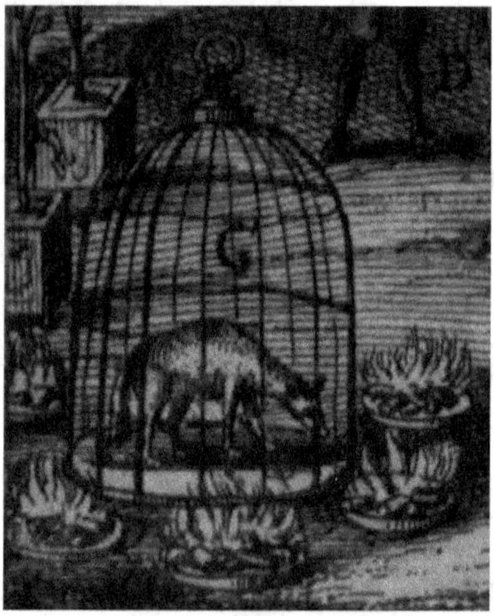

Le parfumeur royal (1699), détail de l'illustration face à la page de titre.

Dans *Le Parfumeur français*, la civette est utilisée dans les poudres pour les cheveux ; pour parfumer les autres poudres (p. 5-6), notamment celle « de Chypre comme à Montpellier » (p. 11-12). Elle rentre aussi dans la

---

Renardienne, 21-24 juillet 2009 à Utrecht (Pays-Bas), p. 104-125 in Baudouin VAN DEN ABEELE et Paul WACKERS (dir.), *Reinardus: Yearbook of the International Reynard Society*, 22, 2010.

[30] BARBE Simon, *Le Parfumeur françois : qui enseigne toutes les manières de tirer les odeurs des fleurs & à faire toutes sortes de compositions de parfums*, Paris, chez Michel Brunet, 1693.

composition de la « poudre de frangipane » (recette p. 8-10), de « savonnettes bien parfumées » (recette p. 22-24), de « pâtes parfumées pour chapelets & médailles » (p. 68-70), de « sachets pour mettre sur soy » (p. 77-80), dans une « composition pour porter sur soy » (p. 87) et de recettes pour parfumer les gants avec fleurs ou sans (p. 93-110). Elle parfume le tabac (qu'il faut purger absolument avant), « dit de Pongibon » (p. 127-128), « à la pointe d'Espagne » (p. 128-129), « en odeur de Rome » (p. 129-130) et « en odeur de Malte » (p. 130-131).

Dans *Le parfumeur royal* (1699), la civette rentre dans la composition pour « des gants blancs parfumés pour une douzaine » (p. 15-16), pour « des gants musqués » (p. 17-18), pour en charger les éventails (p. 67-68), pour « des coussinets pour porter sur soy » (p. 121) et pour de la « cire grise parfumée » (p. 245-246). Des conseils sont donnés pour la « manière de consommer le musc et la civette dans les poudres » (pour les cheveux, p. 208-209).

Quant à la présence de civette dans les parfums portés par Louis XIV et les autres souverains qui séjourneront après lui à Versailles, aucune source ne peut le confirmer puisqu'aucune n'a été conservée (aucune facture, aucun registre de comptes d'achats au château de Versailles[31]). Aucun flacon de parfum n'a été trouvé à Versailles, excepté celui découvert lors de recherches archéologiques débutées en 2014, partiellement rempli de son contenu d'origine, à Marly-le-Roy, dans le dépôt latrinaire datant de la dernière occupation du château, à la fin du XVIIIe siècle[32]. Le liquide précieusement conservé à l'abri dans son flacon de verre bleuté, grâce à son bouchon de liège resté étanche, révéla notamment du cèdre, de la valériane qui oriente cette préparation « sur une utilisation vulnéraire ou anti-hystérique », « une préparation complexe à produits multiples, très probablement médicinale »[33] … mais aucunement de la civette.

Cependant, en ce même siècle, grâce à la Ménagerie de Versailles et à l'Académie royale des Sciences créées sous l'impulsion de Louis XIV, un changement s'opère dans la souffrance infligée aux civettes.

Des civettes ont fait partie de la Ménagerie de Versailles, en attestent des sources littéraires et iconographiques. La Ménagerie, construite par Louis Le Vau à partir de 1663 (achevée en 1668-1669 avec des modifications intervenues entre 1676 à 1680), « consistait en un petit

---

[31] Information communiquée par Alice Camus Mignen (16 février 2024) qui a fait sa thèse sur *Les parfumeurs et la cour de France, de Louis XIV à Louis XVI : analyse sociale, culturelle et technique d'un métier*, Thèse de doctorat d'Histoire moderne et contemporaine, sous la direction de Lucien Bély, présentée à Sorbonne Université, 2021.

[32] HEITZMANN Annick, « Parfum de XVIIIe siècle », *Château de Versailles, de l'Ancien régime à nos jours*, 27, 2017, p. 50-51.

[33] HEITZMANN Annick, GARNIER Nicolas et DODINET Elisabeth, « Un parfum du XVIIIe reconstitué : Pavillon des invités, château royal de Marly-le-Roy », *Nouvelles de l'archéologie*, 173, septembre 2023, p. 92.

château servant de lieu de repos et d'observatoire, entouré d'un ensemble d'enclos destinés aux animaux avec bassins et abris »[34]. C'est dans *la cour des oiseaux*, entre le château et la route de Saint-Cyr, composée de trois cours carrées entourées de loges, que vivaient certains mammifères, dont les civettes, parmi blaireaux, renards, cervidés ainsi que volatiles (poules, spatules, rapaces, corbeaux et casoars)[35]. Deux témoignages écrits l'attestent, offrant une rare description du Premier Versailles. C'est dans la nouvelle galante, *La Promenade de Versailles dédiée au Roi* (1669) de Madeleine de Scudéry, qu'on trouve mention des civettes [36] :

> « Après avoir ri de ce qu'elle disoit, elles virent la cour des pélicans, des oyes d'Inde, des canes maritimes, des éléphants, des gaselles, des marmottes, et des civettes [...] »

Mais c'est dans la composition « en vers héroïque », dans un manuscrit non daté (probablement au tout début des années 1670) du fontainier Claude Denis qu'est établi le lien entre l'animal et sa production aux propriétés fantastiques[37] :

> « Dans cette mesme cour, on nourrit des civettes,
> Dont on sçait la nature et les vertus secrettes,
> Que dirai je de plus on y void des griffons,
> Grand nombre de pigeons de diverses façons ».

Il y eut effectivement des civettes à la Ménagerie de Versailles en 1669-70 (d'après les témoignages de Madame de Scudéry et de Claude Denis). À l'automne 1671, deux civettes y arrivèrent ; elles provenaient de la côte de Guinée d'où elles avaient été ramenées, avec d'autres animaux, par le capitaine de vaisseau d'Ailly[38]. Aussi n'est-il pas surprenant que la civette fasse partie du bestiaire peint par Pieter Boel (1622 - 1674). Le nom de ce peintre animalier, originaire des Flandres, apparaît dès octobre 1669, dans les *Comptes des Bâtiments du Roi*. En effet, il avait été chargé par Charles Le Brun de peindre des études d'animaux de la ménagerie de Louis XIV,

---

[34] FOUCART-WALTER Elisabeth, *Pieter Boel, 1622-1674, peintre des animaux de Louis XIV. Le fonds des études peintes des Gobelins*, Exposition du musée du Louvre du 12 septembre au 17 décembre 2001, Paris, RMN, 2001, p. 38. *Cf.* SCHOBER Sarah-Maria, « Taming the untamable. Early modern civet cats and the nature-culture dichotomy », p. 32-57 in Joanna WOODALL, Eric JORINK, Edward WOUK (dir.), *The Animal and the Human in Netherlandish Art, Netherlands Yearbook for History of Art / Nederlands Kunsthistorisch Jaarboek*, 71, 2021.

[35] FOUCART-WALTER, *op. cit.* p. 39.

[36] SCUDERY Madeleine de, *La promenade de Versailles dédiée au roi*, Paris, chez Claude Barbin, 1669, p. 98.

[37] DENIS Claude, *Explication de touttes les grottes, rochers et fontaines du Chasteau Royal de Versailles, Maison du Soleil, et de la Ménagerie, en vers heroïque*, précédée d'une épître dédicatoire au roi Louis XIV, s.d. (BnF Fr. 2348), p. 55v.

[38] *Pieter Boel..., op. cit., supra* note 34, p. 90.

destinées à servir de modèles pour les cartons des futures tapisseries des *Mois* ou *Maisons royales*[39]. Il rejoint donc l'équipe des Gobelins à cette fin.

Pieter Boel pratiquait parallèlement deux techniques ; le dessin et la peinture. Parmi ses quatre-vingt-cinq études animalières, trois sont consacrées à la civette : deux dessins, sur chacun desquels figure une civette et la troisième étude, une peinture sur laquelle sont représentées les deux civettes dessinées séparément[40]. Exécutées à la pierre noire, avec rehauts de blanc et de pastel (technique que Boel a vraisemblablement connue en Italie), elles sont dessinées sur le vif, l'une au repos, l'autre en mouvement. Ces deux civettes dessinées[41] ont servi à la réalisation des deux civettes représentées dans les deux mêmes positions, sur la toile peinte.

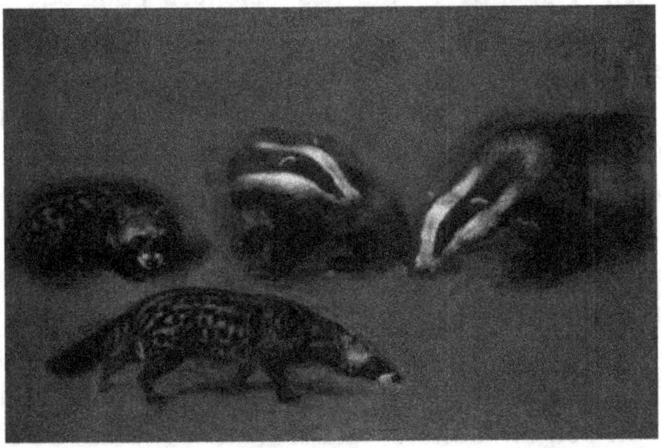

Pieter Boel, *Etudes d'une civette et d'un blaireau,* 1600-1700,
Musée des Beaux-Arts de Limoges, dépôt du Musée du Louvre, INV 3974.

Pieter Boel renouvelle complètement la peinture animalière. En effet, ses deux dessins (retrouvés dans la troisième œuvre, le tableau) étudient la civette sous des angles différents ; couchée, le museau relevé, le regard angoissé, traduisant la peur, ou en en train de marcher, le museau presque à terre, reniflant peut-être une odeur. Ces civettes, peintes « d'après nature », ont un rendu quasi-tactile du pelage, aux couleurs très réalistes et l'artiste a su les croquer, en fin observateur, dans des attitudes caractéristiques d'animaux vivants[42]. Il pourrait en être dit de même pour les deux blaireaux

---

[39] *Ibid.*, p. 20.

[40] Il s'agit d'« Études d'une civette et d'un blaireau », entre 1668 et 1674, dépôt du Musée du Louvre, Paris (INV 3974), Musée des Beaux-Arts de Limoges.

[41] Il s'agit d'« Etudes de civette et d'une patte d'oiseau », entre 1668 et 1674, Musée du Louvre, Paris (INV 19395, recto) et d' « Etudes de civette, corps, tête et pattes », entre 1668 et 1674, Musée du Louvre, Paris (INV 19397, recto), Département des Arts graphiques et peinture à l'huile sur toile.

[42] Ces deux civettes ont servi très probablement de modèle à celles qui figurent sur les tentures des mois d'octobre et de novembre, en haute lisse et en basse lisse, selon FOUCART-WALTER Elisabeth, *Pieter Boel, 1622-1674, peintre des animaux de Louis XIV. Le fonds des études peintes des Gobelins*, Exposition du musée du Louvre du 12 septembre au 17

— animaux sauvages autochtones — qui figurent aux côtés des deux civettes, chacun des quatre animaux cernés « d'une sorte d'auréole verdâtre », « rapidement brossée, qui permet de mettre en valeur le contour de chaque animal »[43]. Si la civette au regard apeuré, repliée sur elle-même, touche autant le spectateur c'est probablement car il y a « la marque de l'intérêt chaleureux que l'artiste éprouvait pour ces animaux captifs, arrachés de leur cadre naturel, dont il (nous) transmet souvent l'immense solitude »[44]. Le regard de ce peintre animalier était à contre-courant de l'esprit de l'époque et c'est en cela que ses civettes, alors qu'elles n'ont aucun collier ni aucune chaîne, continuent de souffrir, si éloignées de leurs terres natales.

En 1669, deux civettes mortes dans la Ménagerie sont envoyées, par ordre du Roi, à l'Académie royale des Sciences pour être disséquées. En effet, dès la fondation de cette Académie en 1666, un groupe d'académiciens mené par Claude Perrault et Joseph-Guichard Duverney déploient une activité intense pour disséquer pratiquement tous les animaux rares qui mouraient à la Ménagerie[45]. Cette autopsie est rapportée scrupuleusement.

Dans un premier temps, leur civette est comparée au castoréum du castor mort l'année précédente puisque « la matière que ces deux espèces d'animaux renferment dans des réservoirs (qui) leur sont particuliers »[46]. Alors que le castoréum est « d'une odeur forte & peu agréable », « la liqueur qui vient de la civette est extrêmement douce ». Pour les scientifiques d'alors, la différence vient du fait que la civette « est d'un tempérament chaud & sec, boit peu & habite ordinairement les sables de l'Afrique », qui contraste avec « l'humidité froide du Castor ». Le « réservoir » qui contient « la liqueur odorante » est alors décrit. À cette date, l'odeur de la civette

---

décembre 2001, Paris, RMN, 2001, p. 90. Il s'agit des Tapisseries « Octobre, signe du Scorpion : promenade de Louis XIV en vue du château des Tuileries », Manufacture des Gobelins, INV 1896 et « Novembre, signe du Sagittaire : promenade du Roi au château de Blois », Manufacture des Gobelins INV 3023. Sur l'animal dans ces douze tapisseries, voir METRAUX Maxime Georges, « L'animal tissé dans les tapisseries de la manufacture des Gobelins durant le règne de Louis XIV », p.199-205 in Alexandre MARAL et Nicolas MILOVANOVIC (dir.), *Les animaux du roi*, Paris, Château de Versailles et Lienart, 2021.

[43] FOUCART-WALTER Élisabeth et PINAULT SØRENSEN Madeleine, « Pieter Boel : peintre des animaux de Louis XIV », *L'Objet d'art*, 363, 2001, p. 50-57, ici p. 55.

[44] *Ibid.* p. 57.

[45] La plus mémorable fut celle de l'éléphant du Congo offert par le roi du Portugal à Louis XIV et à laquelle assista le roi pour l'étude de quelques parties anatomiques. *Cf.* SCHMITT Stéphane, « Les apports de la Ménagerie royale à l'anatomie des animaux », p. 116-120 ici p. 117 in Béatrix SAULE et Catherine ARMINJON, *Sciences & curiosités à la cour de Versailles*, Paris, Editions de la Réunion des musées nationaux, 2010.

[46] *Recueil de Mémoires, ou Collection de pièces académiques, concernant la Médecine, l'Anatomie & la Chirurgie, la Chymie, la Physique expérimentale, la Botanique & l'Histoire Naturelle*, tirées des meilleures sources et mis en ordre par feu M. J. Berryat, Conseiller-Médecin ordinaire du Roi, intendant de ses eaux minérales, Correspondant de l'Académie Royale des Sciences de Paris, & Membre de la Société des Sciences & Belles Lettres d'Auxerre, Tome I, Auxerre, chez François Desventes, 1754, p. 35.

n'est ni forte, ni gênante : « le poil des deux civettes sentait bon, & sur tout celui du mâle étoit si parfumé, que quand on avait passé la main dessus, elle en conservait longtemps une odeur agréable ». Enfin, à les regarder de près, des points communs sont trouvés entre la civette et l'hyène, « si l'on excepte les rêveries que les Anciens ont débitées de l'Hyene, comme de la plupart des animaux peu connus ». Il est rappelé qu'il faut les faire courir, se dépenser pour recueillir toute la sueur car la croyance est que, même si la civette « est en plus grande quantité dans ces réservoirs, & s'y perfectionne mieux, il y a lieu de croire qu'elle se répand aussi en sueurs par toute la peau. ». Il est relevé aussi, à l'occasion de ce compte rendu, que « les Civettes sont incommodées de cette liqueur, quand les vaisseaux qui la contiennent en sont trop pleins, on leur a trouvé des muscles dont elles se servent pour comprimer ces vaisseaux & la faire sortir ». Ce commentaire est tout à fait intéressant et est à mettre en parallèle avec la remarque qu'avait faite Pietro Castelli (vers 1570-1661), deux décennies plus tôt, dans son *De Hyaena Odorifera Exetasis figuri aeneis adornata* (1638), mentionné *supra*, au chapitre IX consacré à la collecte de civette (*De collectione & electione zibeth*) :

> « Les Noirs (ou Arabes) recueillent la civette sur de vieilles souches où le chat civette s'était frotté (la civette). Cette substance huileuse était bouillie dans l'eau et la graisse qui en sortait était écumée. »

Ces deux témoignages apprennent au lecteur que sur les terres natales mêmes de la civette africaine, le *viverreum* en surplus pouvait être récupéré « naturellement » plutôt qu'en contraignant l'animal.

La connaissance de la façon dont la civette produit son parfum avance d'une façon déterminante avec la dissection d'un « musc » (appelé civette asiatique), par François Gigot de la Peyronie[47], Premier chirurgien de Louis XV. Cette dissection et ses commentaires seront publiés en 1731, sous le titre « Description anatomique d'un animal connu sous le nom de musc ». Dès le second paragraphe, il écrit que c'est « l'anatomie de cet organe (qui) fera le principal objet de ce Mémoire, n'ayant rien trouvé d'extraordinaire dans les autres parties de l'animal »[48]. Ce « musc » avait été donné au Roi, six ans auparavant, par M. le Comte Jean-Frédéric Phélypeaux de Maurepas,

[47] GIGOT DE LA PEYRONIE François, « Description anatomique d'un animal connu sous le nom de musc », *Mémoires de l'Académie Royale des Sciences*, 5 décembre 1731, p. 443-463. Il écrit que ce « musc » ne ressemble pas physiologiquement aux deux civettes disséquées par son confrère Perrault. Devant lui, et comme la planche l'atteste, il a, de toute évidence », une civette asiatique, plus petite. Buffon l'évoque dans son chapitre « De la civette et du *zibeth* » *Histoire naturelle, générale et particulière avec la description du cabinet du roy*, « La Civette et le Zibet » Paris, Imprimerie Royale, Tome neuvième, Paris, 1761, p. 299- 342.

[48] GIGOT DE LA PEYRONIE, art. cit. p. 443.

secrétaire d'État à la Marine de Louis XV de 1723 à 1749. Fort des expériences qui « l'autorise(nt) à le croire », il conclut ainsi[49] :

> « Plusieurs personnes ont cru que toutes les parties de l'animal fournissaient une odeur de la même nature. J'ai lieu de croire qu'il réside uniquement dans la pommade & dans l'organe qui le filtre & la contient ; si les autres parties en ont quelqu'impression, elle leur est étrangère, c'est la pommade qui la leur a donnée. »

Il aura donc fallu attendre 1731, pour qu'en France, tout du moins, il soit reconnu qu'il ne faut ni battre la civette, ni la faire suer par tous les pores grâce à des réchauds disposés autour, pour que l'homme récupère son parfum si précieux[50]. Cette découverte anatomique sur l'une des civettes de la Ménagerie de Versailles, qui y vivaient sans collier ni chaîne, aura démontré l'inutilité de cette souffrance (subie en plus de celle d'être encagée nuit et jour). En ce siècle des Lumières, siècle contre l'obscurantisme, c'est grâce à Georges-Louis Leclerc de Buffon et son collaborateur Louis-Jean-Marie Daubenton qui continuent à recourir à la Ménagerie royale que les études sur l'animal vont connaître un nouvel essor, surtout à partir de 1740. C'est en cela aussi que la Ménagerie de Versailles, « au-delà du divertissement des princes et de la gloire de la monarchie, a contribué à une autre histoire, celle des idées »[51], celle aussi de l'abolition de croyances véhiculées depuis des siècles, libérant, seulement en partie, la civette de certaines de ses chaînes.

Si, dès le XVIIIe siècle, le *viverreum* passe de mode[52] et au XXIe siècle, la civette synthétique est utilisée dans la parfumerie[53], la réalité

[49] *Ibid.*, p. 457-458.

[50] Pierre Pomet (1658 - 1699), marchand droguiste qui a beaucoup voyagé, est le seul Français, à la connaissance de l'auteur de cet article, à avoir contré cette idée, car il avait gardé la civette d'un ami pendant plusieurs mois et s'en était aperçu. *Cf.* POMET Pierre, *Histoire des drogues*, Paris, J.-B. Loyson & A. Pillon, 1694 (rééd. 1735).

[51] SCHMITT, art. cit., ici p. 119.

[52] LE GUERER Annick, « Les parfums à Versailles aux XVIIe et XVIIIe siècles. Approche épistémologique », p. 133-142 in Danielle MUSSET et Claudine FABRE-VASSAS (dir.), *Odeurs et Parfums,* Paris, éditions du Comité des Travaux Historiques et Scientifiques, 1999 (https://cour-de-france.fr/article374.html) : « Dans la seconde moitié du XVIIIe siècle, apparaît néanmoins une évolution décisive. Sous l'influence des progrès de la chimie qui dépouillent peu à peu l'aromate de son rôle prophylactique et de ceux de la distillation [...] la parfumerie commence à devenir autonome. Elle prend ses distances avec la médecine et la pharmacie en même temps qu'un nouvel essor. À une époque où triomphent les philosophies sensualistes, les parfumeurs cherchent avant toute chose à flatter la sensualité de l'odorat et non plus à protéger des maladies et à soigner. [...] Certains des ingrédients animaux et minéraux, autrefois chargés de dynamiser les parfums, sont progressivement abandonnés ». Dès la fin du XVIIe, Pierre Pomet écrit (*op. cit.*, p. 19) : « On ne se sert que très peu de la Civette en Médecine : ainsi son principal usage est pour les Confisseurs & Parfumeurs, qui s'en servent pour parfumer & donner de l'odeur à plusieurs ingrédients. »

[53] La civette synthétique a été utilisée pour l'exposition sensorielle au Musée du Prado du 4 au 17 juillet 2022, concernant le tableau de « L'odorat », de Jan I Brueghel, dit de Velours (1568

économique est bien différente : des élevages de civettes africaines et indiennes dans d'étroites cages, souffrant de mauvaise alimentation et d'un taux élevé de maladies parasitaires, existent encore, comme en témoignent des études de terrain effectuées en Afrique et en Inde[54] en 2001 et en 2007.

Comme si cela ne suffisait pas, c'est dès la fin du XVIIIe siècle (et probablement un siècle avant[55]), que l'homme va porter son intérêt à une autre partie de son anatomie cette fois : son appareil digestif. En effet, le *luwak*, nom local (indonésien) donné à la civette palmiste, pénètre dans les plantations de café, la nuit pour se nourrir des cerises les plus mûres avant de déposer les grains nouvellement transformés dans ses excréments. Le Kopi Luwak (en indonésien : *kopi*, café et *luwak*, civette) est donc un produit indigène, créé par le tube digestif des civettes locales et les mains des locaux qui cueillent les grains précieux dans les excréments de l'animal avant de les nettoyer, de les sécher et de les torréfier. Ce café trouve son origine dans les plantations de café hollandaises avant que l'Indonésie n'obtienne son indépendance en 1945 : il y a plus de 300 ans, les producteurs de café indonésiens n'avaient pas le droit, sous la domination coloniale néerlandaise, d'utiliser le café de leur propre récolte et se sont donc tournés vers les grains résiduels dans les excréments de ce petit viverridé[56]. Il se dit aussi que les locaux pouvaient apporter ces grains inhabituels et, en échange, recevoir une petite rémunération de la part des gestionnaires des plantations[57]. Il est intéressant de noter que là où les producteurs indonésiens racontent l'histoire

---

- 1625) et de Rubens, vers 1617, précédemment étudié dans MEZAN-MUXART Virginie, « La civette au Moyen Âge et à la Renaissance ... ». *Cf.* le site du Musée du Prado : https://www.museodelprado.es/actualidad/exposicion/la-esencia-de-un-cuadro-una-exposicion-olfativa/07849a71-d9b0-faeb-94c1-689f2614f8d0. Pourtant, François MOUTOU écrit dans *La vengeance de la civette masquée. SRAS, grippe aviaire... D'où viennent les nouvelles épidémies*, Paris, ed. Le Pommier, 2007, p. 33 : « Cette substance pâteuse à forte odeur est le meilleur fixateur de parfum connu. Les molécules synthétiques ne le remplacent pas vraiment. C'est pour cette qualité que, d'un côté, la grande civette africaine est encore élevée en Ethiopie, et de l'autre, les civettes asiatiques sont encore pourchassées. ». *Cf.* IFRA (International Fragrance Association) qui indique, parmi les ingrédients autorisés (Transparency List), l'Absolu de civette.

[54] Pour les élevages en Afrique, voir TOLOSA Tadele, REGASSA Fekadu, « The Husbandry, welfare and health of captive African civets (*Viverra civetica*) in Western Ethiopia », *Animal Welfare*, 16-1, 2007, p. 15-19. Pour les élevages en Inde, voir BALAKRISHNAN, M. et SREEDEVI, M.B., « Captive breeding of the Small Indian civet *Viverricula indica* (E. Geoffroy Saint-Hilaire, 1803) », *Small Carnivore Conservation*, 36, 2007, p. 5-8 et BALAKRISHNAN, M. et SREEDEVI, M.B. « Husbandry and Management ... » art. cit. Le temple Sri Venkateswara, à Tirumala, maintenait encore, en 2007, une colonie de civettes indiennes dont la sécrétion de la glande périnéale est utilisée dans les rites religieux.

[55] Pour l'instant, les sources sont orales.

[56] HOOPER Jessica, « Fill Your Cup: A Multi-species Exploration of Balinese Kopi Luwak Agrotourism », p. 43-60, ici p. 47 in Alvaro LÓPEZ LÓPEZ *et al.* (dir.), *Tourism, Heritage and Commodification of Non-human Animals: A Posthumanist Reflection*, Cabi Publishing, 2023.

[57] MARCONE Massimo, « Composition and properties of Indonesian palm civet coffee (Kopi luwak) and Ethiopian civet coffee », *Food Research International*, 37-9, 2004, p. 901-912, ici p. 902.

de la découverte du « café de civette » comme une histoire de répression coloniale, décrivant les agriculteurs interdits de consommer leurs propres récoltes par les dirigeants néerlandais, se tournant donc vers les excréments de civette, l'histoire occidentale de l'origine affirme que les colonisateurs néerlandais ont offert un paiement supplémentaire aux agriculteurs pour la collecte du café de civette[58].

Comme vu *supra*, deux techniques pour récupérer ces grains aromatisés désirés s'offrent à l'homme : l'une, naturelle, où il doit se montrer patient pour le ramassage des grains laissés dans les fèces de la civette — ce qui exige de celui-ci une excellente connaissance du terrain ainsi que celle des habitudes des animaux fréquentant l'exploitation — ; l'autre, qui encage l'animal afin d'avoir à disposition le produit convoité. Ainsi, la civette palmiste n'est pas épargnée : des civettes sauvages sont prélevées dans la nature, enfermées dans de petites cages, gavées de cerises de caféier, anémiées pour être relâchées lorsqu'elles ne produisent plus assez (lorsqu'elles ne décèdent pas avant), condamnées, fatalement. Au XXIe siècle, l'industrie touristique du café de civettes est en pleine expansion : le *kopi luwak* est le café le plus cher du monde. L'histoire se répète et la civette, encore, est exploitée, pour un produit exorbitant à la dernière mode, au prix de cruelles souffrances et de sa propre vie.

Remerciements :
À Patricia de Nicolaï, parfumeur français et vice-présidente de l'Osmothèque (Versailles), Isabelle Chazot, Présidente du Comité scientifique de l'Osmothèque et Bernard Bourgeois, parfumeur chez Hermès, osmothécaire.
À Mathieu da Vinha (directeur scientifique du CRCV), Annick Heitzmann (archéologue CRCV), Marie-Laetitia Lachèvre (responsable de la bibliothèque CRCV) et Alice Camus (CRCV).
À Vincent Haegele (conservateur en chef des Bibliothèques ; directeur du réseau des Bibliothèques municipales de Versailles) et Brigitte Fabre (assistante de conservation, Bibliothèque Centrale - Pôle patrimoine).
À Nicolas de Barry, créateur de haute parfumerie traditionnelle.
À Daniel Petit, professeur émérite de biologie (université de Limoges), François Moutou, vétérinaire et épidémiologiste retraité (Maisons-Alfort et Agence nationale de sécurité sanitaire de l'alimentation) et Géraldine Veron, biologiste (MNHN Paris).
A Madame Ursula Grimm du Musée LWL du Münster et à Monsieur Alain-Charles Dionnet, pour leur aimable autorisation de publication des deux peintures.
A Séverine, Julien et Emmanuel, pour leur soutien.

Sitographie

Veron Géraldine, « Précieuses civettes », podcast de France Inter, « Le coup de fil au naturaliste » diffusé mardi 13 août 2013 : https://www.radiofrance.fr/franceinter/podcasts/le-coup-de-fil-au- naturaliste/precieuses-civettes-5380853

[58] HOOPER Jes, LINNA Meri, KASSINEN Saija, SALVAGE Jonathan, *Technologies, Bodies and Faecal Matters: Embodied Empathy with Coffee Producing Civets*, 2022, p. 75. https://www.vr-elibrary.de/doi/10.14220/trns.2022.1.2.73

La souffrance mentale des animaux : hier et aujourd'hui

Michel KREUTZER*

Chez l'humain, on appelle souffrance mentale ou psychologique, voire aussi souffrance existentielle, un trouble psychique particulièrement douloureux ressenti par un individu. En étendre l'usage à un animal suppose qu'il possède une subjectivité. Mais, une question émerge immédiatement : par quel moyen mettre en évidence, le monde intérieur, la subjectivité d'un être qui ne parle pas ?

Comment objectiver la subjectivité ?

La réponse a été fournie par George Romanes (1848-1894), élève de Charles Darwin, qui cherchait à développer une psychologie comparée des animaux et des humains, une psychologie évolutive du mental. Dans son ouvrage *Animal Intelligence* (1882) il dit :

> « L'étude de l'intelligence animale est tributaire d'une méthode objective... Toutes nos connaissances sur leurs opérations mentales sont déduites à partir d'ambassadeurs, ces ambassadeurs étant les activités des organismes. »[1]

C'est ce que résume généralement la formule : les comportements sont des « ambassadeurs » du mental. Car tel un ambassadeur qui représente son pays à l'extérieur de ses frontières, les comportements constituent la partie visible de la subjectivité. Cette méthode, qu'il qualifie d'objective, permet à Romanes d'étudier la subjectivité des animaux sans avoir à recourir à l'introspection comme c'est souvent le cas chez l'humain.

Les éthologues retiendront la leçon, et affirmeront que l'étude des mœurs des animaux doit se focaliser en priorité sur leurs comportements, ils en constituent les critères scientifiques et objectifs. Ces auteurs réaliseront parfois leurs observations et interprétations en essayant d'exclure toute référence à la subjectivité. Ainsi, les éthologues les plus célèbres du XXe siècle, Konrad Lorenz (1903 - 1989), et Niko Tinbergen (1907 - 1988), nobélisés en 1973 avec Karl von Frisch (1886 - 1982), considéraient-ils leurs travaux comme une « théorie objectiviste du comportement ».

---

*Professeur émérite, université de Paris Nanterre, LECD (Laboratoire Éthologie, Cognition, Développement).

[1] ROMANES George J., *Animal Intelligence*, 2nd edition, Londres, Kegan Paul, Trench & Co, 1882, p. 1.

Aujourd'hui, ce désir d'objectivité gagne certains secteurs de la psychologie humaine et de la psychiatrie, en privilégiant les comportements et les symptômes d'un sujet plutôt que ses dires. Ainsi, les psychiatres ont souvent recours au *Manuel diagnostique et statistique des troubles mentaux* (DSM) pour caractériser les psychopathologies. L'état anxieux y est spécifié par différents symptômes : 1) agitation ou sensation d'être survolté ; 2) fatigabilité ; 3) difficultés de concentration ou trous de mémoire ; 4) irritabilité ; 5) tension musculaire ; 6) perturbation du sommeil.

Les éthologues savent que ces symptômes apparaissent également chez bien des animaux, et, grâce à des tests adéquats, en faire des modèles de nos états mentaux. C'est ce que Georges Chapouthier a mis en pratique, lors d'expériences de psychophysiologie et psychopharmacologie avec des souris, montrant ainsi les continuités qui existent entre elles et nous. Les rongeurs sont des animaux appropriés pour tester l'anxiété car la peur leur est une émotion vitale. En effet, ils préservent leur vie en fuyant face à la menace d'un prédateur. Avec Patrice Venault[2] et leur équipe, G. Chapouthier a étudié deux lignées de souris : l'une anxieuse (BALB/C) et l'autre non anxieuse (C57BL/6). Ceci leur permet de distinguer deux types d'anxiété, l'une dite « de traits » (permanente et constitutive chez les BALB/C) et l'autre, nommée « d'état » (apparaissant seulement quand on provoque des situations anxiogènes C57BL/6).

Pour mesurer cette anxiété afin de juger l'effet d'agents pharmacologiques, ils utilisent notamment quatre types de tests[3] : 1) la « boîte noire », composée de deux compartiments, l'un éclairé et l'autre sombre ; les rongeurs « anxieux » restent plus longtemps à l'obscurité ; 2) le « labyrinthe élevé », formé de deux chemins surélevés, situés à 50 cm du sol, l'un est flanqué d'accotements et l'autre non. Les individus anxieux cheminent dans les itinéraires protégés ; 3) le test de l'« open field » (champ ouvert), constitué d'un plan horizontal quadrillé. Les souris anxieuses se déplacent sur les carrés de la périphérie, alors que les animaux moins émotifs s'aventurent au centre ; 4) le test « d'équilibre dans l'espace », les rongeurs doivent traverser le vide sur de longues barres en rotation ; ce test part du constat que, chez l'humain, les patients anxieux connaissent souvent des troubles de l'équilibre, et que les patients « vestibulaires » souffrent parfois d'anxiété.

Le recours à ces modèles animaux a permis de prévoir l'efficacité de molécules anxiolytiques chez l'homme, comme le diazépam (Valium®) dont

---

[2] CHAPOUTHIER Georges, VENAULT Patrice, « Facettes expérimentales de l'anxiété chez l'animal », *La lettre des neurosciences*, 26, 2004, p. 22-23.

[3] ADVENIER Frédéric, « Psychiatrie, Comportements et Modèles Animaux », Chapitre 8, p. 139-150 in Vassilis KAPSAMBELIS (dir.), *Manuel de psychiatrie clinique et psychopathologique de l'adulte*, Paris, PUF, coll. Quadrige, 2012.

on sait qu'il apaise les souris qui ont des comportements anxieux. Ainsi les souris qui se confinaient dans la boîte noire sortent davantage vers la lumière, cheminent sur la voie du labyrinthe qui donne sur le vide, explorent les carrés au centre de l'« open field », et empruntent la tige en rotation la queue en l'air et sans tomber. En revanche, une injection de ß-carboline produit des effets inverses, à savoir des phénomènes d'anxiété chez des souris non anxieuses.

Les auteurs montrent également qu'une légère anxiété entraîne aussi des effets positifs. Elle améliore les apprentissages en facilitant la mise en mémoire des informations, grâce à l'action du GABA, un neurotransmetteur impliqué à la fois dans le contrôle de l'anxiété et dans les processus mnésiques[4].

Ces expériences démontrent l'intérêt des modèles animaux pour comprendre les processus biochimiques de notre cerveau et de nos comportements. Et, par retour, permettent d'objectiver la subjectivité des animaux. G. Chapouthier considère en effet que si les mêmes structures nerveuses et les mêmes processus physiologiques sont impliqués chez l'animal et l'humain dans une activité comportementale, alors les états mentaux, ou psychologiques, sont similaires chez l'un et l'autre :

> « […] si des similitudes apparaissent entre des animaux différents qui, passé un certain seuil de complexité cérébrale, atteignent des paliers comparables, cela tient au fait que l'organisation des animaux, aussi bien biologique que psychologique, repose sur des bases identiques, que l'on retrouve, bien entendu, chez l'homme [...] tout accroissement de complexité résulte de l'application répétée de deux grands principes : principe de juxtaposition d'unités similaires, puis principe d'intégration de ces unités dans des modules de plus haut niveau de complexité, dont elles deviennent des parties. Comme pour les tesselles d'une mosaïque, les parties conservent une certaine autonomie au sein de l'ensemble, d'où le nom de “complexité en mosaïque” que j'avais donné à cette thèse »[5].

Modèles animaux des comportements humains

En 1970, Rémy Chauvin, professeur d'éthologie à l'université de Nanterre, organisait au CNRS un colloque international intitulé : « Modèles animaux des comportements humains »[6]. Cet événement suivait de quelques années l'ouvrage du vétérinaire Abel-Justin Brion et du psychiatre Henri Ey,

---

4 CHAPOUTHIER Georges, LEPICARD Eve-Marie, RÖSSLER Anne-Sophie, VENAULT Patrice, « L'anxiété, un pont entre l'épilepsie et la mémoire ? », *Philosophia scientiae*, 6-1, 2002, p. 75-91.

5 CHAPOUTHIER Georges, « L'émergence de la pensée, l'animal, l'homme », *Psychiatrie Française*, 3, 2019, p. 25-34, ici p. 30. Pour plus de détails, on consultera CHAPOUTHIER Georges, *L'homme, ce singe en mosaïque*, Paris, Odile Jacob, 2001.

6 CHAUVIN Rémy, *Modèles animaux du comportement humain*, Paris, Éditions du CNRS, Colloques internationaux du CNRS, 1972.

Psychiatrie animale[7]. Lors de ces rencontres et publications autour de Rémy Chauvin et de Henri Ey, interviennent et débattent des chercheurs d'horizons et de formations divers : psychiatres, psychologues, éthologues, neurophysiologistes, vétérinaires. Ils y confrontent leurs conceptions des continuités et discontinuités entre les animaux et les humains. À cette époque, la psychopharmacologie était en plein essor, elle fabriquait de nombreuses nouvelles molécules dont elle désirait tester les effets sur la souffrance mentale, les psychopathologies, et leurs manifestations visibles, à savoir les symptômes, avec à la clef cette délicate question : quand on fait disparaître les symptômes, soigne-t-on également l'origine du mal-être ?

Lors de ces exposés et débats, on constate également l'opposition entre deux conceptions : d'un côté, il y avait celles et ceux qui soutenaient que les animaux souffraient de pathologies mentales et comportementales similaires à celles des humains et de l'autre celles et ceux qui voyaient en l'humain un être émergeant dont la spécificité limitait ou rendait impossible les comparaisons.

Les « continuistes » de l'époque s'appuyaient notamment sur de récentes études relatives à trois domaines : le plaisir, le stress et l'attachement. Les travaux de Olds (dont nous parlerons plus avant), réalisés avec des rats durant la décennie 1950, démontraient que ces animaux disposent comme nous de circuits de récompense, et que la faculté d'éprouver du plaisir dépend de systèmes très anciens présents chez tous les vertébrés. Concevoir des animaux recherchant des satisfactions, pour ce seul plaisir, voilà qui les éloignait de leur image habituelle, à savoir des êtres uniquement préoccupés par leur survie et leur reproduction. On savait également que les animaux étaient sujets au stress et développaient dans cet état des symptômes comportementaux et physiologiques similaires aux nôtres. Mais, voilà que l'on découvre dès les années 60, grâce aux travaux d'épigénétiques de Denenberg (1967) sur des rongeurs, qu'un stress prénatal infligé à une mère gestante, avait des conséquences sur l'anxiété de ses futures jeunes[8]. Enfin Harlow (1966) avait montré qu'un macaque adulte souffre des séparations et traumatismes affectifs subis durant son enfance[9]. Ces travaux avaient permis à Bowlby (1969) d'asseoir l'idée qu'il existait un processus primaire d'attachement chez l'animal et l'humain, qui ne passait pas par le lien nourricier de la mère à l'enfant, via son sein, comme le prétendaient les psychanalystes [10].

---

[7] BRION Abel, EY Henri, *Psychiatrie animale*, Paris, Desclée de Brouwer, 1964 ; réed. Perpignan, Le Cercle de recherche et d'édition Henri Ey, préface de Boris Cyrulnik, vol. 1, 2018.

[8] DENENBERG Victor, ROSENBERG Kenneth, « Nongenetic transmission of information », *Nature,* 216, nov. 1967, p. 549-550.

[9] HARLOW Harry, HARLOW Margaret, « Learning to love », *American Scientist,* 54-3, 1966, p. 244-272.

[10] BOWLBY John, *Attachment and Loss*, New York, Basic Book, 1969.

Du côté des « dis-continuistes », nous avions celles et ceux qui pensaient que la condition humaine était particulière, du fait de la culture et du langage, que les humains sont des êtres « historicisés » et qu'en conséquence, les comparaisons ne pouvaient être que limitées. On sait que la psychiatrie française faisait alors grand cas de la psychanalyse et notamment des travaux et écrits du psychiatre psychanalyste Jacques Lacan, pour qui l'humain est un « parlêtre »[11]. Mais inutile d'en appeler à lui seul pour soutenir que l'humain, grâce au langage, était un être qui ne saurait souffrir une trop grande comparaison avec les animaux. Lors du colloque de Chauvin, en 1970, les psychiatres Pierre Pichot et Daniel Wildlöcher, ainsi que le biologiste et évolutionniste, Pierre Paul Grassé, professeur à la faculté des sciences de Paris, disaient la même chose.

Aujourd'hui, plus de 50 ans après ces colloques et écrits, où en sommes-nous ?

Bien des travaux laissent penser que les modèles animaux de l'humain conduisent non seulement à naturaliser nos conduites mais aussi à hominiser les comportements et la vie mentaux des animaux. On voit en eux des proto-humains, dotés d'une proto-conscience et de proto-langages, élaborant de proto-cultures et utilisant des proto-outils. Les animaux ne seraient-ils qu'un test projectif ? Des êtres déformés par notre anthropomorphisme ? Je ne le pense pas, et je souscris à la proposition qu'Henri Ey formulait en 1964, comme quoi bien des animaux sont dotés d'une *psyché*. En disant cela, je ne fais pas œuvre d'originalité, je m'inscris plutôt dans les convictions de notre époque qui se plait à souligner la sensibilité et la sentience des animaux[12]. Les éthologues et les psychologues comparatistes ont acquis depuis plus d'un demi-siècle assez de données sur les capacités de bien des animaux pour présenter les différentes espèces dotées de spécialisations mentales complexes propres à leurs modes de vie.

Qu'est-ce que la souffrance aujourd'hui?

Selon l'Organisation mondiale de la santé, « [la] souffrance qualifie un être qui supporte, endure, ou subit une douleur physique et morale, un état de mal-être, c'est-à-dire un sentiment de non-adaptation au monde, d'étrangeté aux êtres et aux choses, d'indifférence douloureuse »[13]. Quant au bien-être des animaux domestiques et de ceux vivant sous la dépendance des humains (élevage, compagnie, loisir, laboratoire, parc animalier ...), il est

---

[11] « Parlêtre » : néologisme, créé par Jacques Lacan pour évoquer l'être humain, en tant que créature dont l'existence passe par la parole. Voire à ce propos LAURENT Eric, « Identification et causalité », *Quelle causalité psychique en 2017 ? Psychiatrie Française*, 48, 2017, p. 35-52, ici p. 51.

[12] GUILLAUME Astrid, « Le mot sentience entre dans le Larousse 2020 », *Droit animal, éthique et sciences*, 102, 2019, p. 25 : « capacité [pour un être vivant] à ressentir les émotions, la douleur, le bien-être, et à percevoir de façon subjective son environnement et ses expériences de vie ».

[13] GILLOTTS Emmanuelle, « Souffrance et douleur », *Gestalt*, 30-1, 2006, p. 23-32.

défini par ANSES (Agence nationale de sécurité sanitaire et de l'alimentation, de l'environnement et du travail) comme : « [un] état mental et physique positif lié à la satisfaction des besoins physiologiques et comportementaux, ainsi que de ses attentes. Cet état varie en fonction de la perception de la situation par l'animal »[14].

Depuis quelques années, on considère que cinq conditions sont fondamentales pour certifier de la bientraitance et du bien-être d'un animal : 1) l'absence de faim, de soif et de malnutrition ; 2) l'absence de stress physique et thermique ; 3) l'absence de douleur, de blessures et de maladies ; 4) l'absence de peur et de détresse ; 5) la possibilité pour l'animal d'exprimer les comportements normaux de son espèce. Pour évaluer le bien-être et la qualité de vie des animaux, il est donc nécessaire de ne pas s'arrêter à une conception générale, identique pour toutes les espèces. Il faut prendre en compte le ressenti de chacune. Ce qui peut conduire à des situations ambiguës, car le bien-être d'un chat c'est d'attraper des petits oiseaux, en revanche le bien-être des petits oiseaux c'est d'échapper aux chats.

Pathologies mentales et comportementales imputables à l'emprise des humains

Le développement de comportements « pathologiques » est souvent mis en évidence chez les animaux qui vivent en captivité, dans des zoos ou des jardins d'acclimatation, chez les espèces domestiques, notamment dites de rente, qui vivent dans des fermes, ou en cages dans des élevages en batterie. Les vétérinaires et thérapeutes comportementalistes connaissent également bien les troubles des animaux de loisir dont la coexistence avec les humains se fait dans une telle proximité que l'on peut qualifier de sociétés « hybrides » les groupes qu'ils forment avec nous[15].

Nombreux sont les auteurs et les laboratoires à avoir accumulé des données sur le comportement d'individus appartenant à des espèces dites « sauvages », mais capturés ou nés en captivités. Les troubles manifestés par ces animaux sont souvent révélateurs d'un mal-être mental et physique. Leur environnement et leurs conditions de vie, bien éloignés de celles qu'ils connaissaient en nature, en sont grandement responsables. Non seulement l'enfermement interdit toute migration et toute possibilité de se soustraire à leur groupe d'origine, mais encore les espaces qui leur sont alloués sont souvent trop exigus.

---

[14] ANSES, saisine n° 2016-SA-0288, du 16 février 2018.

[15] Pour établir ce texte, nous avons eu recours aux travaux et publications suivants : WENISCH Émilie, *Les stéréotypies des animaux élevés en captivité : étude bibliographique*, Thèse d'exercice, École Nationale Vétérinaire de Toulouse, ENVT, 2012 ; POUILLARD Violette, *Histoire des zoos par les animaux. Impérialisme, contrôle, conservation*, Ceyzérieu, Champ Vallon, 2019. https://www.vetopedia.fr/les-animaux-ont-ils-des-toc/ consulté le 16 mars 2021 ; https://www.bornfree.org.uk/zoochosis/ consulté le 16 mars 2021.

Pour la défense de leurs activités les parcs zoologiques avancent deux types principaux d'arguments : un rôle éducatif auprès du public et la préservation d'espèces en danger d'extinction. Ces arguments sont certes louables, mais ils ne préservent pas les animaux de mal-être. Par exemple, en matière de reproduction, les programmes déplacent les animaux d'un zoo à un autre lorsqu'un partenaire génétiquement adapté est identifié, ce qui constitue un important facteur de stress en particulier chez les espèces où des liens étroits unissent les individus d'un même groupe. Les comportements psychopathologiques constatés chez les animaux vivant en captivité dans des parcs animaliers, sont qualifiés de zoochoses (psychose des zoos). Il s'agit en général de conduites et de mouvements stéréotypés, répétitifs, sans fonction, ils sont assimilables aux TOC (troubles obsessionnels compulsifs) des humains. On voit fréquemment les félins, les ours, les éléphants, en fait toutes les espèces vivant habituellement dans de vastes territoires, « tourner en rond », longer les limites de leurs enclos en un va-et-vient incessant, et se balancer quand ils sont à l'arrêt. Les grands herbivores, telles les girafes et les antilopes, penchent répétitivement le cou et la tête d'avant en arrière ; certains prennent pour habitude de mordre ou de mâchouiller leurs barreaux. Chez de nombreux primates, des toilettages excessifs s'accompagnent de léchages prolongés qui provoquent des plaies. Certains arrachent les poils de leur fourrure de manière obsessionnelle et mutilante, comme les perroquets le font avec leurs plumes.

On constate également des troubles qu'on peut qualifier d'alimentaires. Les félins jouent souvent avec leur nourriture ; on les voit s'en prendre à leur ration de viande comme si c'était une proie. Des primates régurgitent leur repas pour le consommer à nouveau, et on observe chez eux de nombreux cas de coprophilie et de coprophagie.

La vie sociale présente également de graves dysfonctionnements. En réaction à un événement inhabituel, les primates et les félins vont manifester des agressions violentes et imprévisibles. Des femelles d'ours polaire ou de grands félins rejettent parfois leurs nouveau-nés, voire les tuent et les mangent. Dans de nombreux zoos, quand le comportement maternel ne se manifeste pas, les soigneurs doivent enlever les bébés primates à leur mère et les allaiter au biberon.

À ce stade de nos réflexions plusieurs questions s'imposent. Pourquoi a-t-il fallu attendre l'époque contemporaine pour que les philosophes et les naturalistes fassent grand cas de la souffrance animale ? Ne s'agissait-il pas là d'un trait intéressant pour rendre compte de leur existence ? Ou bien, le désir d'accorder aux humains un statut particulier a-t-il occulté la vie émotive et sensible des animaux ? Voyons quelques-unes des conceptions qui ont marqué l'histoire.

La controverse des animaux machines

Les thèses de Descartes (1596 - 1650) sont bien connues. Malebranche (1638 - 1715) les résume très bien :

> « Les cartésiens ne pensent pas que les bêtes sentent de la douleur ou du plaisir, ni qu'elles aiment ou qu'elles haïssent aucune chose, parce qu'ils n'admettent rien que de matériel dans les bêtes et qu'ils ne croient pas que les sentiments ni les passions soient des propriétés de la matière telle qu'elle puisse être. Quelques péripatéticiens, au contraire, pensent que la matière est capable de sentiment et de passion lorsqu'elle est, disent-ils, subtilisée ; que les bêtes peuvent sentir par le moyen des esprits animaux, c'est-à-dire par le moyen d'une matière extrêmement subtile et délicate, et que l'âme même n'est capable de sentiment et de passion qu'à cause qu'elle est unie à cette matière. »[16].

Les éthologues se plaisent souvent à citer une anecdote, relatée par l'abbé Trublet, d'une rencontre entre Malebranche, Fontenelle (1657 - 1757) et une chienne !

> « Quant au Père Malebranche, il était encore plus intrépide que son maître (Descartes). Si le machinisme de la bête choque presque également les sens et la raison, il s'accorde très bien avec la foi, et même la favorise et l'appuie à l'égard du dogme si essentiel de la spiritualité de l'âme.
>
> Monsieur de Fontenelle contait qu'un jour étant allé le [Malebranche] voir à l'Oratoire de la rue Saint-Honoré, une grosse chienne de la maison, et qui était pleine, entra dans la salle où ils se promenaient, vint caresser le père Malebranche et se rouler à ses pieds. Après quelques mouvements inutiles pour la chasser, le philosophe [Malebranche] lui donna un grand coup de pied, qui fit jeter à la chienne un cri de douleur, et à Mr de Fontenelle un cri de compassion. "Et quoi, lui dit froidement le père Malebranche, ne savez-vous pas que cela ne sent point ?" »[17].

Cependant, les idées de Descartes étaient loin d'avoir convaincu tous ses contemporains, certains imaginaient que la défense de croyances religieuses en était à l'origine. On sait que s'y opposait tout un mouvement réuni autour du philosophe, mathématicien et astronome Gassendi (1592 - 1655), et que des débats animaient les cafés parisiens :

---

[16] Nicolas MALEBRANCHE, *De la recherche de la vérité* [1675], Livre sixième, 2e partie, Tome II, Paris, Vrin, 1962, p. 252-256.

[17] L'Abbé TRUBLET, *Mémoire pour servir à l'histoire de la vie et des ouvrages de M de Fontenelle,* Textes tirés du Mercure de France 1756, 1757 et 1758, seconde édition, Amsterdam, chez Marc Michel Rey, 1759, p. 115-116.

« J'avoue, dit le Gassendite, que Monsieur Gassendi a varié dans sa croyance de cette âme du Monde, mais c'est une marque d'un bon esprit qui n'avait pas l'orgueil et la vanité de Descartes, qui se sont augmentés dans ses disciples. Cependant il a eu tant d'opinions ridicules que la plupart de ses disciples l'ont abandonné dans plusieurs de ses chimères, comme dans sa croyance que les animaux n'étaient que de simples machines ou automates, et jusques dans les fondements de son système qui sont les figures et les lois des mouvements. »[18].

Darwin, les émotions et le mental des animaux

Il a fallu attendre Charles Darwin (1809 - 1882) et ses théories évolutives pour asseoir sur de nouvelles bases la subjectivité des animaux. Pour lui et nombre de ses successeurs, la vie mentale des humains est un produit de l'évolution, et s'inscrit dans la continuité (la phylogenèse) de celle des animaux :

« Nous avons, je crois, démontré que l'homme et les animaux supérieurs, les primates surtout, ont quelques instincts communs. Tous possèdent les mêmes sens, les mêmes intuitions, éprouvent les mêmes sensations; ils ont des passions, des affections et des émotions semblables, même les plus compliquées, telles que la jalousie, la méfiance, l'émulation, la reconnaissance et la magnanimité. Ils aiment à tromper et à se venger ; ils redoutent le ridicule ; ils aiment la plaisanterie ; ils ressentent l'étonnement et la curiosité ; ils possèdent les mêmes facultés d'imitation, d'attention, de délibération, de choix, de mémoire, d'imagination, d'association des idées et de raisonnement, mais, bien entendu, à des degrés très différents. Les individus appartenant à une même espèce représentent toutes les phases intellectuelles, depuis l'imbécillité absolue jusqu'à la plus haute intelligence. Les animaux supérieurs sont également sujets à la folie, quoique bien moins souvent que l'homme. » [19].

Darwin accorde une grande place à l'adaptation, on y trouve très peu de références aux désadaptations. C'est sans doute pourquoi, il faut attendre 1874 et la deuxième édition de *The Descent of Man and Selection in Relation to Sex* (1ère édition en 1871) pour rencontrer, une seule fois, le terme « folie ». Afin d'évoquer les « folies chez les animaux », Darwin utilise l'expression « insanity in animals »[20] en référence à un article de

---

[18] *Les Entretiens des cafés de Paris, et les Diférens qui y surviennent*, par M. le c. de M***, Trévoux, chez Etienne Ganeau, Directeur d'imprimerie de son Altesse Sérénissime Monseigneur Prince Souverain de Dombes, 1702, p. 29-30.

[19] DARWIN Charles, *La filiation de l'homme et la sélection liée au sexe,* traduction coordonnée par Michel Prum, Paris, Éditions Syllepse, 1999, p.164. Ce livre est la traduction de la deuxième édition de *The Descent of Man* ... et du dernier tirage revu par Darwin.

[20] DARWIN Charles, *The Descent of Man and Selection in Relation to Sex,* Londres, John Murray, 2e édition, 1874, p. 79.

William Lauder Lindsay (1829 - 1880) publié en juillet 1871, et qu'il ne pouvait donc pas connaître auparavant[21].

Lindsay cite diverses anecdotes notamment celle parue dans un journal de San Francisco :

> « L'histoire pathétique de deux chiens [...] Bummer et Lazarus, qui ont acquis célébrité et popularité en raison de la remarquable amitié qu'ils avaient l'un pour l'autre. Mais Lazarus mourut. Bummer cessa alors de se nourrir et se laissa mourir de chagrin au bout de quelques jours. Il fut enterré à côté de cet ami dont son cœur n'avait pu supporter la perte » [22].

À l'appui des affects et souffrance mentale des animaux, Lindsay cite abondamment les travaux du Français Ernest Menault (1830 - 1903), qui fait grand cas des perturbations engendrées par les troubles de l'affection ou des liens sociaux[23]. Menault rapporte les exemples d'un cheval, d'un perroquet et d'un chardonneret qui se sont laissé mourir après la perte d'une compagne ou d'un compagnon.

Si Darwin ne s'attarde pas sur les souffrances mentales des animaux, en revanche ses écrits et argumentations que ce soit sur l'origine animale de nos émotions, ou sur le goût pour le beau dont font preuve bien des femelles lors des choix de partenaires, ont eu une influence considérable sur les conceptions que des auteurs plus tardifs se font de la vie subjective des animaux et les similarités qu'elle présente avec la nôtre.

Une hirondelle ne fait pas le printemps

En dépit de ces « avancées », bien des auteurs du XIXe siècle ne portent pas leur attention sur les émotions et affects des animaux. Ce sont d'autres intérêts qui l'emportent. En effet, beaucoup de naturalistes mettent leur savoir et leurs activités au service du projet qui consiste à assujettir la nature pour le plus grand bien de l'humanité. Les animaux au même titre que les minéraux et les plantes n'échappent pas aux conditions de cette exploitation.

L'éthologie est même conviée à s'y employer par l'un des plus grands naturalistes de l'époque, Isidore Geoffroy Saint-Hilaire (1805 - 1861). Cet auteur emploie le terme « éthologie » pour la première fois, dans son sens moderne, en 1854 quand il annonce traiter dans un livre à venir de « Faits généraux, rapports et lois éthologiques : Relatifs aux instincts, aux mœurs et

---

[21] LINDSAY W. Lauder, « Insanity in the Lower Animals », *Journal of Mental Science*, July 1871, p. 178-213. Lindsay est présenté comme médecin de la « Murray Royal Institution (for the Insane) » de la ville de Perth. Notons que par « Lower Animals », il entend tous les animaux à l'exception de l'homme, qui est implicitement considéré comme une espèce supérieure. Cet extrait d'article a été traduit par nos soins.

[22] *Ibid.*, p. 188.

[23] MENAULT Ernest, *L'intelligence des animaux*, Paris, Hachette, 1872, 3e édition.

plus généralement aux manifestations vitales extérieures des êtres organisés ». Mais il n'a pas le temps de l'écrire car il décède en 1861, à l'âge de 55 ans. En revanche, Geoffroy Saint-Hilaire utilise ses compétences éthologiques pour créer, son œuvre majeure, le jardin d'acclimatation du bois de Boulogne. Cet ambitieux projet d'un « jardin zoologique d'un ordre nouveau » réunissait des espèces animales venues de différentes zones géographiques pour offrir des bénéfices à l'Humanité. Geoffroy Saint-Hilaire en décrit ainsi les objectifs :

> « Des espèces qui pourraient donner avec avantage leur force, leur chair, leur laine, leurs produits en tout genre, à l'agriculture, à l'industrie, au commerce, ou encore, utilité secondaire, mais très digne aussi qu'on s'y attache, qui peuvent aussi servir à nos délassements, à nos plaisirs, comme animaux d'ornements, de chasse, ou d'agrément à quelques titres que ce soit. »[24].

On mesure combien depuis 150 ans nos mentalités ont évolué, au rôle, diamétralement opposé à celui du fondateur de la discipline, qui est attendu de l'éthologie aujourd'hui. En cela Geoffroy Saint-Hilaire est un héritier des naturalistes et explorateurs des XVIIIe dont L. Kury dit :

> « Au XVIIIe siècle, voyager fait partie de la formation du gentilhomme européen. Si cette pratique n'est pas nouvelle, elle connaît un véritable essor à la fin du Siècle des Lumières. Les voyageurs du “Grand Tour” disposaient de guides de voyage qui leur apprenaient ce qu'il convenait de voir dans les pays à visiter, de même que la manière de le faire. »[25].

Quant à la manière de le faire, les manuels de conseils aux explorateurs sont explicites :

> « L'histoire naturelle y est toujours renvoyée à son utilisation pratique et aux avantages que la société pourrait retirer de la connaissance des “trois règnes de la Nature” [...]. L'existence d'une ménagerie permet de discerner si les animaux sont utiles à l'économie domestique ou à l'agriculture et, s'il y a lieu, de chercher les manières de les élever et de les domestiquer. »[26].

Ainsi, l'intérêt d'enrichir les collections des muséums et d'élargir les connaissances de la nature passait après ce qui pouvait être exploité du point

---

[24] GEOFFROY SAINT-HILAIRE Isidore, *Acclimatation et domestication des animaux utiles*, Paris, Librairie agricole de la maison rustique, 1861, 4e édition, p. 514.

[25] KURY Lorelaï, « Les instructions de voyage dans les expéditions scientifiques françaises (1750-1830) », *Revue d'histoire des sciences*, 51-1, 1995, p. 65-91, ici p. 66.

[26] *Ibid.*, p. 86.

de vue agricole et des minerais, afin d'apporter plus de bien-être à notre espèce. Sous les enjeux humanistes, on discerne des intérêts mercantiles.

Une révolution des idées à partir de 1950

Il faut attendre les dernières décennies du XXe siècle pour que la compréhension de la subjectivité des animaux soit considérée comme aussi importante que celle de leurs comportements. Leurs troubles mentaux sont comparés à ceux des humains, au point que le psychiatre Henry Ey parle d'une « psyché » ou d'une « psychoïde » animale. Et, tournant important des conceptions éthologiques, les plaisirs qu'ils éprouvent ne sont plus considérés comme limités aux seules satisfactions vitales. René Misslin, lors de ses propres recherches et au vu des travaux éthologiques, constate que les comportements animaux n'ont pas pour objectif immédiat d'assurer la pérennité des individus[27]. Il rapporte que :

> « Le primatologue zurichois Hans Kummer, dans son passionnant livre sur les mœurs et structures sociales des babouins hamadryas, s'est livré à une méditation très intéressante sur ce qu'il appelle "la relation entre la valeur de survie et la satisfaction chez les êtres vivants"[28]. Il remarque que, de façon générale, les animaux ne règlent pas leur comportement sur la base de sa valeur de survie, mais sur sa valeur de satisfaction. Pour H. Kummer, la valeur de satisfaction à court terme est un compas qui donne l'orientation à la valeur de survie à long terme. Sans doute, seuls les reptiles, les mammifères et les oiseaux possèdent l'équipement cérébral qui confère à la valeur de satisfaction la dimension hédonique. C'est la conclusion à laquelle parvient M. Cabanac : il est vraisemblable que la perception du plaisir commence dans la phylogenèse avec les reptiles et se trouve chez tous les oiseaux et mammifères »[29].

Ces conceptions accompagnent la découverte par J. Olds en 1956 de centres nerveux pour élaborer des plaisir[30]. Cet auteur a montré que des rats auxquels on implante des électrodes dans l'aire latérale de l'hypothalamus sont capables de s'autostimuler jusqu'à l'épuisement. Peu de temps après, des travaux ont établi que la stimulation de ces mêmes zones détermine chez l'humain une réceptivité intense à des sensations de plaisir et de bien-être. Depuis, on a mis en évidence à de nombreuses reprises, chez l'animal

---

[27] MISSLIN, *op. cit.*, p. 29.

[28] KUMMER Hans, *Vies de singes. Mœurs et structures sociales des babouins hamadryas*, Paris, Odile Jacob, 1993, p. 184-188.

[29] CABANAC Michel, *Place du comportement dans la physiologie*, Paris, Publibook, EPU, 2010, p. 196.

[30] OLDS James, « Pleasure Centers in the Brain », *Scientific American*, 195, 1956, p. 105-116.

comme chez l'humain[31], qu'une circuiterie nerveuse et des neuromédiateurs similaires sont impliqués dans le contrôle des affects. Voilà qui pousse les auteurs vers de nouvelles études comparatives de l'homme et de l'animal, vers une « affective neuroscience of pleasure », pour reprendre l'expression de J. Panksepp[32]. Cette recherche de plaisir a une contrepartie, la frustration et la souffrance mentale quand les objets, sources de plaisirs, sont absents. Voilà qui rapproche la vie affective de bien des animaux de la nôtre.

Conclusion

Comment expliquer que nous ayons fait preuve d'un tel changement d'attitude vis à vis des animaux, d'une telle empathie, depuis une cinquantaine d'années ? Pourquoi accepter aujourd'hui, ce que des auteurs décrivaient depuis longtemps et que de nombreux éleveurs savaient ? Peut-être percevons-nous aujourd'hui plus qu'hier la menace qui pèse sur l'existence de tous les êtres vivants qui occupent cette planète ? Nous sentons confusément que notre sort d'humains est dépendant de l'avenir des autres organismes. Mieux percevoir leur mal être c'est aussi prendre conscience des périls que court la vie sous toutes ses formes. Notre empathie pour les animaux ne serait-elle alors que la manifestation égoïste de notre anxiété vis-à-vis de notre propre avenir ? Les intérêts des humains restent parfois bien humains.

---

[31] DICKINSON Anthony et BALLEINE Bernard, « Hedonics : the Cognitive-Motivational Interface », p. 74-84 *in* Morten L. KRINGELBACH et Kent C. BERRIDGE, *Pleasures of the Brain*, Oxford, University Press, 2009.

[32] PANKSEPP Jaak, *Affective Neuroscience, the Foundations of Human and Animal Emotions*, Oxford, University Press, 1998.

DEUXIÈME PARTIE

TENEUR ET ACTEURS DES SOINS AUX ANIMAUX

Soigner les animaux domestiques de l'Antiquité au XVIIe siècle : entre respect des autorités et pratiques empiriques

François VALLAT*

La pratique vétérinaire actuelle repose sur des acquis scientifiques récents, qui remontent tout au plus à la moitié du XIXe siècle. À compter de la création de la première école française en 1762, il a fallu d'abord réunir les notions générales d'anatomie, de physique et de chimie pour permettre les avancées de la période expérimentale, tout en établissant une nosologie rationnelle.

Sans doute, les maladies des animaux domestiques ont-elles toujours fait l'objet de tentatives thérapeutiques. Il n'est pas besoin de se référer aux traces ténues livrées par l'archéologie pour l'assurer. Des méthodes médicales et chirurgicales dont témoignent, en Europe occidentale, les textes antiques grecs et latins remontent assurément à des pratiques plus anciennes tels qu'en témoignent les auteurs réunis dans les *Hippiatrika*[1]. Comme les sources fournies par les époques médiévale et moderne emploient des techniques et une matière médicale analogues à celles qui les ont précédées, il semble légitime de s'interroger sur l'existence d'une tradition qui relierait l'Antiquité au XVIIe siècle. Après avoir envisagé chronologiquement les principaux auteurs, nous tenterons de répondre à la question d'une persistance des savoir-faire vétérinaires en exploitant deux exemples pratiques.

Thérapeutes improvisés ou vétérinaires ?

Il semble difficile de parler de médecine vétérinaire tant que des professionnels ne se destinent pas exclusivement aux soins des animaux et que le savoir ne se transmet pas d'une génération à l'autre, du praticien à son fils ou à l'apprenti. L'accumulation des connaissances ainsi entamée en médecine par l'École hippocratique à partir du Ve siècle *a.C.* n'a pas connu d'équivalent pour celle des animaux avant le Ier siècle de notre ère, au moins dans les textes.

---

* Docteur vétérinaire, Docteur en Histoire, Université de Caen-Normandie.

[1] *Corpus Hippiatricum Graecorum* [*CHG*] I et II, ed. Eugen Oder, Carl Hoppe, Leipzig, Teubner, 1924-1927. « Les recueils hippiatriques grecs sont en grande partie formés d'extraits d'œuvres aujourd'hui perdues, répartis par matières. [...] Cette *Collection* a connu plusieurs agencements et remaniements comme en témoignent les quatre recensions connues représentées [par quatre groupes de manuscrits] » : *L'*Épitomé *de la Collection d'hippiatrie grecque. Histoire du texte, édition critique, traduction et notes*, tome I, ed. Anne-Marie Doyen-Higuet, Louvain-la-Neuve, Institut Orientaliste de l'Université catholique de Louvain, 2006, p. 41-42. MACCABE Anne, *A Byzantine Encyclopaedia of Horse Medicine: the Sources, Compilation, and Transmission of the* Hippiatrica, Oxford, University Press, 2007.

Confiée d'abord à des intervenants serviles, socialement invisibles, la pratique vétérinaire européenne n'a laissé de premières traces écrites qu'avec les hippiatres grecs. Il sera dans la suite question d'Apsyrtos, dont la situation chronologique fait actuellement encore l'objet de discussions[2].

Les agronomes latins s'inspirent du livre perdu du Carthaginois Magon[3]. Toutefois Caton[4], Columelle[5], Varron[6] et Palladius[7] envisagent essentiellement les soins aux animaux sous l'angle du propriétaire terrien, comme le feront, à destination des maîtres de domaines agricoles du XIVe au XVIIIe siècle, les *Maisons rustiques* de Pietro de Crescenzi, d'Olivier de Serres ou de Louis Liger[8].

Enfin, trois auteurs de l'Empire romain tardif réservent au seul domaine vétérinaire des textes qui nous sont parvenus presque entiers : Chiron, Végèce et Pélagonius.

Le premier, Chiron, n'a sans doute pas existé en tant que personne. La *Mulomedicina Chironis* serait une compilation de textes d'époques diverses, regroupée sous le nom du centaure mythique, homme-cheval, mais aussi savant médecin. Le livre remonterait au IIIe siècle *p.C.*[9].

Pélagonius a vécu sous Julien II (dit l'Apostat, 355 - 363). Il n'est pas converti au christianisme. Vétérinaire spécialiste du cheval d'hippodrome — et de ce fait familier des propriétaires d'écuries de courses — il peut être considéré comme un praticien « mondain ». Ses *Commenta artis medicinae ueterinariae* sont le seul texte vétérinaire latin à avoir fait l'objet d'une édition scientifique et d'une traduction française[10].

Végèce — Publius Vegetius Renatus — écrit, à la fin du IVe siècle, un célèbre traité d'art militaire, *De re militari*. Situé de façon variable de 380 à 450 environ, il n'est pas un praticien mais un fonctionnaire de haut rang

---

2 LAZARIS Stavros, « Considérations sur la période d'activité d'Apsyrtos, hippiatre grec », *Archives internationales d'histoire des sciences*, 73, 2024, p. 6-37.

3 HEURGON Jacques, « L'agronome carthaginois Magon et ses traducteurs en latin et en grec », *Comptes rendus des séances de l'Académie des Inscriptions et Belles-Lettres*, 130-3, 1976, p. 441-456.

4 CATON, *De l'agriculture*, ed. Raoul Goujard, Paris, Les Belles Lettres, 2002.

5 Lucius JUNIUS MODERATUS COLUMELLA, *On Agriculture*, ed. E.S. Forster, Edward H. Heffner, Cambridge (MA), Harvard University Press, Loeb Classical Library, t. 2 : Élevage, livres VI et VII, 1954.

6 VARRON, *Économie rurale, Livre II*, ed. Charles Guiraud, Paris, Les Belles Lettres, 1985.

7 Il n'existe aucune version française du chapitre « De ueterinaria medicina » de Palladius, retrouvé en 1926 et très inspiré de Columelle. *Palladius, Opus agriculturae. De ueterinaria medicina, de insitione*, ed. Robert H. Rodgers, Leipzig, Teubner, 1975.

8 PIERRE DE CRESCENS [Pietro de Crescenzi], *Le Livre des prouffitz champestres et ruraulx*, [1373], Paris, Vve Lenoir, 1521 ; SERRES Olivier de, *Le Théâtre d'agriculture et mesnage des champs* [1600], « Thesaurus », Arles, Actes Sud, 1996 ; LIGER Louis, *Œconomie générale de la campagne, ou Nouvelle maison rustique*, Paris, C. de Sercy, 1700.

9 *Claudii Hermeri Mulomedicina Chironis*, ed. Eugen Oder, Leipzig, Teubner, 1901.

10 PÉLAGONIUS SALONINUS, *Recueil de Médecine vétérinaire*, ed. Valérie Gitton-Ripoll, Paris, Les Belles Lettres, Collection des Universités de France, 2019.

passionné de chevaux. Aussi publie-t-il sa *Mulomedicina* en se référant largement à ses prédécesseurs ; et, de même, à la demande d'un groupe d'amis, une médecine du bœuf, *De cura boum*[11].

La variété du statut des thérapeutes pour animaux transparaît à Rome dans les dénominations successives qu'ils reçoivent. Varron parle de *medici pecorum* :

> « En matière de médecine, il y a, chez les chevaux, vraiment un très grand nombre de maladies et de sortes de traitements, que le gardien doit conserver par écrit. Et il résulte de là qu'en Grèce les médecins d'animaux [*medici pecorum*] sont généralement appelés *hippiatroï.* »[12].

Columelle nomme *ueterinarii*[13] ceux qui traitent les maladies des animaux domestiques. L'étymologie de *ueterinarius*, « relatif aux bêtes de somme », est restée longtemps sujette à caution. Littré, suivant le grammairien Sextus Pompeius Festus, faisait dériver l'adjectif de *ueterinum*, « bête de somme ». Il y voyait la contraction — à vrai dire impossible — d'un hypothétique **ueheterinus*, « propre à porter les fardeaux », de *uehere*, porter. En réalité ce ne serait qu'un dérivé de *uetus, ueteris*, « vieux ». *Veterina* comprendrait les équidés et les bœufs de trait qu'on laisse vieillir sous le joug, ou encore les vaches laitières, à l'inverse des petits ruminants et des porcs, généralement consommés jeunes et dont les maladies sont abrégées par l'abattage. Le vétérinaire se consacrerait de préférence aux grands animaux, ce que les périodes ultérieures n'ont pas manqué de confirmer[14].

Enfin, Végèce, dans la préface de sa *Mulomedicina,* cite logiquement le *mulomedicus*, médecin des équidés en général et pas seulement des mulets.

Ainsi l'existence d'une profession vétérinaire ne saurait-elle être envisagée. Le rang social de ses membres semble trop disparate pour former une corporation. Aux *hippiatroï* grecs succèdent dans le monde latin des esclaves — *ueterinarii* des *latifundia* ou *mulomedici* de la poste impériale — et des hommes libres comme les praticiens des écuries de courses[15], ou des militaires, comme Théomnestos, familier de l'empereur Licinius. À quelques

---

[11] [VÉGÈCE] *P. Vegeti Renati digestorum artis mulomedicinae,* ed. Ernest Lommatzch, Leipzig, Teubner, 1903. Une traduction est prévue dans la CUF depuis plusieurs années par Marie-Thérèse Cam et Yvonne Poulle-Drieux. Rares, les textes sur la pathologie bovine furent, comme les *Hippiatrika*, réunis au Xe siècle à Byzance. Édition et traduction partielles : Stella Georgoudi, *Des chevaux et des bœufs dans le monde grec, réalités et représentations animalières à partir des livres xvi et xvii des* Géoponiques, Paris, Athènes, Daedalus, 1990.

[12] VARRON, II, 7, 15, ed. cit., p. 57.

[13] COLUMELLE, VI, 8,1 ed. cit. (tome 2), p. 153 et VII, 5, 14, ed. cit. p. 271.

[14] ADAMS James Noel, « The origin and meaning of Lat. *veterinus, veterinaries* », *Indogermanische Forschungen*, 1992, p. 70-95.

[15] MATTER Michel, « Des chevaux du cirque : économie et passion à Rome », p. 61-72, ici p. 67-68 in Stavros LAZARIS (dir.), *Le cheval dans les sociétés antiques et médiévales,* Turnhout, Brepols (Bibliothèque de l'Antiquité tardive, 22), 2012.

exceptions près, le sort de la plupart reste médiocre et, toujours selon Végèce, le peu de considération attribué au métier décourage les vocations.

Privilégiés et instruits en revanche, les auteurs reflètent mal cette situation. Hormis Pélagonius, Eumélos et les contributeurs de Chiron, ils ne pratiquent pas ; leurs œuvres s'en ressentent. Ils écrivent volontiers sous forme de lettres — peut-être fictives — adressées à des correspondants avertis, ce qui nous prive de la description des symptômes et des procédés chirurgicaux les plus ordinaires, comme le couchage des chevaux à l'aide de cordes ou l'usage de la *rota* pour réduire les luxations, familiers de leurs correspondants.

À partir de l'époque carolingienne, en Europe occidentale, la divulgation du fer à cheval impose deux types d'intervenants : les artisans maréchaux et, supervisant ceux-ci dans les écuries des cours princières, les écuyers susceptibles de rédiger des traités en latin. Tous, en plus d'adapter les fers aux différents usages des équidés, prennent en charge, en vrais professionnels, les chevaux malades et accidentés. La littérature est dominée par Ruffo et Rusio, bientôt traduits du latin en langues vernaculaires[16]. Giordano Ruffo (Jordanus Ruffus) « grand maréchal » de l'empereur Frédéric II de Hohenstaufen est l'auteur d'un *De Medicina Equorum* (1250-1253) dont s'inspirera le *Liber Marescalcie* (c. 1489) de Laurenzio Rusio (Laurentius Rusius). Malades, les autres espèces domestiques restent aux mains de ceux qui les élèvent. Les piqueurs des meutes de vénerie soignent leurs chiens[17], comme les bergers leurs moutons. Les textes comptables de cette activité[18] restent simplistes comparés aux traités d'hippiatrie. Quant aux bovins, porcs et volailles, ils n'ont pas encore leurs spécialistes si l'on excepte les guérisseurs traditionnels, plus ou moins sorciers. La liste des affections qui sont attribuées à ces bêtes de basse-cour reste courte. Notons enfin que, la fauconnerie étant inconnue du monde gréco-romain, la pathologie des oiseaux destinés à la chasse au vol n'a pas sa place ici, malgré l'importance des textes médiévaux qui lui sont consacrés.

Dès le XIIIe siècle, Barthélemy de Messine, présent à la cour de Manfred, roi de Naples et de Sicile (1258 - 1266), donne une *Mulomedicina*[19], version du texte grec de Hiéroclès, auteur de l'Empire

---

[16] Sur l'ensemble des traités de maréchalerie médiévaux : POULLE-DRIEUX Yvonne, « L'Hippiatrie dans l'Occident latin du XIIIe au XVe siècle », p. 9-167, in Guy BEAUJOUAN (dir.), *Médecine humaine et vétérinaire à la fin du Moyen Âge*, Genève, Paris, Droz, 1966. Version française de Giordano Ruffo datant du XIIIe siècle : PRÉVOT Brigitte, *La science du cheval au Moyen Âge. Le* Traité d'hippiatrie *de Jordanus Rufus*, Paris, Klincksieck, 1991.

[17] VALLAT François, « Aperçu historique de la pathologie canine en France », *Bulletin de la Société française d'Histoire de la médecine et des sciences vétérinaires*, 13, 2013, p. 131-149.

[18] Par exemple, JEHAN de BRIE, *Le bon berger ou le vray régime et gouvernement des bergers et bergères...*, Paris, Isidore Liseux, 1879 [publié sur ordre de Charles V en 1379] ; LONCKE Jeremy, *La Practica canum, Le* de Cane *d'Albert le Grand. L'art de soigner les chiens de chasse au Moyen Âge*, Nogent-le-Roi, Jacques Laget, 2007 ; GASTON PHÉBUS, *Le Livre de la Chasse*, ed. Robert et André Bossuat, Paris, Philippe Lebaud, 1986.

[19] POULLE-DRIEUX, art. cit. (*supra* note 16), p. 25.

romain tardif très inspiré d'Apsyrtos. Il n'en résulte pas un renouveau de l'hippiatrie équivalent à celui qu'a apporté l'expérience personnelle de Giordano Ruffo. Significatives en revanche, deux traductions paraissent en France en 1563, celles des *Hippiatrika* et du livre de Végèce[20].

La Renaissance et l'Âge classique innovent avec les écoles d'équitation destinées à la noblesse. L'homme de cheval y reçoit une éducation hippologique qui le met à même de diriger le travail des maréchaux. Au XVIIe siècle, deux ouvrages français de valeur très différente connaîtront un succès qui s'étendra jusqu'à la fin de l'Ancien Régime, ceux de Nicolas Beaugrand[21] et de Jacques de Solleysel[22].

Nous utiliserons les textes qui viennent d'être évoqués pour établir entre eux, par quelques exemples, une possible filiation thérapeutique. Mais il convient auparavant d'insister sur la part importante de l'autorité dans tous ces écrits.

L'autorité des devanciers, une constante ?

De l'Antiquité au XVIIe siècle, tout ouvrage vétérinaire ou agronomique est censé se suffire à lui-même. La somme de connaissances qu'il propose prétend dispenser le lecteur de recourir aux auteurs antérieurs. Dans ces conditions, il semble normal que les citations des prédécesseurs s'incorporent au texte, sans désignation explicite des sources. Pour chaque maladie, les auteurs fournissent une liste exhaustive de traitements glanés dans la littérature. Vu l'efficacité aléatoire de ceux-ci jusqu'au développement récent de la chimie industrielle, la pharmacopée antique et médiévale, en dépit de la complexité de sa galénique, ne peut servir à grand-chose, et la mention de quelques plantes à alcaloïdes, au dosage problématique, n'en améliore guère les performances. Rien d'étonnant non plus à ce que chaque maladie exige plusieurs remèdes puisque aucun ne mérite d'évincer les autres. Pélagonius, sans les avoir tous expérimentés mais respectueux de la tradition, se fait un devoir de n'en omettre aucun. Ainsi affirme-t-il avec candeur, après une série de vaines prescriptions contre le tétanos : « Cela, beaucoup de grands hommes l'ont assuré efficace, mais nous nous rappelons que l'habitude et l'usage même ont consacré l'efficacité passée et présente de ceci… »[23]. Suit une formule tout aussi inopérante. De même, treize siècles plus tard, Solleysel propose-t-il une

---

[20] Traduction partielle des *Hippiatrika* : MASSÉ Jean, *L'art vétérinaire ou grande maréchalerie*, Paris, Charles Périer, 1563. Traduction de Végèce : POY-MONCLAR Bernard du, *Quatre livres de Puble Végèce Renay, de la Médecine des chevaux malades, et autres vétérinaires aliénez et altérez de leur naturel, traducts nouvellement de latin en françois*, Paris, Charles Périer, 1563.

[21] BEAUGRAND Nicolas, *Le Mareschal expert [...] augmenté d'une seconde partie contenant plusieurs receptes [...] du sieur de L'Espiney, [...]*, Lyon, Simon Rigaud, 1643 [1ère ed. 1619].

[22] SOLLEYSEL Jacques de, *Le Parfait Mareschal*, Paris, Didot, Nyon, Damonneville, Savoye, 1754, 2 vol. [1ère ed. 1664].

[23] PÉLAGONIUS, 269, 4, ed. cit., p. 87.

dizaine de moyens propres à guérir le farcin[24] — forme cutanée de la morve —, une contagion incurable au point que, de nos jours, le sacrifice de l'animal est préféré à toute tentative de traitement. Certes il entre, dans l'excès de confiance et la crédulité de l'hippiatre, un soupçon de charlatanisme, mais faisons la part des choses. Le temps n'est pas éloigné où les vétérinaires, sommés par leurs clients d'agir dans les cas désespérés, hasardaient des thérapeutiques discutables pour se tirer d'un mauvais pas. Comment leurs prédécesseurs, privés de connaissances physiopathologiques et d'éléments de pronostic, n'auraient-ils pas eu raison d'exagérer la complexité de leurs prescriptions pour en imposer aux clients ombrageux ?

Les médications à base de plantes étant volontairement écartées ici en raison des longs développements botaniques et pharmacologiques qu'elles imposeraient, deux exemples chirurgicaux permettront d'approcher la réalité de la transmission séculaire de pratiques : les avives et le traitement des luxations de l'épaule.

Les avives

Apsyrtos décrit une tuméfaction située sous l'oreille du cheval, assez fréquente selon lui, caractérisée par un gonflement de la jonction entre la tête et l'encolure et qui ne tarde pas à s'abcéder. Les hippiatres grecs préconisent l'application d'une éponge trempée dans du vinaigre chaud jusqu'à maturation de l'abcès. Eumélos vante même pour cela les bons effets d'une balle de plomb qui, attachée au licol, vient frapper sur la gorge à chaque mouvement du cheval[25]. Quand on juge l'abcès arrivé à maturité, dit Apsyrtos, on ponctionne. En d'autres termes, il s'agit de traiter la tuméfaction de la glande salivaire parotide en hâtant la collection de l'inflammation en un abcès susceptible d'être vidé. À cet effet les fomentations peuvent faire place au martelage d'une balle de plomb attachée au licol.

Sur la même lésion, Giordano Ruffo se contente, comme Apsyrtos, d'attendre et de ponctionner au besoin.

> « Des vives [*sic*]
>
> Autres glandes sont qui avienent entre le col et le chef, c'est assavoir et en l'une et l'autre partie des joes, qui einsi croissent par enfleüre de chief qui est descendue. Et en tel maniere estraint grant partie de la gorge, que le cheval ne puet manger ne boire nule chose. Et se il n'est secouruz et aidiez tantost, le pertuis de la gorge s'en estoupe et clost dou tout en tout, dont li cheval se getent à terre et tant fierent du chief à terre, qu'a paines se puent drecier ; et ceste infermetez est apelee vives »[26].

---

[24] SOLLEYSEL, *op. cit.*, t. 1, p. 389-411.

[25] *CHG*, t. I : *Hipp.*, *Berol.* XVI, 4.

[26] PREVOT, *op. cit.*, *supra* note 16, p. 56.

S'il survient une tuméfaction de la taille d'un œuf, il suffit de la percer à la lancette ou de passer le fer rouge dans la cavité. L'auteur médiéval, libéré de la tradition antique, ignore les procédés de mûrissement de l'abcès tout en élargissant le tableau clinique. Pour lui, « les vives » peuvent gonfler jusqu'à obstruer les voies respiratoires supérieures, ce que ne saurait entraîner la seule infection des glandes parotides. À vrai dire, celle-ci est assez rare chez le cheval pour qu'on s'interroge sur la place exagérée que lui accorde la tradition. Sans doute la parotidite ourlienne de l'Homme (les oreillons font partie des maladies courantes de l'enfance) influence-t-elle le jugement de l'hippiatre. Mais il faut surtout évoquer la méconnaissance de la poche gutturale, formation anatomique importante située en dessous de la glande salivaire, dont la réplétion par le pus justifie à elle seule les difficultés respiratoires dramatiques évoquées par Giordano Ruffo[27].

Cent-trente ans plus tard, Nicolas Beaugrand préconise des remèdes sans la moindre intervention locale[28]. À l'inverse, pour Jacques de Solleysel, en 1664 :

> « [les avives] sont des glandes proches du gosier qui, étant d'une substance molle et spongieuse, sont tenues pour des émonctoires des partie voisines[29] ; elles sont sujettes à une inflammation qui, faisant une enflure, bouche le gosier et empêche la respiration qui est nécessaire à la vie, que si le cheval n'est pas promptement secouru, il court le risque d'être étouffé, et le travail que cette difficulté de respirer lui cause fait qu'il se vautre, qu'il se couche et se lève souvent, qu'il se débat [...].
>
> Remèdes
>
> Pour remédier aux avives, il faut porter ou plier l'oreille en bas. À l'endroit où arrivera sa pointe sur le gosier, près de la ganache, c'est l'endroit où l'inflammation cause la tumeur : si le poil quitte facilement cet endroit et s'arrache aisément, c'est une marque de maturité, et qu'il est temps de résoudre et, au pis-aller, d'évacuer la matière contenue dans cette tumeur. Pour lors, il faut prendre toute la glande qui est en cet endroit avec les tenailles d'un maréchal, qu'on appelle tricoises, et battre la tumeur tout doucement avec le manche du brochoir [marteau] jusqu'à ce que vous la jugiez suffisamment

[27] Propre aux Équidés, « la poche gutturale est une cavité paire dont la paroi est formée par une expansion de la muqueuse de la trompe auditive [trompe d'Eustache]. Adossée, sur le plan médian, à celle du côté opposé, elle s'étend sur les faces dorsale et latérale du pharynx » (BARONE Robert, SIMOENS Paul, *Anatomie comparée des Mammifères domestiques*, t. 7, II, Paris, Vigot, 2010, p. 789-793). Elle jouxte la face profonde de la glande parotide et est ordinairement remplie d'air ; du pus peut s'y collecter lors de gourme (infection par *Streptococcus equi*). Le diagnostic et le drainage chirurgical de la collection purulente de la poche gutturale ont été institués par CHABERT Philibert, « Opération de l'hyovertébrotomie », *Journal de l'Agriculture, du Commerce, des Arts et des Finances*, 1779, p. 108.

[28] BEAUGRAND, *op. cit.*, p. 53-54.

[29] Solleysel, ignorant qu'il s'agit d'une glande salivaire, considère la parotide comme une voie d'élimination des humeurs nocives.

corrompue ; ou bien broyez les glandes ou tumeurs avec la main assez longtemps pour corrompre les avives, afin d'en ôter la dureté et en faire sortir les esprits flatteux [pour 'flatueux', qui produisent des gaz] par insensible transpiration[30]. Ensuite de quoi sans doute l'enflure se dissipera. Ce moyen est aisé et le plus certain. »[31].

L'écuyer renchérit sur la prescription d'Eumélos dont il a eu assurément connaissance. La percussion répétée sur la glande de la masse de plomb devient chez lui un broiement à la pince ou à l'aide des mains de la parotide entière, qu'il frappe au besoin avec le manche d'un marteau. Or, pour des raisons théoriques surannées, il étend le cruel procédé au traitement des coliques. Pendant trois cents ans, ce détour thérapeutique inattendu tourmente les chevaux que torturent déjà les douleurs abdominales, tant les guérisseurs populaires, fervents lecteurs de Solleysel, suivent religieusement ses moindres pratiques[32].

En bref, le XVIIe siècle connaît et étoffe le traitement chirurgical antique de la parotidite du cheval, ignoré au Moyen Âge. Un autre accident, la luxation de l'épaule, confirme cette lacune médiévale dans la transmission des savoirs.

La réduction de la luxation de l'articulation de l'épaule

Pour mémoire, les lésions traumatiques de l'épaule, rares de nos jours, résultaient d'accidents de traction, notamment dans l'hippodrome, ou encore de charges de cavalerie. Les auteurs antiques, qui connaissaient sans doute par les autopsies les luxations et les fractures juxta articulaires, n'avaient aucun moyen de les distinguer sur l'animal vivant. En cas d'échec des traitements médicaux, deux solutions se présentaient : l'insufflation de l'épaule et la réduction par un appareil de traction[33]. Chacune a connu une postérité à l'époque moderne.

L'insufflation de l'épaule se pratique, à quelques variantes près, suivant ce qu'en dit Apsyrtos.

> « Mais s'il y a luxation, il faut insuffler l'épaule et l'immobiliser et procéder de la manière suivante : si tu remarques que

---

[30] Insensible transpiration : émanation cutanée, sans apparition de sueur, qui « surpasse de beaucoup toutes les évacuations sensibles prises ensemble » (« Transpiration » in DIDEROT, d'ALEMBERT, *Encyclopédie*, t. 16, Neufchastel, Samuel Fauche, 1765, p. 558). Les humeurs inutiles ou viciées sont en grande partie excrétées par là. (« Émonctoire », *Ibid.*, t. 5, Paris, Briasson, 1755, p. 571).

[31] SOLLEYSEL, *op. cit.*, t. 1, p. 226-227.

[32] TRASBOT Léopold, « Salivaires (glandes) », p. 1-44, ici p. 23-25, in Henri BOULEY *et al.*, *Nouveau dictionnaire de médecine, de Chirurgie et d'Hygiène vétérinaires*, t. XX, Paris, Asselin et Houzeau, 1892.

[33] Description et références bibliographiques détaillées par SEPHOCLE Louise, GITTON-RIPOLL Valérie, VALLAT François, « Extension et insufflation : les soins de l'épaule du cheval chez les hippiatres antiques », *Bulletin de la Société française d'Histoire de la médecine et des sciences vétérinaires*, 12, 2012, p. 177-206.

l'épaule ou une autre articulation est abîmée, fais coucher l'animal et frappe avec une baguette l'endroit atteint, afin que la peau se détache en laissant un vide en dessous. Et alors, incise avec un phlébotome[34] à trois doigts sous la tubérosité osseuse de manière à faire entrer un petit chalumeau, et à enfoncer le chalumeau à l'intérieur, pendant que quelqu'un d'autre souffle dedans et, pendant que tu repousses l'air de l'intérieur avec la main en cercle jusqu'à la peau, il te faut aussi pratiquer des mouchetures serrées sur une partie de la peau avec une lancette, et appliquer un cataplasme de sel blanc et de vinaigre et frotter avec son sang et oindre le cheval tant qu'il est couché. Et qu'il y ait un setier [un quart] de sel et un setier et demi de vinaigre. Et le troisième jour, fais évacuer le tout avec beaucoup d'eau chaude et jour après jour jusqu'à ce qu'il ne soit plus boiteux. Puis, quand il est guéri, il faut l'employer progressivement dans les travaux. Et oins-le d'onguent au bdellium[35] allongé avec de l'huile qui retend la peau. Mais ce soin réussit surtout en été. »[36].

On comprend l'affinité du procédé avec l'insufflation sous-cutanée des carcasses de boucherie, manœuvre interdite en France depuis un siècle mais toujours employée en Afrique, qui vise à faciliter le dépouillement de l'animal abattu.

Inconnue de l'Occident médiéval, l'insufflation de l'épaule réapparaît chez Jacques de Solleysel. Après avoir « broyé » avec brutalité l'articulation « avec un grais[37] ou une brique ou d'une pomelle[38] de corroyeur », il perce un orifice par lequel entrera l'air. « L'épaule enflera beaucoup, dit-il, il faut s'attendre à cela, et tous les jours faire couler la matière [le pus] par le trou. [...] [Le cheval] guérira de lui-même. [...] Lors il faut introduire par les ouvertures de grandes plumes d'oie frottées de basilicum »[39] et les renouveler pendant quinze à vingt jours. On devine que l'intensité de la douleur impose au patient une immobilisation favorable à la cicatrisation articulaire. Toutefois Solleysel met en garde : la meurtrissure de l'épaule chez les chevaux fins peut avoir des suites mortelles[40] !

Plus logiquement les Anciens ont tenté la réduction des luxations de l'épaule, comme Apsyrtos qui se contente de dire qu'« il faut repousser

---

[34] Phlébotome : bistouri utilisé pour les saignées.

[35] Bdellium : Gomme-résine exotique de *Balsamodendron africanum* (*Commiphora hildebrandtii*) et *B. roxburghii* (*C. grandifolia*).

[36] *CHG*, t. I : *Hipp., Berol.* XXVI, 7. Trad. SEPHOCLE *et al.*, *op. cit.* (note 33), p. 193.

[37] Grais, pour grès ? Probablement pierre à aiguiser.

[38] Signification inconnue, peut être « table de plomb battue en rond et pleine de petits trous qu'on met à l'embouchure d'un tuyau pour empêcher les ordures d'y pénétrer », LANDAIS Napoléon, *Dictionnaire général et grammatical*, Paris, Didier, 1849, t. 2, p. 416.

[39] Basilicum : Onguent de nature indéterminée, auquel l'épithète « royal » prêtait sans doute de grandes vertus, NYSTEN Pierre-Hubert, *Dictionnaire de Médecine*, 4e ed., Paris : Brosson et Chaudé, 1824.

[40] SOLLEYSEL, *op. cit.*, t. 1, p. 138-139.

l'articulation de l'épaule dans sa position naturelle[41] ». Chiron s'aide, sans plus de précisions, de la *machina* (c'est-à-dire du « travail », sorte de cage en madriers permettant l'immobilisation de l'animal, parvenue sans modifications majeures jusqu'à nos jours) ou encore de la *rota*[42]. Pélagonius n'est pas plus explicite, car ses contemporains savent de quoi il retourne : « Réduis la luxation de l'épaule à la roue (*rota*) selon la coutume, et soigne avec les médicaments ci-dessus. S'ils n'ont servi à rien, le dernier recours est de cautériser[43]. »

Les illustrateurs des manuscrits grecs tardifs ont imaginé la *rota* sous la forme d'un avant-train de voiture attaché au membre accidenté[44], dispositif inutile dans la mesure où il ne démultiplie en rien la force de traction. Il convient de s'inspirer plutôt de ce que les médecins proposaient dans des cas analogues, notamment le banc d'Hippocrate, une table munie d'un treuil, sur laquelle était étendu — au sens propre — le patient[45]. En dériveront les appareils de traction des orthopédistes actuels mais aussi, hélas, différents instruments de torture. Il s'agissait de fatiguer et de distendre les muscles, faute d'une anesthésie suffisante pour les relaxer et remettre en contact les surfaces articulaires

Une reconstitution de la *rota* a été proposée dans ce sens [46] : Le cheval une fois abattu sur le côté sain, le membre antérieur à traiter était détaché des autres et enserré dans une lanière par laquelle allait se faire l'extension. Contre le sternum et l'ars, protégés par une peau de mouton, était appliqué un cadre en bois allongé d'au moins deux mètres, muni, à l'autre extrémité, d'un axe transversal sur lequel s'enroulait la lanière de traction attachée au membre. Pour augmenter la tension, l'opérateur agissait sur la jante de la roue solidaire de l'axe, ou sur un levier. La force qu'il exerçait était démultipliée à raison de la longueur du rayon de ceux-ci. On reconnaît le principe des vêleuses artisanales employées naguère dans nos campagnes, quoiqu'une substitution de poulies à la roue puisse être évoquée[47]. Une fois

---

[41] *CHG,* t. I, *Hipp., Berol.* XXVI, 4, trad. SEPHOCLE *et al.,* art.cit. (*supra* note 33), p. 193.

[42] *Mulomedicina Chironis,* ed. comme note 9, p. 187-188 (583). Sur le « travail » chez Columelle : VALLAT François, « La contention des chevaux chez les auteurs antiques, Ier-IVe siècle apr. J.-C. », *Bulletin de la Société française d'Histoire de la médecine et des sciences vétérinaires*, 14, 2014, p. 7-17.

[43] PÉLAGONIUS, IV, 45, ed. cit. p. 22.

[44] Voir les figures rassemblées par ORTOLEVA Vicenzo, « I termini *rota, strophus, mac(h)ina* e la riduzione delle lussazione della spada del cavallo » p. 115-141, ici p. 138-139 in Valérie GITTON-RIPOLL, *La trousse du vétérinaire dans l'Antiquité et au Moyen Âge. Instruments et pratiques*, *Pallas*, 101, 2016.

[45] [HIPPOCRATE], *Articulations*, 72 [*Œuvres complètes d'Hippocrate*], ed. Émile Littré, t. 4, Paris, J.-B. Baillière, 1844, p. 301.

[46] SEPHOCLE *et al.,* art.cit. (*supra* note 33), p. 178-185.

[47] CAM Marie-Thérèse, POULLE-DRIEUX Yvonne, VALLAT François, « *Rota* (la moufle) et *machina* (le treuil) en usage chez les vétérinaires latins du IVe siècle », p. 367-387 in Brigitte GAUVIN et Marie-Agnès LUCAS-AVENEL (dir.), Inter litteras et scientias. *Recueil d'études en hommage à Catherine Jacquemard*, Caen, Presses universitaires, 2019.

la luxation supposée réduite — manœuvre hasardeuse car le sens de déplacement des surfaces articulaires n'était pas déterminé — les moyens de contention des rayons osseux restaient aléatoires : on pouvait suspendre l'animal par une large sangle passée sous le tronc et fixée au plafond de l'écurie, en tentant d'immobiliser le membre par des emplâtres.

La césure médiévale est cette fois patente : on chercherait en vain une intervention analogue chez Giordano Ruffo et les hippiatres latins du Moyen Âge pour « le cheval debouté des espaules[48] ». La réduction de la luxation scapulaire réapparaît au début du XVIIe siècle, à cette différence qu'un tourniquet remplace la *rota,* décidément trop mal décrite pour inspirer Beaugrand.

> « Recette pour un cheval qui est épaulé et entre-ouvert[49]
>
> Abattez le cheval sur le côté qui n'est point blessé, puis liez la jambe boiteuse avec une plate-longe. Le bout de ladite plate-longe sera lié à quelque arbre ou pilier, distant du cheval de deux enjambées et fort près de terre. Et au milieu de ladite longe y aura quelqu'un qui fera un moulinet avec un bâton, tournant au milieu de ladite longe peu à peu. Et, cependant, un autre homme, avec de l'eau fraîche, de sa main ou bien son pied tout nu, frottera de toute sa force, en appuyant et avallant en bas depuis le haut de ladite épaule jusques à la pointe d'en bas de ladite épaule. Et ce faisant, vous remettrez les os de jointures qui étaient démis. Et après qu'aurez fait ce que dessus, faut faire lever le cheval le plus doucement que pourrez, puis le saigner de la jambe malade, et lui mettrez un patin à l'autre pied[50], et l'entraverez des deux pieds de devant quinze jours au moins sans qu'il se couche, chargerez[51] et frotterez ladite épaule, et y mettrez de bons emplâtres[52]. [...] Je l'ai éprouvé à cinq ou six chevaux. » [53].

Les références à l'Antiquité occultées au Moyen Âge

Les exemples qui précèdent suggèrent qu'au XVIIe siècle, les auteurs ont connu — sinon suivi à la lettre — les hippiatres de l'Antiquité tardive, à l'inverse de l'époque médiévale où seul l'Empire romain d'Orient en cultivait les traditions. Car c'est, rappelons-le, grâce aux inventaires

---

[48] POULLE-DRIEUX, art. cit. (*supra* note 16), p. 85.

[49] Au milieu du XIXe siècle encore, la véritable nature des « efforts d'épaule, écarts ou entr'ouvertures » ne pouvait être diagnostiquée, *cf.* CARDINI François, *Dictionnaire d'hippiatrique et d'équitation,* 2e ed., Paris, Bouchard-Huzard, 1848, t. 1, p. 366-367.

[50] La surélévation du pied symétrique a pour but de soulager l'appui du membre accidenté.

[51] « Charger » signifie ici appliquer sur l'épaule une « charge », mélange variable de poix, de goudron, d'huile de laurier ou de lavande, de térébenthine, additionné d'un révulsif: alcool de cantharide, ammoniac. LEBAS Jean-Philippe, *Pharmacie vétérinaire*, Paris, l'auteur, 1809, p. 77-78.

[52] Emplâtre : « Médicament externe solide, glutineux, se ramollissant par la chaleur et adhérant à la partie sur laquelle on l'applique » : NYSTEN, *op. cit.* (*supra* note 39), p. 301. L'utilisation des emplâtres annonce les pansements plâtrés rigides immobilisant une partie du corps.

[53] BEAUGRAND, *op. cit.*, p. 38-39.

encyclopédiques du règne de Constantin VII Porphyrogénète (905 - 959) que les textes grecs ont été conservés dans les *Hippiatrika* et les *Géoponiques*.

L'attention portée par les écuyers et maréchaux français aux traductions de ces textes leur a parfois fait adopter des pratiques irrationnelles à nos yeux, comme celle de « battre les avives ». Mais il faut reconnaître qu'à l'inverse de ses maladroits et brutaux imitateurs, Solleysel cherchait moins à hâter la collection du pus en abcès qu'à obtenir l'élimination des humeurs nocives par « l'insensible transpiration ». Loin d'un quelconque conformisme vis-à-vis des hippiatres byzantins, l'influence de l'Antiquité s'affirmait chez lui davantage dans son adhésion inconditionnelle à la théorie hippocratique des humeurs.

Enfin, si les auteurs du XVIIe siècle ont cru, après le naturaliste zurichois, Conrad Gessner (1516 - 1565), aux morsures charbonneuses de la musaraigne[54], ils ne sont pas allés jusqu'à faire absorber aux chevaux morveux cette potion bizarre proposée par Végèce :

> « Pélagonius[55] juge très efficace une poudre contre toutes les morves : si tu mets dans une marmite d'argile un cigogneau vivant, qui ne tient pas encore sur ses pattes mais qui a déjà des plumes, et si tu l'enduis de plâtre et si, quand il est complètement desséché par la chaleur du four, réduis-le en poudre et conserve-le écrasé dans un récipient de verre, dans l'intention de verser une grande cuiller tassée avec un setier de vin dans la gorge de l'animal, jusqu'à ce qu'il recouvre la santé. »[56].

Malgré une déférence de principe pour l'Antiquité en matière de médecine, la Renaissance et l'Âge classique ont, prosaïquement, adhéré avec mesure aux méthodes de l'hippiatrie byzantine. Alors que Végèce copiait sans sourciller Pélagonius, Beaugrand par exemple, maréchal pourtant réputé inculte, sut s'abstenir en 1619 d'une prescription désormais extravagante, dont lui échappaient les causes surnaturelles ou symboliques.

Ce court aperçu des méthodes thérapeutiques appliquées aux chevaux témoigne, soulignons-le, d'une constante indifférence à la douleur. Les bêtes de somme devant retourner au plus vite à leur service, peu importait les souffrances que leur ferait endurer le traitement. Cet état de fait n'a disparu qu'avec l'avènement du machinisme, véritable libérateur de l'animal de service, et non en raison du discours compassionnel dont l'influence est restée, au moins dans le domaine des soins, négligeable.

---

[54] Mentionnées par VÉGÈCE, II, 146, ed. cit., p. 240-241 ; GESSNER Conrad, *Historia animalium*, I, *De quadrupedis uiuiparis*, Tiguri apud Christ. Froschoverum [Froschauer], 1551, p. 844-846. Voir aussi dans ce volume la contribution d'Anaelle Broseta.

[55] PÉLAGONIUS, I, 18, ed. cit., p. 11.

[56] VÉGÈCE, I, 17, 15.

Quelle archéologie du soin vétérinaire ?

Annelise BINOIS-ROMAN*

À la fin du onzième millénaire avant le présent sont apparues au Proche-Orient les prémices d'un phénomène qui allait transformer le cours de l'histoire de l'humanité : l'élevage animal[1]. Les sociétés humaines, qui dépendaient jusque-là de la chasse et de la collecte pour leurs ressources carnées, développent alors une relation de plus en plus étroite avec un cheptel domestique, qui partage leurs espaces de vie, parfois même leurs maisons. L'animal, de ressource sauvage, va alors devenir un bien, appartenant à un propriétaire défini qui souhaite le préserver en vie, tant que son abattage n'est pas programmé. Quelques millénaires plus tard se développe l'exploitation des produits renouvelables de l'élevage[2] : fournissant aux sociétés lait, laine ou force de travail, le bétail domestique passe du statut de garde-manger ambulant[3] à celui de producteur, devenant par-là plus précieux vif que mort. Par des contacts devenus souvent quotidiens, l'utilisation de ces produits et compétences animales conduit aussi à renforcer les liens entre cheptel et éleveurs.

Sans doute, dès les premiers temps de la domestication animale, les éleveurs ont-ils fait leur possible afin de maintenir leur cheptel en vie et en bonne santé pour en assurer la pérennité et la productivité. Cela se traduit, entre autres, par des soins à l'animal blessé ou malade. Sans préjuger des raisons — utilitaires ou compassionnelles — qui sous-tendent ces comportements, il paraît raisonnable d'accepter que des pratiques « vétérinaires » au sens large ont existé à des degrés divers dans toutes les sociétés agro-pastorales du globe, des plus anciennes aux plus récentes. Les années actuelles prêtant un intérêt tout particulier à la condition animale, il semble intéressant de comprendre la diversité de ces pratiques passées, éclairantes sur les relations qu'entretenaient différents groupes humains avec le monde animal. Leur étude reste toutefois assez confidentielle : peu abordé par les historiens, malgré un regain d'intérêt cette dernière décennie, le

* Maître de conférences en archéozoologie, Université de Paris 1 Panthéon-Sorbonne, UMR 7041 ArScAn Archéologie et Sciences de l'Antiquité et Docteur vétérinaire.

1 ZEDER Melinda A., « The Origins of Agriculture in the Near East », *Current Anthropology*, 52-4, octobre 2011, p. 221-235.

2 SYKES Naomi, *Beastly Questions: animal answers to archaeological issues*, Londres, Bloomsbury Academic, 2014.

3 CLUTTON-BROCK Juliet, ed., *The Walking Larder: Patterns of Domestication, Pastoralism, and Predation*, Londres, Routledge, 1989.

champ est entièrement délaissé par les archéologues qui se trouvent démunis face à l'indigence des sources matérielles. Il faut dire que le sujet est difficile ; les soins apportés impliquent généralement des matériaux périssables et concernent les tissus mous, non préservés archéologiquement, lorsqu'il ne s'agit pas simplement de pratiques purement immatérielles, telles que la récitation d'incantations ou de prières.

L'archéologie est pourtant sans doute la seule science capable de documenter le soin à l'animal dans les sociétés préhistoriques ; elle est aussi à même de complémenter utilement les sources écrites aux périodes ultérieures. En s'appuyant sur des exemples issus d'un large champ chronologique, ce chapitre s'attachera donc à montrer comment, avec un peu de chance et d'attention, il est malgré tout possible d'aborder les pratiques vétérinaires par le prisme de l'archéo(zoo)logie. Pour ce faire, il faut tout d'abord examiner les sources à notre disposition.

Les sources

Sources écrites et iconographiques

Le chercheur curieux d'histoire des pratiques vétérinaires se tourne naturellement d'abord vers les sources écrites et iconographiques. Celles-ci sont assez nombreuses et remontent quasiment aux débuts de l'écriture, avec deux attestations notables en Égypte[4] et en Mésopotamie[5] dès le début du deuxième millénaire avant notre ère. Durant ces périodes fastes ou plus maigres, elles perdurent jusqu'à aujourd'hui et forment la base de l'histoire du soin à l'animal. Ces sources présentent toutefois des limites, qui, sans remettre en cause la pertinence de leur étude, en tempèrent parfois la portée.

D'une part, si certaines périodes de l'histoire ont donné lieu à un nombre parfois important de textes traitant des soins aux animaux, d'autres en sont moins bien pourvues, voire n'offrent plus aucun texte de ce genre ; c'est notamment le cas du Haut Moyen Âge en Europe de l'Ouest[6]. De la même façon, toutes les espèces n'y sont pas traitées équitablement. Si celles qui sont appréciées pour leur valeur sociale et / ou monétaire — et tout particulièrement le cheval, « plus noble conquête de l'homme » — ont retenu l'attention de multiples auteurs, d'autres sont passées sous silence, leur coût ou leur statut ne méritant apparemment pas les efforts des lettrés. C'est ainsi qu'il est quasiment impossible de trouver des écrits relatifs aux

---

[4] Papyrus vétérinaire de Kahun (*Pap.* UC3 2036, vers 1850 *a.C.*), COLLIER Mark et QUIRKE Stephen, *The UCL Lahun Papyri: Religious, Literary, Legal, Mathematical and Medical* Oxford, Archaeopress, 2004.

[5] Code de Hammurabi (Musée du Louvre SB 8, vers 1750 *a.C.*), FINET André, *Le Code de Hammurabi*, 4e ed. rev. et augm., Paris, Cerf, 2002 (Littératures anciennes du Proche-Orient 6).

[6] VON DEN DRIESCH Angela et PETERS Joris, *Geschichte der Tiermedizin. 5000 Jahre Tierheilkunde*, Stuttgart, Schattauer, 2003. Bien entendu, cette constatation peut être étendue à toutes les périodes et aires géographiques n'employant pas l'écrit, notamment la préhistoire.

maladies et traitements des porcs pendant tout le Moyen Âge[7], alors qu'il semble probable que cet animal ait, lui aussi, été l'objet de soins.

D'autre part, se pose la question de la disponibilité de l'information écrite auprès des propriétaires d'animaux et de la mise en pratique effective des préceptes énoncés par les textes. Les sources matérielles archéologiques pourraient donc être à même de combler certaines de ces lacunes et de contribuer à objectiver les pratiques de soin réellement employées.

Sources matérielles

Ces sources se révèlent toutefois encore bien plus problématiques que les sources écrites. Deux types de mobilier peuvent y être distingués : les vestiges des instruments ou des remèdes employés pour traiter l'animal, et les restes de ces animaux eux-mêmes.

La difficulté principale dans le premier cas consiste à attester de l'usage effectif de ces objets archéologiques. En effet, si les fouilles mettent occasionnellement à jour des instruments ou des contenants considérés à fonction thérapeutique, encore faut-il le démontrer. Telle « trousse de chirurgien » antique ne pouvait-elle pas aussi être utilisée par un artisan du cuir ? Telle concoction révélée par la chimie dans une céramique médiévale était-elle un remède, un cosmétique, ou avait-elle un autre usage ? Les catégories sont en outre poreuses : la frontière est ainsi mince entre cosmétique et thérapeutique, tout comme les instruments peuvent être détournés — après tout, les archéologues utilisent bien des outils de dentisterie pour les dégagements délicats. Or, si établir la fonction d'un objet peut être difficile, comprendre son usage précis devient quasiment impossible. Comment s'assurer que le remède était destiné à l'animal plutôt qu'à l'homme, ou que ces instruments chirurgicaux étaient réservés à un usage vétérinaire ?

Une solution pourrait consister à se tourner vers l'*instrumentum* spécifique à l'élevage, et évaluer si des objets qui sont de façon certaine associés au bétail domestique auraient pu avoir un usage thérapeutique. Peu d'instruments sont en réalité dans ce cas, mais trois, tous d'époque antique et relevant du soin des chevaux, méritent d'être mentionnés. Celui qui porte le moins à discussion est le boutoir, peut-être connu sous le nom de *gulbia* à l'époque romaine[8], un outil de maréchalerie encore utilisé au début du vingtième siècle pour parer les pieds des chevaux en en retirant des copeaux de corne. S'il peut être employé pour un simple entretien du pied, il a

---

[7] BINOIS-ROMAN Annelise, « Malade comme un porc ? Pathologie porcine et problématique sanitaire en milieu urbain en France septentrionale (XIIe-XVIe s.) », in Benoît CLAVEL, Philippe MEYZIE (dir.), *Le porc dans tous ses états dans l'Europe médiévale et moderne,* Actes des 44e Journées internationales d'histoire de Flaran, 12 et 13 octobre 2023, Toulouse, Presses Universitaires du Midi, 2024 (sous presse).

[8] GITTON-RIPOLL Valérie, « Entre archéologie et littérature : le boutoir et le *forfex* », *Pallas*, 101, 2016, p. 75-97.

également une fonction thérapeutique dans différentes affections podales, telles que le débridement des abcès du pied. Selon un recensement arrêté en 1982, on en connaissait une vingtaine d'exemplaires d'époque antique à travers l'Europe[9] ; nul doute que nombre d'autres aient été mis au jour depuis, et des exemples médiévaux sont également connus.

Le second instrument, également destiné au pied du cheval, est plus controversé. Il s'agit de l'hipposandale, chaussant métallique du sabot dont l'usage précis reste débattu depuis le dix-neuvième siècle[10]. Mobilier archéologique fréquemment rencontré dans les provinces du nord et de l'ouest de l'Empire romain[11] — plusieurs centaines sont connues — elles sont alternativement interprétées comme un chaussant ancêtre du fer à clous destiné à protéger le sabot de l'usure ou comme un dispositif médical visant à maintenir en place un pansement sur un pied blessé. Si certains auteurs privilégient l'une ou l'autre hypothèse, au gré des sources littéraires[12], des données archéologiques[13] ou de l'expérimentation[14], la plupart s'accordent sur la coexistence probable des deux usages, proposant parfois une typologie fondée sur la fonction principale supposée[15].

Le débat est plus vif au sujet du *forfex*, ustensile vétérinaire mentionné sur une tablette de Vindolanda dans le cadre de son achat auprès d'un *ueterinarius*[16]. Si ce terme, apparenté à *forceps*, peut désigner en latin différents objets[17], il a été identifié en hippiatrie plus spécifiquement comme

---

[9] *Ibid.*

[10] CORNEVIN Charles, « Étude sur la ferrure des animaux domestiques chez les anciens », *Bulletin de la Société d'anthropologie de Lyon*, 4-1, 1885, p. 47-50 ; WELLS Stewart F., « Notes on a Roman Hippo-Sandal », *Journal of the British Archaeological Association*, 50-3, septembre 1894, p. 251-253 ; CUVIER F., « Découverte d'une hipposandale près de Saulieu (Côte-d'Or) », *Bulletin de la Société d'anthropologie de Lyon* 5-1, 1886, p. 127-129 ; DESHOULIERES François, « Les hipposandales », *Bulletin Monumental*, 86, 1927, p. 154-155, CR d'un article du Dr. René Moreau paru dans le *Bulletin de la Société archéologique de Sens*, 1925, s.p.

[11] LAZARIS Stavros, « Considérations sur l'apparition du fer à clous : contribution à l'histoire du cheval dans l'Antiquité tardive », p. 259-291 in Vincenzo ORTOLEVA, Maria Rosaria PETRINGA, *La veterinaria antica e medievale, testi greci, latini, arabi e romanzi,* Lugano, Lumières internationales, 2009.

[12] CAM Marie -Thérèse et POULLE-DRIEUX Yvonne, « De l'objet au texte : l'hipposandale cloutée. (À propos d'un mot corrompu de la *Mulomedicina* de Végèce) », *Bibliothèque de l'École des chartes* 165-2, 2007, p. 525-531.

[13] VIGNERON Paul, *Le cheval dans l'antiquité gréco-romaine, des guerres médiques aux grandes invasions. Contributions à l'histoire des techniques,* Nancy, Faculté de lettres de Nancy, 1968 ; WALKER Robin E., *Ars Veterinaria : The Veterinary Art from Antiquity to the End of the XIXth Century Historical Essay*, Kenilworth, NJ, Schering Plough Animal Health, 1991.

[14] BENARD Hélène et BENARD Christophe, « Archéologie expérimentale : l'usage vétérinaire des hipposandales romaines », *Pallas*, 101, 2016, p. 65-73. *Cf.* CAM et POULLE-DRIEUX, *supra* note 12.

[15] *Cf.* VIGNERON, *supra* note 13.

[16] ADAMS J.N., « The "Forfex" of the "Veterinarius" Virilis (Vindolanda Inv. No. 86 / 470) and Ancient Methods of Castrating Horses », *Britannia*, 21, 1990, p. 267-271.

[17] *Ibid.*.

décrivant de grandes pinces à long mors, parfois crénelé, articulées par une charnière à leur extrémité leur donnant l'allure d'un casse-noix surdimensionné. Occasionnellement retrouvées en contexte archéologique[18], un peu moins d'une dizaine sont connues en Europe à ce jour [19]. Le décor de chevaux présenté par l'une de ces pinces[20], le fait qu'une seconde ait été retrouvée associée à un boutoir[21], et leur représentation sur deux stèles illustrant des scènes équestres[22] confirment leur utilisation dans le cadre du soin aux chevaux. Les avis sont en revanche très tranchés sur leur usage précis. Dès 1907, Espérandieu interprète l'illustration sur la stèle d'Aix-en-Provence comme des morailles[23], aussi appelées tord-nez, un instrument de contention destiné à assurer l'immobilité du cheval pour la durée des soins par le pincement de sa lèvre supérieure. Cette hypothèse est reprise par S. Heeren[24] en 2009, puis par V. Gitton-Ripoll[25] en 2016. Une seconde utilisation de l'objet, celle de pince à castration, avait entre-temps été proposée par Kolling[26] en 1973, puis par Adams[27] en 1990, von den Driesch et Peters[28] en 2003 et Broberg[29] en 2010. Les tenants des deux camps ont avancé de nombreux arguments pour soutenir leurs interprétations, mais à ce jour, aucun consensus n'a été trouvé[30].

En tout état de cause, l'*instrumentum* vétérinaire s'avère limité, et une fois encore réduit au soin du cheval. L'alternative archéologique consiste alors à se tourner vers les restes des animaux soignés eux-mêmes : leurs squelettes seraient-ils en mesure d'attester des soins qui leur ont été prodigués ?

---

[18] HEEREN Stijn, « New views on the forfex of Virilis the veterinarian: shears, emasculator or twitch? », *Journal of Archaeology in the Low Countries* 1, 2009, p. 87-95.

[19] *Cf.* GITTON-RIPOLL, *supra* note 8.

[20] British Museum, n° inv. 1856, 0701.33, reproduite dans HEEREN, *supra* note 18 et GITTON-RIPOLL, *supra* note 8.

[21] Exemplaire de Chichester, Down 1982, in GITTON-RIPOLL, *supra* note 8.

[22] Stèles du Musée Granet, Aix-en-Provence, Espérandieu n°104, et monument funéraire du vétérinaire Aulus Iulius Myrtilus, décrit par Papini, 2012, in V. GITTON-RIPOLL, *supra* note 8.

[23] « Entre ces deux scènes, l'instrument de maréchalerie connu, de nos jours, sous le nom de moraille ou de tord-nez. », stèle 104, p. 82, ESPERANDIEU Émile, *Recueil général des bas-reliefs de la Gaule romaine,* Paris, Imprimerie nationale, 1907.

[24] HEEREN, *supra* note 18.

[25] GITTON-RIPOLL, *supra* note 8.

[26] KOLLING Alfons, « Römische Kastrierzangen », *Archäologisches Korrespondenzblatt*, 3-3, 1973, p. 353-357.

[27] ADAMS, *supra* note 16.

[28] VON DEN DRIESCH et PETERS *supra* note 6.

[29] BROBERG John, « A Roman castration clamp or a twitch? », *Argos*, 42, 2010, p. 50-51.

[30] En tant qu'ancienne vétérinaire ayant pratiqué des castrations de chevaux, il me semble qu'une partie des pinces identifiées comme *forfex* seraient physiologiquement inadaptées à cet usage, et l'hypothèse de tord-nez me satisfait mieux, mais sans me convaincre complètement. Les avis sont partagés parmi les confrères que j'ai sondés ; peut-être que différents types devraient être séparés au sein du corpus, ou qu'un autre usage reste encore à identifier.

On aurait initialement envie de répondre que non. L'archéozoologie — discipline s'intéressant à l'étude des restes animaux découverts sur les sites archéologiques — et la paléopathologie — science des états de santé pouvant être identifiés dans les restes biologiques des individus passés — vont certes pouvoir occasionnellement mettre en évidence les affections dont souffraient les animaux domestiques anciens. Leurs informations restent toutefois partielles, étant donné que, dans l'immense majorité des cas, seuls leurs squelettes auront survécu, alors que la plupart des maladies épargnent l'os. Surtout, et c'est ici l'essentiel, ces disciplines permettent de témoigner d'états pathologiques, mais non des soins apportés en réponse.

Pourtant, avec un peu de chance, il est possible de déceler la main de l'homme derrière certaines modifications présentées par des restes animaux archéologiques et de les interpréter comme des interventions de nature thérapeutique. Les cas sont toutefois rares, et demandent d'accepter une définition large des soins vétérinaires : seront considérés comme tels toute intervention destinée à prévenir ou à soigner la maladie animale, ainsi que tout geste chirurgical pratiqué sur l'animal, quelle que soit la personne réalisant ces interventions, qu'elle ait ou non une formation « vétérinaire ».

Prévenir la maladie ? Les chirurgies « de convenance »

La coupe de queue des agnelles

La très grande majorité des agneaux européens actuels naît avec une queue naturellement longue, couverte de laine et pendant en dessous du jarret. Cette queue est presque toujours coupée dans les premières semaines de vie pour des raisons d'hygiène. La laine de la queue a en effet, chez les femelles, tendance à s'imbiber d'urine et à provoquer une macération sur laquelle viennent pondre les mouches, donnant lieu à des myases ano-génitales et provoquant inconfort, infections et stérilité.

L'ancienneté de la pratique est mal connue. Aucun texte antique ne semble en faire mention et la plus ancienne référence paraît dater du XIVe siècle, dans le traité de bergerie de Jean de Brie, qui précise :

> « Se les aigniaulx sont nez en janvier, on doit les amender en mars ensuyvant. [...] Et aux femelles est expédient de rongner les queues de trois doigts de long, et non plus ne moins. »[31].

L'auteur n'explique pas les raisons de cette intervention, mais plusieurs textes du début de la période moderne mentionnent les myases ano-génitales comme des affections communes et dommageables[32] et il

---

[31] JEHAN DE BRIE, *Le bon berger, le grand classique de la Bergerie (XIVe siècle)*, ed. Michel CLÉVENOT, Etrepilly, Presses du village, 1984, p. 163.

[32] FITZHERBERT John, *The Book of Husbandry, by Master Fitzherbert*, ed. Walter W. Skeat, Londres, Trübner & Co., 1882 (ed. pr. 1523) ; TUSSER Thomas, *Five Hundred Points of Good Husbandry, as well for the Champion, or Open Country, as for the Woodland or several, together*

vraisemblable que l'amputation de la queue ait pu être développée face à ces difficultés. La pratique semble toutefois rester rare, et la majorité des représentations antiques et médiévales d'ovins illustrent des animaux avec de longues queues pendantes[33].

La mise en évidence archéologique de la caudectomie peut être difficile : elle ne nécessite aucun outillage particulier — un couteau aiguisé suffit —, et ne laisse pas de stigmates sur le squelette, l'amputation se faisant entre deux vertèbres. Elle peut toutefois parfois être notée dans les cas de squelettes déposés en connexion anatomique complète, comme sur le site de Téteghem 'Carlines 3', dans le département du Nord[34], où une fosse contenant les squelettes complets de six brebis a été mise au jour. Les animaux, qui étaient sans doute morts au cours d'une épidémie de douve du foie[35], ont été datés par radiocarbone du XIIIe siècle de notre ère.

La taille inhabituellement courte de leurs queues avait été notée dès la fouille, puis confirmée par l'étude ostéologique : les brebis présentaient des queues longues de deux à cinq vertèbres seulement, alors que l'immense majorité des races ovines européennes en présente 16 à 22, et que même les races nordiques dites à queue courte[36], non attestées dans la région, en possèdent 8 à 13. Aucune vertèbre caudale n'ayant été identifiée lors du tamisage du sédiment de la fosse, il a été conclu que les queues avaient été sectionnées avant l'inhumation des brebis. Deux phénomènes pouvaient expliquer cette constatation : soit ces queues avaient été sectionnées du vivant des brebis, pour les raisons exposées plus haut, soit qu'il s'agissait d'une section *post-mortem* lors d'un dépouillement des carcasses, l'extrémité des queues pouvant être retirée avec les peaux. Un examen très minutieux des squelettes et en particulier des crânes et des bas de membres n'ayant relevé aucune trace de découpe, cette hypothèse a été écartée.

Il semble donc bien que dès le XIIIe siècle, dans certains cheptels des Flandres se pratiquait la coupe de queue des agnelles. L'émergence de la

---

with a Book of Huswifery, by Thomas Tusser, gentleman, ed. William Mavor, Londres, Lackington, Allen & Co., 1812 (ed. pr. 1573) ; MARKHAM Gervase, *Cheape and Good Husbandry for the Well-ordering of all Beasts, and Fowles, and for the Generall Cure of their Diseases*, Londres, Roger Jackson, 1616 ; BEST Henry, *Rural Economy in Yorkshire in 1641, being the Farming and Account Books of Henry Best, of Elmswell, in the East Riding of the County of York*, ed. Charles Best Norcliffe, Durham, George Andrews Surtees Society, 1857 (ed. pr. 1641).

33 BINOIS-ROMAN Annelise, « To cut a long tail short: The tail-docking and gelding of lambs in Western Europe. A confrontation of archaeological and historical sources », *Argos*, 54, 2016, p. 132-139.

34 BINOIS-ROMAN Annelise, « Les témoins d'une activité d'élevage : les inhumations animales, étude archéozoologique et paléopathologique des inhumations animales », in Mathieu LANÇON, ed., *Teteghem-Carlines 3. Rapport final d'opération,* INRAP Nord-Picardie, 2020, p. 327-349.

35 BINOIS-ROMAN Annelise, « Présence, perception et prévention de la fasciolose ovine aux xiiie et xive siècles », *Anthropozoologica,* 59-5, 2024, p. 1-23.

36 BINOIS-ROMAN, *supra* note 33.

pratique dans une région et à une époque où la production lainière prend un essor considérable n'est peut-être pas accidentelle[37]. L'accroissement de la demande en laine, tant en qualité qu'en quantité, incitait sans doute les éleveurs à conserver les ovins dont les toisons étaient les plus fines, les plus longues ou les plus denses. La sensibilité des animaux aux myases a pu s'en trouver accrue, ce qui aurait contribué à l'adoption de la caudectomie. Celle-ci est donc bien une pratique vétérinaire prophylactique, destinée à prévenir une maladie spécifique.

La castration des moutons

Il est plus discutable de placer la castration, seconde intervention chirurgicale abordée ici, dans la catégorie des interventions de médecine préventive. En effet, si de multiples raisons pour la pratiquer sont avancées depuis l'Antiquité grecque[38], les justifications proposées ne s'intéressent jamais à la santé de l'animal, mais uniquement à l'intérêt du propriétaire : la castration réduit les comportements agressifs, évite les accouplements non désirés, améliore le goût de la viande et sa teneur en graisse, permet d'obtenir des animaux plus grands et des toisons de meilleure qualité…[39]. Toutefois, en raison de sa nature chirurgicale et du fait qu'elle est aujourd'hui souvent pratiquée par les vétérinaires, nous jugeons acceptable de l'inclure ici.

Tout comme la coupe de queue, la castration ne laisse pas de traces d'incisions sur l'os, puisqu'elle ne concerne que les tissus mous. Toutefois, si elle est pratiquée avant la puberté, elle aboutit à des modifications squelettiques, étant donné que la croissance des tissus osseux et le développement des caractères sexuels secondaires sont sous régulation hormonale. Chez les ovins, une castration précoce aboutit à des animaux plus grands mais au squelette plus gracile, et aux cornes, si elles sont présentes dans la race, de taille réduite. Il devrait donc en théorie être possible de distinguer les castrats des mâles entiers sur des critères morphologiques ou métriques. Or, si cela est possible chez certaines espèces, cela ne s'avère pas le cas chez les ovins : les différences de stature, de robustesse et d'encornure observées entre individus de races différentes dépassent largement celles constatées entre sexes, et même au sein d'un type racial donné, des plages de recouvrement importantes existent entre les sexes[40]. Une autre approche peut toutefois être utilisée : en effet, si les animaux castrés sont plus grands, c'est parce que la castration prolonge la

[37] BINOIS-ROMAN, *supra* note 33.

[38] EKROTH Gunnel, « Castration, cult and agriculture », *Opuscula (Annual of the Swedish Institutes at Athens and Rome)* 7, 2014, p. 153-69.

[39] BINOIS-ROMAN, *supra* note 33.

[40] DAVIS Simon J.M., « The Effect of Castration and Age on the Development of the Shetland Sheep Skeleton and a Metric Comparison Between Bones of Males, Females and Castrates », *Journal of Archaeological Science*, 27-5, 2000, p. 373-390.

durée de la croissance. Or, il est facile d'évaluer si un os archéologique était en croissance au moment du décès : ses extrémités présentent des plaques osseuses, les épiphyses, qui en sont disjointes tant que l'animal grandit, mais s'y soudent selon un calendrier fixe au fur et à mesure de l'arrêt de la croissance des différentes régions du squelette. Cette fusion épiphysaire est retardée de près d'un an par la castration des ovins ; ainsi les épiphyses pourront demeurer ouvertes chez un mouton châtré alors qu'elles seront déjà fermées chez une brebis ou un bélier nés le même jour.

Cette approche a pu être appliquée à une collection d'ovins, datés des XVIIe-XVIIIe siècles, mise au jour dans une fosse à Achères, sur le lieu-dit « la Petite ferme » (Yvelines)[41]. Comme ceux de Téteghem, les animaux étaient morts au cours d'une épizootie et avaient été inhumés dans une fosse collective[42]. Parmi les 18 ovins du dépôt, 13 présentaient une conservation osseuse suffisante pour en déterminer à la fois le sexe et l'âge au décès, 11 desquels étaient âgés d'entre 18 et 21 mois, sans doute issus de la même cohorte d'agneaux nés dans le troupeau deux printemps plus tôt. Ces individus se répartissaient entre cinq femelles, cinq mâles et un mâle probable. Nous avons examiné sur leur squelette l'état de fusion des trois plaques épiphysaires[43] réputées fusionner entre les âges d'un et de deux ans chez les animaux entiers[44].

Les résultats étaient sans appel : si toutes les extrémités épiphysaires, à une exception près, s'avéraient soudées chez les femelles, une seule était déjà soudée chez les mâles. Or, des mâles entiers auraient dû présenter des stades de fusion sensiblement similaires à ceux des femelles de leur cohorte ; le décalage de fusion épiphysaire constaté entre des individus de même âge ne semble pas pouvoir s'expliquer autrement que par la castration des mâles[45]. Ainsi, les mâles de la collection d'Achères étaient des moutons au sens propre, c'est-à-dire des castrats. Ce résultat ne devrait pas surprendre : l'abbé Carlier, en 1770, écrit qu'« il n'y a pas d'espèces entre les animaux

---

[41] BINOIS-ROMAN, comme note 33 ; BINOIS-ROMAN Annelise, *L'archéologie des épizooties. Mise en évidence et diagnostic des crises de mortalité chez les animaux d'élevage du Néolithique à Pasteur* (Thèse de doctorat en archéologie environnementale : Université Paris I Panthéon-Sorbonne, 2017).

[42] Contrairement à ce que pourrait laisser croire ce texte, les dépôts ovins consécutifs à des crises de mortalité sont rares en archéologie ; il se trouve juste que, ceux-ci étant centraux au sujet de ma thèse, j'ai eu l'occasion d'en étudier un certain nombre et de constater sur certains des indications d'intervention « vétérinaire ».

[43] Jusqu'à huit os examinés par individu, pour trois sites : tibia distal (2 par individu), fémur proximal (2), et métapodes distaux (4).

[44] POPKIN Peter R.W., BAKER Polydora, WORLEY Fay, PAYNE Sebastian, HAMMON Andy, « The Sheep Project (1): Determining skeletal growth, timing of epiphyseal fusion and morphometric variation in unimproved Shetland sheep of known age, sex, castration status and nutrition », *Journal of Archaeological Science* 39-6, 2012, p. 1775-1792.

[45] Une présentation plus détaillée de ce cas, avec des données complémentaires, peut être trouvée dans BINOIS-ROMAN, comme note 33.

chez qui les mâles privés des parties nécessaires à la génération soient aussi multipliés que parmi les bêtes à laine », et préconisait avec les autres auteurs agronomiques de son temps la castration de l'ensemble des agneaux mâles du troupeau ; seuls un ou deux étaient gardés entiers pour la reproduction[46]. Toutefois, si la mise en évidence de la castration à l'époque moderne n'apporte guère d'information neuve, cette étude de cas démontre l'efficacité de la méthode employée, qui pourra dorénavant être appliquée à des collections issues de périodes sans sources écrites pour lesquelles la pratique de la castration du bétail domestique est débattue.

Soigner et traiter la maladie

Ces deux exemples illustrent comment les sociétés humaines ont pratiqué des interventions chirurgicales sur leur bétail domestique, tant pour prévenir des affections spécifiques que pour modeler la population animale selon leurs désirs, bien avant l'époque contemporaine. Ce ne sont toutefois pas ces pratiques prophylactiques qui viennent à l'esprit à l'évocation des soins vétérinaires, mais bien plutôt le traitement curatif des animaux blessés ou malades. S'il n'y a guère de doute sur le fait que des interventions thérapeutiques aient été pratiquées depuis que l'homme possède des animaux, elles restent très difficiles à objectiver sur des restes matériels. Il faudrait en effet être en mesure non seulement d'identifier de quoi souffrait l'animal, mais également de distinguer entre les versions soignées et non soignées de l'affection.

Une illustration parfaite de cette difficulté peut être trouvée dans le traitement des fractures osseuses. Celles-ci constituent des accidents fréquents, facilement identifiables sur des restes animaux, et dont le traitement par immobilisation a vraisemblablement été mis en œuvre depuis des époques très anciennes. Pendant longtemps, il était accepté que les fractures consolidées en alignement et sans raccourcissement osseux témoignaient d'une intervention humaine[47]. La publication d'un certain nombre de cas, actuels comme paléontologiques, de fractures de ce type chez des animaux sauvages — pour lesquels l'absence d'intervention

---

[46] CARLIER Claude, *Traité des bêtes à laine, ou Méthode d'élever et de perfectionner les troupeaux aux champs et à la bergerie, ouvrage pratique,* Paris, Vallat-la-Chapelle, 1770 ; DAUBENTON Louis-Jean-Marie, *Instruction pour les bergers et pour les propriétaires de troupeaux*, Paris, P.-D. Pierres, 1782 ; HASTFER Frederic W., *Instruction sur la manière d'élever et de perfectionner les bestes à laine*, Paris, Guillyn, 1756.

[47] *Cf.* par ex. LIGNEREUX Yves, « Concepts initiaux et représentation de la maladie animale », *Bulletin de l'Académie Vétérinaire de France* 153-4, 2000, p. 399-410 ; ANTIKAS Theodore G., « They didn't shoot horses: fracture management in a horse of the 5th century BCE from Sindos, Central Macedonia, Greece », *Veterinarija ir Zootechnika* 43, 2008, p. 21-27.

humaine était acquise — a conduit à remettre en cause cette interprétation : une guérison spontanée était de toute évidence possible[48].

De la même façon, il n'est plus possible dans la majorité des cas de raisonner sur la seule survie de l'animal à une fracture catastrophique pour justifier d'un apport de soins par la communauté humaine. Certes, un poids corporel élevé et des contraintes mécaniques intenses sur le segment fracturé dégradent fortement les chances de guérison spontanée de l'animal — les fractures des membres chez les grands herbivores adultes sont ainsi généralement considérées comme fatales. Il faut toutefois garder à l'esprit que tout grand herbivore a, un jour, été petit : une fracture cicatrisée sur un cheval adulte a de fait très bien pu survenir dans les premiers mois de sa vie, augmentant fortement ses chances de guérison. De plus, la résilience animale est parfois remarquable, et des cas de survie extraordinaire sont décrits tant chez des animaux sauvages actuels que paléontologiques[49]. Ces cas jouissent d'ailleurs d'un biais statistique en leur faveur : le paradoxe ostéologique[50] fait que les rares survivants seront mieux identifiés archéologiquement que tous ceux décédés rapidement des suites de leurs blessures : les premiers présentent souvent des lésions osseuses très transformantes absentes chez les seconds, en raison du temps nécessaire à l'obtention d'une réaction osseuse décelable. Ainsi, les cas de survie spontanée improbable pourraient être surreprésentés dans le registre archéologique, augmentant le risque d'en rencontrer un. Le propos s'appuie donc ici sur des exemples dans lesquels l'argument d'intervention humaine ne repose pas sur la seule survie de l'individu.

Assistance obstétrique au vêlage

Le site déjà présenté de Téteghem[51] 'Carlines 3', d'un grand intérêt pour la paléopathologie, a livré un deuxième cas exceptionnel : une vache et son veau, figés par la mort lors d'un vêlage dystocique. Enterrés ensemble dans une fosse non loin de celle des brebis, mais datés du XIVe siècle, les deux animaux reposaient en connexion anatomique complète et ont subi une fouille fine permettant le relevé détaillé de leurs positions osseuses. La vache, une jeune adulte d'environ 4 ans, reposait sur son flanc droit, un peu basculée vers le dos, les membres fortement fléchis [figure 1] ; des traces

---

48 Udrescu Mircea et Van Neer Wim, « Looking for human therapeutic intervention in the healing of fractures of domestic animals », p. 24-33 in Jessica J. Davies *et al.*, *Diet and Health in Past Animal Populations: Current Research and Future Directions*, Oxford, Oxbow Books, 2005.

49 Par exemple, Kierdorf Uwe, Kahlke Ralf-Dietrich et Flohr Stefan, « Healed Fracture of the Tibia in a Bison (*Bison menneri*) from the Late Early Pleistocene Site of Untermassfeld (Thuringia, Germany) », *International Journal of Paleopathology*, 2-1, 2012, p. 19-24 ; Van Neer Wim et Udrescu Mircea, « Healed Mid-Shaft Fracture of an Early Roman Bovine Femur », *International Journal of Paleopathology*, 8, 2015, p. 24-28.

50 Wood James W. *et al.*, « The Osteological Paradox: Problems of Inferring Prehistoric Health from Skeletal Samples », *Current Anthropology* 33-4, 1992, p. 343-370.

51 Binois, comme note 34.

d'incisions au couteau autour de ses deux radius témoignaient du prélèvement de sa peau préalablement à son inhumation. Le veau, un fœtus à terme ou proche de l'être, reposait quant à lui sur son flanc gauche, partiellement dans l'abdomen de sa mère, partiellement engagé dans son bassin, avec la tête et l'antérieur gauche extériorisés à la vulve. Ce positionnement témoigne sans l'ombre d'un doute d'un décès obstétrique.

Les raisons à cela sont immédiatement visibles : au lieu d'être étendu devant lui en position naturelle, l'antérieur droit du veau est retenu à l'épaule et en extension caudale, venant se superposer aux membres postérieurs. Ses épaules sont quant à elles incarcérées à l'entrée du bassin maternel, rendant la naissance impossible en l'état. Cette mal-présentation fait partie des plus fréquentes en élevage bovin, et nécessite le plus souvent une intervention humaine pour être résolue.

Une assistance a d'ailleurs très vraisemblablement été apportée à ces animaux, malgré l'issue fatale du cas. Deux indices vont en ce sens : d'une part, la position très avancée du veau, avec la tête entièrement extériorisée, est relativement rare spontanément et se rencontre plus souvent dans les cas où une traction a été appliquée au nouveau-né pour faciliter sa délivrance.

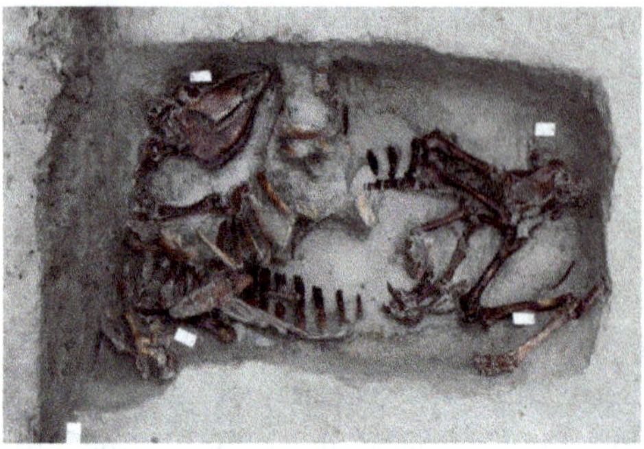

Figure 1. Vêlage dystocique médiéval de Téteghem (Nord), structure 294, site de Carlines 3

Figure 1 a.
Positions des squelettes tels que mis au jour par la fouille (fouilles INRAP 2012-2013, photo M. Lançon)

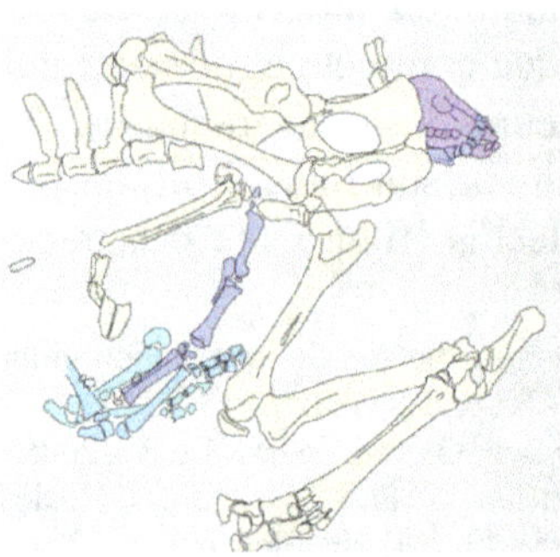

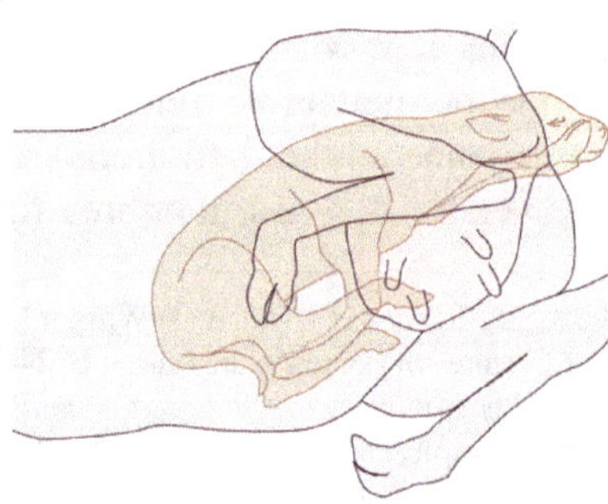

Figures 1 b. et 1 c. Restitution des positions de dépôt des animaux (DAO A. Binois). On peut noter l'antérieur droit retenu à l'épaule, ainsi qu'une position non physiologique du bas de patte antérieur gauche, en hyper-flexion dorsale sur le mufle.

D'autre part, le veau présentait à la fouille une position anormale de son bas de patte gauche [figures *supra*], fléchi dorsalement bien au-delà des capacités naturelles de l'articulation. A l'examen ostéologique, une fracture d'un condyle distal du métacarpe était notée. Si l'état de grande fragilité des restes osseux ne permet pas de déterminer avec certitude le moment de survenue de cette fracture — *perimortem*, ou au cours des siècles ayant suivi l'inhumation — il doit être noté que ces fractures des condyles métacarpiens chez le veau sont tout à fait typiques d'une extraction forcée mal conduite, et se rencontrent encore aujourd'hui[52]. Elles se produisent généralement lorsqu'une traction excessive est exercée sur le veau via une corde enserrée autour de son poignet, en particulier lorsque les forces ne s'appliquent qu'à un seul membre. L'intervention humaine, bien que malencontreuse, semble donc probable ici. Ses modalités étaient en revanche inadaptées au cas : une réduction de la position du veau en présentation physiologique était nécessaire avant extraction, et était sans doute réalisable dans le cadre de l'élevage médiéval.

Les connaissances en obstétrique animale de la période sont toutefois très mal documentées, qu'il s'agisse du Moyen Âge ou du début de l'époque moderne. Si des recettes destinées à fortifier la parturiente pendant et après la mise-bas sont très occasionnellement rencontrées, nous n'avons trouvé dans nos lectures aucune mention d'intervention obstétrique à proprement parler. Pourtant, les mal-présentations fœtales concernent, de nos jours, environ 2 % des naissances en élevage bovin[53], et un taux similaire peut être accepté pour les périodes passées, puisque ces accidents sont en grande partie indépendants du type racial de l'animal. Or en en l'absence d'intervention, 95 % des cas sont mortels. La fréquence de ces événements et la valeur financière et sociale des bovins dans les sociétés médiévales devaient donc constituer une motivation élevée pour développer des pratiques d'assistance obstétrique[54]. En l'absence de sources écrites, l'archéologie peut contribuer à les renseigner.

---

[52] CHATRE Jean-Louis, « Fractures du métacarpe, du métatarse et du tibia chez le veau : utilisation raisonnée de la fixation externe. », *Le Point Vétérinaire*, 27, n°169, 1995, p. 225-235 ; RAVARY-PLUMIOËN Bérangère et DESROCHERS André, « Orthopédie bovine : Fractures métacarpiennes et métatarsiennes », *Le Point Vétérinaire*, 34, n°235, 2003, p. 42-45.

[53] Entre 1 et 4 % selon les études, *cf.* HOLLAND Matthew D. *et al.*, « Factors Contributing to Dystocia Due to Fetal Malpresentation in Beef Cattle », *Theriogenology*, 39-4, avril 1993, p. 899-908 ; WEEKES Alan, *The Prevalence of Foetal Malpresentation in Dairy,* Thèse d'exercice, Budapest, University of Veterinary Medicine Budapest, Department and Clinic for Production Animals, 2019.

[54] Des pratiques d'assistance au vêlage, y compris l'extraction du veau à l'aide de cordes, sont d'ailleurs documentées iconographiquement dans un autre contexte, en Égypte pharaonique (VON DEN DRIESCH et PETERS, comme note 6).

La trépanation, curative, rituelle ou expérimentale ?

D'autres pratiques sont plus faciles à identifier grâce aux empreintes indiscutables qu'elles laissent sur l'os ; parmi elles, la trépanation est sans doute la plus fréquemment observée en archéologie. Pratiquée sur l'homme depuis le Mésolithique, elle rencontre en France son pic de popularité au cours du Néolithique avant de sembler tomber en désuétude aux périodes ultérieures[55]. Les raisons à son utilisation restent discutées, entre interprétations curatives et purement rituelles. De façon intéressante, deux cas de trépanation animale datant du Néolithique sont connus, sur un bovin[56] et sur un suidé[57]. Le premier cas est le mieux documenté. Il est issu du site Néolithique récent de Champ-Durant en Vendée et daté de 3400-3000 avant notre ère ; le crâne subcomplet de l'animal présente une perforation ovalaire sur son frontal droit, orientée dans l'axe du crâne. De multiples stries de raclage sont observables tout autour du trou, de type et d'orientation similaire à celles constatées sur les cas de trépanation humaine de l'époque. Aucune trace de cicatrisation osseuse n'est, en revanche, décelable ; soit l'animal n'a pas survécu à l'intervention, soit il était déjà mort lorsque celle-ci a été pratiquée[58].

Le second cas[59] provient des Alpes-Maritimes, où un crâne de suidé complet a été mis au jour à Roquefort dans la caverne de Baume-Granet, dans un contexte mal daté, attribué au Néolithique au sens large. L'auteur de l'étude, en 1948, attribue cette pièce à une laie, détermination cohérente avec la photographie publiée. Les mesures fournies témoignent toutefois d'un individu d'assez petite taille, et il serait pertinent de vérifier qu'il ne puisse pas plutôt s'agir d'une truie, les suidés domestiques (porc) et sauvages (sanglier) présentant au Néolithique des morphologies très proches. L'animal présentait une perforation fronto-pariétale droite, de forme ovalaire, orientée dans l'axe du crâne ; des stries de burinage observables tout autour de cette perforation, tout juste devinables sur la photographie reproduite, attestent de son origine anthropique. L'auteur note une réaction périostée nette sur le pourtour de l'incision, témoignant d'une survie temporaire de l'animal à l'intervention. La photographie publiée, de très mauvaise qualité, ne permet pas vraiment de l'affirmer, pas plus que de confirmer les mutilations dentaires également notées par l'auteur : l'animal aurait subi de son vivant une extraction forcée de toutes ses molaires et

---

55 CRUBÉZY Éric *et al.*, « The Antiquity of Cranial Surgery in Europe and in the Mediterranean Basin », *Comptes Rendus de l'Académie Des Sciences - Series IIA - Earth and Planetary Science*, 332-6, mars 2001, p. 417-423.

56 RAMIREZ ROZZI Fernando et FROMENT Alain, « Earliest Animal Cranial Surgery: From Cow to Man in the Neolithic », *Scientific Reports*, 8-1, 2018, Article n°5536.

57 LAMBERT Henri, « Le sanglier néolithique trépané et mutilé de Roquefort (Alpes-Maritimes) », *Bulletin de la Société préhistorique de France*, 45-5, 1948, p. 201-205.

58 RAMIREZ ROZZI et FROMENT, comme note 56.

59 LAMBERT, comme note 57.

prémolaires supérieures. Cette dernière intervention aurait été extrêmement difficile à réussir avec l'outillage de l'époque et serait totalement unique dans le registre archéozoologique. Une réévaluation de la pièce avec des techniques modernes serait donc souhaitable.

Comment interpréter ces trépanations animales ? Il pourrait tout d'abord s'agir de pratiques rituelles dont le cadre échappe aujourd'hui ; l'application à un animal probablement sauvage et la pratique conjointe de mutilations dentaires, si elles étaient avérées, vont certainement en ce sens. On peut toutefois aussi envisager des interventions liées à l'apprentissage de la technique opératoire : les gestes nécessaires à une trépanation réussie doivent être précis et maîtrisés, toute erreur aboutissant au décès du patient. Un entraînement sur modèle animal vivant aurait pu permettre aux praticiens de limiter les accidents ultérieurs. Enfin, une intervention à but thérapeutique doit aussi être considérée. L'hypothèse n'est pas aussi extraordinaire qu'elle peut le sembler : la trépanation des bovins et des ovins est pratiquée au moins depuis le XVIe siècle de notre ère pour traiter la coenurose[60], ou tournis, et l'est encore, occasionnellement, aujourd'hui[61] malgré la démocratisation des médicaments antiparasitaires de synthèse. Fitzherbert[62] en procure une description détaillée en 1523, notant que le taux de succès est meilleur chez les bovins. La maladie elle-même, liée à une larve parasitaire à localisation cérébrale, serait reconnue au moins depuis le IVe siècle avant notre ère — Hippocrate notamment y ferait allusion[63] — et nul doute qu'elle affectait déjà les troupeaux néolithiques. Il n'est donc pas entièrement exclu que la trépanation ait pu être pratiquée dès cette époque pour soigner cette affection ou une autre maladie neurologique animale.

Et quand il ne reste plus rien à faire ?

Pour finir, la médecine vétérinaire ne se limite pas à chercher à guérir les animaux malades : elle intervient également pour assurer le confort des animaux en fin de vie, abréger leurs souffrances, et protéger le reste de l'effectif d'un sort similaire.

Soins aux animaux invalides et âgés

Un petit chien romain en provenance de Yasmina, en Tunisie, semble avoir ainsi reçu les soins lui permettant de survivre longuement à un état de

60 Voir VON DEN DRIESCH et PETERS, comme note 6, pour une illustration de trépanation ovine du XIXe siècle.

61 KOMNENOU Anastasia, DESSIRIS A. et GIADINIS Nektarios, « Surgical Treatment of Coenurosis (Gid) in Sheep », *Veterinary Record*, 147-9, 2000, p. 242-44.

62 FITZHERBERT, comme note 32.

63 HALL Maurice C., *The Gid Parasite and Allied Species of the Cestode Genus Multiceps. 1, Historical Review*, U.S. Department of Agriculture, Bureau of Animal Industry, Washington (D.C.), Government printing Office, 1910, p. 7.

santé très dégradé[64]. Daté des IIe-IIIe siècles de notre ère, le squelette sub-complet provenait d'un chien de race naine (environ 21 cm au garrot) décédé à un âge avancé. Il présentait une arthrose sévère de l'ensemble de sa colonne vertébrale ainsi que de ses deux épaules et de sa hanche gauche ; cette dernière lésion avait sans doute évolué en réponse à la luxation coxo-fémorale ancienne non réduite qui était observée sur sa hanche droite. Une mobilité et une utilisation au moins limitée du membre droit avait pourtant persisté, puisqu'une pseudo-articulation s'était formée sur le bassin par la friction de la tête fémorale sur l'os. Il n'empêche que l'ensemble de ces conditions ne pouvaient qu'handicaper l'animal, rendant la locomotion lente et douloureuse. En parallèle, ce petit chien présentait également d'importantes lésions dentaires, puisqu'il avait perdu de son vivant toutes ses dents, sauf trois, couvertes d'une accumulation inhabituelle de tartre, et qu'il présentait les stigmates de plusieurs abcès alvéolaires. Le remodelage osseux très avancé des mandibules et maxillaires témoigne de dents perdues longtemps avant son décès. Mécaniquement, ces lésions auraient limité la diversité des aliments pouvant être consommés par ce chien ; les stigmates importants d'infection indiquent que la mastication aurait de surcroit été douloureuse. Il semble donc peu probable que cet individu ait pu survivre aussi longtemps qu'il semble l'avoir fait sans assistance humaine.

Toutefois, comme nous le notions plus haut, la résilience animale s'avère parfois extraordinaire. Ici, l'hypothèse de l'apport de soins spécifiques est soutenue par les résultats des analyses isotopiques réalisées sur le squelette[65] : le $\delta^{15}N$ mesuré sur les restes du chien de Yasmina est le plus élevé de tous les chiens de l'étude, et témoigne d'un régime plus riche en protéines, peut-être plus précisément en protéines d'origine marine. Les auteurs de l'étude en concluent que ce chien avait sans doute reçu une alimentation spécifiquement préparée pour lui, probablement sous forme de pâtées molles, faciles à consommer.

Ce type d'assistance à un individu invalide et incapable d'assurer seul sa subsistance témoigne de liens affectifs et non seulement utilitaires avec l'animal domestique. Cet attachement n'était sans doute pas rare à la période romaine mais est souvent difficile à objectiver archéologiquement.

Euthanasie et abattage sanitaire

Si l'état de santé du chien de Yasmina était dégradé, il ne compromettait pas celui des autres animaux de la maisonnée, ses affections

---

[64] MacKinnon Michael, « "Sick as a dog": zooarchaeological evidence for pet dog health and welfare in the Roman world », *World Archaeology*, 42-2, 2010, p. 290-309 ; MacKinnon Michael et Belanger Kyle, « In sickness and in health : care for an arthritic maltese dog from the Roman cemetery of Yasmina, Carthage, Tunisia », p. 38-43 in Lynn Snyder et Elisabeth Moore (dir.), *Dogs and People in Social, Working, Economic or Symbolic Interaction.* 9th ICAZ Conference, Durham 2002, Oxford, Oxbow Books, 2006.

[65] *Ibid.*

n'étant pas contagieuses. Si tel avait été le cas, la décision d'assurer la survie d'un animal malade aurait été différente, mettant en balance l'avantage d'en sauver un face au risque de mettre en danger les autres. Dans le cas des affections contagieuses du bétail, le choix rationnel est parfois de sacrifier l'animal malade ; Virgile écrit ainsi[66] au premier siècle avant notre ère dans les *Géorgiques* :

> « Quand tu verras de loin une brebis se retirer trop souvent sous un doux ombrage, ou brouter sans appétit la pointe des herbes, et marcher la dernière, ou tomber en paissant au milieu de la plaine, et revenir seule et attardée dans la nuit, hâte-toi : réprime le mal avec le fer, avant que l'affreuse contagion ne se glisse parmi le troupeau sans défense. ».

Les abattages sanitaires, consécutifs à une approche de santé collective de la médecine du troupeau, sont toutefois peu appréciés aux époques antique et médiévale, qui privilégient généralement une médecine thérapeutique et individuelle[67], et ce n'est qu'à partir du XVIIIe siècle qu'ils sont à nouveau occasionnellement recommandés dans le cadre de la gestion des épizooties.

Un possible cas archéologique en a été décrit à Louvres, dans le Val-d'Oise[68]. Y a été mise au jour une fosse circulaire des XVIIIe-XIXe siècles, qui a reçu les carcasses empilées de neuf ovins, témoignant de leur décès au cours d'une épizootie d'origine indéterminée[69]. Le deuxième individu du dépôt, une brebis âgée, se distinguait par plusieurs incisions parallèles qui barraient la face inférieure de sa première vertèbre cervicale[70], et qui n'étaient observées chez aucun autre animal. Ce type de traces, souvent rencontré en archéozoologie, témoigne d'une section de la gorge, le plus souvent dans le cadre d'une découpe bouchère séparant la tête de la carcasse après abattage. Ici, toutefois, la carcasse était intacte, et la tête était en parfaite connexion avec le cou. Les incisions peuvent donc être interprétées comme résultant de la mise à mort de la brebis par égorgement.

Pourquoi alors tuer une brebis sans en exploiter la carcasse, pour la jeter avec huit de ses congénères morts spontanément ? Dans le contexte de Louvres, deux explications paraissent également plausibles : l'abattage

---

[66] VIRGILE, *Géorgiques, III*, ed. Eugène de Saint-Denis, Paris, Les Belles Lettres, 2e édition, 1957 [ed. pr. 1926], vers 464-469.

[67] Un contre-exemple peut toutefois être trouvé en ce qui concerne la gestion de la douve du foie dans les troupeaux ovins médiévaux : BINOIS-ROMAN, comme note 7.

[68] GENTILI François, *Louvres. Angle de la rue du Bouteiller et de la rue du Docteur Paul Bruel*, Pantin, INRAP Centre-Île-de-France, rapport de diagnostic, 2012.

[69] BINOIS-ROMAN, comme note 41.

[70] Ce spécimen a été publié dans BINOIS Annelise, « Excavating the history of past veterinary practices » *Veterinary Record*, 176-22, 2015, p. 564-569 ; nous ne disposions toutefois alors pas de la datation radiocarbone, et l'avons attribué par erreur à la période médiévale.

sanitaire d'un animal malade, destiné à protéger le reste de l'effectif de l'infection, ou l'euthanasie d'un animal mourant au pronostic désespéré, destinée à abréger ses souffrances et/ou à faciliter son inhumation avec les autres victimes. Le premier cas serait un geste vétérinaire au sens strict ; le second, en tant qu'intervention humaine sur un animal malade, relèverait des pratiques vétérinaires au sens large.

Conclusion

Les cas présentés ici le sont à titre d'exemples, et ne prétendent pas à une exhaustivité des types de pratiques vétérinaires qui peuvent être mises en évidence en archéologie. On pourrait ainsi imaginer rencontrer des cas d'amputations ou de soins dentaires, comme on en connaît en anthropologie. Le panorama rapide qu'ils offrent permet toutefois d'illustrer les apports potentiels de l'analyse archéozoologique à notre compréhension des attitudes des sociétés anciennes à l'égard de la santé et de la maladie animales. Ces études de cas montrent que, conformément aux données écrites, les maladies animales étaient prises en compte par les communautés anciennes, prévenues si possible et traitées si nécessaire ; certains animaux recevaient des soins de longue durée leur permettant de survivre à des conditions invalidantes, d'autres étaient abattus, dans des situations désespérées. Comme aujourd'hui, les interventions étaient réalisées avec des degrés de compétence variables, aboutissant à des résultats plus ou moins heureux.

Il ne faut pas pour autant sous-estimer les limites qui entravent ce champ de recherche : la faible proportion des interventions médicales qui peuvent laisser leur marque sur l'os, la rareté des ensembles squelettiques présentant les conditions de préservation adéquates à leur mise en évidence, et le très petit nombre d'analystes formés à les reconnaître se combinent tous pour en faire un domaine d'investigation particulièrement confidentiel. Pour ne rien arranger, les résultats acquis à ce jour restent souvent de l'ordre de l'anecdotique. Nous croyons pourtant, en réponse à la question ici posée, qu'une archéologie du soin vétérinaire est possible, et que l'archéozoologie, lorsqu'elle intervient dans un dialogue interdisciplinaire impliquant historiens, philologues, archéologues de terrain et vétérinaires, peut contribuer de manière significative à notre compréhension de ce pan de l'histoire des relations homme-animal.

Hippiatres *et alii* : noms des soigneurs et témoignages épigraphiques sur les vétérinaires dans le monde grec

Évelyne SAMAMA*

Si l'étymologie du latin *veterinarius* peut être discutée[1], il reste que celui qui, dans le monde antique, prodigue des soins à des animaux âgés n'est pas un professionnel des soins, mais plutôt un professionnel des animaux. Dans l'Antiquité, en effet, pas plus pour les soins prodigués aux hommes que pour ceux donnés aux animaux n'existent de diplômes[2]. Le terme grec de *iatros*, traduit par « médecin », désigne celui qui est apte à prodiguer des soins grâce à des connaissances et une pratique médicales. Ne nous étonnons donc pas de rencontrer des *hippiatroi*, médecins des chevaux. Le nom *iatros* se combine ici avec celui de l'animal le plus précieux aux yeux des Grecs, le cheval, *hippos*, et, pour asseoir une réputation de qualité de ces professionnels[3], il est raconté que le dieu Asclépios lui-même aurait

* Professeur d'Histoire ancienne, Université de Versailles, Saint-Quentin-en-Yvelines, laboratoire DyPaC, université de Paris-Saclay.

[1] Tiré du latin *veterina*, qui désigne les animaux, en particulier les chevaux, mis à la retraite, car trop âgés pour la course ou pour la guerre, le mot est rattaché à l'adjectif *vetus*, qui signifie « vieux », *cf.* ERNOUT Alfred et MEILLET Antoine, *Dictionnaire étymologique de la langue latine*, Paris, Klincksieck, 2001[4] [ed. pr. 1932] et les articles de François Vallat et de Thorsten Fögen dans ce volume, notamment note 7.

[2] Les « soignants » des humains sont généralement qualifiés de médecins *iatroi*, mais beaucoup d'autres peuvent soit disposer d'un savoir médical théorique appuyé sur la philosophie, soit connaître, à la manière des secouristes, les gestes et remèdes pour soulager malades ou blessés. Le personnel médical n'est assurément pas d'un seul bloc, et il intègre de nombreuses personnes, du *pepaideumenos*, l'homme cultivé qui a étudié la médecine dans les livres (ARISTOTE, *Politiques*, III, 11, 11 [1282 a]) au jeune étudiant, *mathètès,* au chef d'école ou au praticien plus ou moins habile et confirmé, *iatros.* Au fil des années, sont nés les *iatromaiai*, sage-femme-médecin, les *iatroleiptai*, masseurs-médecins, se disant plus qualifiés que leurs consœurs et confrères simples *maiai* et *aleiptai.* Dans ce cadre, le médecin municipal ou médecin chef d'un groupe a pris le titre d'*archiatros*, afin de se distinguer de ses collègues, *iatroi.*

[3] Comme ils l'ont fait pour le théâtre, l'histoire ou la géographie, les Grecs développent un art ou une science en l'exposant par écrit. C'est ainsi que s'accumulent pour la médecine, à partir de 440 *a.C.*, la *Collection* ou le *Corpus Hippocratique,* environ 70 traités attribués à Hippocrate, posé définitivement comme la figure emblématique. À l'ère chrétienne, sous le titre générique de *Hippiatrika*, les premiers textes de médecine vétérinaire font leur apparition. Ils font suite à des traités d'agronomie romains en latin, qui fournissaient aux propriétaires fonciers des conseils pour obtenir les meilleurs rendements de la terre et incluaient des remarques sur les soins à donner au bétail. Ont été diffusés les textes de quatre auteurs, CATON L'ANCIEN (234-149 *a.C.*), *De agricultura*, vers 160 *a.C.*, VARRON (116-27 *a.C.*), *De Re rustica*, vers 36 *a.C.*, COLUMELLE

prodigué des soins à des animaux[4]. Les chevaux, bénéficiant d'une fin de vie paisible, car ils ne font pas partie du régime alimentaire dans le monde grec, se trouvent donc parmi les animaux qui vivent vieux, jusqu'à une trentaine d'années, et cette qualité, ajoutée à leur valeur économique, requiert des soins adaptés[5]. Cet article, rassemblant dans un premier temps quelques noms donnés aux différents soigneurs, s'interroge sur la rareté de l'appellation d'*hippiatros* dans les textes grecs. Enfin, il propose un corpus d'inscriptions mentionnant les vétérinaires.

Les troupeaux font l'objet d'une grande attention de la part des Grecs et plusieurs personnes interviennent dans la surveillance des bêtes. Le nom général du pâtre, en grec, est *poimèn (*génitif *-enos)*, ποιμήν, -ένος de la racine **peH₂-(i)-* « protéger »[6], le pâtre étant d'abord le protecteur des troupeaux ou encore *nomeus,* νομεύς, -έως du verbe νέμω (**nem-*) « prendre, recevoir légalement », « répartir », « faire paître, utiliser la part attribuée à la pâture ».

Pour préciser les gardiens des animaux les plus importants, berger, bouvier, chevrier et porcher, sont construits sur un même schéma quatre noms

(4-70), texte versifié et composé vers 60 *p.C. Rei rusticae libri* et dont le livre 6 traite du gros bétail (bovins, chevaux, ânes et mulets) et de ses maladies ; et enfin PALLADIUS (Palladius Rutilius Taurus Aemilianus) qui vécut au IVe siècle *p.C.* et présente son poème selon les mois de l'année. Valérie Gitton-Ripoll a abondamment et très utilement étudié trois traités hippiatriques latins de l'Antiquité tardive : la *Mulomedicina Chironis*, anonyme, non datée, l'*Ars ueterinaria* de Pélagonius (PÉLAGONIUS SALONINUS, *Recueil de médecine vétérinaire*, ed. V. Gitton-Ripoll, Paris, Les Belles Lettres, CUF, 2019), un traité épistolaire, qui a dû être publié sous le règne de Julien (*ca* 360), et la *Mulomedicina* de Végèce, de la fin du IVe ou du début du Ve siècle. Il n'est pas étonnant que les Romains, propriétaires fonciers, soient, à côté des traités *De Re militari*, intéressés par ceux intitulés *De Re rustica,* étant donné que la guerre et l'agriculture ont occupé une bonne partie de leur vie. En langue grecque et par ordre chronologique, les *Hippiatrika* sont attribués à Apsyrtos de Clazomènes, un vétérinaire grec, qui vécut et écrivit entre 200 et 250 (*cf.* PETITJEAN Maxime, « La datation d'Aspyrtos ; les données militaires et prosopographiques », *Les Études classiques*, 87, 2019, p. 331-349 et 470-489) ; il a transmis ses connaissances dans le domaine des soins aux chevaux sous forme épistolaire ; puis sont connus Théomnestos, peut-être médecin, Hiéroclès, vraisemblablement un lettré, *pepaideumenos.* Ensuite viennent un certain Hippocratès et un Eumèlos, à peu près contemporains ; Anatolios, plus tardif et Pelagonius, traduit du latin en grec, pour être inséré la compilation éditée à Leipzig par Eugen Oder et Karl Hoppe, *Corpus Hippiatricorum Graecorum.* vol. I. *Hippiatrica Berolinensia*, 1924 et vol. II. *Hippiatrica Parisina, Cantabrigiensia, Londinensia, Lugdunensia. Appendix*, 1927.

4 *Cf.* BENEDUM Jost, « Aesculapius veterinarius », *Medizinhistorisches Journal*, 7, 1972, p. 301-311. Sur la figure de l'homme-cheval (centaure) détenteur du savoir médical, *cf.* GITTON-RIPOLL Valérie, « Chiron, le cheval-médecin ou pourquoi Hippocrate s'appelle Hippocrate », p. 211-234 in Isabelle BOEHM, Pascal LUCCIONI (dir.), *Le médecin initié par l'animal. Animaux et médecine dans l'Antiquité grecque et latine*, Actes du Coll. Lyon, octobre 2006, Lyon, Maison de l'Orient et de la Méditerranée, 2008.

5 En toute logique lexicale, les Romains ont adopté, à côté du terme *veterinarius,* l'appellation de *mulomedicus*, « médecin des mules ».

6 Cette racine est celle du terme homérique et hésiodique τὸ πῶϋ, πώεος, *pluriel non contracté* πώεα, « troupeau de moutons *ou* de brebis » et aussi dans πῶμα, -ατος, couvercle (*cf.* allemand *Futter*, ce qui sert à protéger).

composés. Tous comportent en premier terme le nom de l'animal et en second terme un déverbatif. Ainsi le berger, *oiopolos*, celui qui veille sur les bêtes[7] dont il peut (ou pas) être le propriétaire, est-il appelé d'après le nom du mouton[8]. Le bouvier, *boukolos*, qui tire son nom du bœuf (*bous*, en latin *bovis*)[9], trouve un développement notable aux premiers siècles de notre ère[10]. Sur le modèle du berger, vient le chevrier *aipolos*[11]. Quant au porcher, il est appelé *subôtès* ou encore *huoboskos*, deux composés formés sur le nom du cochon[12], *hus / sus* en grec, *sus* en latin.

L'observation d'Aristote[13] est précise et montre la connaissance, par les éleveurs de son temps, de la plupart des maux. Nous pouvons donc supposer que, dans leur ensemble, les gardiens des animaux étaient capables de reconnaître les affections les plus fréquentes[14], voire de les traiter. Deux maladies du porc sont appelées *craura*, l'une rend la tête de l'animal lourde, mais peut être soignée par le porcher en lavant le cochon avec du vin, tandis que l'autre, qui atteint le ventre, est qualifiée par Aristote d'incurable[15].

Pourtant les troupeaux ne sont pas les seuls à requérir l'attention de

---

[7] « Celui qui s'occupe des moutons », *oiopolos*, οἰοπόλος, formé du nom de l'animal, en grec ὄις (*H_3eui-) et en latin *ovis*, suivi, en second terme, d'un radical tiré de la racine *$k^wel(H)$- « habiter, assister, tourner en rond, honorer ». Un second composé, *oionomos*, οἰονόμος recourt à la racine *nem- déjà évoquée pour nommer celui « qui fait paître des moutons ». Il apparaît sur une inscription du IVe s. *a.C.*, trouvée à Delphes (*BCH* 21, p. 599).

[8] Le mot ὄις, dont la déclinaison est complexe, a laissé progressivement la place à *probata*, pluriel neutre de *probaton*, que l'on rattache au verbe βαίνω (racine *g^wem- « marcher ») pour nommer les biens meubles (qui sont mobiles, par opposition aux biens immeubles). Le mot *probaton*, litt. « ce qui marche devant soi », a servi à désigner les troupeaux en général, puis spécifiquement les moutons.

[9] La racine *g^weH_3-u-s (*g^wou-s) de βοῦς est aussi celle de *cow* ou *Kuh*. Elle se retrouve dans le verbe grec βόσκω « nourrir, faire paître », le bœuf étant, par excellence, l'animal paissant. *G^weH_3- sert de radical aussi à βοτάνη, *botanè* « pâture, herbe, plante ».

[10] Le *Thesaurus Linguae Graecae* [*TLG*] note 287 occurrences dont les 2/3 sont datées *p.C.*

[11] Le nom du chevrier, αἰπόλος, -οῦ, est tiré de la chèvre, αἴξ, αἰγός (racine *H_2eig- qui donne aussi *goat*) suivi d'un second terme formé sur $k^wel(H)$-, *cf. supra*, note 7.

[12] Συβώτης, ou encore ὑοβόσκος, de σῦς, συός *suH-s (*sus* en latin) et du verbe βόσκω « nourrir », déjà nommé, *cf. supra*, note 9.

[13] Au livre VIII de son *Histoire des Animaux*, rédigée vers 343 *a.C.* [désormais abrégée *HA*, ed. P. Louis, Paris, Belles Lettres, CUF, 1969 et trad. Janine Bertier, Paris, Gallimard, coll. folio, 1994], Aristote dresse la liste des maladies qui touchent les principaux animaux. Il commence par les maladies des poissons (chap. 20) puis celles du porc (chap. 21), du chien (chap. 22), du bœuf (chap. 23), du cheval (chap. 24), de l'âne (chap. 25), des éléphants (chap. 26) et des abeilles (chap. 27). Notons que les animaux nommés ici par Aristote sont les plus importants pour les hommes, en particulier pour leur vie militaire (cheval, chien, éléphant) ou pour la vie agricole (porc, bœuf, âne, abeille). Seuls les moutons sont laissés de côté dans cette partie, car Aristote, les qualifiant (*HA* IX, 3 [610 b 22]) de « doux et stupide (*anoèton* : sans cervelle) », ne semble pas les tenir en haute estime.

[14] Les maladies qu'Aristote nomme pour le porc (*HA*, VIII, 21 [603 a 27 - 604 a 4]) sont le *branchos*, ἓν μὲν καλεῖται βράγχος, en relation avec les bronches (περὶ τὰ βράγχια), un enrouement avec une inflammation dont Aristote précise qu'elle peut toucher toutes les parties du corps (pied, oreille), et les deux appelées *craura*.

[15] ARISTOTE, *HA*, VIII, 21 [603 b 9] : λέγεται δὲ κραυρᾶν ἄμφω .... δοκεῖ εἶναι ἀνίατον.

leurs propriétaires ou de leurs éleveurs, d'autres animaux comme les chiens, les oiseaux, les éléphants et les chameaux connaissent des soigneurs spécifiques dont le nom composé est simple à comprendre.

L'importance de la chasse, activité aristocratique considérée comme une entraînement à la guerre, vaut au chien κύων, κυνός, compagnon fidèle qui en est l'acteur principal, de mériter toute la sollicitude de ses maîtres[16]. Autour du chien de chasse s'affairent donc plusieurs personnes qui ont aussi pour rôle de lui prodiguer des soins si nécessaire. Ceux qui, dans le monde grec, sont nommés du terme générique d'« oiseaux » (ὄρνις, ὄρνιθος) sont majoritairement les oiseaux de basse-cour, poules et coqs. Les noms des personnes qui s'en occupent sont donc construits selon le même principe de composition que précédemment[17]. Toutefois il ne semble pas que les animaux malades aient fait l'objet de soins, car le prix de la volaille ne le justifiait pas. En revanche, l'importance accordée à un éléphant, notamment de guerre à partir des armées hellénistiques, fait que chaque animal disposait d'un cornac[18] chargé de son entretien et de sa santé[19]. De même le chameau, à la fois bête de somme et de cavalerie, requiert l'assistance d'un chamelier au nom composé sur le même modèle que ceux des soigneurs précédents[20].

Le savoir vétérinaire se diffuse ainsi à la fois dans les fermes par les bergers, les chevriers, les porchers et les bouviers et dans les élevages, par les palefreniers, les soigneurs et les propriétaires de chevaux.

Toutefois, certaines maladies, comme l'indique déjà Aristote, ne pouvaient être guéries par les seuls soins, aussi dévoués fussent-ils, des pâtres ou palefreniers : les maladies du bœuf sont au nombre de deux, « la goutte et

---

[16] Le lexique distingue ainsi le κυναγωγός -οῦ, formé de κύων, κυνός et du verbe ἄγω « pousser devant soi », celui qui tient les chiens en laisse, le « piqueur » (XÉNOPHON, *Cynégétique* IX, 2), le κυνηγέτης, -ου, celui qui mène des chiens à la chasse (*Odyssée,* IX, 120 *etc.*), le κυνοτρόφος, -ου, qui élève des chiens (ÉLIEN, *Nature des Animaux* XVI, 38, de κύων et du verbe τρέφω « nourrir »), le κυνουλκός qui mène des chiens en laisse (de κύων et du verbe ἕλκω « tirer », le κυνοῦχος qui retient les chiens (de κύων et du verbe ἔχω « posséder, tenir, retenir »). Selon Aristote (*HA*, VIII, 22 [604 a 4]), les maladies du chien ont au nombre de trois, la rage, l'esquinancie et la goutte.

[17] En dehors de l'oiseleur, celui qui chasse avec des oiseaux, ὀρνιθευτής, -οῦ ou ὀρνιθοθήρας, -ου (*e.g.* ARISTOPHANE, *Oiseaux*, 62), les Grecs nomment le marchand d'oiseaux ὀρνιθοκάπηλος, -ου ; l'éleveur de poules ὀρνιθοκόμος, -ου ou ὀρνιθοτρόφος, -ου et celui qui les mange ὀρνιθοφάγος, -ου.

[18] Le cornac est appelé ἐλεφαντιστής, -οῦ (ὁ), conducteur d'éléphant (ARISTOTE, *HA,* II, 1 [497 b 27]) ; il est chargé du soin de ces animaux, l'ἐλεφαντοκομία, -ας (ἡ), selon un *hapax* d'ÉLIEN, *Nature des animaux* VI, 8.

[19] Selon Aristote (*HA*, VIII, 26 [605 a 24 - 605 b 6]), les éléphants souffrent de flatulences et de diarrhées dont ils se remettent quand on (leur soigneur ou cornac, donc) leur donne à boire de l'eau chaude et à manger du fourrage trempé dans du miel.

[20] On trouve ainsi καμηλοβοσκός, -οῦ, nom de celui qui élève (propr. fait paître) des chameaux ; un καμηλάτης, ου et un καμηλάριος, -ου, conducteur de chameaux (ARISTOTE, *HA,* IX, 47 [630 b 34], *etc.*), ainsi qu'un καμηλοβάτης, -ου, qui monte un chameau ; un καμηλέμπορος, un marchand de chameaux et un καμηλοτρόφος, éleveur de chameaux.

le *crauros* que le bouvier, βουϐότης, ne peut guérir »[21]. *A fortiori* pour un animal aussi précieux[22] que le cheval, naissent et se développent des compétences afin de le maintenir en bonne santé. Le cheval, plus que l'animal de trait qu'il n'est presque jamais dans le monde grec, est le mode de transport[23] pour ceux qui en ont les moyens. Les citoyens aisés le montent aussi pour la chasse et les plus riches envoient des attelages aux concours olympiques pour la gloire de remporter la course[24]. Évidemment, le cheval participe à l'armée et devient, à partir du dernier tiers du IVe siècle, une redoutable arme de guerre à maintenir en bon état, car un coursier malade met en péril la survie de son cavalier. Les soldats de la cavalerie *(hippeis)* ne manquaient pas de soigner leur monture et les bataillons de cavaliers comprenaient un spécialiste ou une personne relativement compétente faisant fonction de vétérinaire... Ces activités justifient le grand nombre de métiers en relation avec l'animal. Le lexique distingue ainsi l'éleveur[25], le gardien de chevaux[26], le palefrenier[27], l'entraîneur[28], le spécialiste des chevaux (*hippognômôn*) et d'autres, dont l'activité concerne notamment les poulains.

Parmi tous ces spécialistes, nul ne s'étonnera de croiser un « médecin des chevaux », hippiatre[29], avec le nom de l'animal en premier terme. Pourtant, si le sens en est clair, on peut s'interroger sur le choix de cette appellation spécifique, alors qu'on ne rencontre aucun *bouiatros* dans le

---

[21] ARISTOTE, *HA*, VIII, 23 [604 a 13-22].

[22] Un cheval coûte cher à l'époque classique, environ le prix de deux esclaves. L'animal est donc soigné aussi à cause du capital qu'il représente.

[23] L'adjectif ἱπποκέλευθος,-ος,-ον s'applique à celui qui voyage à cheval.

[24] Parmi les mots composés, on note la forme dorienne ἱπποδιώκτας, -ου (ὁ) « qui excite les chevaux à la course, cavalier » (THÉOCRITE, *Idylle* XIV, 12) ; ἱππονώμας, -ου (ὁ) « conducteur de chevaux » (*e.g.* EURIPIDE, *Hippolyte* 1399 ; ARISTOPHANE, *Nuées*, 571) ; ἱππόμητις, -ιος (ὁ) « habile à manier les chevaux » (PINDARE, *Isthmiques* VII, 13). Le conducteur de chevaux attelés est appelé ἱππότης, -ου (ὁ), tout comme le cavalier (HÉRODOTE, VII, 55 *etc.)* ; ce mot s'applique aux dieux (les Dioscures), héros (Héraklès, Iolaos) ou aux hommes.

[25] Appelé *hippoboskos*, ἱπποβοσκός, -οῦ (ÉLIEN, *Nature des animaux,* VI, 10), il se distingue de l'ἱπποφορβός, qui élève des chevaux en les faisant paître (ARISTOTE, *HA,* VI, 22 [577 a 16]) et aussi de l'hippobote, ἱπποβότης, -ου dont l'élevage équin est la profession (EURIPIDE, *Iphigénie à Aulis,* 1059) ce qui l'enrichit : les hippobotes, οἱ ἱπποβόται (HÉRODOTE, V, 77 *etc.*) sont les nobles, à Chalcis et en Eubée. En Thrace ou en Thessalie, l'ἱπποτρόφος est « celui qui nourrit ou élève des chevaux, en particulier pour les courses » (DÉMOSTHÈNE, *Sur la couronne*, 320, *etc.*).

[26] Celui qui mène paître les chevaux est l'ἱπποβουκόλος, -ου (*e.g.* EURIPIDE, *Phéniciennes,* 28).

[27] *Hippokomos,* ἱπποκόμος, -ου (ὁ) : 1. sorte d'écuyer *ou* de serviteur qui accompagnait le cavalier en campagne (HÉRODOTE, III, 85 ; THUCYDIDE, VII, 75 *etc.*) ; 2. *en gén.* serviteur chargé du soin des chevaux, des chameaux, *etc.* (de κομέω : « prendre soin de, soigner », « entretenir, nourrir », en indo-europ. **kemH*$_2$-, se fatiguer, *cf.* κάμνω).

[28] Sont ainsi attestés dès le VIe siècle *a.C.*, les adjectifs ἱπποκάμπιος, -ος, -ον, « qui conduit (propr. qui fait détourner) des chevaux » ; ἱππόλυτος, -ος, -ον « qui délie les chevaux » ; ἱπποσείρης, -ου, « qui attelle les chevaux » et ἱπποδέτης, -ου (ὁ) « qui attache les chevaux ».

[29] ἱπποΐατρος, -ου (ὁ), « médecin vétérinaire », composé sur le même modèle lexical que celui des autres soigneurs. Les inscriptions offrent des formes variées, ἱππωίατρος, ἱππουιατρός, οἱποιατρός jusqu'au pompeux ἵππων ιητήρ (forme de *iatros* en dialecte ionien, le dialecte même du *Corpus hippocratique* ...).

monde grec[30], pas plus que de « zôoiatre », une appellation qui aurait pu s'appliquer au médecin de l'ensemble des créatures vivantes, puisqu'Aristote conclut que les chevaux et les moutons souffrent des mêmes maux que les hommes[31]... Nul doute que l'animal le plus précieux se soit vu gratifié d'un soigneur de catégorie supérieure et dont le savoir était considéré comme médical[32].

Il faut néanmoins noter un fait surprenant : selon les résultats du *Thesaurus Linguae Graecae,* le mot *hippiatros* n'apparaît qu'à deux reprises dans toute la littérature grecque[33], et ce tardivement, au IIIe et au IVe siècle de l'ère chrétienne. C'est l'épigraphie qui fournit la preuve d'un emploi antérieur, grâce à un décret du IIe siècle *a.C.*, en l'honneur d'un certain Métrodôros, qualifié de vétérinaire public (*infra* texte T3)[34].

---

30 Il en va différemment dans les régions orientales ; le *Code d'Hammourabi* mentionne, vers 1750 *a.C.*, des « médecins de bœufs », à payer ou non selon leur efficacité : « § 224. Si le médecin des bœufs ou des ânes a traité d'une plaie grave un bœuf ou un âne, et l'a guéri, le maître du bœuf ou de l'âne donnera au médecin, pour son salaire, un sixième (de sicle ?) d'argent. » et « § 225. S'il a traité un bœuf ou un âne d'une plaie grave et causé sa mort, il donnera le quart de son prix au maître du bœuf ou de l'âne. ».

31 ARISTOTE, *HA,* VIII, 24 [604 b 26] : Ὅλως δέ φασιν οἱ ἔμπειροι, σχεδὸν ὅσαπερ ἀρρωστήματα ἀρρωστεῖ ἄνθρωπος, καὶ ἵππον ἀρρωστεῖν καὶ πρόβατον. Les affections du cheval sont, toujours selon Aristote, la goutte, la colique, le tétanos, une sorte de fureur ou encore la morsure mortelle de la terrible musaraigne en état de gestation. Sur ce point *cf.*, dans ce volume, la communication d'Anaelle Broseta.

32 Pour les soins aux éléphants (ARISTOTE, *HA,* VIII, 26) est employé le verbe *iatreuousin,* dérivé de *iatros.* Ces animaux dont la rareté et le rôle dans les batailles ne tardent pas à faire le prix, sont également soignés par des hommes qualifiés de médecins. L'hippiatre pouvait, bien sûr, aussi intervenir pour soigner d'autres animaux. Un papyrus du IVe siècle *p.C.*, le *P. Laur.* inv. III, 376, mentionne un *onoiatros* (ὀνοϊατρός), « médecin des ânes », *cf.* MARGANNE Marie-Hélène, « Témoignages papyrologiques sur la médecine vétérinaire », p. 145-157, ici p. 153, in *La médecine vétérinaire antique*, CAM Marie-Thérèse (dir.), Rennes, PuR, 2007.

33 Une occurrence chez le grammairien Arcadios (IVe s. *p.C.*), dans son traité *Sur les accents*, p. 99, ligne 10 (*TLG*) qui est en réalité l'abrégé du *Peri katholikès prosoidias (Sur la prosodie générale)* d'Aelius Hérodien, un grammairien du IIIe s. *p.C.* (*ca* 180-250), I, 229 à propos de la place de l'accent sur la finale comme dans *archiatros* et une autre mention dans les *Actes des Apôtres* de Jean Chrysostome (*ca* 344 - 407 *p.C.*), *PG*, vol. 60, p. 250, ligne 28 où il est question des chevaux dont s'occupent ensemble les *hippophorboi* et les *hippiatroi.*

34 La formule employée est semblable à celles que présentent les décrets pour les médecins publics (je me permets de renvoyer à mon étude et à la bibliographie, *Les médecins dans le monde grec : sources épigraphiques sur la naissance d'un corps médical*, Genève, Droz, 2003 ; *cf.* aussi COHN-HAFT Louis, *The Public Physicians of Ancient Greece*, Northampton (MA), Smith College, 1956). Les honneurs accordés à Métrodôros sont nombreux : à côté de la proxénie, du droit de citoyenneté et de son corollaire en matière fiscale, l'isotélie (l'égalité d'imposition avec les citoyens), et du droit d'acquérir des terres et une maison, lui sont conférés des privilèges comme l'asylie, c'est-à-dire le droit à l'intégrité de sa personne et de ses biens contre les prises de corps et les saisies de ces biens. Il est certain que de telles mesures sont particulièrement prisées des voyageurs. Elles sont applicables en temps de paix comme en temps de guerre et garantissent au bénéficiaire l'accès à la cité sans craindre les conflits (ou l'application du droit de représailles) qui pourraient exister entre celle-ci et sa cité d'origine et, en cas de guerre, même en dehors des périodes de trêve.

Il n'est sans doute pas étonnant que ce texte émane d'une cité de Phtiotide, partie méridionale de la Thessalie, célèbre pour ses chevaux, dont le commerce représentait une importante part de l'économie du pays et dont l'armée était essentiellement composée de cavaliers. Métrodôros lui-même était thessalien, puisque citoyen de Pelinna. Il est précisé qu'outre les services attendus de lui, compte tenu de sa profession, Métrodôros a prodigué des soins à titre gratuit, ἄνευ μισθοῦ. A la suite de ces actes généreux, la cité l'a engagé à titre officiel, παρακληθείς τε ἐπὶ τὸ ἔργον, lui confiant la charge certainement convoitée de vétérinaire public.

Le décret qui l'honore demeure un document unique en son genre, mais quinze autres inscriptions grecques mentionnent des hippiatres. À une exception près, un acte d'adoration (proskynème) découvert en Égypte, toutes sont de brèves épitaphes qui n'apportent pas d'informations sur les conditions de formation ou d'exercice des vétérinaires antiques.

Il est temps de conclure et de répondre à la question soulevée en introduction sur l'apparition tardive du terme hippiatre. Rappelons d'abord que les bovins, caprins, ovins, porcins recevaient probablement tous des soins de leur berger. Si les chevaux sont à part, c'est, on l'a vu, à la fois parce qu'ils représentent une richesse importante, au point qu'ils servent de « signe extérieur de richesse » pour discriminer les élites du reste de la population (ainsi à Chalcis) ou pour établir des sortes de classes censitaires, comme à Athènes à l'époque classique, où les « cavaliers », *hippeis*, forment la deuxième plus riche catégorie des citoyens, et aussi qu'il s'établit, entre un cheval et son cavalier, une entente qui justifie des soins à part. Compagnon, complice, il est celui à qui l'homme qui le monte doit parfois la vie, car il est rapide, vif et courageux[35]. Que le titre d'hippiatre apparaisse pour la première fois en Thessalie n'est pas un hasard, car c'est la région où les Anciens pouvaient, grâce aux plaines, trop rares dans le reste de la péninsule grecque, se livrer à l'élevage des chevaux. L'épigraphie permet de comprendre, en l'absence de témoignages littéraires[36], que l'art de soigner les chevaux est né dans cette zone septentrionale où il fut exercé par des citoyens.

L'art de l'*hippiatros*, devenu au fil des décennies indispensable à toutes les cavaleries armées, n'est reconnu que tardivement[37] : sur seize

[35] Nul n'a oublié la figure de Bucéphale qui, presque 450 ans avant Borysthène, le cheval de Marc-Aurèle dont l'épitaphe a été retrouvée à Apt (*CIL* XII, 1, 122), demeure le fidèle compagnon du jeune roi Alexandre qui avait su comprendre sa peur des ombres portées, en particulier de la sienne.

[36] Les textes de Xénophon (*ca* 430 - *ca* 350) notamment, qui traitent du commandant de cavalerie et de l'équitation sont à replacer dans le cadre des combats de cavalerie, ceux que, quelques années plus tard, les Macédoniens maîtrisent parfaitement et qui ont permis, de 334 à 324, à Alexandre de remporter les victoires contre les Perses et contre les rois orientaux.

[37] La cavalerie n'a été développée dans les armées romaines qu'au IVe siècle *p.C.*, *cf.* LAZARIS Stavros, « Essor de la production littéraire hippiatrique et développement de la

inscriptions grecques, quinze datent de l'ère commune, tout comme les deux mentions littéraires. Elles sont proposées en annexe *infra*, selon l'ordre habituel (géographique) des publications épigraphiques.

Par-delà les frontières de la Thessalie, c'est à partir du IIe siècle *p.C.* que, progressivement, s'affirme au grand jour une profession nouvelle, celle de médecin des chevaux. Quelques-unes des épitaphes laissent deviner que le défunt était un affranchi qui indique alors fièrement sa compétence dans un métier désormais reconnu dans tout l'Empire. Pourquoi l'art des personnes qui soulagent et soignent les animaux n'a-t-il pas attiré l'attention au point de justifier une appellation professionnelle courante avant l'ère chrétienne ? C'est qu'ils étaient des esclaves, comme le rappelle, en passant, Socrate dans le dialogue platonicien *Ion*[38]. À ce titre, ils ne comptaient pas dans la société ancienne[39]. Devenus et reconnus hippiatres, les soigneurs de condition libre sont enfin visibles et prisés pour un savoir-faire précieux qui se trouvera théorisé et propagé quelques décennies plus tard grâce à la diffusion des traités d'hippiatrie.

Coupe attique à figures rouges attribuée à Onésimos, *circa* 490 *a.C.*,
H. 9 cm, diam. 31,1 cm, New York, Metropolitan Museum of Art, inv. 1989.281.71.

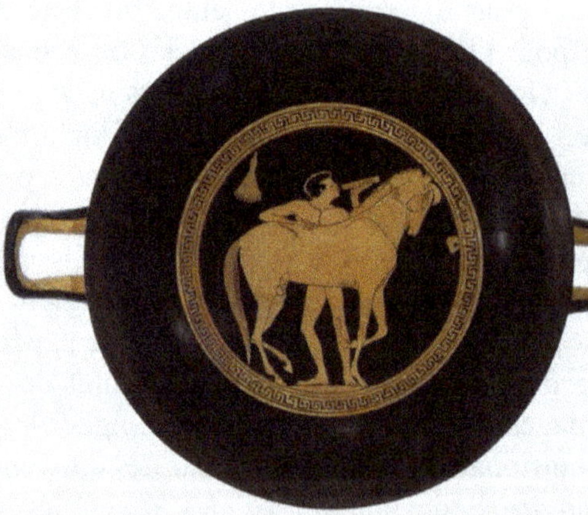

cavalerie : contribution à l'histoire du cheval dans l'Antiquité tardive », p. 87-102, ici p. 88-89, in *La médecine vétérinaire ...*, ed. CAM *op. cit.*.

[38]*Ion* 540 d : le bouvier, un esclave, sait calmer ses bœufs excités.

[39] Les petits personnages qui se tiennent à côté de fiers étalons peints sur les vases, sont de condition servile, par ex. *infra*, le jeune homme aux cheveux crépus représenté nu derrière un cheval. Il en est certainement de même pour le jeune jockey monté sur un cheval au galop. Cette grande sculpture de bronze, sans parallèle connu, repêchée entre 1928 et 1936 au large du cap Artémision, est conservée au musée archéologique d'Athènes (inv. X15177), sous le nom du « Jockey de l'Artémision ». Elle date vraisemblablement de 150-146 *a.C.*, *cf.* HEMINGWAY Seán A., *The Horse and Jockey from Artemision: a Bronze Equestrian Monument of the Hellenistic Period*, Berkeley, Univ. of California Press, 2004.

ANNEXE 1 : TÉMOIGNAGES ÉPIGRAPHIQUES[40]
CORPUS DES INSCRIPTIONS GRECQUES CONCERNANT DES VÉTÉRINAIRES

Liste, par région, des inscriptions

T1. Épitaphe du vétérinaire chrétien Corinthas, Corinthe, Argolide, IVe-VIe s. *p.C.*
T2. Épitaphe du vétérinaire Calopodios, Thèbes de Phtiotide, Thessalie, IVe-Ve s. *p.C.*
T3. Décret honorifique pour Metrodôros de Pellina, Lamia, Thessalie, IIe s. *a.C.*
T4. Épitaphe du vétérinaire Aurelius Lycus, Dion Macédoine, IIIe s. *p.C.*
T5. Épitaphe du vétérinaire Iordanès, Edessa, Macédoine, V^{e}-VIe s. *p.C.*
T6. Base de statue (épitaphe ?) du vétérinaire Aur. Sebastianus, Nicopolis ad Istrum, Mésie, IIIe s. *p.C.*
T7. Inscription (épitaphe ?) d'Eutychos, vétérinaire de l'empereur, Rhénée ? Cyclades, Ier- IIe s. *p.C.*
T8. Épitaphe du vétérinaire Cosmas, Kisamos, Crète, Ve s. *p.C.*
T9. Épitaphe d'Auxanousa, épouse du vétérinaire Aur. Tryphon, Kidyessos, Phrygie, IIIe-IVe s. *p.C.*
T10. Épitaphe de [Thé]cla, épouse d'un vétérinaire, Strobilos, Bithynie, V^{e}-VIe s. *p.C.*
T11. Épitaphe du vétérinaire Petrus et son épouse Severa, Pompeiopolis, Paphlagonie, IVe-VIe s. *p.C.*
T12. Épitaphe du vétérinaire Vivianus, Laodicée Combusta, Phrygie-Lycaonie IVe-Ve s. *p.C.*
T13. Épitaphe du vétérinaire Memmius Hippocratès, Anazarbos, Cilicie, 200-235 *p.C.*
T14. Épitaphe de Sôtèris, épouse du vétérinaire Héraclion, Syracuse, Sicile, IVe-Ve s. *p.C.* ?
T15. Acte d'adoration du vétérinaire G. Aufidius à Isis et Sarapis Hiera Sycaminus, Nubie, Ier- IIe s. *p.C.*
T16 (douteux) Liste de courètes ? Augusta Traiana, Thrace, IIIe - IVe s. *p.C.*

Liste chronologique

T3. Décret honorifique pour Metrodôros de Pellina, Lamia, Thessalie, IIe s. *a.C.*
T7. Inscription (épitaphe ?) d'Eutychos, vétérinaire de l'empereur, Rhénée ? Cyclades, Ier- IIe s. *p.C.*
T15. Acte d'adoration du vétérinaire G. Aufidius à Isis et Sarapis, Hiera Sycaminus, Nubie, Ier- IIe s. *p.C.*
T6. Base de statue (épitaphe ?) du vétérinaire Aur. Sebastianus, Nicopolis ad Istrum, Mésie, IIIe s. *p.C.*
T4. Épitaphe du vétérinaire Aurelius Lycus, Dion Macédoine, IIIe s. *p.C.*
T13. Épitaphe du vétérinaire Memmius Hippocratès, Anazarbos, Cilicie, 200-235 *p.C.*
T9. Épitaphe d'Auxanousa, épouse du vétérinaire Aur. Tryphon, Kidyessos, Phrygie, IIIe-IVe s. *p.C.*
T2. Épitaphe du vétérinaire Calopodios, Thèbes de Phtiotide, Thessalie, IVe-Ve s. *p.C.*
T12. Épitaphe du vétérinaire Vivianus, Laodicée Combusta, Phrygie-Lycaonie IVe-Ve s. *p.C.*

---

[40] Des papyrus sont rassemblés par NANETTI Ofelia, « ΙΠΠΙΑΤΡΟΙ », *Aegyptus,* 22, 1942, p. 49-54 et plus récemment par MARGANNE Marie-Hélène, « Témoignages papyrologiques sur la médecine vétérinaire », p. 145-157, ici p. 155-156, in *La médecine vétérinaire antique*, ed. CAM Marie-Thérèse, Rennes, PuR, 2007.

T14. Épitaphe de Sôtèris, épouse du vétérinaire Héraclion, Syracuse, Sicile, IVe-Ve s. *p.C.* ?
T1. Épitaphe du vétérinaire chrétien Corinthas, Corinthe, Argolide, IVe-VIe s. *p.C.*
T11. Épitaphe du vétérinaire Petrus et son épouse Severa, Pompeiopolis, Paphlagonie, IVe-VIe s. *p.C.*
T8. Épitaphe du vétérinaire Cosmas, Kisamos, Crète, Ve s. *p.C.*
T5. Épitaphe du vétérinaire Iordanès, Edessa, Macédoine, V^{e}-VIe s. *p.C.*
T10. Épitaphe de [Thé]cla, épouse d'un vétérinaire, Strobilos, Bithynie, V^{e}-VIe s. *p.C.*
T16 (douteux) Liste de courètes ? Augusta Traiana, Thrace, IIIe - IVe s. *p.C.*

T1. Epitaphe du vétérinaire chrétien Corinthas, Argolide, Corinthe, IVe-VIe s. *p.C.*

Plaque de pierre sombre brisée en trois fragments, trouvés en avril 1972 lors des fouilles de l'École américaine, au sud-ouest de l'Agora (inv.1.72.3). Dim. : H. 0,22 m., L. 0,216 m., Ep. 0,23 m. Hauteur des lettres 0,011 à 0,025 m., A à barre oblique /, ϵ, C, ω.

Publication[41] : *IG* IV^{2}, 3, 1340.

[†] † †
† Ἔνθα ἀπεπαύ-
σετο Κορινθᾶς
ἱπποϊατρὸς
μηνὶ Νοενβρίῳ
ἐπινεμήσεως η ´
†

« Ici a trouvé le repos[42] Corinthas[43], vétérinaire, au mois de novembre de la huitième indiction[44] ».

T2. Epitaphe du vétérinaire chrétien Calopodios, Thessalie, Thèbes de Phtiotide, IVe-Ve s. *p.C.*

Plaque de marbre trouvée près de Nea Anchialos (sur le site de l'ancienne Thèbes de Phtiotide), sur la côte, à une vingtaine de km. au sud-ouest de Volos. Dim. non précisées.

Publications[45] : SOTERIOU Georgios A., *Praktika tès Archaiologikès Hétaireias* 1955 [1960], p. 138.

---

[41] Pour des raisons de commodité de lecture n'est conservée dans le texte qu'une référence ; les autres éditions, antérieures ou postérieures, figurent dans les notes. Entre parenthèses les mentions ou les reprises sans nouvel examen de la pierre. Ainsi ici : CLÉMENT Paul Augustus, p. 187-189 in *Panhellenica: Essays in Ancient History and Historiography in honour of Truesdell S. Brown*, Stanley M. BURNSTEIN, Louis A. OKIN (dir.), Lawrence (KA), Coronado Press, 1980, photo (*Supplementum Epigraphicum Graecum* [*SEG*] 35, 1985, n°256) ; *IG* IV^{2}, 3, 1340 [*Inscriptiones Graecae, IV. Inscriptiones Argolidis,* 2nd ed., Fasc. 3, *Inscriptiones Corinthiae saeculorum IV, V, VI*, ed. Erkki Sironen, Berlin, Akademie der Wissenschaften, 2016].

[42] La forme d'aoriste ἀνεπαύσετο (pour ἀνεπαύσατο) peut sans doute être expliquée par analogie avec l'imparfait ἀνεπαύετο.

[43] Ce vétérinaire porte un nom n'apparaissant que trois fois dans l'onomastique corinthienne et qui indique son origine.

[44] Ligne 5 : ἐπινέμησιν est la traduction grecque du latin *indictio*. L'éditeur souligne le nombre inhabituel de croix ; celles des lignes 1 et 6 sont plus grandes que les trois autres.

[45] *Cf. Bulletin épigraphique* [*BE*] 61, n°363 ; *SEG* 19, 1963, n°420.

† Κοιμη-
τήριον
Καλοπο
δίου ἀνα-
γν(ώστου) **ἱππου-**
ιατροῦ †
† † †

« Tombeau[46] de Calopodios, lecteur[47] et vétérinaire ».

T3. Décret honorifique pour le vétérinaire public Métrodôros de Pelinna, Thessalie, Lamia, IIe s. *a.C.*

Plaque de marbre trouvée à Lamia vers 1860 et conservée à Athènes (Musée National). Dim. : H. 0,38 m., L. 1,05 m., Ep. 0,40 m. Hauteur des lettres : 0,012 m., interligne 0,005 m. ; lettres à *apices*.

Publications[48] : *IG* IX 2, 69.

'Αγ[αθᾶι Τύχαι]
Στραταγέοντο[ς τῶν Θεσσα]λῶν Τιμασιθέου τ[οῦ — — ἀρχόντων δὲ]
ἐν Λαμίαι Φίλωνος τοῦ Ε[ὐβου]λίδα, Ἀγέα τοῦ Νικοδάμου, Κλεομέν[εος τοῦ — — μηνὸς]
Θύου δευτέραι, προστατεύοντος τᾶς ἐκκλησίας τῶν ταγῶν Φίλω[νο]ς, Πυρρία τοῦ Ε[ὐ]-
βουλίδα εἴπαντος · ἐπεὶ Μητρόδωρος Ἀνδρομένεος Πελινναεὺς ὑπάρχων **ἱππιατρὸς**
καὶ ἀνεστραμμένος ἐν τᾶι ἁμετέραι πόλει χρόνον πλείω τάν τε ἀναστροφὰν καὶ ἐ[πι]-
δαμίαν ἐποιεῖτο καθὼς ἐπέβαλλε ἀνδρὶ καλῶι καὶ ἀγαθῶι διά τε οὗ μετεχειρίζετο ἐπι[τ]α-
δεύματος ὠφέλει τῶν πολιτᾶν τοὺς ἐντυνχάνοντας αὐτῶι ἄνευ μισθοῦ, σπουδᾶς
καὶ φιλοτιμίας οὐθὲν ἐνλείπων, παρακληθείς τε ἐπὶ τὸ ἔργον ἐπεδέξατο ἐπὶ τῶι συνφέ-
ροντι τᾶι πόλει, καὶ φαμένου Πυρρία δεῖν αὐτῶι ἀποδοθῆμεν χάριτας, ἔδοξε τᾶι πόλει · ἐπαι-

46 Sur l'étymologie et l'emploi de κοιμητήριον, *cf.* REBILLARD Eric, « Κοιμητήριον et *coemeterium* : tombe, tombe sainte, nécropole », *Mélanges de l'Ecole française de Rome-Antiquité*, 105-2, 1993, p. 975-1001.

47 L'éditeur avait lu le nom 'Αναγνίππου, qui ne paraît à J. et L. Robert (*BE*, *loc. cit.*) « ni connu, ni acceptable » : « Nous reconnaissons d'abord le titre ecclésiastique abrégé ἀναγν(ώστου) 'lecteur' puis le métier de vétérinaire ». On rencontre le substantif ἀναγνώστης aussi, transcrit, chez CICÉRON (*Lettres à Atticus* 1, 12) par exemple.

48 Publications précédentes : LATISCHEW B., « Zur Epigraphik von Böotien und Lamia » *Mitteilungen des Deutschen Archaeologischen Instituts in Athen* [*MDAIA*], 7, 1882, p. 349-366, ici p. 363-366 n°23, d'après les éditions de Koumanoudis et Eustratiadis (repris par COLLITZ Hermann, *Sammlung der griechischen Dialektinschriften* II, Göttingen, Vandenhoeck & Ruprecht, 1899, n°1447 ; MICHEL Charles, *Recueil des Inscriptions Grecques,* Bruxelles, Lamertin, 1900, n°297) ; *IG* IX 2, *Inscriptiones Thessaliae.* ed. Otto Kern, Berlin, Akademie der Wissenschaften, 1908, n°69. *Cf.* OEHLER Johann, « Epigraphische Beiträge zur Geschichte des Aerztestandes » *Janus,* XIV, 1909, p. 4-20 et p. 111-123, ici p. 8 ; NANETTI, art. cit., p. 50 ; COHN-HAFT Louis, *The Public Physicians of Ancient Greece*, Northampton (MA), Smith College, 1956, n°47.

νέσαι τε Μητρόδωρον Ἀνδρομένεος Πελινναῆ ἐπὶ τᾶι ἀναστροφ[ᾶι] καὶ τᾶ[ι κατὰ τὸ] ἐπιτά-
δευμα φιλοτομί[αι] καὶ δεδόσθαι αὐτῶι καὶ ἐγγόνοις αὐτοῦ προξενίαν, πολιτείαν, ἰσο-
τέλειαν, ἔνκτησιν γᾶς καὶ οἰκίας καὶ ἀσφάλειαν καὶ ἀσυλίαν καὶ πολέμου καὶ
εἰράνας καὶ κατὰ γᾶν καὶ κατὰ θάλασσαν ἐν τὸν ἅπαντα χρόνον καὶ τὰ λοιπὰ
πάντα φιλάνθρωπα ὅσα καὶ τοῖς ἄλλοις προξένοις καὶ εὐεργέταις δέδοται παρὰ τᾶς
πόλιος · ἔγγυος τᾶς προξενίας Σάτυρος Ῥύβα.

« À la Bonne Fortune. Timasithéos, fils de [....] étant stratège des Thessaliens et sous l'archontat à Lamia de Philon, fils d'Euboulidas, d'Ageas, fils de Nicodamos, et de Cléomène, fils de [...], le deuxième jour du mois de Thyos ; Philôn, du collège des *tagoi*, présidant l'assemblée, sur la proposition de Pyrrhias, fils d'Euboulidas :

Attendu que Métrodôros, fils d'Andromménès de Pelinna, vétérinaire, qui a longtemps vécu dans notre cité et s'est comporté pendant son séjour comme il sied à un homme de bien, et, par l'exercice de sa profession, porte secours, sans percevoir d'honoraires, à ceux des citoyens qui viennent le voir, ne ménageant ni son ardeur ni son zèle, et invité à exercer la charge (de vétérinaire public), a agi pour le bien de la cité ; Pyrrias déclarant qu'il fallait que nous lui témoignions notre reconnaissance, il a plu à la cité : d'accorder l'éloge public à Métrodôros, fils d'Andromménès de Pellina pour son séjour et son zèle conforme à sa profession et de lui conférer, à lui et à ses descendants, la proxénie, la citoyenneté, l'isotélie, le droit d'acquérir une terre et une maison, la sécurité et l'asylie, en temps de guerre et en temps de paix, sur terre et sur mer, pour toujours, ainsi que tous les autres privilèges que la cité accorde aux autres proxènes et bienfaiteurs. Satyros, fils de Rhybas, est garant de la proxénie ».

T4. Epitaphe du vétérinaire Aurélius Lycus, Macédoine, Dion, IIIe s. *p.C.*

Base de marbre trouvée à Dion de Piérie (près du village de Malathria, à 15 km. au sud de Katerini). Dim. non précisées.

Publications[49] : *Voyage archéologique en Grèce ...* II, n°1321.

Ἐμνήσθη-
σαν τὰ τέ-
κνα Αὐρη-
λίου Λύκο-
υ τοῦ πατρό-
ς, Δεῖ[α], Λουκ-
ίλα, Οὐαλερι-
ανὸς **ἱπποϊατ-**
ρός ὑὸς **ἱπποϊ-**
ατροῦ, μνεία-
ς χάριν.

« A la mémoire de leur père[50] Aurélius Lycus, ses enfants Dia[51], Lucilla et Valerianus, vétérinaire et fils de vétérinaire[52]. En souvenir ».

---

49 *Corpus Inscriptionum Graecarum,* vol. 2, n°1953, ed. August Boeckh, Berlin, Akademie Verlag, 1843 ; LE BAS Philippe, *Voyage archéologique en Grèce et en Asie Mineure,* II, Paris, Firmin-Didot, 1870, n°1321. *Cf.* NANETTI, art. cit., p. 50.

T5. Epitaphe du vétérinaire chrétien Iordanès, Macédoine, Edessa, V[e]-VIe s. *p.C.*

Epitaphe copiée à Hagia Triada à la fin du XIXe siècle ; en 1957, « la pierre a été retrouvée, mutilée, dans un mur du monastère par S. Pelekanidis. Dégagée et confiée aux nonnes, la pierre n'a pu être retrouvée ni par Stalidis, ni par moi » (D. Feissel). Dim. non précisées. Les lettres soulignées ont disparu entre 1893 et 1957. J. et L. Robert ont rapproché cette inscription de celle publiée par J. H. Mordtmann.

Publications[53] : *R I chr. Macédoine,* p. 46 n°30, *fac-simile,* photo pl. 6.

†
Μημόριον Ἰορ-
δάνου **ἱπποϊατροῦ**
καὶ τῆς συμβίου αὐ-
τοῦ Δημητρίας. †

« Monument de Iordanès[54], vétérinaire, et de son épouse Dèmètria ».

T6. Epitaphe du vétérinaire Aur. Sebastianus, Mésie, Nicopolis ad Istrum, IIIe s. *p.C.*

Monument funéraire de calcaire en trois parties : une base de statue posée sur un soubassement rectangulaire en maçonnerie est surmontée d'une pyramide octogonale (dont l'arête mesure 0,71 m. et le côté de la base 0,28 m.). Une inscription est gravée sur une face de la base de statue. Trouvé dans les ruines de Nicopolis, à 20 km. au nord de Veliko-Tarnovo, en Bulgarie, il est actuellement conservé au Musée de Sofia (inv. n° 2261). Dim. de la base de statue : H. 1,97 m., L. 0,84 m. Ep. 0,65 m. ; taille des lettres : 0,04 m. (0,075 m. pour les deux dernières lignes).

Publications[55] : *IGBulg.* II, n°687.

Θεοῖς Καταχθονείοις
Αὐρ(ηλίῳ) Σαβαστιανῷ **ἱππο-**
ιατρῷ καὶ Αὐρηλ(ία) Σαβῖνα, ἡ
καὶ Νηνης Αὐ[ρη]λ(ία) Σαβῖνα

---

[50] Les trois enfants du vétérinaire ont érigé la stèle funéraire pour leur père sans doute vers le début du IIIe s. *p.C.*, étant donné son nom.

[51] Δεῖα correspond à Δῖα, Λουκῖλα à Λούκιλλα, transcription du latin, comme Οὐαλεριανός.

[52] On constate que, chez les vétérinaires comme chez les médecins, la transmission des connaissances se fait souvent, comme ici, de père en fils.

[53] Publications antérieures : MORDTMANN Johannes Heinrich, « Inschriften aus Edessa », *MDAIA*, 18, 1893, p. 415-419, ici p. 417 n°4 ; PELEKANIDIS Stylianos, *Archaiologikon Deltion,* 16, 1960, p. 226 n°3, photo pl. 199 e (*BE* 64, n°245). Repris par STALIDIS Konstantinos G., *Hagia Triada Edessès*, Edessa, Filopróodos Sýllogos Edéssīs, 1977, p. 72 n°9 ; FEISSEL Denis, *Recueil des inscriptions chrétiennes de Macédoine* [*RIChrM*], *Bulletin de Correspondance hellénique* [*BCH*], *Suppl.*, 8, Athènes, Ecole Française / Paris, de Boccard, 1983, p. 46 n°30, *fac-simile,* photo pl. 6.

[54] S. Pelekanidis avait lu Ἰου[στί]νου. Le nom de Iordanès était répandu parmi les chrétiens (*cf.* D. Feissel).

[55] DOBRUSKI Vlby, *Matériaux d'archéologie en Bulgarie*, V, 1901, p. 35 n°30 ; SEURE Georges, « Nicopolis ad Istrum, étude historique et épigraphique », *Revue archéologique*, 1907, p. 421-423 n°10 (*IGRR* I 586 et I 1428) ; DANOV Christo, *Annuaire de la Bibliothèque Nationale et du Musée National de Plovdiv*, 1931-1934, p. 90 n° 3 ; MIHAILOV Georgi, *Inscriptiones graecae in Bulgaria repertae* [*IGBulg*,] vol. 2. *Inscriptiones inter Danubium et Haemum repertae*, Sofia, Academia Litterarum Bulgarica, 1958, n°687.

μήτηρ ζῶσα τοῖς τέκν-
οις μνήμης χάριν ἔθη-
κεν · μετὰ δὲ τὴν ταφὴν
τούτων εἴ τις εἰς τὸν
τόπον ἴδι(ο)ν νεκρὸν θή-
σι, δώσι ἰς τὸ ταμῖον (δηνάρια) βφ´
καὶ ἄλλα τῇ πόλι (δηνάρια) βφ´
Χαίροις, παρο-
δῖτα.

« Aux Dieux Infernaux.

A Aur(élius) Sebastianus[56], vétérinaire, et à Aurél(ia) Sabina[57], appelée aussi Nènès. Leur mère Aurél(ia) Sabina a fait dresser de son vivant (ce monument) à ses enfants en souvenir. Celui qui déposera dans ce lieu un corps près de leur tombeau, devra payer au trésor la somme de 2500 deniers et aussi à la cité la somme de 2500 deniers. Salut à toi, passant ».

T7. Epitaphe (?) d'Eutychos, vétérinaire de l'empereur, Rhénée (ou Athènes ?) Ier-IIe s. *p.C.*

Stèle à fronton avec trois acrotères, ornée d'un bas-relief. Selon K. Pittakis, elle fut découverte à Rhénée. M.-Th. Couilloud juge cette attribution peu vraisemblable et estime qu'elle vient d'Athènes « où de très nombreux 'Milésiens' sont connus à l'époque impériale. » Elle est conservée au Musée Épigraphique à Athènes (EM 1248). Dim. : K. Pittakis : H. 0,898 m., L. 0,375 m., Ep. 0,152 m. ; M.-Th. Couilloud : H. 0,88 m., L. 0,345 m., Ep. 0,115 m.

Publications[58] : COUILLOUD Marie-Thérèse, *Les Monuments funéraires de Rhénée*, Athènes, Ecole Française, 1974, Appendice II, p. 358 n°27.

Εὔτυχος Καί-
σαρος **ἱππιατρὸς**

Ῥοδὼ Μενε-
κράτιδος Μι-
λησία,

ἑαυτῷ καὶ τοῖς τέκνοις.

« Eutychos, vétérinaire de l'empereur[59] (et[60]) Rhodo, fille de Ménécratis, milésienne. Pour lui et pour ses enfants ».

T8. Epitaphe du vétérinaire chrétien Cosmas, Crète, Kisamos, Ve s. *p.C.*

Pierre tombale de marbre blanc, de forme irrégulière dont l'inscription est entourée d'un trait fin suivant les contours de la pierre, trouvée sur la propriété de l'évêque à Kisamos (Kastelli) et conservée dans le musée de Kisamos. Dim. : H. 0,31 m., L. 0,33 m., Ep. 0,035-

---

[56] D'après G. Seure, le légat de Mésie se nommait en 271 *p.C.*, Aurélius Sebastianus. Il se pourrait donc que ce vétérinaire fût son affranchi. Sa sœur porte un surnom thrace.

[57] Ligne 4 : καὶ Μνῆσα · Σαβῖνα G. Seure.

[58] Ed. Pr. PITTAKIS Kyriakos S., *Archaiologike Ephemeris* 9, 1841, p. 432-433, n°602 (KEIL Karl, « Griechische Inschriften », *Philologus*, 16, 1860, p. 10 n°2 ; COUILLOUD Marie-Thérèse, *Les Monuments funéraires de Rhénée*, 1974, App. II, p. 358 n°27). Cf. NANETTI, art.cit., p. 51.

[59] Nous ignorons malheureusement de quel empereur l'esclave impérial Eutychos, peut-être originaire de Milet comme son épouse, était le vétérinaire. O. Nanetti précise qu'il est représenté au-dessus de l'inscription, portant dans une main une sorte de mors utilisé par les vétérinaires lors des cautérisations et dans l'autre un instrument pour tailler (la crinière).

[60] Ligne 1, côté droit : καὶ Ῥοδὼ M.-Th. Couilloud.

0,04 m. ; dimensions : 0,015-0,02 m., interligne 0,01-0,015 m. Abréviation de Θεοῦ, ligatures : ligne 2 entre NHP de ἀνήρ, ligne 9 entre MHN de μηνί.

Publications[61] : *ICret.* II, VIII 8* p. 100, photo.

† † † †
† Ὡς ἀληθῶς πρᾶ-
ος κ(αὶ) ἡσύχιος ἀνὴρ
τοὔνομα Κοσμᾶς
ἱππιατρὸς ἐνθάδ(ε)
κατάκιτ(ε), καταλιπ(ὼν)
τὸν μάτεον βίον κ(αὶ) ζη-
τῶν ἔλεος παρὰ σ(οῦ)
τοῦ Θ(εο)ῦ. Ἀνεπαύσατο
δ(ὲ) μηνὶ <Ἰ>ουλίου κδ ´ Ἰνδ(ικτιῶνι)
ια´, ἐτῶν κζ ´

« Ci-gît un homme aussi doux et paisible[62] que possible, le vétérinaire nommé Cosmas[63]. Il a quitté une vie futile et recherche auprès de Toi, Dieu, la pitié. Il a trouvé le repos le 24 juillet de la onzième année de l'indiction, âgé de vingt-sept ans ».

T9. Epitaphe de l'épouse du vétérinaire Aur. Tryphon, Phrygie, Kidyessos, IIIe-IVe s. *p.C.*

Stèle (?) trouvée en 1883 par J.R.S. Sterrett dans le village de Khirka (?) près de Küçük Hüyük / Gökçe Höyük, à l'Ouest de la ville actuelle d'Afyonkarahisar. Dim. non précisées.

Publication[64] : *Cities and Bishoprics of Phrygia*, App. 1, p. 662 n° 627.

Αὐρ. Τρύφων **ἱπποίατρος** Αὐξανούσῃ τῇ σεμνοτάτῃ
γυναικὶ μνήμης χάριν κὲ τὰ τέκνα αὐτοῦ

« Aur. Tryphon[65], vétérinaire[66], avec ses enfants, (en hommage) à son épouse, la très vénérable Auxanousa[67], en souvenir ».

T10. Epitaphe de l'épouse d'un vétérinaire, Bithynie, Strobilos, Ve-VIe s. *p.C.*

Fragment d'une plaque de calcaire avec moulures, trouvé dans le village de Karakilse (Strobilos) près de Çiftlik Köy (Pylai), dont il était l'*emporion* (cf. ROBERT Louis, « [...]

---

[61] GUARDUCCI Margarita, *Inscriptiones Creticae*, t. II : *Tituli Cretae occidentalis*, Rome, Libreria dello Stato, 1939, VIII, 8*, p. 100, repris dans BANDY Anastasios C., *Greek Christian Inscriptions of Crete*, vol. X, Athènes, Société d'archéologie chrétienne, 1970, p. 126 n° 97, avec photo.

[62] Ligne 2, crase κἠσύχιος et ligne 5 κατάλιπε : M. Guarducci.

[63] On retrouve le nom Cosmas dans deux autres inscriptions de Kisamos (BANDY, *op. cit.* n°50 et n°73).

[64] RAMSAY William Mitchell, *The Cities and Bishoprics of Phrygia, Being an Essay of the Local History of Phrygia from the Earliest Times to the Turkish Conquest*, Vol. I, Parts I-II, Oxford, Clarendon Press, 1895-1897, App. 1, p. 662 n°627.

[65] Le nom du médecin et la notation phonétique κὲ pour καὶ sont les seuls indices qui permettent la datation de l'épitaphe.

[66] FEISSEL, *RIChrM*, *op. cit.*, p. 47 signale une inscription phrygienne encore inédite d'un diacre vétérinaire, une troisième occurrence de cette profession dans cette région.

[67] Auxanousa « qui grandit » est un nom rare, mais connu (*Cf.* MASSON Olivier, *Onomastica Graeca Selecta*, Genève, Droz, 1991, p. 588).

Géographie antique et byzantine », *Journal des Savants,* 1979, p. 257-294, ici p. 271-275). Il est conservé au Musée archéologique d'Istanbul (dépôt 7, inv. 5231). Dim. : H. 0,22 m., L. 0,20 m., Ep. 0,045 m. ; lettres 0,03 m.

Publications[68] : *Bithynische Studien,* p. 117 n°20, photo pl. X.

[- - - - - - - - - ἐνθά]-
[δ]ε κα[τάκιτε ? Θέ]-
κλα θ[υγάτηρ - - - -]
ου Βροζ[- - - - - - -]
ενη γυνὴ [δὲ - - - ο]
υ **ἱππιατρ[οῦ** τελευτᾷ μηνὶ Ὀ]-
κτοβρίῳ ὠ[γδοκαίδ]-
εκάτην.

« (Ci-gît) [Thé]cla [fille de ...]os [originaire ? de] Broz[os[69]], épouse du vétérinaire[70] [...]ès. [Elle est décédée] le dix-huit du mois d'octobre ».

T11. Epitaphe du vétérinaire chrétien Petrus et son épouse Severa, Paphlagonie, Pompeiopolis, IVe-VIe s. *p.C.*

Plaque funéraire très usée appartenant au pavement du vestibule de la maison d'Arif Due Bey à Tasköprü (l'antique Pompeiopolis), à environ 100 km. à vol d'oiseau au sud-ouest de Sinop (Sinope). Dim : H. 0,65 m., L. 0,62 m.

Publications[71] : *Bollettino del reale Istituto di Archeologia e Storia dell'Arte,* 8, 1938, p. 41, *fac-simile* pl. 38 n°159.

† Θέσις †
Σευήρας
καὶ συμβί-
ου αὐτῆς
Πέτρου **ἱππ-
οϊάτρου**

« Monument funéraire de Severa et de son époux Petrus[72], vétérinaire ».

---

[68] Sahin Sencer, *Bithynische Studien* (*IKA* 7), Bonn, Habelt, 1978, p. 117 n°20, photo pl. X (*SEG* 28, 1978, n°1060) ; Corsten Thomas, *I. Apameia (Bithynien) und Pylai* (*IKA* 32), Bonn, Habelt, 1987, p. 137 n°134 (*BE* 89, n°937 [D. Feissel] ; *SEG* 37, 1987, n°1083).

[69] Le beau-père du vétérinaire était peut-être originaire de Brouzos (ligne 3), cité phrygienne sur le site de l'actuelle Karasandikli, au sud-ouest d'Afyonkarahisar.

[70] Cette inscription très mutilée (lignes 2-3 [- - Θέκλα θυγάτηρ G. Kiourtzian et D. Feissel ; lignes 3-4 χωρίου ou Βροζ Th. Corsten ; ligne 6 ἐτελειώθη Th. Corsten) ne laisse cependant pas de doute sur la profession de l'époux de la personne décédée.

[71] Jacopi Giulio, « Esplorazioni e Studi in Paflagonia e Cappadocia », *Bollettino del reale Istituto di Archeologia e Storia dell'Arte,* 8, 1938, p. 3-44, ici p. 41, *fac-simile* pl. 38 n°159, repris dans *SEG* 33, 1983, n°1096 ; Marek Christian, *Stadt, Ära und Territorium in Pontus-Bithynia und Nord-Galatia*, Tübingen, Wasmuth, 1993, p. 135-155, Anhang 3, « Katalog der Inschriften von Pompeiopolis », n°74 A. *Cf.* Feissel, *RIChrM*, *op. cit.*, p. 47.

[72] Ligne 5 : Πέτρου Φιλίππου ἰατροῦ (*sic*) G. Jacopi, corr. D. Feissel d'après le *fac-simile*, assez net. L'ordre des personnages fait supposer que le tombeau appartient à Severa ou que, décédée la première, elle a été déposée dans leur tombeau commun par son époux Petros.

T12. Epitaphe du vétérinaire chrétien Vivianus, Phrygie-Lycaonie, Laodicée Combusta IVe-Ve s. *p.C.*

Stèle (?) funéraire trouvée à Laodicée Combusta (Κατακεκαυμένη), actuelle Ladik, en Phrygie orientale-Lycaonie (à 50 km au nord-nord-ouest de la ville d'Ikonion, aujourd'hui Konya). Dim. inconnues.

Publications[73] : *MDAIA*, 13, 1888, p. 250 n°50 *fac-simile.*

Μνημόριν
Ἡρακλίης
[κ]α[ὶ] Βιβιανοῦ
Πατ[ρ]ικίου **ἱππ-**
[ι]ατροῦ νου-
μέρου ουτ[- -]

« Monument[74] d'Héracleia et de Vivianus[75], fils de Patricius (?), vétérinaire du corps de troupe[76] [.] ».

T13. Epitaphe du vétérinaire Memmius Hippocratès, Cilicie, Anazarbos, 200-235 *p.C.*

Stèle funéraire de calcaire blanc brisée du côté gauche, trouvée dans la nécropole occidentale Dim. : H. 1,26 m., L. 0,62 m., Ep. 0,21 m. Lettres de 0,02-0,03 m.

Publications[77] : *Epigraphica Anatolica,* 29, 1997, p. 107-109, photo.

Ἱπ<π>οκράτης οὐ κε[ῖ]-
νος ὁ Κώϊος, ἀλ[λ΄ ὅ]-
δε κεῖμαι **ἵππων**
ἰητὴρ Μέμμιος Ἱπ-
ποκράτης · π ΄ ἔτης
τάδ΄ ἔγραφον αὐ-
τὸς ἐμαυτῷ
ζῶν δ΄ ἐν στήλῃ
ἐχάραξα τύπο-
υς

« Ce n'est pas l'illustre Hippocrate de Cos, mais moi, Memmius Hippocratès, vétérinaire[78], qui gis ici. Âgé de quatre-vingts ans, j'ai rédigé pour moi ces lignes, de mon vivant[79], et ai fait graver ces caractères sur la stèle ».

---

[73] RAMSAY, *MDAIA*, 13, 1888, p. 250 n°50 *fac-simile,* repris dans *SEG* 34, 1987, n°1319-95.

[74] Le terme μνημόριον est une formation hybride entre μημόριον de *memoria* (tombeau) et μνῆμα / μνημεῖον (lieu de mémoire). On le rencontre à l'époque chrétienne sur des monuments de Macédoine et de Palestine et, sporadiquement, en Asie Mineure.

[75] Ce vétérinaire porte un nom latin transcrit, ou un double nom (Vivianus Patricius).

[76] Les derniers mots posent des difficultés. Peut-être doit-on comprendre que Vivianus était un vétérinaire militaire et appartenait à un corps de troupe (*numerus*, transcrit).

[77] SAYAR Mustafa Hamdi, *Epigraphica Anatolica,* 29, 1997, p. 107-109, photo (*BE* 1999, n°546 [Cl. Brixhe] et 2000, n°63 [S. Follet]), repris dans SAYAR Mustafa Hamdi, *Die Inschriften von Anazarbos*, I (*IKA* 56), Bonn, Habelt, 2000, p. 68 n°69 (*SEG* 47, 2000, n°1836).

[78] Ce vétérinaire se nomme noblement, pour prolonger son homonymie avec le célèbre médecin Hippocrate de Cos, « médecin des chevaux » (ἵππων ἰητὴρ en deux mots) au lieu

T14. Epitaphe de Sôtèris, épouse du vétérinaire chrétien Héraclion, Sicile, Syracuse, IVe-Ve s. *p.C. ?*

Plaque de marbre trouvée en septembre 1970 à l'extrémité du grand *decumanus* de la Catacombe San Giovanni et conservée dans l'Antiquario di Vinea Cassia. Dim. : H. 0,18 m., L. 0,26 m., Ep. 0,018 m. Lettres de 0,02 m.

Publication[80] : FERRUA Antonio, *Note e Giunte alle iscrizioni cristiane antiche della Sicilia*, p. 55 n°207.

[XP] ἐνταῦθα κῖτε
Σωτηρὴς γοινὴ
Ἡρακλίωνος τοῦ
οἱποιατροῦ

« Ci-gît[81] Sôtèris, épouse du vétérinaire Héraclion ».

T15. Acte d'adoration du vétérinaire G. Aufidius à Isis et Sarapis, Nubie, Hiera Sycaminus, Ier - IIe s. *p.C.* ?

Inscription gravée sur la porte du temple de Maharraqa[82] (l'antique Hiera Sycaminus). Dim. non précisées.

Publications[83] : *IGRR* I, 1373.

[Π] Ῥόδιος [- - - - -]
ἱππεὺς [σπείρ]ης [α΄Θηβα]ίων
[ἐποίησ]α τὸ πρ[ο]σ[κ]ύνημα
τῶν ἐμ[ῶ]ν π[ά]ντ[ω]ν
Γ[ά]ιος Αὐφίδιος **[ἱ]ππωίατρος**
[ἦ]λθ[ο]ν καὶ προσεκ[ύ]νησα
[τὴν Κυρίαν Ἶσιν καὶ] Σά[ραπιν]

« (Moi) [P.] Rodius [...], cavalier[84] de la [première ?] cohorte de Thèbes ai gravé cet acte d'adoration pour tous les miens.

---

d'employer l'habituel ἱππιατρός.

[79] Il fut certainement attaché au groupe des *equites singulares Augusti*, stationnés à Anazarbos entre 200 et 235 *p.C.*, ce qui permet de dater l'inscription. Sur les médecins de ce camp, *cf.* SPEIDEL Michael P., *Die Denkmäler der Kaiserreiter*, Bonn, Habelt, 1994, p. 369-374, n°39 et n°42.

[80] FERRUA Antonio, *Note e Giunte alle iscrizioni cristiane antiche della Sicilia*, Vatican, Institut pontifical d'archéologie chrétienne, 1989, collection *Sussidi allo Studio delle Antichità cristiane,* vol. 8, p. 55 n°207 (*BE* 91, n°759 [D. Feissel]).

[81] Ligne 1, on lit τῖτε ; corr. A. Ferrua. Cette inscription montre la disparition de la géminée ligne 4, la confusion entre les graphies οι et υ ainsi que l'iotacisme, lignes 1 (ι pour ει), 2 (η pour ι) et 4 (οι pour ι).

[82] Le temple de Maharraqa, à 10 km. au sud de celui de Dakka, fut construit à l'époque romaine mais resta inachevé. Il était consacré à Isis et Sarapis, divinités des Morts. Il marquait la frontière méridionale de l'avancée romaine en Égypte, les territoires au sud de cette ligne appartenant au royaume de Méroé.

[83] D'abord publiée par August Böckh, *Corpus Inscriptionum Graecarum* 3, n°5117 (d'après Gau et Niebuhr) puis par René Cagnat dans le recueil *Inscriptiones Graecae Res Romanas pertinentes,* vol. I, Paris, Académie des Inscriptions et Belles Lettres, 1901, n°1373.

Gaius Aufidius, vétérinaire, suis venu et ai adoré [la grande déesse Isis] et Sa[rapis] ».

T16. Liste de courètes ? Thrace, Augusta Traiana, IIe-IIIe s. *p.C.* ?

Plaque de calcaire, mutilée à gauche et à droite, trouvée à Augusta Traiana (l'actuelle Stara Zagora) dans une chapelle du sanctuaire situé sur la colline Ajazmoto, en dehors de la ville ; elle était, en 1964, conservée au Musée de la ville (sans n° d'inv.) Dim. : H. 0,20 m., L. 1,48 m., Ep. 0,47 m. Hauteur des lettres : 0,03 m.

Publication[85] : *IGBulg.* III, 2, 1583.

Σεβαστιανός, *vacat*, Σεβαστιανός Μουκαπορεος ΚΟΥΡ[- - -]
Ἀσκληπιάδου, Σαβεῖνος Χρήστου, Μουκαπορις Μ[- - -]
vacat **ΙΠΠΟΙΑ** *vacat*

« Sebastianus, Sebastianus fils de Moucaporis, courète (?), [..] fils d'Asclèpiadès, Sabinos fils de Christos, Moucaporis fils de M[...], vétérinaire (?) »[86].

ANNEXE 2 : TÉMOIGNAGES ÉPIGRAPHIQUES[87] LISTES DES INSCRIPTIONS LATINES CONCERNANT DES VÉTÉRINAIRES

Liste des inscriptions latines, selon un classement régional :

Mulomedicus

- anonyme, *mulomedicus* à Aezani EDCS-20200011
- C. Velleius, *mulomedicus* à Philippes EDCS-16000321
- Campanus, *mulomedicus* à Rome EDCS-23702278
- Secundinus, *mulomedicus* à Rome EDCS-19301153
- [...]itius, *mulomedicus* à Rome EDCS-19301154
- anonyme, [*mul*]*omedicus* à Rome EDCS-19301155

Veterinarius

- Secundus, *ueterinarius* à Carthage EDCS-24900290

---

84 Comme toutes les inscriptions découvertes en Nubie, celle-ci a été gravée par des officiers de l'armée romaine qui profitaient sans doute de permissions pour visiter les temples de la région. S'il s'agit de la cohorte *Cohors I Thebaeorum*, l'inscription est antérieure à 105 *p.C.* ; la *Cohors II Thebaeorum*, en revanche, demeura en Égypte (*cf.* PFLAUM Hans-Georg, *Scripta Varia* II, Paris, L'Harmattan, 1981, p. 289).

85 *Inscriptiones Graecae in Bulgaria repertae* ed. Georgi Mihailov, vol. III, 2, Sofia, Academia Litterarum, 1961, n°1583.

86 Il semble que le graveur, après avoir commencé le mot ἱπποιατρός, ait brusquement changé d'avis et laissé ce terme inachevé. La présence d'un vétérinaire sur une liste de courètes (?) est possible mais l'ensemble demeure douteux.

87 Liste établie d'après la Epigraphik-Datenbank Clauss-Salby, en ligne : http://www.manfredclauss.de/ et https://db.edcs.eu/epigr/.

- Alio, *ueterinarius* à Vindolanda EDCS-39400061
- Virilis, *ueterinarius* à Vindolanda EDCS-05200468
- Lucius Citernius, *ueterinarius legionis* à Carnuntum EDCS-30100577
- Narcissus, *ueterinarius* à Rome EDCS-29900372
- [...]llius Quartio, *medicus ueterinarius* à Rome EDCS-20100020
- Restitutus, *ueterinarius* à Rome EDCS-20403403
- Aulus Iulius Myrtilus, *medicus ueterinarius* à Rome EDCS-64900295
- Lucius Crassicius Hermia, *medicus ueterinarius* en Vénétie EDCS-04201238

The Role of Veterinary Medicine in Cato the Elder's *De agricultura* in Comparison with Later Roman Treatises on Farming

Thorsten FÖGEN*

> « Spätestens hier, beim Studium der römischen Schriften über Ackerbau und Viehzucht, wird klar, wo die Tiermedizin ihre Wurzeln hat. Tiermedizin ist primär keine Schwesterwissenschaft der Humanmedizin. Sie fußt in der Tierhaltung, also in der Landwirtschaft [...]. »[1]

In the ancient Graeco-Roman world, there was hardly any area where humans did not have direct or indirect contact with animals[2]. They could be admired in public shows, they often embodied divine power or were sacrificed to the gods, they were cherished as pets and offered aesthetic delight or emotional enjoyment, they caused fear and represented danger, they were bred or hunted and consumed as food. They were also used for all kinds of work: for example, they served as a medium of transportation, in a military framework they participated in combat, they were employed for the tilling of fields, for work in the mill or for hunting. In many situations they were exposed to injury or suffered ill health. Especially in an agricultural setting, this would mean a financial loss to the farm owner who was predominantly interested in profit maximisation. Therefore, it was essential for farmers to be sufficiently familiar with different types of treatments and remedies for their livestock[3]. In addition to the appropriate treatment of diseases, they needed to take a serious interest in the general wellbeing of their farm animals, enhanced, among other things, by adequate stables and

---

* Professor, Northeast Normal University, Institute for the History of Ancient Civilizations (IHAC), Changchun (China). Honorary Fellow, Durham University, Wolfson Research Institute for Health and Wellbeing (Great Britain), thorsten.foegen@durham.ac.uk.

[1] VON DEN DRIESCH et PETERS ([2]2003, p. 31).

[2] Scholarship on animals in Graeco-Roman antiquity has grown enormously in recent years. Specifically on human-animal interaction, see *e.g.* FÖGEN et THOMAS (2017), with further references.

[3] See BRESSOU (1970, p. 26), with specific reference to the Roman world : « Les animaux jouaient un tel rôle dans la vie économique et sociale du peuple romain que celui-ci ne pouvait que s'intéresser à la prospérité de son bétail et à son maintien en état de santé ». Similarly SCHLICH (1957, p. 74-75). See also VON DEN DRIESCH et PETERS ([2]2003, p. VII) : « Seit es Haustiere gibt, dürfte sich der Mensch bemüht haben, an kranken oder verletzten Tieren Heilmaßnahmen oder Eingriffe in ihre natürlichen Körperabläufe vorzunehmen, damit die Tiere ihm größtmöglichen Nutzen bringen. »

surroundings, the right kind of nutrition and a considerate approach by farm workers ; a more comprehensive perspective of this kind would also include aspects of climate and geography in order to identify the most suitable location for a farm. Their attention would also need to be directed to breeding, castration, assistance at birth, and the proactive prevention of diseases and epidemics[4].

Evidence of veterinary medicine in a farming context is provided by the ancient Roman agricultural tradition, as represented by four different authors: Cato the Elder (234-149 B.C.), Varro (116-27 B.C.), Columella (first century A.D.) and Palladius (fifth century A.D.). Their treatises, though differing in form, length and overall agenda, all take into account the treatment of sick farm animals and offer advice on their general wellbeing[5]. However, they do so to a varying degree: while Cato's *De agricultura* contains no more than a few scattered paragraphs on the prevention and treatment of animal diseases, the three later works devote a greater deal of attention to this important sub-discipline. With the composition of a separate book entirely devoted to veterinary medicine (Book XIV of his *Opus agriculturae*), Palladius stands at the end of this development which allows us to argue for a gradual emancipation of the field in question.

The modern term « veterinary medicine » has its basis in the adjective *veterinus*, *-a*, *-um*, whose origin is not entirely certain. The ancient derivation from the verb *vehere* (« to carry » or « to draw ») seems to be a folk etymology which would lead to the understanding of the substantivised adjectives *veterinae* (in the feminine) or *veterina* (in the neuter) as « draught animals » or « beasts of burden »[6]. The alternative connection with the adjective *vetus*, *-a*, *-um* (« old ») would refer to older animals no longer able to perform certain activities in the context of racing or warfare and only

---

[4] It is therefore consequent for VON DEN DRIESCH et PETERS (^{2}2003, p. VII) to argue as follows: « Die Anfänge der Tierheilkunde entwickelten sich im Rahmen der Landwirtschaft im täglichen Umgang der Hirten und Tierbetreuer mit den Nutztieren. »

[5] There are several succinct overviews of ancient veterinary medicine, in particular BRESSOU (1970, p. 18-34), WALKER (1973), BODSON (1984), FISCHER (1988), LECLAINCHE (1992, p. 543-571), VON DEN DRIESCH et PETERS (^{2}2003, p. 28-53) and GOEBEL et PETERS (2014). See also the more comprehensive accounts by BARAŃSKI (1886), MOULÉ (1891), FROEHNER (1952) and KARASSZON (1988, p. 53-110) as well as the collective volumes edited by CAM (2007), BOEHM et LUCCIONI (2008), ORTOLEVA et PETRINGA (2009), GITTON-RIPOLL (2016), DOYEN-HIGUET et VAN DEN ABEELE (2017) and SANNICANDRO et SCHWARZENBERGER (2018). SCHLICH (1957) and SCHLÜTSMEIER-HAGE (1988) are important for health issues in an agricultural context. The summary in HAARMANN et WEICH (2016, p. 151-152) is limited to less than two pages; WOODS (2019) ignores the ancient world almost completely. Further references are provided by FÖGEN (2017, p. 472-473) in the section of a research bibliography on animals in the Graeco-Roman world.

[6] See *e.g.* PAULUS DIACONUS, *Epitome Festi De verborum significatu*, ed. W. M. Lindsay, Leipzig, 1913, p. 507, 9-11 (= p. 369 ed. K. Müller, Leipzig, 1880) : *Veterinam bestiam iumentum Cato appellavit a vehendo. Opillus veterinam dici vult, quasi veterinam velut uterinam, quod ad ventrem onus religatum gerat.*

suitable for the transport of goods this is particularly the case for equids. The word *veterinarius*, either combined with the substantive *medicus* or standing on its own, is a derivative of *veterinus* and designates a horse or animal doctor[7]. As James N. Adams (1992, p. 90) has argued regarding the semantic dimension, « [t]he older equids will have required special attention if they were to be kept in service [...], and presumably for this reason the veterinarian came to be called the "attendant of the old stock" ». For the first time, *veterinarius* is attested by Columella who speaks of *veterinaria medicina* (*De re rust.* VII, 3, 16) and of the *veterinarius* as its practitioner (*De re rust.* VI, 8, 1, VII, 5, 14 and XI, 1, 12). But it also occurs in the Vindolanda tablets and on various inscriptions (see Adams 1992, p. 91-93). Apart from *veterinarius*, there are various other occupational terms such as *mulomedicus*, *medicus pecuarius*, *medicus pecoris* or *pecorum*, and *medicus iumentorum* or *iumentarius*[8].

The aim of this paper is to focus on passages in Cato's *De agricultura* explicitly dealing with illness and suffering among farm animals. The following questions will be considered: What types of diseases does the author identify, and what are the cures that he recommends for them? How could these forms of veterinary medicine be described from a modern perspective? To what extent are they presented alongside a comparable discussion of human diseases and their treatment, especially among staff working on the farm? After considering these questions, a succinct comparison with the later agricultural works from Roman antiquity will be offered.

Cato's life and works

Marcus Porcius Cato, usually called Cato Maior (the Elder) or Cato Censorius (the Censor), was a Roman statesman, military commander, farmer and writer[9]. He has commonly been associated with a conservative political stance and a critical attitude towards the Greeks. Numerous sources provide information on his activities; among the most important documents are the two biographies by Cornelius Nepos and Plutarch, plus Cicero's

[7] For the discussion of the origin of *veterinus* and *veterinarius*, see in particular ADAMS (1992), but also WALDE et HOFMANN (^{5}1982 [vol. 2], p. 776-778), ERNOUT et MEILLET (^{4}1985, p. 729-730) and DE VAAN (2008, p. 658, 672-673). For ADAMS (1992, p. 72), « "equid, equine animal" is indeed the sense of *bestia ueterina.* »

[8] For details, see FROEHNER (1952, p. 161-172), who not only discusses the linguistic dimension, but also the social as well as several other aspects of the profession. See also BARAŃSKI (1886, p. 15-17), MOULÉ (1981, p. 60-61), WALKER (1973, p. 304-314), BODSON (1984, p. 5), FISCHER (1988, p. 191-193), ADAMS (1995, p. 53-65, 79-80, 101-102), VON DEN DRIESCH et PETERS (^{2}2003, p. 35-36) and GOEBEL et PETERS (2014, p. 591-592).

[9] Modern biographies of Cato the Elder, acknowledging the socio-political background, are offered *e.g.* by MARMORALE (^{2}1949), DELLA CORTE (^{2}1969, p. 9-122), ASTIN (1978) and KIENAST (1979). A systematic bibliography on Cato covering the entire twentieth century has been compiled by SUERBAUM (2004).

philosophical work *Cato maior de senectute* where he appears as the main speaker[10].

He was born into an equestrian family in 234 B.C. and held numerous functions and positions in the Roman state, *e.g.* as military tribune in Sicily (214 B.C.), *quaestor* under P. Cornelius Scipio (204 B.C.), *aedile* (199 B.C.), *praetor* in Sardinia (198 B.C.), consul together with his patron Lucius Valerius Flaccus (195 B.C.) and *censor* (184 B.C.). He was a staunch defender of the established tradition and Roman morality, opposed to forms of excess (*luxuria*) and foreign influence corrupting the *mos maiorum*. Furthermore, he is known as a Roman official dedicating himself to the fight against Carthage.

Nepos, in his short biography, praises Cato for his far-reaching expertise in five different areas: *et agricola sollers et peritus iuris consultus et magnus imperator et probabilis orator et cupidissimus litterarum fuit*[11]. In addition to speeches, he mentions Cato's *Origines*, a work on the history of Rome originally written in seven books, but today only preserved in fragments.

However, Nepos' account is incomplete; he has not included Cato's technical or didactic works such as his *Libri ad Marcum filium*, perhaps best described as a vademecum dealing with agriculture, medicine and rhetoric, his *Carmen de moribus* presumably containing advice on appropriate conduct, his monograph *De re militari* in one book, and his extant treatise *De agricultura*, the oldest Latin prose work that has been preserved[12].

---

[10] On the function of Cato as Cicero's mouthpiece, see CICERO, *Cato maior* 3 fin.: *Qui* [sc. *Cato*] *si eruditius videbitur disputare quam consuevit ipse in suis libris, attribuito litteris Graecis quarum constat eum perstudiosum fuisse in senectute. Sed quid opus est plura ? iam enim ipsius Catonis sermo explicabit nostram omnem de senectute sententiam.* Very appropriately, Cicero's Cato is particularly enthusiastic about agriculture for which a longer section of the work has been reserved (*Cato maior* 51-60). On the portrayal of Cato, see also SMITH (1940, p. 154) : « Cicero handles the theme with sympathy and insight; writing at a time of convulsion within the Republic, he felt the attraction of a man who seemed to represent so much that he held dear, and Cato lives in his pages as nowhere else. »

[11] NEPOS, *Cato*, 3, 1 (ed. Rolfe 1929) : « In all lines he was a man of extraordinary activity; for he was an expert husbandman, an able jurist, a great general, a praiseworthy orator and greatly devoted to letters. »

[12] On Cato's literary œuvre as a whole, see *e.g.* MARMORALE (^{2}1949, p. 156-173), ASTIN (1978, p. 182-188), VON ALBRECHT (^{2}1994, p. 317-319), SCHÖNBERGER (^{2}2000, p. 339-343), SUERBAUM (2002, p. 387-409) and MANUWALD (2023, p. XIII-XVI). Specifically on Cato's *De agricultura*, see MAZZARINO (1952), BOSCHERINI (1970), WHITE (1973, p. 440-458), ASTIN (1978, esp. p. 189-203, 240-266), RICHTER (1978a), REAY (2005) and DIEDERICH (2007, p. 11-22, 87-90, 105-114, 156-172, 273-297). There are several editions and translations of *De agricultura*, some of which also contain a commentary: HOOPER et ASH (1935, rev. 1999), THIELSCHER (1963), GOUJARD (1975), MAZZARINO (^{2}1982), SCHÖNBERGER (^{2}2000), FLACH (2005) and FROESCH (2009) ; for the most recent edition of the testimonia about Cato the Elder, see MANUWALD (2023, p. 2-123). This article follows HOOPER et ASH (1935, rev. 1999), but also takes into account other editions and translations.

Veterinary medicine in Cato's *De agricultura*

Cato's *De agricultura* is a relatively short technical work in 162 paragraphs, introduced by a succinct preface which suggests that the text was designed to be published[13]. When it was composed is difficult to determine — perhaps in Cato's later years, but there is no firm evidence. In its transmitted form it appears an unfinished, loosely connected collection of agricultural lore, including recipes for different types of food and drink (especially wine) ; Cato takes a strong interest in the production of wine and olive oil, but farm animals are also considered — though to a lesser extent[14]. Presumably the author did not get the chance to revise his text and organise his material in a more systematic form. Nevertheless, modern scholars have attempted to identify the more general structural principles of the work[15]. In earlier scholarship, the treatise has occasionally been described rather negatively, as can be seen, for example, from the following passage:

> « Le *De re rustica* de Caton est une des productions les plus curieuses de la littérature latine. [...] Ce qui fait le prix de son recueil, c'est l'état d'âme qu'il révèle, dur, étroit, féroce même, mais infiniment original. L'utile domine tout. [...] Il aime l'agriculture uniquement parce que c'est le moyen le plus sûr et le moins dangereux d'accroître sa fortune. [...] Tout cela est bien mesquin et bien pauvre, mais instructif. En lisant cette maladroite compilation d'un propriétaire sabin, on goûte mieux le charme des *Géorgiques* [...] »[16].

It is, of course, problematic to compare the earliest extant prose work in Latin to a much later didactic poem which follows specific aesthetic standards and belongs to an altogether different period. The quotation probably says more about the value system of a certain generation of scholars than about the actual text and its author[17].

---

[13] On the preface of *De agricultura*, see GRATWICK (2002), who mainly analyses the textual constitution, sequence of thought and stylistic features. See also ASTIN (1978, p. 250-258) and VON ALBRECHT (^{2}1983, p. 15-23).

[14] For all passages dealing with animals in Cato's *De agricultura*, see the appendix at the end of this paper.

[15] See esp. RICHTER (1978a), further OTTERBEIN (1940), ASTIN (1978, esp. p. 191-199), KLINGNER (1979, p. 54-55), BRETIN-CHABROL (2008) and HOLLANDER (2019, p. 4-5). See also FLACH (2005, p. 12-13, 19-20) and SCHÖNBERGER (^{2}2000, p. 349-352, 369-405), the latter of whom also deals with the date of the work. For a convenient overview of its content, see also WHITE (1970, p. 44-45) and WHITE (1973, p. 448-450).

[16] PICHON (^{7}1919), p. 148-150.

[17] One may compare the following quotation from GUDEMAN (1923, p. 64) : « [...] seine, man möchte sagen keinen Widerspruch duldenden Vorschriften und Betrachtungen sind so individuell gefärbt, so echt catonisch, daß das Werk sich zwar als eine reiche Fundgrube agrarischen Wissens darbot, aber sich schwerlich als ein praktisches Lehrbuch für Ökonomen anderen Schlages bewährt haben dürfte. Von einem Stil kann man bei diesem Buche kaum reden. [...] Obwohl dieses Werk für uns selbst als Quelle praktischer Erkenntnis nicht mehr in Betracht kommt, übt es trotzdem auch auf den heutigen Leser [...] einen ganz eigenartigen Reiz aus. »

The passages on veterinary medicine in Cato's *De agricultura* are relatively infrequent, and given the overall organisation of the treatise, they are not presented in a coherent manner; rather, they are scattered across the work.

The majority of these sections focus on oxen: At the beginning of *De agr.* 4, Cato recommends good stalls for them (*bubilia bona*). In *De agr.* 83, he explains how to perform the vow for the health of the cattle; this involves various sacrifices described as a « holy act » (*res divina*) from which female participants are to be excluded. Twenty paragraphs later, he informs the reader how to ensure the strength of cattle, increase their appetite and prevent diseases by sprinkling dregs of oil (*amurca*) on their feed (*De agr.* 103).

The longest passage of veterinary advice regarding oxen occurs in four paragraphs in the middle of the book (*De agr.* 70-73), where Cato lists various remedies. Most of these mixtures are of a preventive nature and not associated with a particular type of illness; their ingredients consist of plants, spices, wine, incense, hen's eggs and snakeskin[18]. Equal importance is placed on the means of applying these remedies: the person in charge ought to be upright during the procedure and fasting while administering them to the animals; in certain cases, even the oxen themselves must be standing and fasting while taking the remedy[19]. Hence, it is not just the ingredients that are supposed to be sufficiently powerful, but also a particular form of their preparation and administration that contributes to their efficiency; it may be justified to speak of a certain performative character for this kind of veterinary treatment. What is important here is that the remedies are to be administered while the animals are still healthy (*sanis*). The term *morbus* is very unspecific, as is also the case for the phrase *Bos si aegrotare coeperit* at the beginning of the next paragraph (*De agr.* 71). In the entire passage on oxen, the only instance of a direct reference to a health issue, the wearing-down of hooves, comes in *De agr.* 72: *Boves ne pedes subterant, priusquam in viam quoquam ages, pice liquida cornua infima unguito* (« To keep oxen from wearing down their feet, smear the bottom of their hoofs with melted pitch before you drive them anywhere on a road »); but the condition that needs to be treated, circumscribed through a verb, not a substantive constituting a proper technical term, falls under the category of « wear and tear » (attrition of hooves) rather than a proper disease.

In addition, there are two passages giving instructions for the avoidance of scab: first among small livestock and draught animals (*De agr.*

---

[18] On the components of the remedies mentioned by Cato, see JANISZEWSKI (1979, p. 42-44) and MEZZABOTTA (2001, p. 143-148), of whom the former states (JANISZEWSKI 1979, p. 44) : « Das Arzneiarsenal Catos ist sehr arm. »

[19] CATO, *De agr.* 70 : *Si morbum metues,* ***sanis*** *dato salis micas tres, folia laurea III, porri fibras III, ulpici spicas III, alii spicas III, turis grana tria, herbae Sabinae plantas tres, rutae folia tria, vitis albae caules III, fabulos albos III, carbones vivos III, vini S. III. Ieiunus siet, qui dabit. Per triduum de ea potione uni cuique bovi dato. Ita dividito, cum ter uni cuique dederis, omnem absumas, bosque ipsus et qui dabit facito, ut uterque sublimiter stent. Vaso ligneo dato.*

5.7), then among sheep and other animals (*De agr.* 96). In yet another paragraph, the recipe for an antivenom against snakebites is recorded, which is equally efficacious for humans and animals (*De agr.* 102) :

> *Si bovem aut aliam quamvis quadrupedem serpens momorderit, melanthi acetabulum, quod medici vocant zmurnaeum, conterito in vini veteris hemina. Id per nares indito et ad ipsum morsum stercus suillum adponito. Et idem hoc, si usus venerit, homini facito.*
>
> « When a serpent has bitten an ox or any other quadruped, macerate an acetabulum of fennel flower, which the physicians call smyrnaeum, in a hemina of old wine. Administer through the nostrils, and apply swine's dung to the wound itself. Treat a person in the same way if occasion arises. »

Apart from advice on veterinary medicine, Cato's treatise also contains several instances where treatments for humans are outlined: wine used as a laxative (*De agr.* 114-115), wine as a therapy for dysuria (122) and hip problems (123), myrtle wine as a cure for indigestion, pain in the side and colic (125), remedies for various different illnesses (126-127), the avoidance of sickness among humans and animals through the ritual purification of farmland (141), a recipe for a purgative (158), the prevention of chafing (159), and the cure of dislocations through charms (160)[20]. However, most space is given to the medicinal value of cabbage (*brassica*) which is said to surpass all other vegetables and to have a positive impact on the entire human body (156-157)[21]. It may be assumed that such passages are mainly written with regard to farm workers and everybody living on the country estate, even though it has been argued that the diseases and recipes listed by Cato are not necessarily limited to this group[22].

---

[20] On the meaning of *De agr.* 160, see LAUGHTON (1938) and DIEDERICH (2007, p. 112-114).

[21] On this section, see OTTERBEIN (1940, p. 18-20, 22-23, 39-40), THIELSCHER (1963, p. 374-383), RICHTER (1978a, p. 117-133), DE SAINT-DENIS (1980), PITKÄRANTA (1987), NÄF (1993, p. 18), BOSCHERINI (1993, p. 733-740), KÖNIG, WINKLER et BAYER (²1998, p. 299-301), SCHÖNBERGER (²2000, p. 402-404, 509-511), MUDRY (2006) and BUDZANOWSKA-WEGLENDA (2018, p. 37-46). In Book XX of his *Naturalis historia*, Pliny the Elder reserves a longer section to demonstrate the importance of *brassica* as a remedy (*NH*, XX, 78-96). He introduces this section as follows (*NH*, XX, 78) : *Brassicae laudes longum est exsequi, cum et Chrysippus medicus privatim volumen ei dicaverit per singula membra hominis digestum et Dieuches, ante omnes autem Pythagoras, et Cato non parcius celebraverit. Cuius sententiam vel eo diligentius persequi par est, ut noscatur, qua medicina usus sit annis DC populus Romanus*. In the subsequent paragraphs, he repeatedly advocates Cato as an authority on cabbage (*NH*, XX, 80-83 and XX, 92), but he also reports the views of Greek experts (*NH*, XX, 84-89). The beneficial vegetable is also dealt with in the preceding book (*NH*, XIX, 136-144), which begins with the following remark (*NH*, XIX, 136) : *Olus caulesque, quibus nunc principatus hortorum, apud Graecos in honore fuisse non reperio, sed* ***Cato brassicae miras canit laudes****, quas in medendi loco reddemus*.

[22] See NÄF (1993, p. 19) : « Die Krankheiten, welche sie behandeln, sind nicht zwingend typische Krankheiten der Landarbeiter. Rückenschmerzen, Fussbeschwerden oder Schwielen

In addition, Cato repeatedly discusses pests and vermin[23]. They represent a certain danger for humans and must be averted, especially through the protection of buildings, for example through *amurca* (*De agr.* 91-92 and 128-129)[24]. But they also attack farm animals and cause diseases. The spectrum of pests and vermin conveyed in *De agricultura* is somewhat limited; Cato mentions ants (*formicae*), moths (*teredines*), corn-worms (*curculiones*), mice (*mures*), caterpillars (*convolvoli*), ticks (*ricini*), snakes (*serpentes*), tapeworms (*taeniae*), maw-worms (*lumbrici*), grubs (*tiniae*) and worms (*vermes*). How indispensable hygiene is to Cato can be gathered from his advice to use periods of bad weather to clean stables and other areas of the farm. He reminds the reader that idleness must be avoided because expenses run on even when work stops (*De agr.* 39)[25]. Cleanliness should also be practised by the overseer's wife (*vilica*) in various ways (*De agr.* 143, 2):

> *Munda siet ; villam conversam mundeque habeat ; focum purum circumversum cotidie, priusquam cubitum eat, habeat.*
>
> « She must be neat herself and keep the farmstead neat and clean. She must clean and tidy the hearth every night before she goes to bed. »

This overview shows that Cato was ultimately more interested in human medicine than in veterinary medicine to which he assigns less space. His remedies for animal diseases are neither very numerous nor particularly specific or complex in their design; for the most part, they are for oxen which were seen as the pre-eminent farm animal. Measures aimed at the maintenance of health and the prevention of diseases take up more space in *De agricultura* than the treatment of previously contracted ailments[26]. Ultimately, users of his manual are likely to have felt the need for better and more detailed instructions regarding the cure of animal diseases. Therefore, what Cato presents in *De agricultura* is ancient veterinary medicine in its infancy[27].

---

werden zum Beispiel nicht erwähnt. Meist geht es um Mittel bei Schwierigkeiten mit der Verdauung (114 ; 125 ; 127 ; 158) ».

[23] See FÖGEN (2022a, p. 80-85).

[24] On the similarities and differences between these two sections, see MAZZARINO (1952, p. 72-75), RICHTER (1978a, p. 85-89) and ASTIN (1978, p. 344-345).

[25] Cato's *De agricultura* is ignored by DENIS (2007), whose article on hygiene in Latin agricultural writers is almost entirely limited to the evidence provided by Varro and Columella.

[26] See PHILLIPS (1981, p. 57) ; see also JANISZEWSKI (1979, p. 42) and MEZZABOTTA (2001, p. 141).

[27] VON DEN DRIESCH et PETERS (^{2}2003, p. 31) put it more bluntly : « Catos *De agri cultura* erweist sich in medizinhistorischer Sicht als unergiebig ». See also BARAŃSKI (1886, p. 65) : « Seine Thiermedicin hat [...] einen sehr geringen Werth, denn Cato ist abergläubisch und ein schlechter Beobachter ». Similarly MOULÉ (1891, p. 19) : « [...] nous ne trouvons que peu de choses relatives à l'art vétérinaire, et encore le peu qu'il en est dit est-il sans valeur et entaché de superstition. »

This is not to say that the health and wellbeing of farm animals was negligible to him. From the preface of his work, it becomes obvious that he understood agriculture as a profit-oriented business[28]. In his view, the owner of a farm is obliged to keep expenses to a minimum, and this also implies that he must strive to protect his agricultural products and animals. Such an endeavour is also accomplished by the selection of the right location for an estate, including a beneficial climate, good soil, a healthy environment, adequate water supply and proximity to a flourishing city (*De agr.* I, 1-4) :

> *Praedium quom parare cogitabis, sic in animo habeto, uti ne cupide emas neve opera tua parcas visere et ne satis habeas semel circumire. Quotiens ibis, totiens magis placebit quod bonum erit. Vicini quo pacto niteant, id animum advertito : in bona regione bene nitere oportebit. Et uti eo introeas et circumspicias, uti inde exire possis. Uti bonum caelum habeat, ne calamitosum siet, solo bono, sua virtute valeat. Si poteris, sub radice montis siet, in meridiem spectet, loco salubri, operariorum copia siet, bonumque aquarium, oppidum validum prope siet aut mare aut amnis, qua naves ambulant, aut via bona celebrisque. Siet in his agris, qui non saepe dominos mutant : qui in his agris praedia vendiderint, eos pigeat vendidisse. Uti bene aedificatum siet.*
>
> « When you are thinking of acquiring a farm, keep in mind these points: that you be not over-eager in buying nor spare your pains in examining, and that you consider it not sufficient to go over it once. However often you go, a good piece of land will please you more at each visit. Notice how the neighbours keep up their places; if the district is good, they should be well kept. Go in and keep your eyes open, so that you may be able to find your way out. It should have a good climate, not subject to storms; the soil should be good, and naturally strong. If possible, it should lie at the foot of a mountain and face south; the situation should be healthful, there should be a good supply of labourers, it should be well watered, and near it there should be a flourishing town, or the sea, or a navigable stream, or a good and much travelled road. It should lie among those farms which do not often change owners; where those who have sold farms are sorry to have done so. It should be well furnished with buildings. »

This excerpt reveals that Cato was pragmatic enough to know that all these factors would contribute to the successful management of a farm and to the health and wellbeing of the animals kept there.

---

[28] CATO, *De agr.* praef. 3-4 : *Mercatorem autem strenuum studiosumque rei quaerendae existimo, verum, ut supra dixi, periculosum et calamitosum. At ex agricolis et viri fortissimi et milites strenuissimi gignuntur, maximeque pius quaestus stabilissimusque consequitur minimeque invidiosus, minimeque male cogitantes sunt, qui in eo studio occupati sunt.* See also *De agr.* 2, 7 : *Patrem familias vendacem, non emacem esse oportet.* SCHÖNBERGER ([2]2000, p. 345) comes to the following conclusion: « Auch Cato ist in seinem Buche nicht mehr der altrömische Bauer, sondern ein Kapitalanleger, der sein Gut eher als Einnahmequelle denn als Heimat betrachtet und es durch einen Verwalter umtreiben läßt. »

Certain parts of the above text are reminiscent of ideas expressed in the short Hippocratic treatise *Περὶ ἀέρων ὑδάτων τόπων* (*Airs, Waters and Places*), which discusses the impact of environmental factors on the physical and mental state of humans. Written perhaps in the late fifth century B.C., it is supposed to offer advice to the travelling physician (*Wanderarzt*) who must constantly assess the idiosyncrasies of the different locations visited by him in order to practise his art successfully. It starts from the assumption that parameters such as topography, climate, water quality, soil texture as well as the lifestyle and nutrition of the inhabitants of a certain region allow the doctor to draw conclusions about the area's typical ailments and to administer suitable treatments[29]. Hence, familiarity with the analytical principles of geography, climatology, hydrology, astronomy and dietetics are the basis for successful medical practice.

On the whole, Cato is an advocate of a simple and straightforward *Hausvätermedizin* which allows the *pater familias* to draw upon remedies that are readily available and do not necessitate major expenses; for the most part, these are herbal medications, sometimes combined with magical charms or rituals[30]. This applies to both human and veterinary medicine. For Cato, there is thus no need to consult a trained physician, as would be required by the principles of Hippocratic medicine. Cato seems to have been opposed to Greek doctors, even though it is undeniable that he was familiar with Greek lore[31]. For example, in a passage already quoted above, he writes

---

[29] See *Airs, eaux, lieux,* II, 1-2 (p. 188 *sq*. ed. J. Jouanna, Paris, Les Belles Lettres, CUF, 1996) : Καὶ ἀπὸ τούτων χρὴ ἐνθυμεῖσθαι ἕκαστα. Εἰ γὰρ ταῦτα εἰδείη τις καλῶς, μάλιστα μὲν πάντα, εἰ δὲ μή, τά γε πλεῖστα, οὐκ ἂν αὐτὸν λανθάνοι ἐς πόλιν ἀφικνεόμενον, ἧς ἂν ἄπειρος ᾖ, οὔτε νοσήματα ἐπιχώρια, οὔτε τῶν κοιλιῶν ἡ φύσις ὁκοίη τίς ἐστιν, ὥστε μὴ ἀπορεῖσθαι ἐν τῇ θεραπείῃ τῶν νούσων, μηδὲ διαμαρτάνειν· ἃ εἰκός ἐστι γίνεσθαι, ἢν μή τις ταῦτα πρότερον εἰδὼς προφροντίσῃ περὶ ἑκάστου. Τοῦ δὲ χρόνου προϊόντος καὶ τοῦ ἐνιαυτοῦ λέγοι ἂν ὁκόσα τε νοσήματα μέλλει πάγκοινα τὴν πόλιν κατασχήσειν ἢ θέρεος ἢ χειμῶνος, ὅσα τε ἴδια ἑκάστῳ κίνδυνος γίνεσθαι ἐκ μεταβολῆς τῆς διαίτης. [...] Οὕτως ἄν τις ἐρευνώμενος καὶ προγιγνώσκων τοὺς καιροὺς, μάλιστ' ἂν εἰδείη περὶ ἑκάστου καὶ τὰ πλεῖστα τυγχάνοι τῆς ὑγιείης, καὶ κατ' ὀρθὸν φέροιτο οὐκ ἐλάχιστα ἐν τῇ τέχνῃ.

[30] On the character of Cato's *Hausvätermedizin*, see MUDRY (1990, p. 135) : « Il s'agit d'une médecine primitive et populaire, ce qui ne signifie pas forcément inefficace, exclusivement empirique si l'on entend par là un certain nombre de recettes fondées sur une expérience brute qui ne s'inscrit dans aucun effort de construction d'un système étiologique et pathologique rationnel. [...]. » See also SCARBOROUGH (1993, p. 15-19), BOSCHERINI (1993, esp. p. 730-740) and NUTTON (2004, p. 162).

[31] This is illustrated by PLINY THE ELDER, *NH,* XXIX, 14 : *Dicam de istis Graecis suo loco, M. fili, quid Athenis exquisitum habeam et quod bonum sit illorum litteras inspicere, non perdiscere. Vincam nequissimum et indocile genus illorum, et hoc puta vatem dixisse : quandoque ista gens suas litteras dabit, omnia conrumpet, tum etiam magis, si medicos suos hoc mittet. Iurarunt inter se barbaros necare omnes medicina, sed hoc ipsum mercede faciunt, ut fides iis sit et facile disperdant. Nos quoque dictitant barbaros et spurcius nos quam alios* Ὀπικῶν *appellatione foedant. Interdixi tibi de medicis.* See FÖGEN (2009, p. 243-245) and FÖGEN (2021, p. 325-332), with references to further secondary literature, to which WÖHRLE (1992) and NÄF (1993) should be added. See also MARMORALE (²1949, p. 147-155), MAZZARINO (1952, p. 19-29), BOSCHERINI

(*De agr.* 102) : *melanthi acetabulum, quod medici vocant zmurnaeum.* The familiarity with Greek terms[32], explicitly associated with a group of experts, shows that Cato was more receptive to Greek learning than later authors such as Pliny the Elder were prepared to admit[33].

Brief comparison with the later Roman agricultural tradition

All three subsequent Roman authors writing on agriculture have more to say on veterinary medicine than Cato the Elder, with Columella providing the most detailed and systematic information. For reasons of space, the following section of this paper can only offer a very succinct account and necessarily concentrates on the most relevant issues[34].

Varro : *De re rustica*

In Book I of *De re rustica*, Varro talks about the impact of climate and the seasons on a certain region (I, 4, 4-5 ; I, 6, 1-6 and I, 12). In addition, he refers to *ocinum* used to move the bowels of cattle and fed to them as purgative (I, 31, 4) and to *farrago* used for horses and other animals to purge and fatten them in the spring (I, 31, 5). Animals are dealt with in Books II and III : Book II focuses on the *pastio agrestis* and discusses sheep (II, 2), goats (II, 3), pigs (II, 4), bovines (II, 5), donkeys (II, 6), horses (II, 7), mules (II, 8), and dogs (II, 9), whereas Book III examines the *pastio villatica* and considers peacocks (III, 6), pigeons (III, 7-8), chickens (III, 9), geese (III, 10), ducks (III, 11), hares (III, 12), wild pigs (III, 13), deer (III, 12-13), snails (III, 14), dormice (III, 15), bees (III, 16) and fish (III, 17). For the discussion of animals, Varro applies nine different criteria (see esp. *De re rust.* II, 1, 12-28) : the right age for purchasing an animal (*aetas*), shape (*forma*), breed (*seminium*), purchase and its legal aspects (*ius in parando / emptio*), pasturage (*pastio*), breeding (*fetura*), feeding (*nutricatus*) and health (*sanitas*). In

---

(1970), ASTIN (1978, p. 157-181), KIENAST (1979, p. 101-116), MUDRY (2006), BRETIN-CHABROL (2008, p. 220-221) and MANUWALD (2023, p. XI-XII).

32 See *e.g.* TILL (1935, p. 21-25), BOSCHERINI (1970, esp. p. 51-58, 93-122) and most recently O'SULLIVAN (2023).

33 See also NÄF (1993, p. 22-23) : « In Catos Schrift *De agricultura* finden wir einen starken Einfluss der griechischen Medizin. Dabei hat Cato seine Kenntnisse von den Griechen weitgehend auf die römischen Verhältnisse übertragen. Von magischen Vorstellungen seiner Heimat hat er sich nicht gelöst. [...]. Ohne griechische Medizin und ohne griechische Ärzte kamen die Römer indessen weder in der Zeit des Plinius noch in der Zeit des Cato aus. »

34 For the same reason, the Byzantine *Geoponica* are not explored here. On the role of animals in this work, see FÖGEN (2022b), where passages on veterinary medicine are also investigated (2022b, esp. p. 562-564). It may suffice here to quote the following statement (FÖGEN 2022b, p. 562) : « Die veterinärmedizinischen Abschnitte sind besonders ausführlich für Pferde (*Geop.* 16, 3-20), Rinder (*Geop.* 17, 4 und 17, 13-29) und Schafe (18, 7 ; 18, 11 ; 18, 13 ; 18, 15-17). Ätiologie und Symptomatik werden kaum berücksichtigt; stattdessen stehen die jeweiligen Therapien im Vordergrund ». — Another writer who has to be passed over here is Cornelius Celsus whose encyclopaedia also covered agriculture. Columella repeatedly quotes him on matters related to veterinary medicine; see *e.g. De re rust.* VI, 5, 5 ; VI, 12, 5 ; VI, 14, 6 ; VII, 2, 2 ; VII, 4, 8 and VII, 5, 15.

conjunction with the final criterion, the following passage is instructive (*De re rust.* II, 1, 21-23 ; transl. William Davis Hooper & Harrison Boyd Ash) :

> *Quarta pars est de sanitate, res multiplex ac necessaria, quod morbosum pecus est vitiosum, et quoniam non valet, saepe magna adficiuntur calamitate.* ***Cuius scientiae genera duo****, ut in homine,* ***unum ad quae adhibendi medici, alterum quae ipse etiam pastor diligens mederi possit****. Eius partes sunt tres.* ***Nam animadvertendum, quae cuiusque morbi sit causa, quaeque signa earum causarum sint, et quae quemque morbum ratio curandi sequi debeat****. Fere morborum causae erunt, quod laborant propter aestus aut propter frigora, nec non etiam propter nimium laborem aut contra nullam exercitationem, aut si, cum exercueris, statim sine intervallo cibum aut potionem dederis. Signa autem sunt, ut eorum qui e labore febrem habent adapertum os umido spiritu crebro et corpore calido. Curatio autem, cum hic est morbus, haec : Perfunditur aqua et perunguitur oleo et vino tepefacto, et item cibo sustinetur, et inicitur aliquid, ne frigus laedat ; sitienti aqua tepida datur. Si hoc genus rebus non proficitur, demittitur sanguis, maxime e capite. Item ad alios morbos aliae causae et alia signa,* ***in omni pecore quae scripta habere oportet magistrum pecoris****.*
>
> « The fourth division is that of health — a complicated but extremely important matter, inasmuch as a sickly herd is a losing investment, and men frequently come to grief because it is not strong. There are **two divisions of such knowledge**, as there are in the treatment of human beings: **in the one case the physician should be called in, while in the other even an attentive herdsman is competent to give the treatment.** The topic has three heads: **we must observe the cause of the several diseases, the symptoms displayed by such causes, and the proper method of treatment to be followed for each disease**. In general, sickness is caused by the fact that the animals are suffering from heat or from cold, or else from excessive work, or, on the other hand, from lack of exercise; or in case food or drink has been given them immediately after working, without a period of rest. The symptoms are that those which have fever from overwork keep the mouth open, pant fast with moist breath, and have hot bodies. The following is the treatment in such cases: The animal is drenched with water, rubbed down with oil and warm wine, and, further, is sustained with food, and a covering is thrown over it to prevent a chill; in case of thirst tepid water is administered. If improvement is not obtained by such treatment, blood is let, usually from the head. Other diseases have other causes and other symptoms, and **the man in charge of the herd should keep them all in written form**. »

It is obvious that Varro's approach is more thorough and comprehensive than Cato's. He draws attention to the importance of the causes, symptoms and forms of treatment of ailments. He also makes explicit reference to those in charge of the treatment of animals: either a veterinarian (*medicus*) or a competent farm worker (*pastor*). Furthermore, the *magister pecoris* is expected to keep a record of rules to be followed for different types of animal diseases[35]. In the later section on herdsmen, Varro explicitly points out that literacy is crucial for the head-herdsman because he cannot do his job properly without this key skill[36].

In the subsequent chapters, the most relevant for the health and wellbeing of animals are those on the feeding, breeding, rearing and health of sheep (*De re rust.* II, 2, 7-20), goats (II, 3, 6-8), pigs (II, 4, 6-8, II, 4, 13-15, II, 4, 21-22), bovines (II, 5, 12-18), donkeys (II, 6, 4), horses (II, 7, 7-12 ; II, 7, 16), mules (II, 8, 3-4) and dogs (II, 9, 7-12, II, 9, 14-15). Varro also emphasises that the number of animals in a herd should not be too large to prevent the spread of epidemics which are likely to ruin the owner (II, 3, 9-10). In Book III, health issues are briefly surveyed for chickens (III, 9, 14), geese (III, 10, 5) and fish (III, 1, 8-9). The chapter on bees contains some advice on the suitable location of apiaries (III, 16, 12-18), the need for the buyer to check the health of bees (III, 16, 20), and the protection of bees from heat and cold, including rain (III, 16, 37-38) ; furthermore, Menecrates is referred to as an authority on the sickness and potential cures of bees (III, 16, 23). However, on the whole, Varro's account of veterinary medicine is relatively superficial and incomplete. Although he does not dismiss it as an unimportant area of agriculture, he does not devote much space to it[37]. The reason for the slight treatment could be that his dialogue was mainly written for estate owners, which allows him to relegate certain topics to what has been called « betriebsinterne Schriften », *i.e.* separate writings produced for specific purposes (including veterinary medicine) and used « in-house » by leading farm workers[38].

---

[35] See also VARRO, *De re rust.* II, 2, 20 on sheep: *De sanitate sunt multa ; sed ea, ut dixi, in libro scripta magister pecoris habet, et quae opus ad medendum, portat secum.* Further *De re rust.* II, 3, 8 on goats: *Quid dicam de earum sanitate, quae numquam sunt sanae ? Nisi tamen illud unum : quaedam scripta habere magistros pecoris, quibus remediis utantur ad morbos quosdam earum ac vulneratum corpus, quod usu venit iis saepe, quod inter se cornibus pugnant atque in spinosis locis pascuntur. De re rust.* II, 7, 16 on horses: *De medicina vel plurima sunt in equis et signa morborum et genera curationum, quae pastorem scripta habere oportet. Itaque ab hoc in Graecia potissimum medici pecorum* ἱππίατροι *appellati. De re rust.* II, 5, 18 contains a reference to the Carthaginian writer Mago as an important source : *De sanitate sunt complura, quae exscripta de Magonis libris armentarium meum crebro ut aliquid legat curo.*

[36] VARRO, *De re rust.* II, 10, 10 : *Quae ad valitudinem pertinent hominum ac pecoris et sine medico curari possunt, magistrum scripta habere oportet. Is enim sine litteris idoneus non est, quod rationes dominicas pecuarias conficere nequiquam recte potest.* On the aspect of literacy and education among farm workers, see CHRISTMANN (2003), who also dwells upon the afore-mentioned passage (2003, p. 131-133), and ADAMS (1995, p. 51, 74-78).

[37] See already MOULÉ (1891, p. 24) : « [...] les notions [...] relatives à la médecine vétérinaire [...] ne consistent qu'en indications générales et de peu d'importance ; cependant elles sont déjà beaucoup plus nombreuses et plus précises que dans le traité d'agriculture de Caton. »

[38] See CHRISTMANN (2003, p. 127-128) : « Die Bücher Catos und Columellas stellen mindestens teilweise Literatur für *domini* und für *vilici* dar. Für Varro trifft das nicht zu - er repräsentiert reine "Herrenliteratur". Doch finden sich bei ihm mehrere Hinweise auf "Sklavenliteratur". Besonders interessant sind diese betriebsinternen Schriften für Sklaven. Hier ist es also Varro, der erstaunliche Einblicke in antike Betriebe bietet. Die von ihm gewählte

Columella : *De re rustica*

This changes with Columella. He deals with animals in Books VI-IX of his comprehensive treatise *De re rustica* - with Book VI devoted to larger animals, Books VII-VIII to smaller animals and Book IX to wild cattle and bees[39]. For most of the species that he has included in his overview, he has reserved special sections on diseases and remedies. The longest is to be found in the segment on oxen (*De re rust.* VI, 4-19), by far the most important farm animal with which the author opens the four books; two slightly later paragraphs are dedicated to calves, in particular to remedies for worms and castration (VI, 25-26). Aspects of veterinary medicine are also examined for horses (VI, 30-35), mules (VI, 38), sheep (VII, 5), goats (VII, 7), pigs (VII, 10), dogs (VII, 13) and bees (IX, 13)[40].

As for oxen (*De re rust.* VI, 4-19), Columella warns against devastating plagues; the rigorous separation of animals, combined with specific forms of medical intervention, is thus recommended as a measure against the spreading of infectious diseases. He also provides numerous recipes for remedies to treat diseases that are not highly contagious or life-threatening, such as lassitude, nausea, indigestion, distaste for or aversion to food, tensions of the sinews, dimness of the sight, pain in the stomach and intestines, colics, diarrhoea, tumours, fever, coughs, abscesses, lameness, swollen knees, scab and other skin diseases, ulcerated lungs, consumption (phthisis), a bruised or swollen neck, warts, injuries to hooves and legs, dislocation of the shoulder, snakebites, bites caused by various smaller animals, eye troubles and leeches. Pharmacological cures, bandages, poultices and an appropriate diet or even fasting constitute the most common methods, but other therapies are not ignored. This includes bloodletting (*e.g. De re rust.* VI, 6, 5) or even surgical intervention such as the removal of abnormal growths, so-called *ranae*, on the tongue (VI, 8, 1) or the opening of an abscess with a knife, followed either by the disinfection of the wound and the application of bandages or by the cauterisation of the affected area (*e.g.* VI, 11). He even indicates how to construct a machine or device (*machina*) for restraining cattle and other larger quadrupeds during their treatment (VI, 19)[41].

Literaturform des Dialogs zwang ihn dazu, einerseits in der Stoffülle gewisse Grenzen einzuhalten und damit manche Themen in die Sklavenliteratur abzuschieben. Doch ging es ihm auch darum, seinen Standesgenossen im wirklichen Leben gewisse Entlastungsmöglichkeiten aufzuweisen. Manches konnte offenbar delegiert werden; das wurde durch betriebsinterne Schriften ermöglicht. » See also CHRISTMANN (2003, p. 136-137) and VON DEN DRIESCH et PETERS (22003, p. 31).

[39] For a fuller analysis of the roles and functions of animals in Columella's *De re rustica*, see FÖGEN (2016).

[40] See also the overview in BARAŃSKI (1886, p. 72-81) and MOULÉ (1981, p. 29-30).

[41] See GITTON-RIPOLL (2007, p. 266) : « Il s'agit d'un appareil constitué de grosses poutres solides, qui permettent d'immobiliser un bœuf ou un cheval attachés par la tête ou les membres.

The subsequent sections on other animals adopt a similar methodology, though slightly less detailed. Columella covers a broad spectrum of ailments and their therapies. By repeatedly providing lists of symptoms, he makes it easy for the user of his manual to diagnose different illnesses. In some cases where he lists several types of remedies for one and the same ailment, he distinguishes between their efficiency and thus indicates his personal preference; one reason for his provision of various options may be dictated by the fact that certain ingredients are not readily available to the farmer (*e.g. De re rust.* VI, 33, 1-2 and VII, 5, 7).

Columella repeatedly refers to the usage of certain terms designating diseases or remedies and indicates the group of specialists who have coined them, *e.g.* veterinarians (*veterinarii*), farmers (*rustici*) and herdsmen (*pastores*)[42]. Greek terms are sometimes also signalled as such and in certain cases contrasted with the corresponding Latin terms[43]. Awareness of technical terminology is a sign of expertise; if an author is familiar with relevant vocabulary, it enhances his authority as a technical writer[44].

Not all of the medical precepts listed by Columella can be classified as efficient; in certain cases, they may even seem awkward, especially from a modern perspective. The recommendation of the sight of swimming birds, especially ducks, as a remedy for gastro-intestinal pains in oxen (*De re rust.* VI, 7, 1), or a mouse amulet hanging around the neck to render oxen immune to the bite of shrewmice (*De re rust.* VI, 17, 6) fall under the category of magical practices. At the same time, it must be emphasised that the role of superstition is by no means excessive in Columella's sections on veterinary medicine.

Hygiene and safety are of utmost importance to him and are highlighted throughout Books VI-IX, as well as elsewhere in his work. To guarantee their wellbeing, farm animals need to have suitable accommodation and be fed appropriately. Related to this is Columella's advice on the avoidance of pests and vermin[45]. He also takes a keen interest in the breeding and rearing of

---

L'utilité de cette machine, selon Columelle, est de faire prendre les remèdes en toute sécurité : *ne remedia respuat.* »

[42] See *e.g.* COLUMELLA, *De re rust.* VI, 5, 3 : *Praesens etiam remedium cognovimus radiculae, quam* ***pastores*** *'consiliginem' vocant* ; VI, 8, 1 : *Solent etiam fastidia ciborum adferre vitiosa incrementa linguae, quas 'ranas'* ***veterinarii*** *vocant* ; VI, 13, 2 : *Est et infesta pestis bubulo pecori — 'coriaginem'* ***rustici*** *appellant* [...].

[43] See *e.g.* COLUMELLA, *De re rust.* VI, 12, 5 : [...] *sanguinalis herba, quam 'polygonum'* ***Graeci*** *appellant.* See also 6, 15, 2 : *Item si vomere crus sauciarit, marina lactuca, quam* ***Graeci*** *'tithymallum' vocant, admixto sale inponitur* ; VI, 17, 2 : [...] *odoris gravis nec absimilis bitumini — et idcirco* ***Graeci*** *eam* ἀσφάλτειον *appellant,* ***nostri*** *autem propter figuram vocant 'acutum trifolium'* ; VI, 17, 7 : [...] *facit et radix, quam* ***Graeci*** σίλφιον *vocant,* ***vulgus*** *autem* ***nostra consuetudine*** *'laserpitium' appellat.*

[44] See FÖGEN (2009, esp. p. 15-16, 34-48, 61-65).

[45] See FÖGEN (2022a, p. 85-99).

animals, which is examined more or less extensively for almost all species mentioned in *De re rustica*[46].

Palladius : *Opus agriculturae*

Palladius' treatise altogether comprises fifteen books: In Book I the author discusses general and fundamental issues related to agriculture, in Books II-XIII he presents an overview of the farmer's tasks for each month of the year[47], in Book XIV he focuses on veterinary medicine, and in Book XV he offers a didactic poem on grafting in 170 verses composed in elegiac distichs. Unlike previous works on agriculture, Palladius' treatise reserves a special book for the topic of the treatment of animals' illnesses[48]. However, as has been shown by modern scholarship, the originality of Book XIV is quite limited. Already in 1952, Reinhard Froehner, in the first volume of his *Kulturgeschichte der Tierheilkunde*, demonstrated that Palladius' outline of remedies is largely dependent on Columella and several other sources. Large parts of Book XIV are *verbatim* quotations from Columella; in many cases, Palladius did not even make an attempt to change the wording[49]. Yet, it is difficult to blame him for plagiarism because he clearly points out that he does not claim any originality for this part of his work[50]. His contribution to veterinary medicine (and to the discipline of agriculture as a whole) is not

[46] See COLUMELLA, *De re rust.* VI, 21-24 on bovines, VI, 27-28 on horses, VI, 36-37 on mules, VII, 3, 4-7 ; VII, 3, 11-12 and VII, 4, 3-4 on sheep, VII, 6, 3-8 on goats, VII, 9, 1-5 and VII, 9, 10-13 on pigs, VII, 12, 11-13 on dogs, VIII, 2, 6-15 and VIII, 5 on chickens, VIII, 8, 7-9 on pigeons, VIII, 9, 4 on turtle-doves, VIII, 11, 5-16 on peacocks, VIII, 13, 3 and VIII, 14, 3-10 on geese, and VIII, 15, 7 on ducks.

[47] On the innovative arrangement of Books II-XIII in the form of a calendar, see PALLADIUS, *Op.* I, 1, 2 : *Dicendum autem nobis est, si divina faverint, de omni agricultura et pascuis et aedificiis rusticis secundum fabricandi magistros et aquae inventionibus et omni genere eorum, quae vel facere vel nutrire oportet agricolam ratione voluptatis et fructus, suis tamen temporibus per universa distinctis.* See MOURE CASAS (1990, p. 33) : « Su originalidad es metodológica : la nueva reorganización de la materia que convierte su obra en la más estructurada y sistemática de las que circularon en la Antigüedad. Después de una larga tradición de obras de agricultura basadas en una serie de estudios monográficos sobre cada labor o producto del campo, Paladio imponía un cambio de método, pues enfocaba el tema agronómico de acuerdo con un criterio cronológico : el resultado fue un calendario agrícola que inauguraba la serie de los almanaques, cuyo éxito conocemos todavía hoy. » See also MARTIN ([2]2003, p. xxv-xxvii) and BARTOLDUS ([2]2014, p. 38-39).

[48] For an introduction to and a commentary on Book XIV of Palladius' *Opus agriculturae*, see FAZZINO (2003).

[49] See FROEHNER (1952, p. 145), RICHTER (1978b) and FAZZINO (2003, p. 57-61).

[50] See PALLADIUS, *Op.* XIV, 2, 1 : *Ne quid deesset huic operi, armentorum medicinas omnium pecorumque collegi et sub uno libro, titulis unamquamque causam designantibus, explicare curavi,* ***ipsis verbis Columellae et auctorum suorum****, ut, cum necessitas vocaverit, facile remedia causae cogentis occurrant.* For a more detailed analysis of this passage, see ZAFFAGNO (1990) and FÖGEN (2024, p. 37-38).

characterised by his innovative content, but by the way in which he organises and presents the material[51].

Like his predecessors, he draws attention to geographical and climatic issues which are relevant for the selection of the most suitable place for a farm (*Op.* I, 2-4). Equally important are the quality and location of the fields as well as the size, construction and site of the farm buildings, examined in greater detail in substantial parts of Book I (from *Op.* I, 7 onwards). As in previous writers, safety and hygiene are decisive criteria for Palladius in a variety of ways. This applies to the staff buildings as well as the various stables and abodes for animals, all geared towards their health and well-being (*e.g. Op.* I, 21-22). Furthermore, he outlines a wide range of techniques to ward off pests and vermin as well as natural enemies from the dwellings of farm animals and other areas of the farm (esp. *Op.* I, 35, 2-16 ; I, 37, 4 and I, 37, 7-8)[52].

He uses certain sections of Book I to propose remedies for animal diseases, *e.g.* for the poultry disease called « pip ». In the three consecutive chapters on chickens, peacocks and pheasants, Palladius not only offers a brief definition of the nature of this illness, causing the formation of a white coating on the tip and dorsal surface of the tongue of a bird, but also lists some adequate forms of treatment (*Op.* I, 27, 2-3 ; I, 28, 6 and I, 29, 3). The subsequent books also make occasional reference to medical issues and their treatment or prevention — not only regarding animals, but also concerning humans[53].

Towards the beginning of Book XIV, Palladius includes a record of all the drugs which should be stored in the house and ready for use whenever required (*Op.* XIV, 2, 2). It serves as a checklist for the *pater familias* in charge of the storage of these ingredients which, according to the headings used here, include herbs (*herbae*), fruit tree products (*fructus*), spices (*pigmenta*), particular items (*species*) and seeds (*semina*). He then deals with cattle (XIV, 4-21), horses (XIV, 22-27), mules (XIV, 28), sheep and goats (XIV, 29-35) and pigs (XIV, 36-38) as well as other authorities on oxen

[51] Nonetheless, although his work was influenced by predecessors such as Columella and Gargilius Martialis, personal experience (*usus*) was important to him, and he seems to have owned country estates in Sardinia (*Op.* IV, 10, 16 ; 12, 15, 3), Italy (II, 7, 4 ; 10.24), near Rome (III, 25, 20) and in « colder regions » (IV, 10, 15 ; 8, 3, 2) ; at least these are areas where he engaged in agricultural activities which, as he says, enabled him to make some useful first-hand observations on the cultivation of plants or trees (see FITCH 2013, p. 11 and BARTOLDUS ²2014, p. 58 with n. 304). Occasionally, he admits that he has not had the same experience as his precursor ; see *e.g.* PALLADIUS, *Op.* XIV, 27, 1 : *Sicut Columella dicit — mihi vero incompertum est —, equae aliquando se in aqua speculantur et diligunt. Hinc oblitae pabuli pereunt amore atque ieiunio, cum veri ardoris incendio furor cassae imaginis exaequatur*. The passage in question is COLUMELLA, *De re rust.* VI, 35 ; see FÖGEN (2016, p. 333-335).

[52] For a full list of pests and vermin thematised in Palladius' *Opus agriculturae*, see FÖGEN (2022a, p. 103-106).

[53] See especially PALLADIUS, *Op.* III, 31, 2 (more general), IV, 15, 4 (bees), VI, 7 (calves), VI, 8 (sheep), IX, 9, 1-2 (precautions against the dangers to those digging wells, esp. the effusion of harmful gas), XI, 14 (wine as a remedy), XI, 19 (*passum*) and XII, 13, 3-6 (sheep).

(XIV, 39-48) and on horses (XIV, 49-65). Except for the final two sections, the order of animals follows Columella. However, unlike his predecessor, Palladius does not cover dogs or bees. Smaller farm animals are not taken into account, although poultry is briefly dealt with in Book I (see above).

On the whole, Book XIV offers a combination of an exposition of symptoms, prevention and intervention. The preservation of the health and wellbeing of animals always needs to be on the radar of the farmer to avoid a critical situation. Hygiene is a crucial factor, as it can prevent not only more common diseases, but also devastating plagues (*Op.* XIV, 5, 1-2 ; XIV, 32, 4-5 ; XIV, 32, 12 and XIV, 33, 1-2).

Conclusion

From the comparison of Cato's *De agricultura* with the treatises of the three subsequent Roman agricultural writers, it emerges that the role of veterinary medicine in the context of farming developed quite significantly over a relatively short period of time. The most substantial contribution was made by Columella, whose work is the most comprehensive and also the best-organised in other respects — originating from a desire to re-establish agriculture as the core discipline in the Roman world. Palladius further enhanced the field by collecting relevant information into a single book specifically dedicated to the treatment of animal diseases. Even though he cannot and does not claim any originality regarding the content of Book 14 of his *Opus agriculturae*, it is nonetheless possible to speak of an increasing advancement of the field.

What all four works considered here have in common is a desire to protect and foster the health of farm animals because they constituted a substantial economic factor for the estate owner. Pointedly speaking, a sick farm animal would inhibit money-making. While ritual performances and religious ceremonies played a certain role in veterinary medicine, as described by the four ancient sources, most diagnostic and therapeutical approaches are characterised by a rather distinct pragmatism. Disease prevention, *e.g.* through adequate hygiene, nutrition and accommodation, was crucial and takes up a great deal of space in the treatises. Treatment of existing ailments could take on a wide range of different forms from dietary and pharmacological therapy to bloodletting and surgical intervention. To what extent these cures were truly effective is difficult to answer and should probably be considered case by case. However, it can be assumed that the overall success rate was somewhat limited — especially when compared to modern methods. Especially in Columella's case, it is nonetheless fascinating to observe the sheer wealth of therapeutic recommendations that he has assembled[54].

[54] Shorter versions of this paper were presented at two conferences: the 'Ani-maux' colloquium held at various venues in the Paris area (13-15 March 2024) and the '3. Jahrestreffen der Marburger Gespräche zur Alten Heilkunde' held at the University of Marburg (5-6 July 2024).

Appendix : Passages dealing with animals in Cato's *De agricultura*

2,7 :	*(pater familias) pecus consideret*
4, 1 :	maintenance and feeding of animals
5, 5 fin. :	*vilicus* taking care of the feeding of animals
5, 6-8 :	*varia* on the maintenance of animals, incl. diseases
6, 3 :	leaves for sheep and cattle
10 1-5 :	animals used for the cultivation of olives
11, 1-4 :	animals used for the cultivation of vines
14, 1-2 :	accommodation for animals
25 :	winter fodder for *boves*
27 :	fodder for *boves* (see also *De agr.* 30, 53-54)
36 :	use of animal dung (see also *De agr.* 151, 161.4)
37, 2 :	use of leaves for sheep and cattle
39, 1 :	cleaning of stables during bad weather
62 :	carts and the use of oxen, mules and donkeys
70-73 :	veterinary medicine : oxen
83 :	rites performed to guarantee the health of farm animals
89-90 :	fattening of chickens, geese and pigeons
92 :	pest control (see also *De agr.* 95, 98 etc.)
96 :	veterinary medicine : sheep and others (see also *De agr.* 102)
102 :	treatment of snakebites
103 :	*amurca* used to increase the appetite of oxen and to keep diseases away from them
124 :	dogs
126-127 :	recipe for tapeworms
128-129 :	construction of buildings to avoid mice and ants
131 :	sacrifices for cattle
134 :	sacrifice of the *porca praecidanea* (see also *De agr.* 139)
138 :	cattle etc.
141 :	*Suovetaurilia*
143 :	*vilica* and the maintenance of chickens
149 :	*pabulum hibernum* and animals
150 :	selling sheep, *fructus ovium*
158 :	recipe for a purgative containing animal ingredients
162, 3 :	pests such as moths and worms, pest control (food)

I am very grateful to the audiences for their feedback. Marine BRETIN-CHABROL and Keiran CARSON deserve special thanks for their helpful comments on the final version of my text.

BIBLIOGRAPHY

Editions, translations and commentaries:

AHRENS Karl, *Columella : Über Landwirtschaft.* Aus dem Lateinischen übersetzt, eingeführt und erläutert, Berlin, de Gruyter, 1972.

ASH Harrison B., Edward S. FORSTER, Edward H. HEFFNER, *Lucius Junius Moderatus Columella : On Agriculture* (3 vol.), Cambridge (MA), Harvard UP / Londres, W. Heinemann, 1941-1955.

BRODERSEN Kai, *Palladius : Das Bauernjahr (Lateinisch-deutsch).* Herausgegeben und übersetzt, Berlin, de Gruyter, 2016.

FAZZINO Donatella, *Il XIV libro del* De agricultura *di Palladio. Introduzione, traduzione e commento*, Catane (Tesi di Laurea), 2003.

FITCH John G., *Palladius, Opus agriculturae - The Work of Farming.* A new translation from the Latin, Totnes, Prospect Books, 2013.

FLACH Dieter, *Marcus Terentius Varro, Gespräche über die Landwirtschaft.* Herausgegeben, übersetzt und erläutert (3 vol.), Darmstadt, Wissenschaftliche Buchgesellschaft, 1996-2002.

FLACH Dieter, *Marcus Porcius Cato : Über den Ackerbau.* Herausgegeben, übersetzt und erläutert, Stuttgart, Steiner, 2005.

FROESCH Hartmut, *Marcus Porcius Cato : De agri cultura - Über die Landwirtschaft (Lateinisch / Deutsch)*, Stuttgart, Reclam, 2009.

GOUJARD Raoul, *Marcus Porcius Cato : De l'agriculture.* Texte établi, traduit et commenté, Paris, Les Belles Lettres, CUF, 1975.

GUIRAUD Charles, René MARTIN, *Palladius : Traité d'agriculture.* Vol. 2 : *Livres 3-5.* Texte établi, traduit et commenté, Paris, Les Belles Lettres, CUF, 2010.

HOOPER William Davis, Harrison Boyd ASH, *Marcus Porcius Cato : On Agriculture - Marcus Terentius Varro : On Agriculture*, Cambridge (MA), Harvard University Press, 1999 (reprint of the revised edition of 1935).

KÖNIG Roderich, Gerhard WINKLER, Karl BAYER, *C. Plinius Secundus : Naturkunde Buch XX (Lateinisch-deutsch)*, Zürich, Artemis Verlag, ²1998.

MANUWALD Gesine, *Cato : Testimonia - Origines* (Loeb Classical Library 551), Cambridge (MA), Harvard University Press, 2023.

MARTIN René, *Palladius : Traité d'agriculture.* Vol. 1 : *Livres I-II.* Texte établi, traduit et commenté, Paris, Les Belles Lettres, CUF, ²2003.

MAZZARINO Antonio, *M. Porci Catonis De agri cultura*, Leipzig, Teubner, ²1982 (first ed. 1962).

MOURE CASAS Ana, *Paladio : Tratado de agricultura - Medicina veterinaria - Poema de los injertos. Traducción, introducción y notas*, Madrid, Gredos, 1990.

RICHTER Will, *Lucius Iunius Moderatus Columella : Zwölf Bücher über Landwirtschaft. Buch eines Unbekannten über Baumzüchtung.* Lateinisch - deutsch (3 vol.), München / Zürich, Artemis Verlag, 1981-1983.

RODGERS Robert H., *Palladius : Opus agriculturae - De veterinaria medicina - De insitione*, Leipzig, Teubner, 1975.

RODGERS Robert H., *L. Iuni Moderati Columellae Res rustica. Incerti auctoris Liber de arboribus*, Oxford, University Press, 2010.

ROLFE John C., *Cornelius Nepos : On Great Generals - On Historians* (Loeb Classical Library 467), Cambridge (MA), Harvard University Press, 1929.

SCHÖNBERGER Otto, *Marcus Porcius Cato : Vom Landbau - Fragmente.* Herausgegeben und übersetzt, Zürich, Artemis Verlag, ²2000.

THIELSCHER Paul, *Des Marcus Cato Belehrung über die Landwirtschaft*, Berlin, Duncker & Humblot, 1963.

Dictionaries :

De Vaan Michiel, *Etymological Dictionary of Latin and the Other Italic Languages*, Leiden, Brill, 2008.

Ernout Alfred et Antoine Meillet, *Dictionnaire étymologique de la langue latine. Histoire des mots*, Paris, Klincksieck, [4]1985.

Walde, Alois et Johann Baptist Hofmann, *Lateinisches etymologisches Wörterbuch* (3 vol.), Heidelberg, Carl Winter, [5]1982.

Secondary literature :

Adams James N., « The origin and meaning of Lat. *veterinus, veterinarius* », *Indogermanische Forschungen* 97, 1992, p. 70-95.

Adams James N., *Pelagonius and Latin Veterinary Terminology in the Roman Empire*, Leiden, Brill, 1995.

Astin Alan E., *Cato the Censor*, Oxford, University Press, 1978.

Barański Anton, *Geschichte der Thierzucht und Thiermedicin im Alterthum*, Wien, W. Braumüller, 1886 (repr. Hildesheim, Olms, 1971).

Bartoldus Marco Johannes, *Palladius Rutilius Taurus Aemilianus. Welt und Wert spätrömischer Landwirtschaft*, Augsburg, Wißner Verlag, [2]2014.

Bodson Liliane, « La médecine vétérinaire dans l'antiquité gréco-romaine. Problèmes - composantes - orientations », *Ethnozootechnie*, 34, 1984, p. 3-12.

Boehm Isabelle et Pascal Luccioni (dir.), *Le médecin initié par l'animal : Animaux et médecine dans l'Antiquité grecque et latine. Actes du colloque international tenu à la Maison de l'Orient et de la Méditerranée Jean Pouilloux les 26 et 27 octobre 2006*, Lyon, MOM, 2008.

Boscherini Silvano, *Lingua e scienza greca nel "De agri cultura" di Catone*, Roma, Edizioni dell'Ateneo, 1970.

Boscherini Silvano, « La medicina in Catone e Varrone », *Aufstieg und Niedergang der römischen Welt* II, 37.1, Berlin, de Gruyter, 1993, p. 729-755.

Bressou Clément, *Histoire de la médecine vétérinaire*, Paris, PUF, 1970.

Bretin-Chabrol Marine, « 162 recettes pour faire prospérer son bien de campagne. L'énonciation en catalogue dans le *De agri cultura* de Caton », *Textuel*, 56, 2008, p. 211-234.

Budzanowska-Weglenda Dominika, « Cato the Elder on human and animal diseases and medicines for them - according to the treatise *On agriculture* », *Classica Cracoviensia*, 21, 2018, p. 31-54.

Cam Marie-Thérèse (dir.), *La médecine vétérinaire antique : Sources écrites, archéologiques, iconographiques. Actes du colloque international de Brest, 9-11 septembre 2004*, Rennes, Presses universitaires, 2007.

Christmann Eckhard, « Zum Verhältnis von Autor und Leser in der römischen Agrarliteratur. Bücher und Schriften für Herren und Sklaven », p. 121-152 in Marietta Horster et Christiane Reitz (dir.), *Antike Fachschriftsteller. Literarischer Diskurs und sozialer Kontext*, Stuttgart, F. Steiner, 2003.

Della Corte Francesco, *Catone Censore. La vita e la fortuna*, Firenze, La Nuova Italia, [2]1969.

Denis Bernard, « L'hygiène générale dans les écrits des agronomes latins et de Végèce » p. 67-75 in Marie-Thérèse Cam (dir.), *La médecine vétérinaire antique : Sources écrites, archéologiques, iconographiques. Actes du colloque international de Brest, 9-11 septembre 2004*, Rennes, PuR, 2007.

De Saint-Denis Eugène, « Éloge du chou », *Latomus*, 39, 1980, p. 838-849.

Diederich Silke, *Römische Agrarhandbücher zwischen Fachwissenschaft, Literatur und Ideologie*, Berlin, de Gruyter, 2007.

Doyen-Higuet Anne-Marie et Baudouin van den Abeele (dir.), *Chevaux, chiens, faucons. L'art vétérinaire antique et médiéval à travers les sources écrites, archéologiques et iconographiques*, Louvain-la-Neuve, Institut d'Études médiévales, 2017.

FISCHER Klaus-Dietrich, « Ancient veterinary medicine. A survey of Greek and Latin sources and some recent scholarship », *Medizinhistorisches Journal*, 23, 1988, p. 191-209.

FÖGEN Thorsten, *Wissen, Kommunikation und Selbstdarstellung. Zur Struktur und Charakteristik römischer Fachtexte der frühen Kaiserzeit*, München, C.H. Beck, 2009.

FÖGEN Thorsten, « *All Creatures Great and Small*. On the roles and functions of animals in Columella's *De re rustica* », *Hermes*, 144, 2016, p. 321-351.

FÖGEN Thorsten, « Animals in Graeco-Roman antiquity. A select bibliography », p. 435-474, in Thorsten FÖGEN, Edmund THOMAS (dir.), *Interactions between Animals and Humans in Graeco-Roman Antiquity*, Berlin, de Gruyter, 2017.

FÖGEN Thorsten, « Rival or ally? Competition, controversy and polemics in ancient technical discourse. Case studies on ethnicity and religious affiliation », p. 317-360 in Pieter D'HOINE, Geert ROSKAM, Stefan SCHORN, Joseph VERHEYDEN (dir.), *Polemics and Networking in Graeco-Roman Antiquity*, Turnhout, Brepols, 2021.

FÖGEN Thorsten (2022a), « Tiere als Schädlinge in der römischen Agrarschriftstellerei », *Antike Naturwissenschaft und ihre Rezeption*, 32, 2022, p. 75-112.

FÖGEN Thorsten (2022b), « *Of Mice and Men*. Zur Darstellung von Tieren in den *Geoponika* », *Gymnasium*, 129, 2022, p. 539-573.

FÖGEN Thorsten, « Text, practice and the construction of authority in Palladius' *Opus agriculturae* and the Byzantine *Geoponica* », p. 27-48 in Maëlys BLANDENET, Marine BRETIN-CHABROL, Pascal LUCCIONI (dir.), *Le texte et la pratique. Dialogues interdisciplinaires sur le statut du traité d'agriculture*, Lyon, MOM, 2024.

FÖGEN Thorsten, Edmund THOMAS (dir.), *Interactions between Animals and Humans in Graeco-Roman Antiquity*, Berlin, de Gruyter, 2017.

FROEHNER Reinhard, *Kulturgeschichte der Tierheilkunde*. Vol. 1: *Tierkrankheiten, Heilbestrebungen, Tierärzte im Altertum*, Konstanz, Terra Verlag, 1952.

GITTON-RIPOLL Valérie, « Sur quelques noms d'instruments de chirurgie et de contention conservés par les textes vétérinaires latins », p. 251-269 in Marie-Thérèse CAM (dir.), *La médecine vétérinaire antique : Sources écrites, archéologiques, iconographiques. Actes du colloque international de Brest, 9-11 septembre 2004*, Rennes, PuR, 2007.

GITTON-RIPOLL Valérie (dir.), *La trousse du vétérinaire dans l'Antiquité et au Moyen Âge. Instruments et pratiques Actes du IVe Colloque international de médecine vétérinaire antique et médiévale, Lyon, 10-12 juin 2014*, *Pallas* 101, 2016.

GOEBEL Veronika, Joris PETERS, « Veterinary medicine », p. 589-605 in Gordon L. CAMPBELL (dir.), *The Oxford Handbook of Animals in Classical Thought and Life*, Oxford, University Press, 2014.

GRATWICK Adrian S., « A matter of substance. Cato's preface to the *De agri cultura* », *Mnemosyne*, 55, 2002, p. 41-72.

GUDEMAN Alfred, *Geschichte der Lateinischen Literatur*. Vol. 1: *Von den Anfängen bis zum Ende der Republik*, Berlin, de Gruyter, 1923.

HAARMANN Daniela, Kerstin WEICH, « Geschichte der Tiermedizin », p. 149-159 in Roland BORGARDS (dir.), *Tiere. Kulturwissenschaftliches Handbuch*, Stuttgart, Springer, 2016.

HOLLANDER David B., *Farmers and Agriculture in the Roman Economy*, London, Routledge, 2019.

JANISZEWSKI Jozef, « Veterinärmedizin Catos des Älteren », *Historia Medicinae Veterinariae*, 4, 1979, p. 42-45.

KARASSZON Dénes, *A Concise History of Veterinary Medicine*, Budapest, Akadémiai Kiadó, 1988.

KIENAST Dietmar, *Cato der Zensor. Seine Persönlichkeit und seine Zeit*, Darmstadt, Wissenschaftliche Buchgesellschaft 1979 (orig. ed. Heidelberg, Quelle u. Meyer, 1954).

KLINGNER Friedrich, « Cato Censorius und die Krisis Roms », in Friedrich KLINGNER, *Römische Geisteswelt. Essays zur lateinischen Literatur*. Mit einem Nachwort herausgegeben von Karl BÜCHNER, Stuttgart, P. Reclam jun., 1979, p. 34-65.

LAUGHTON Eric, « Cato's charm for dislocations », *Classical Review*, 52, 1938, p. 52-54.
LECLAINCHE Emmanuel, « Die Tierheilkunde in der Antike », in Richard TOELLNER (dir.), *Illustrierte Geschichte der Medizin* (vol. 1), Vaduz, Andreas, 1992, p. 523-571.
MARMORALE Enzo V., *Cato Maior*, Bari, Laterza, ²1949.
MAZZARINO Antonio, *Introduzione al 'De agri cultura' di Catone*, Roma, Atlante, 1952.
MEZZABOTTA Margaret R., « Ethnoveterinary treatments in Roman antiquity. Cato the Elder's veterinary remedies », *Acta Classica* 44, 2001, p. 37-152.
MOULÉ Léon, *Histoire de la médecine vétérinaire dans l'antiquité*, Paris, A. Maulde, 1891.
MUDRY Philippe, « Réflexions sur la médecine romaine », *Gesnerus* 47, 1990, p. 133-148.
MUDRY Philippe, « Le chou de Pythagore. Présence des modèles grecs dans le *De agricultura* de Caton (2004) », p. 51-65 *in* Philippe MUDRY, *Medicina, soror philosophiae. Regards sur la littérature et les textes médicaux antiques (1975-2005)*, dir. Brigitte MAIRE, Lausanne, BHMS, 2006.
NÄF Beat, « Anfänge römischer Medizinkritik und ihre Rezeption in Rom », *Gesnerus*, 50, 1993, p. 11-26.
NUTTON Vivian, *Ancient Medicine*, London, Routledge, 2004.
ORTOLEVA Vincenzo, Maria Rosaria PETRINGA (dir.), *La veterinaria antica e medievale. Testi greci, latini, arabi e romanzi (Atti del II Convegno internazionale, Catania, 3-5 ottobre 2007)*, Lugano, Athenaion, 2009.
O'SULLIVAN Neil, « Greek influences on Cato's Latin », p. 373-385 in James N. ADAMS, Anna CHAHOUD, Giuseppe PEZZINI (dir.), *Early Latin. Constructs, Diversity, Reception*, Cambridge, University Press, 2023.
OTTERBEIN Georg Heinz, *Die Komposition der Schrift des alten Cato über den Landbau*, Diss. Gießen, 1940.
PHILLIPS Joanne H., « Cato on the prevention and treatment of animal disease », *Historia Medicinae Veterinariae*, 6, 1981, p. 57-60.
PICHON René, *Histoire de la littérature latine*, Paris, Hachette, ⁷1919.
PITKÄRANTA Reijo, « Kaali lääkkeenä. Marcus Porcius Cato (234-149 eKr.) ja hänen lääkintäohjeensa teoksessa *De agricultura*, 156-160 », *Hippokrates*, 4, 1987, p. 31-45.
REAY Brendon, « Agriculture, writing, and Cato's aristocratic self-fashioning », *Classical Antiquity* 24, 2005, p. 331-361.
RICHTER Will (1978a), *Gegenständliches Denken - archaisches Ordnen. Untersuchungen zur Anlage von Cato de agri cultura*, Heidelberg, Carl Winter, 1978.
RICHTER Will (1978b), « Palladius und sein Columella-Text im Buch über die Tiermedizin », *Wiener Studien* N.F. 12, 1978, p. 249-271.
SANNICANDRO Lisa, Martina SCHWARZENBERGER (dir.), Morborum et signa et causas praedicere curasque monstrare *: La medicina veterinaria nel mondo antico e medievale. Atti del V Convegno Internazionale, Monaco di Baviera, 29-31 marzo 2017* (*Commentaria Classica* 5. Supplemento), Catania, Università di Catania, 2018.
SCARBOROUGH John, « Roman medicine to Galen », *Aufstieg und Niedergang der römischen Welt* II 37.1, Berlin, de Gruyter, 1993, p. 3-48.
SCHLICH Hermann, *Haltung und Gesundheitspflege der landwirtschaftlichen Nutztiere bei den Römern*, Diss. Gießen, 1957.
SCHLÜTSMEIER-HAGE Ute, *Parasitenprobleme beim Haustier in der Antike und ihre wichtigsten Behandlungsverfahren*, Diss. München, 1988.
SMITH R. E., « Cato Censorius », *Greece & Rome*, 9, 1940, p. 150-165.
SUERBAUM Werner, « M. Porcius Cato (Censorius) », p. 380-418 in Werner SUERBAUM (dir.), *Die archaische Literatur. Von den Anfängen bis Sullas Tod* (Handbuch der lateinischen Literatur der Antike 1), München, C.H. Beck, 2002.
SUERBAUM Werner, *Cato Censorius in der Forschung des 20. Jahrhunderts. Eine kommentierte chronologische Bibliographie für 1900-1999 nebst systematischen Hinweisen und einer Darstellung des Schriftstellers M. Porcius Cato (234-149 v. Chr.)*, Hildesheim, Olms, 2004.

TILL Rudolf, *Die Sprache Catos*, Leipzig, Dieterich, 1935.

VON ALBRECHT Michael, *Meister römischer Prosa von Cato bis Apuleius*, Heidelberg, L. Schneider, ²1983.

VON ALBRECHT Michael, *Geschichte der römischen Literatur. Von Andronicus bis Boethius* (2 vol.), München, Saur, ²1994.

VON DEN DRIESCH Angela, Joris PETERS, *Geschichte der Tiermedizin. 5000 Jahre Tierheilkunde*, Stuttgart, Schattauer Verlag, ²2003 (first ed. 1989).

WALKER Robin E., « Appendix: Roman veterinary medicine », p. 301-343 in Jocelyn M. C. TOYNBEE, *Animals in Roman Life and Art*, Ithaca (NY), Cornell Univ. Press, 1973.

WHITE Kenneth D., *Roman Farming*, Ithaca (NY), Cornell Univ. Press, 1970.

WHITE Kenneth D., « Roman agricultural writers I. Varro and his predecessors », *Aufstieg und Niedergang der römischen Welt* I 4, Berlin, de Gruyter, 1973, p. 439-497.

WÖHRLE Georg, « Cato und die griechischen Ärzte », *Eranos*, 90, 1992, p. 112-125.

WOODS Abigail, « Animals in the history of human and veterinary medicine », p. 147-170 in Hilda KEAN, Philip HOWELL (dir.), *The Routledge Companion to Animal-Human History*, London, Routledge, 2019.

ZAFFAGNO Elena, « La *praefatio* al *Liber de veterinaria medicina* di Palladio Rutilio Tauro Emiliano », p. 233-239 in Carlo SANTINI, Nino SCIVOLETTO (dir.), *Prefazioni, prologhi, proemi di opere tecnico-scientifiche latine* (vol. 1), Roma, Herder, 1990.

La médecine des animaux dans l'Occident médiéval : quels animaux soigner ?

Baudouin VAN DEN ABEELE*

De nos jours, l'éventail des animaux pour lesquels sont prévus des soins vétérinaires est ample, des grandes espèces hébergées dans les jardins zoologiques ou les parcs animaliers aux animaux de travail ou domestiques, des chevaux, chiens et chats aux perroquets ou oiseaux d'ornement. Pour *quasi* chaque cas, les ressources virtuelles renseignent des solutions et des contacts. Au Moyen Âge en revanche, le spectre des espèces faisant l'objet de soins vétérinaires était bien plus limité. La formule « Chevaux, chiens, faucons », par laquelle débute le titre du volume d'actes du colloque d'histoire vétérinaire de Louvain-la-Neuve publié en 2017, focalise l'attention sur la triade d'animaux privilégiés au Moyen Âge[1]. En effet, si l'Occident médiéval a cultivé un rapport étroit avec les animaux pour des raisons économiques (animaux d'élevage, de trait, de transport), domestiques (animaux de garde et de compagnie), militaires (chevaux de combat), ou de prestige (animaux de ménagerie, auxiliaires de chasse), des traités ou parties de traités spécifiques relatifs aux soins à leur prodiguer ne nous sont parvenus qu'en des proportions et avec un degré de précision variables. Notre propos est ici de souligner, pour cette période, quelques lignes de force de cette littérature technique latine et vernaculaire, et de poser la question du soin d'autres catégories d'animaux[2].

Traités d'hippiatrie

Dès l'Antiquité gréco-romaine, des traités dédiés à l'hippologie et l'hippiatrie ont vu le jour, et certains d'entre eux ont connu une transmission médiévale, aussi bien du côté gréco-byzantin que du côté latin[3]. Dans

---

* Maître de recherches du FNRS, Professeur à l'Université catholique de Louvain, Centre d'études sur le Moyen Âge et la Renaissance (CEMR).

Cet article est dédié à Anne-Marie Doyen-Higuet, éminente spécialiste de la tradition vétérinaire grecque, à l'occasion de son départ à la retraite.

[1] DOYEN-HIGUET Anne-Marie et VAN DEN ABEELE Baudouin (dir.), *Chevaux, chiens, faucons. L'art vétérinaire antique et médiéval à travers les sources écrites, archéologiques et iconographiques*, Louvain-la-Neuve, Institut d'études médiévales, 2017.

[2] Précisons d'entrée de jeu que notre parcours des traditions textuelles n'adopte aucunement une optique d'exhaustivité.

[3] Nous ne traiterons pas des traditions grecques et byzantines, pour lesquelles nous renvoyons aux nombreux travaux d'Anne-Marie Doyen-Higuet, Marie-Hélène Marganne, Stavros Lazaris et Antonio Ricciardetto.

l'Occident médiéval, il faut attendre le milieu du XIIIe siècle pour voir apparaître des textes nouveaux, avec l'ample *Mariscalcia equorum* de Jordanus Rufus, qui fut au service de l'empereur Frédéric II de Hohenstaufen dans les années 1244-1250[4]. Publié en édition non critique en 1818 par Hieronymus Molin[5] sur la base d'un seul manuscrit, le texte attend son heure, et un programme de travail a été tracé par Martina Giese[6] en 2017. Des traductions vernaculaires en ont été réalisées en sept langues, comme la *Marechaucie des chevaux*[7]. Un second texte du milieu du XIIIe siècle, anonyme, a été signalé en 1982 par Klaus-Dietrich Fischer qui l'a nommé *Albertus-Vorlage*, « Modèle d'Albert le Grand »[8]. Ce dernier s'en est en effet inspiré pour son exposé assez détaillé sur les chevaux et leur thérapeutique figurant au livre XXII de son *De animalibus* (*ca.* 1260)[9], œuvre qui offre une ample réécriture complétée et commentée des trois traités zoologiques majeurs d'Aristote[10], traduits de l'arabe en latin vers 1210-1220. La *Albertus*-Vorlage, grâce à la diffusion large de son texte englobant, a pu exercer une influence notable sur la tradition latine et au-delà, par le biais de ses trois traductions vernaculaires connues (en allemand, anglais et français). Un bref réceptaire pour les chevaux, également signalé par K.-D. Fischer, a circulé sous le titre *Practica equorum* ; celle-ci compte une trentaine de recettes thérapeutiques et il n'en existe pas d'édition critique[11].

Au milieu du XIIIe siècle apparaît aussi le premier traité vétérinaire en langue vernaculaire, la *Ross-Arzney* d'un certain *Meister Albrant*, dont les contours historiques sont imprécis[12]. Ce texte bref a été très largement

---

[4] ZAHLTEN Johannes, « Die Hippiatrie des Jordanus Ruffus. Ein Beitrag zur Naturwissenschaft am Hof Kaisers Friedrich II. », *Archiv für Kulturgeschichte*, 53, 1971, p. 20-52.

[5] MOLIN Hieronymus, *Jordani Ruffi Calabrensis Hippiatria*, Padova (Padoue), 1818.

[6] GIESE Martina, « Die frühen lateinischen Pferdeheilkunden des Mittelalters: Forschungsbilanz und Forschungsdesiderata », p. 209-250, en particulier p. 227-230 in DOYEN-HIGUET et VAN DEN ABEELE, *Chevaux, chiens, faucons..., op. cit. supra* note 1.

[7] *La science du cheval au Moyen Âge. Le* Traité d'hippiatrie *de Jordanus Rufus*, ed. Brigitte Prévot, Paris, Klincksieck, 1991.

[8] FISCHER Klaus-Dietrich, « Zur Erstveröffentlichung einer spätmittelalterlichen Pferdeheilkunde (aus Ms. Sloane 2584) nebst Beobachtungen zu ihren lateinischen von Albertus Magnus benutzten Vorlage », in *Gelêrter der arzenie, ouch apotêker. Beiträge zur Wissenschaftsgeschichte. Festschrift zum 70. Geburtstag von Willem F. Daems*, dir. Gundolf KEIL, Pattensen, 1982, p. 221-238.

[9] *Albertus Magnus, De animalibus libri XXVI. Nach der Kölner Urschrift hrsg.*, ed. Hermann Stadler, 2 vol., Münster, 1916 et 1921. Voir aussi la précieuse traduction anglaise commentée : KITCHEL Kenneth F. et RESNICK, Irven Michael, *Albertus Magnus on Animals. A Medieval Summa Zoologica*, 2 vol., Baltimore, The Johns Hopkins University Press, 1999.

[10] Sur la redécouverte occidentale de la zoologie d'Aristote, voir notre article de synthèse VAN DEN ABEELE Baudouin, « Le "De animalibus" d'Aristote dans le monde latin : modalités de sa réception médiévale », *Frühmittelalterliche Studien*, 33, 1999, p. 287-318.

[11] FISCHER, « Zur Erstveröffentlichung... », art. cit. note 8.

[12] Voir EIS Gerhard, *Meister Albrants Rossarzneibuch im deutschen Osten*, Reichenberg, Deutsche Wissenschaftliche Gesellschaft in Reichenberg, 1939.

diffusé dans les terres d'Empire, jusqu'à la fin du Moyen Âge, avec près de 200 manuscrits connus[13]. Un autre traité vétérinaire majeur du XIIIe siècle est la *Mulomedicina equorum* de Théodoric Borgognoni, dominicain devenu évêque de Cervia et décédé en 1298. Amplement développé en trois livres, ce traité a fait récemment l'objet d'une édition critique partielle (Livres I et II) assortie d'un riche commentaire vétérinaire qui constitue un modèle du genre[14]. C'est encore en ce siècle qu'il faut situer deux versions latines de traités hippiatriques arabes, traduits entre 1270 et 1280 par Moïse de Palerme à la cour napolitaine de Charles d'Anjou, le nouveau maître de l'Italie méridionale[15]. Il y eut aussi des traductions à partir du grec, avec Barthélemy de Messine qui se consacra à Hiéroclès, et l'on connaît une traduction anonyme partielle de l'*Epitomé* de la *Collection hippiatrique grecque*[16].

La tradition vétérinaire latine se poursuit à la jonction des XIIIe et XIVe siècles avec Lorenzo Rusio, originaire de Rome mais peu documenté, dont la *Marescalcia equorum*, très diffusée, a donné lieu à une adaptation circulant sous le nom de Boniface de Calabre, qui reste à investiguer en détail[17]. Dès le milieu du XIVe siècle, on assiste à l'apparition de textes vétérinaires rédigés en italien, avec en tête celui de Dino Dini, auteur florentin né à l'aube du siècle et dont le traité en cinq livres est une source de premier plan pour la lexicographie italienne[18]. La rédaction de traités perdure dans la Péninsule et refleurit au XVe siècle à la cour des rois aragonais de Naples, qui furent des promoteurs actifs de traités tant vétérinaires que cynégétiques[19]. De façon générale, tout comme c'est le cas pour les traités vétérinaires latins, les traités en langues vernaculaires semblent les plus nombreux et les plus diffusés en Italie, sans que les raisons de ce double phénomène aient été réellement éclaircies à ce jour.

Traités de chasse

Si les traités de chasse sont envisagés ici, c'est en raison de leur forte composante thérapeutique, qui est déterminante au début de leur tradition

---

13 GIESE, « Die frühen lateinischen Pferdeheilkunden ... », art.cit. note 6, p. 209.

14 SANNICANDRO Lisa, *Theodoricus Cerviensis, Mulomedicina. Libri I-II.* Band I, *Einleitung und kritische Ausgabe*, Hildesheim, Georg Olms, 2021 ; SCHWARZENBERGER Martina, *Theodoricus Cerviensis, Mulomedicina. Libri I-II.* Band II, *Übersetzung und Kommentar*, Hildesheim, Georg Olms, 2022.

15 Voir TROLLI Domizia, *Studi su antichi trattati di veterinaria*, Parme, Università degli Studi, 1990, p. 43-57.

16 Sur ces traductions, *Ibid.*, p. 43-57.

17 *Ibid.*, p. 69-80.

18 *Ibid.*, p. 93-104. Voir aussi VITALE BROVARONE Alessandro, « Recettes hippiatriques italiennes, de Dino Dini aux médecins vétérinaires », p. 189-205 in DOYEN-HIGUET et VAN DEN ABEELE, *Chevaux, chiens, faucons ..., op. cit. supra* note 1.

19 Sur les manuscrits hippiatriques de la Péninsule, voir le livre amplement illustré de BRUNORI CIANTI Lia et CIANTI Luca, *La pratica della veterinaria nei codici medievali di mascalcia*, Bologne, Edizioni Agricole, 1993.

médiévale. Il est vrai que l'Antiquité avait cultivé l'art cynégétique, tant en grec (Xénophon) qu'en latin (Arrien, Grattius, Némésien), mais ces textes n'ont pas connu de circulation dans l'Occident médiéval et ne sont donc pas non plus mis à profit avant leur redécouverte au XVIe siècle. Nous limiterons dès lors ce survol aux textes occidentaux qui, dans un premier temps, sont dédiés de façon exclusive au oiseaux rapaces utilisés pour la chasse au vol[20].

Le premier texte, datable du Xe siècle et conservé comme fragment en feuillet de garde d'un manuscrit à Verceil[21], donne une séquence incomplète de remèdes pour soigner les autours (*accipitres*). Il est suivi par le traité de Grimaldus, dans un manuscrit du XIe siècle conservé à Poitiers, mais dont le texte pourrait remonter au Xe siècle selon l'hypothèse de son éditrice, An Smets, qui avance des arguments en faveur de l'abbé Grimoald de St-Gall[22]. C'est aussi un réceptaire pour le soin des maux des autours, oiseaux rapaces privilégiés dans l'Europe germanique. Le XIIe siècle voit une floraison du genre, avec huit traités, tous assez brefs et à dominante thérapeutique : ils se rattachent à la Sicile normande (*Dancus rex* — auteur fictif —, *Guillelmus falconarius, Gerardus falconarius*)[23] et à l'Angleterre (*De avibus* d'Adélard de Bath)[24], tandis que d'autres ne sont pas localisés (*Epistola ad Ptolomeum, Grisofus medicus, Alexander medicus*)[25]. Quelques indications sur les espèces de faucons utilisés à la chasse (*Dancus, Guillelmus*) ou sur les premiers soins aux poussins d'autour capturés et à leur apprivoisement (Adélard de Bath) s'ajoutent aux recettes médicales, dominantes dans tous ces textes.

Le XIIIe siècle voit la rédaction de textes majeurs, avec en tête le monumental *De arte venandi cum avibus* de l'empereur Frédéric II de

---

[20] Pour une vue d'ensemble de ce genre de textes et une bibliographie plus étoffée, voir notre fascicule dans la Typologie des sources du Moyen Âge occidental : *La littérature cynégétique*, Turnhout, Brepols, 1996, et notre synthèse du contenu de ces textes : *La fauconnerie au Moyen Âge. Connaissance, affaitage et médecine des oiseaux de chasse d'après les traités latins*, Paris, Klincksieck, 1994. Dans les notes qui suivent, nous signalons en priorité les éditions et études parues depuis cette date.

[21] Vercelli, B. Capitolare, 144, feuillet de garde avant. BISCHOFF Bernhard (ed.), « Die älteste europäische Falkenmedizin (Mitte des zehnten Jhs.) », p. 171-182 in BISCHOFF B., *Anecdota novissima*, Stuttgart, 1984.

[22] *Le « Liber accipitrum » de Grimaldus : un traité d'autourserie du haut Moyen Âge*, ed. An Smets, Nogent-le-Roi, Jacques Laget, 1999 (*Bibliotheca cynegetica*, 2).

[23] *Dancus Rex, Guillelmus Falconarius, Gerardus Falconarius : les plus anciens traités de fauconnerie de l'Occident*, ed. et trad. fr. de Gunnar Tilander, Lund, Karl Bloms Boktryckeri, 1963 (*Cynegetica*, 9).

[24] *Adelard of Bath, Conversations with his Nephew. On the Same and the Different, Questions on Natural Science, and On Birds*, ed. et trad. angl. de Charles Burnett, Pedro Mantas Espana, Baudouin Van den Abeele, Cambridge, Cambridge University Press, 1998.

[25] L'*Epistola* latine est inédite. Pour les suivants, *Sources inédites des Auzels Cassadors de Daude de Pradas. Grisofus medicus, Alexander Medicus. Deux traités latins de fauconnerie du XIIe siècle*, ed. et trad. fr. de Gunnar Tilander, Lund, Karl Bloms Boktryckeri, 1964 (*Cynegetica*, 10).

Hohenstaufen, en six livres qui débutent par une ornithologie générale (I), se poursuivent par un exposé sur les espèces, la capture, l'apprivoisement et l'affaitage des faucons (II-III), puis traitent en détail de la chasse de la grue, des hérons et des canards avec respectivement les faucons gerfaut, sacre et pèlerin (IV-VI)[26]. Très original, amplement développé et descriptif, ce traité se situe à la fois au sommet du genre et en rupture avec lui : il ne reprend rien des brefs traités de fauconnerie précédents et il reste en marge de la tradition suivante, qui ne lui emprunte rien. Ce paradoxe a ses raisons, mais résiste à une explication simple[27]. En outre, à la cour de l'empereur a été traduit en 1240-1241 un traité arabe promis à un succès durable : le *Liber Moamin falconarii* que son traducteur Théodore d'Antioche pourvut d'un prologue[28]. De taille moyenne, le *Moamin* traite en trois livres des rapaces utilisés en fauconnerie et des remèdes de leurs maux, puis en deux livres des chiens et de leur thérapeutique. Un second traité arabe, connu en latin sous le nom *Gatriph persicus* et toujours inédit, émane très probablement aussi de la cour impériale, mais n'a pas encore été étudié dans le détail[29]. Dans la même décennie sans doute que le *Moamin*, Albert le Grand rédigea un traité sur une grande diversité de faucons et leur médication, qu'il incorpora vers 1260 dans son commentaire aux trois ouvrages zoologiques d'Aristote[30], son *De animalibus libri XX*. Encore au XIIIe siècle, un certain Egidius de Aquino, dont on ignore tout sauf son origine campanienne, composa un livret latin sur les espèces d'oiseaux rapaces utilisables en chasse au vol, leur affaitage et leur médecine, qui a connu un certain succès via sa traduction italienne[31]. Très curieux est le *Liber falconum* d'un auteur du XIIIe siècle qui se signale sous le pseudonyme d'Archibernardus, rédigé en 321 hexamètres et préservé

---

26 Édition et traduction italienne par Anna Laura Trombetti Budriesi, *Federico II di Svevia. De arte venandi cum avibus*, Bari, Laterza, 2000 ; traduction française par Anne Paulus et Baudouin Van den Abeele, *Frédéric II de Hohenstaufen, « L'art de chasser avec les oiseaux », Le traité de fauconnerie* De arte venandi cum avibus, Nogent-le-Roi, Jacques Laget, 2000 (*Bibliotheca cynegetica*, 1). La bibliographie sur le *De arte venandi* est abondante et se poursuit activement de nos jours.

27 LINDNER Kurt, « Tragödie der Monumentalität. Das Werk Friedrichs II. von Hohenstaufen in historischer Sicht », *Deutscher Falkenorden, Jahrbuch* 1976-77, p. 75-78 ; voir aussi l'argumentaire développé dans notre article « Inspirations orientales et destinées occidentales du *De arte venandi cum avibus* de Frédéric II », p. 363-392, en particulier p. 386-389 in *Federico II e le nuove culture. Atti del XXXI Convegno storico internazionale, Todi, 9-12 ott 1994*, Spoleto, Centro italiano di studi sull'Alto Medioevo, 1995.

28 *Das zweite Falkenbuch Kaiser Friedrichs II. Quellen, Entstehung, Überlieferung und Rezeption des* Moamin, ed. Stefan Georges, Berlin, Akademie Verlag, 2008.

29 Les deux textes furent traduits en franco-italien pour Enzo de Sardaigne, fils de Frédéric II, qui fut longtemps retenu captif à Bologne : ed. Håkan Tjerneld, *Moamin et Ghatrif. Traités de fauconnerie et des chiens de chasse*, Stockholm / Paris, Fritze / Thiébaud, 1945.

30 Ed. Stadler, *Albertus...*, *op. cit.*, p. 1453-1492.

31 Édition de la traduction italienne par Francesco Capaccioni, *Egidio d'Aquino, Liber avium viventium de rapina*, Turnhout, Brepols, 2012.

en un manuscrit unique[32]. Six autres brefs traités latins se révèlent être de pures compilations des traités du XIIe siècle, de moindre ampleur[33]. Enfin, un noble vénitien composa, dans un latin mâtiné d'italianismes, un traité assez volumineux, qu'il nomma *Magister aucupatoris* ; son manuscrit unique[34] est daté de 1370.

Quant à la vénerie, la chasse au gros gibier, et le soin des chiens, les traités sont rares en latin, et leur apparition est plus tardive que celle des textes de fauconnerie. Une petite *Practica canum* traitant le soin des maladies de chiens de chasse remonte probablement au XIIe siècle et a été remaniée au XIIIe siècle par Simon de Herbrant, auteur inconnu par ailleurs. Cette *Practica canum* évoque une dizaine de maux des chiens et en indique les remèdes[35]. Sa mise à profit par Albert le Grand dans son *De animalibus* a étendu son audience. Au XIIIe siècle, le *De arte bersandi* de Guicennas, bref texte dédié à la chasse à l'arc et le suivi du gibier avec des chiens de sang, est l'unique manuel de vénerie latin, mais n'offre pas de remèdes pour chiens[36]. La situation est différente dans les langues vernaculaires, où un nombre substantiel de traités de vénerie nous est parvenu, à commencer par *La chace dou cerf* picarde, dialogue didactique, tandis qu'en Angleterre le traité de vénerie anglo-normand de Guillaume Twiti date du milieu du XIVe siècle.

Dans le domaine francophone, des traités de fauconnerie sont attestés depuis le XIIIe siècle en anglo-normand, en français et en franco-italien[37]. Diverses compilations anonymes de remèdes ont circulé, et il existe des traductions de la plupart des traités latins. On signalera aussi le *Dels auzels cassadors* versifié du poète occitan Daude de Pradas, qui a mis à profit un grand nombre de traités latins en y ajoutant d'intéressants passages personnels[38]. La période la plus créative des traités français débute au milieu du XIVe siècle, avec les *Livres du Roi Modus et de la reine Ratio* du noble

---

[32] Étude par HAYE Thomas, « Der *Liber falconum* des Archibernardus. Das älteste lateinische Gedicht zur Falkenpflege als poetisches Dokument », p. 213-229 in Peter STOTZ, *Dichten als Stoff-Vermittlung. Formen, Ziele, Wirkungen. Beiträge zur Praxis der Versifikation lateinischer Texte im Mittelalter*, Zürich, Kronos Verlag, 2008.

[33] Voir VAN DEN ABEELE, *La fauconnerie au Moyen Âge ... op. cit.*, p. 32-34.

[34] Inédit, il est conservé en manuscrit autographe à New Haven, Yale University Library, Beinecke 232.

[35] Edition et étude par Jérémy Loncke, *La* Practica canum - *Le* De cane *d'Albert le Grand. L'art de soigner les chiens de chasse au Moyen Âge*, Nogent-le-Roi, Jacques Laget, 2007 (*Cynegetica*, 5).

[36] *Guicennas, "De arte bersandi". Le plus ancien traité de chasse de l'Occident*, ed. Gunnar Tilander, Uppsala, Almqvist & Viksells, 1956 (*Cynegetica*, 3).

[37] Pour un panorama détaillé, voir SMETS An et VAN DEN ABEELE Baudouin, « Manuscrits et traités de chasse français du Moyen Âge. Recensement et perspectives de recherche », *Romania,* 116, 1998, p. 316-367. Une mise à jour de cet article est sous presse dans le prochain numéro de la revue *Papyrologica Leodiensia.*

[38] *The Romance of Daude de Pradas called "Dels Auzels Cassadors"*, ed. Alexander Hermann Schutz , Columbus, Ohio State University Press, 1945. Une thèse de doctorat sur le *Dels auzels cassadors* est en cours à l'université de Toulouse, par Margot Constans.

normand Henri de Ferrières, qui expose en un dialogue fictif les modalités de la vénerie, la fauconnerie et l'oisellerie, tout en insérant un débat littéraire sur la suprématie de la fauconnerie ou de la vénerie[39]. Cette forme de dialogue à controverse sera reprise et amplement développée par Gace de la Buigne avec son *Roman des deduis*[40], tandis que Gaston Phébus, comte de Foix, crée avec son *Livre de chasse* (*ca.* 1390) l'archétype des manuels de vénerie français[41]. Cette triade de textes à grand rayonnement est moins riche en indications thérapeutiques, l'accent s'étant déplacé vers les aspects techniques et sociaux des chasses. Divers traités suivent au XVe siècle, qui incluent davantage de chapitres sur les maux et remèdes des faucons : c'est le cas par exemple chez Jean de Francières, Artelouche d'Alagona et Guillaume Tardif[42].

Du XIIIe au XVe siècle, les traités de chasse au vol et de vénerie abondent aussi dans la péninsule ibérique, tant en catalan qu'en castillan[43]. En Italie, les traités de fauconnerie sont nombreux, mais le repérage et l'étude des textes cynégétiques y accusent cependant un certain retard[44]. Dans ces deux aires géographiques, la thérapeutique des oiseaux rapaces attire également l'attention des auteurs, inspirés en partie par les traités latins, restés nombreux en Italie[45]. Quant aux terres de langues germaniques,

---

[39] *Les Livres du Roy Modus et de la Royne Ratio*, ed. Gunnar Tilander, Paris, Société des anciens textes français, 2 vol., 1932.

[40] *Gace de la Buigne, Le roman des deduis*, ed. Åke Blomqvist, Karlshamn, Johanssons Boktryckeri, 1951.

[41] *Gaston Phébus. Livre de chasse*, ed. Gunnar Tilander, Karlshamn, Johanssons Boktryckeri, 1971 (*Cynegetica*, 17).

[42] Voir SMETS An, « Jean de Francières, Artelouche de Alagona et leurs collègues: pour une étude des traités de fauconnerie français du XVe siècle », p. 301-312 in Alex VANNESTE *et al.*, *Mémoire en temps advenir. Hommage à Theo Venckeleer*, Louvain, Peeters, 2003. Le texte d'Artelouche est étudié actuellement dans le cadre de la thèse de doctorat de Mathias Bearzotti (UCLouvain). Le traité de Tardif a fait l'objet d'une thèse par Leslie Jacobi (Université de Glasgow, 2021), dont la publication est prévue prochainement.

[43] Les traités espagnols ont été explorés, inventoriés et en partie édités durant les dernières décennies par José Manuel Fradejas Rueda (Valladolid), voir ses répertoires *Biblioteca cinegetica hispanica : bibliografía crítica de los libros de cetrería y montería hispano-portugueses anteriores a 1799*, Londres, Grant & Cutler, 1991 et *Bibliotheca cinegetica hispanica. Bibliografía crítica de los libros de cetrería y montería hispano-portugueses anteriores a 1799. Suplemento I*, Woodbridge, Tamesis, 2003, ainsi que sa synthèse *Literatura cetrera de la Edad Media y el Renacimiento español*, Londres, Queen Mary and Westfield College, 1998. Pour les traités catalans, voir les éditions et études de Marinela Garcia Sempere, Jordi Querol (thèse en 2018, Barcelona), Carmel Ferragud Domingo, Ricardo Olmos de Leon (thèse en 2015, Valencia).

[44] Pour la Péninsule italienne, il n'existe pas de publication panoramique sur les traités de chasse vernaculaires, tous relatifs à la chasse au vol, et leurs manuscrits. Quelques livres et articles ont été publiés assez récemment par Francesco Capaccioni, Michela Del Savio, Martina Giese, Sara Marruncheddu. Voir aussi LUPIS Antonio et PANUNZIO Saverio, *Caccia e pratica venatoria a Napoli e nelle corti italiani del Quattrocento*, Bari, Laterza, 1992.

[45] Divers textes sont disponibles dans le double volume de Giuseppe Innamorati, *Arte della caccia : Testi di falconeria, ucellagione e altre cacce*, Milan, Edizioni il Polifilo, 1965.

la rédaction de traités de fauconnerie et de vénerie y est plus tardive, se développant au XVe siècle et suivant des voies en grande partie indépendantes[46].

Chevaux, chiens, faucons : disproportions thérapeutiques

Au terme de ce trop bref survol, on mesure la richesse et la diversité des traditions hippiatrique et cynégétique médiévales, très productives en textes, tant en latin que dans les diverses langues vernaculaires. Une première remarque d'ensemble touche les animaux soignés. Chevaux et oiseaux rapaces font l'objet de nombreux textes à forte composante thérapeutique, tandis que les chiens de chasse sont relégués à la portion congrue : deux petits textes latins (la *Practica canum,* le traité de Simon de Hembrad), ainsi que les livres IV et V du *Moamin* arabo-latin, puis un seul chapitre du traité français de Gaston Phébus, consacrent de l'attention aux maux et remèdes des chiens. En revanche, du côté des faucons et autres oiseaux rapaces affaités (apprivoisés et dressés), la thérapeutique est omniprésente : longtemps, les traités de fauconnerie latins ne se consacrent qu'à cela, éventuellement après une brève présentation des rapaces affaitables. Jusqu'au Moyen Âge tardif, les réceptaires pour les maux des oiseaux poursuivent leur carrière.

Pourquoi une telle disproportion de traitement ? Sans doute en raison de la plus grande fragilité des faucons, éperviers et autours, qui ne sont pas des oiseaux domestiques se reproduisant en captivité[47] : ils devaient être prélevés comme poussins au nid, puis peu à peu habitués à la fréquentation humaine. En main d'homme, ces oiseaux étaient sujets à un stress initial, à d'éventuelles infections, à des blessures lors de leur attaque de proies fortes, à des complications de régime ou des effets indésirables dans leur lieu de séjour forcé. Dès lors, leurs multiples maux demandaient une attention soutenue et les textes alignent de nombreuses cures au fil des pages. Au contraire les chiens, domestiqués de longue date et plus robustes, n'étaient manifestement pas sujet à autant d'aléas de santé, si bien que les auteurs de traités ne devaient guère s'y attarder. Reste le cas des chevaux, pour lesquels la composante thérapeutique, développée déjà dans les textes antiques, constitue une portion substantielle, voire dominante, des traités médiévaux. Également domestiqués de longue date, ils n'en demeuraient pas moins

---

[46] Voir l'article panoramique de GIESE Martina, « Zu den Anfängen der deutschsprachigen Fachliteratur über die Beizjagd », *Beiträge zur Geschichte der deutschen Sprache und Literatur,* 125, 2003, p. 494-523. L'a. a dédié plusieurs articles à des traités allemands spécifiques. Précédemment, les travaux principaux ont été le fait de Kurt LINDNER, dans sa collection « Quellen und Studien zur Geschichte der Jagd » (12 vol. parus entre 1966 et 1973 chez de Gruyter).

[47] La reproduction en captivité des faucons n'a été réussie que dans les années 1960 aux États-Unis, après quelques essais en Allemagne ; actuellement, la reproduction est maîtrisée et généralisée, et les fauconniers ne prélèvent plus de faucons dans la nature, du moins en Europe.

sujets à de plus grandes complications de santé que les chiens, peut-être en raison de leur grande taille et des services lourds qui leur étaient demandés. Le fin mot n'est pas dit, et la question mériterait de plus amples investigations.

Au fil des pages des traités de fauconnerie médiévaux, dominés par le souci de bien soigner les maux des faucons, éperviers ou autours, on note parfois une multiplicité des remèdes, et ce dès les débuts du genre. Prenons le traité de Grimaldus, le premier qui soit conservé intégralement, édité et traduit par An Smets[48]. Un des remèdes concerne la « craie de l'autour », une forme de constipation (chap. 20), dont voici la traduction de l'éditrice :

> « (1) À propos de la craie de l'autour. Si tu vois que l'autour fait des efforts et ne peut pas fienter, que ses déjections sont fractionnées en deux ou plusieurs angles, qu'il a une taie sur les yeux et que les pieds sont pâles, tu dois savoir qu'il a des pierres dans les intestins.
>
> (2) À la troisième heure, tu dois lui donner du lard blanc à manger, et le mettre au soleil, et quand il l'aura digéré, tu lui donneras du miel sauvage à manger. Par contre, le soir, il faut lui donner une cure avec des pennes (?).
>
> (3) De même, un autre remède. Tu dois bien broyer les raclures de fer et les mettre dans la nourriture. Ensuite, tu les lui donneras à manger et tu le places dans un lieu chaud ou au soleil. Après cela, tu mêleras du vin avec du miel et tu lui donneras de l'eau tiède autant qu'il veut.
>
> (4) De même, autrement. Tu lui donneras un foie de chèvre à manger, avec de l'huile. Tu le feras parfaitement pendant trois jours et il sera guéri.
>
> (5). De même, tu amolliras trois pilules d'aloès en les frottant avec les doigts et tu mets chacune d'entre elles dans un morceau de viande, pour qu'il avale ces morceaux. S'il les digère, il sera guéri.
>
> (6) De même, tu dois creuser un radis pour en faire presque une bourse et le remplir de sel broyé. Mets-le sur le feu, trempé dans du saindoux. Tu le lui donneras à manger et qu'il boive pendant une heure de l'eau tiède autant qu'il veut.
>
> (7) Ces pierres se forment par la faim ou après qu'il a mangé des viandes salies, ou si un autre oiseau a transpercé les entrailles de l'autour de ses serres. »

Après la description du problème de santé (1, avec précisions en 7), Grimaldus prévoit d'abord un régime au lard (2), puis un additif dans sa nourriture et une potion (3), ensuite un autre aliment (4), puis des pilules d'aloès cachées dans son pât (5), et enfin une dose de sel incluse dans un radis (6). Tout porte à croire que cette liste de remèdes offre des solutions de rechange au cas où le premier, puis le second remède ne donnent pas d'effet,

---

[48] SMETS, *Le « Liber accipitrum ...»* ..., *op. cit.*, p. 66-67.

et ainsi de suite. Dans certains réceptaires des XIIe et XIIIe siècles, on rencontre également des séquences de remèdes pour un même mal, enchaînées par la cheville *Item*, « de même », comme chez *Gerardus falconarius* aux chapitres 4, 12, 17, ou par la cheville *Ad idem*, « pour le même mal » chez *Alexander medicus* aux sections 2, 3, 11, 12, 15[49]. Par ailleurs, si l'on compare dans divers traités médiévaux les remèdes prévus pour un même souci de santé des faucons, il est rare que l'on rencontre les mêmes procédés et ingrédients d'un traité à l'autre, ce qui pose également question[50].

Quant à l'efficacité des remèdes, la recherche touche ici à l'une de ses limites, car la médecine des faucons et autres oiseaux de volerie a changé de façon fondamentale depuis plusieurs décennies : les recettes des traités anciens ont perdu toute pertinence pour les fauconniers actuels, qui s'adressent à des vétérinaires spécialisés dont les remèdes n'ont plus de rapport avec les *simplicia* médiévaux, ces matières médicales « simples » qui formaient la base des traitements[51]. On peut tout au plus raisonner sur les propriétés médicinales connues pour certaines plantes ou ingrédients, et rechercher par ailleurs des analogies de procédés entre les traités de médecine humaine médiévaux et les remèdes prescrits pour les faucons.

Chevaux, chiens, faucons : qu'en est-il des autres animaux ?

L'importance de l'art vétérinaire appliqué aux chevaux se comprend aisément : ces animaux étaient l'auxiliaire animal le plus précieux des catégories supérieures de la population : les chevaliers dont le nom parle pour soi, les nobles en général, les marchands d'un niveau élevé, certains représentants civils, et bien entendu les hommes d'armes montés : pas d'expéditions militaires sans cavalerie ni transport lourd par chariots tractés. La grande attention au soin des oiseaux de fauconnerie, souci plus délicat et aléatoire, s'explique davantage par leur valeur de signe social identifiant les nobles en général. Intervient aussi leur rareté dans le cas des variétés importées, comme le précieux faucon gerfaut que l'on faisait venir de Scandinavie et d'Islande via des réseaux d'échanges spécifiques[52]. Quant aux chiens, dont la médication est peu documentée par nos textes, sans doute étaient-ils moins sujets à des maux que les oiseaux rapaces. Plus résistants, ils étaient aussi plus aisés à remplacer, grâce à leur reproduction en captivité.

Une question subsidiaire est la thérapeutique des animaux d'élevage et de rendement : bovins, moutons, porcs et volaille étaient omniprésents dans les campagnes, et même les villes en abritaient abondamment. Pour un

[49] Voir les éditions par Gunnar Tilander citées *supra* en notes 23 et 25.

[50] Sur ces aspects, voir notre synthèse de l'analyse des réceptaires latins dans *La fauconnerie au Moyen Âge...*, citée note 20, p. 236 et *sq*.

[51] Pour une analyse, voir *ibid.*, p. 221-231.

[52] Voir AEGISSON Sigurdur, *Icelandic Trade with Gyrfalcons, from Medieval Times to the Modern Era*, Siglufjördur, Aegisson, 2015.

faucon dans une demeure seigneuriale, combien de dizaines de gallinacés dans chaque village, et pour quelques chevaux au château, combien de centaines de moutons dans le troupeau communal ? Peut-on se faire une idée de la façon dont on soignait leurs maladies, si tel était bien le cas ? Les sources pour en parler font défaut. Or, quelques vaches étaient précieuses pour le paysan, et un troupeau constituait une fortune pour un berger, tandis que l'apparition d'une épizootie pouvait frapper l'économie d'une région entière. Ce dernier sujet constitue d'ailleurs un vide historiographique pour la période médiévale, sans doute faute d'enquêtes ou même de documents, alors que pour les Temps Modernes des études historiques existent[53].

De maigres pistes textuelles s'ouvrent dans les textes didactiques. En 1379, Jean de Brie rédigea pour le roi Charles V un petit ouvrage sur l'élevage des moutons, que l'on ne connaît que par des éditions du XVIe siècle, le *Vray regime et gouvernement des bergers et bergeres* connu aussi comme le *Bon berger*[54]. Après huit chapitres sur l'état et les qualités requises du berger, douze chapitres traitent des activités de chaque mois, puis l'auteur passe aux douze maux qui affectent les brebis, suivis par douze sections détaillant les remèdes pour chacun d'eux. Voici la liste des maux :

21. De la maladie que on dist l'affilee
22. Du poucet
23. Du bouchet
25. Du clavel
26. De la rongne
27. Du poacre
28. De bouverande
29. De la dauve
30. De l'avertin
31. De l'enfleure
32. De la runge
33. De l'yrengnier

Un double extrait permettra d'illustrer le mode d'exposition du texte, avec le cas de la maladie dite « bouverande », d'après le nom de la plante, une fabacée que l'on identifie comme la bugrane épineuse (*Ononis spinosa*) :

> « De bouverande. XXVIII. De la maladie qui vient aux brebis d'une herbe qui est appellee bouverande est assez touchié au chapitre du mois de mars, comment la mauvaise herbe de bouverande prent les

[53] Voir les pistes signalées par François VALLAT, « Epizooties en France de 1700 à 1850. Inventaire chez les bovins et les ovins », *Histoire et sociétés rurales*, 15, 2001, p. 67-104.

[54] *The Medieval Shepherd. Jean de Brie's* Le Bon berger *(1379)*, ed. et trad. anglaise de Carleton W. Carroll et Louis H. Wilson, Tempe : Arizona Centre for Medieval and Renaissance Studies, 2012.

brebis par le guoiteron de la gorge, et comment les brebis en sont en grant peril (éd. cit. p. 148.) ».

« [Remede de bouverande XL] Contre bouverande si comme est dit ou mois de mars et tout comme les brebis ont gousté de la bouverande, il convient que le bergier y secoure incontinent et leur mette du sel en la gueulle pour faire boire et avaler l'amertume de la male herbe. Aussi est bon remede de getter a la beste de la terre et de la tempiere par-dessus le doz ou de l'eaue pour la faire encourre et mouvoir, car quant elle se escoust aprés le goust de celle male herbe, il s'ensuyt santé (éd. cit., p. 156.) ».

Ces deux extraits assez brefs transmettent un savoir proche des bergers, qui suppose toutefois l'intermédiaire d'un lettré pouvant les lire et exposer. Un tel usage médiatisé de l'écrit doit par ailleurs être supposé pour les traités de maréchalerie et de fauconnerie également, car les fauconniers et les écuyers engagés par les nobles n'étaient sans doute pas en état de tirer parti de traités rédigés en latin, voire pas non plus en leur langue[55]. Le *Bon berger* est un cas isolé : dans l'ouvrage suivant dédié à la bergerie, le *Calendrier des bergers* imprimé en 1529 par Nicolas le Rouge et plusieurs fois réédité, il est question d'un grand nombre de sujets, en partie sans rapport direct avec la bergerie, mais on n'y trouve aucun exposé sur le soin des maladies des brebis[56].

Quant aux porcs et bœufs, a-t-on trace de remèdes pour leurs maux ? A notre connaissance il n'existe pas de traités qui leur soient dédiés et qui seraient de nature thérapeutique. Une bonne fortune dans le dépouillement de catalogues de manuscrits nous permet toutefois d'ajouter une tesselle à la mosaïque lacunaire qui se compose. Le recensement des fonds de manuscrits en Westphalie[57] renseigne, parmi les volumes en mains privées, un codex qui intéresse notre sujet. Après échange de courriers, il s'est avéré être conservé dans la collection du château de Burgsteinfurt, Schloß Fürst zu Bentheimsche Bibliothek, ms. 16. Ce manuscrit est un recueil de textes techniques (distillation, eaux thérapeutiques, médecine, vocabulaire médical, traité vétérinaire de maître Albrant, pseudo-Aristote *Secretum secretorum*, miscellanea médicaux) remontant au XVe siècle et qui porte le nom répété d'un certain Hermannus Dussel de Ordenbach (f. 1, 2, 63v, 78), sans doute son propriétaire, voire son commanditaire. Il inclut au feuillet 115r-v une pièce intitulée *Medicina aliarum bestiarum quadrupedum*. Ce très bref texte latin donne des prescriptions pour trois animaux d'élevage : vaches, moutons, porcs. En voici la transcription :

---

[55] Voir notre étude *La fauconnerie au Moyen Âge...* (citée note 20), p. 36-37.

[56] *Le grant kalendrier et compost des Bergiers, avecq leur Astrologie*, transcrit par Bertrand Guégan (réimpr. de 1926), Paris, Siloé, 1976.

[57] *Handschriftencensus Westfalen*, Münster, 1999, ms. signalé parmi les « Handschriften im Privatbesitz », p. 328 et *sq*., au n°745 ; ms. examiné sur place en juin 2010.

*Sequitur medicina aliarum bestiarum quadrupedum, scilicet bovorum (*sic*), vaccarum, porcorum etc.*

(1) *Si vacca vel aliqua bestia fuerit constipata* (f. 115v) *agrimonium pone ad collum eius et laxabitur cancer eius, scilicet vacce qu... bestie*

(2) *Si vacce moriuntur, contunde plantagium cum sale, et cum eo frica fortiter lingwam vacce quasi ad effusionem sanguinis, quod si biberit illud, bene evadet.*

(3) *Ut boves non moriantur, abrade plumbum et rasuram cum sale misce et da bobus commedere, et frica intus de.., in anno illo non moriantur.*

(4) *Ut oves non moriantur. Recipe grana sambuci matura et succum eorum cum furfure siliginis et sale conmisce, siccata pulveriza et de pulvere illo dabis ovibus per tres vices in anno et in hoc anno non moriuntur.*

(5) *Ut porci non infirmentur. Panem ordeacum mixtum cum plumbo da eis conmedere, et caput canis masculi calcinatum ieiunantibus eis da conmedere vel bibere.*

(6) *Contra infirmitatem porcorum, fac lixiviam de cynere et da infirmis pecoribus (*sic*) bibere, et postea ieiunent per tempus, et mirifice sanabuntur.*

(7) *Item porcis egrotis lentes assas, de mane da ieiunys conmedere.*

Et sic est finis huius operis.

Voilà donc un texte bien modeste, mais qui atteste malgré tout quelques interventions pour trois animaux d'élevage : vaches, moutons, porcs. On y recommande l'administration d'une substance végétale (aigremoine en 1, plantain en 2, suc de baies de sureau en 4, lentilles en 7) ou minérale (raclures de plomb en 3 et 5), soit en application externe (en 1) soit réduite et mélangée au pât (farine de seigle en 4) ; on note aussi le curieux usage d'une tête de chien mâle calcinée en 5 pour les porcs malades. Autant de remèdes simples, qui devaient être mémorisables sans difficulté, mais dont il est hasardeux d'estimer l'efficacité. Peut-être d'autres textes de ce type demeurent-ils à découvrir, mais ils sont sans doute rares.

Un auteur et lecteur bien informé : Pierre de Crescens

Nous terminerons notre parcours textuel par un auteur célèbre du début du XIVe siècle, Pietro de' Crescenzi, né vers 1230 à Bologne. Il est l'auteur d'un volumineux ouvrage d'économie domestique et rurale, le *Liber ruralium commodorum*, qu'il termina sur le tard et qui connut un grand succès, aussi bien en latin qu'en traductions italienne et française[58]. En 12

[58] *Petrus de Crescentiis (Pier de' Crescenzi). Ruralia commoda. Das Wissen des vollkommenen Landwirts um 1300*, ed. critique de Will Richter, 4 vol., Heidelberg, Universitätsverlag Carl Winter, 1995-2002.

livres, il traite du domaine agricole, des plantes, vignes, arbres, jardins potagers et d'agrément, des animaux de ferme, de la chasse et du calendrier agricole. Son exposé sur les animaux de la ferme, au Livre IX, passe en revue cheval, mulet, vache, mouton, chèvre, porc, chien, parc à animaux, étang, volaille et abeilles. Pour chacun d'eux, quelques indications thérapeutiques sont fournies, en proportions variables :

> Ch. 10-57, *De aegritudinibus equorum et cura ipsorum* : 47 chapitres
> Ch. 65, *De infirmitatibus boum et cura ipsorum :* 1 chapitre de 8 paragraphes
> Ch. 73, *De morbis ovium et cura ipsarum* : 1 bref chapitre, 3 maux et 1 renvoi
> Ch. 76, *De capris et hircis et haedis* : 1 paragraphe avec renvoi aux chevaux
> Ch. 77, *De scrofis, verribus et suibus* : pas d'allusion aux maux
> Ch. 78, *De canibus* : 1 paragraphe de 3 lignes

Concernant les soins au cheval, la source prioritaire est le traité latin de Jordanus Rufus, non cité explicitement mais abondamment copié pour sa thérapeutique. Pour les maux des bovins, Crescenzi cite deux fois Varron, sans que les passages soient de cette provenance, comme le précise l'éditeur. Mais il termine son chapitre par l'indication que les bœufs sont sujets à bien d'autres maux, que les « excellents maréchaux des bœufs » connaissent et peuvent soigner en raison de leur longue expérience :

> Ch. 65 par. 8 : *Possunt etiam aliae infirmitates accidere bobus, quas cognoscere possunt et curare noverunt optimi mareschalci boum, qui multis annis in talibus sunt experti.*

Au chapitre 67 débute un exposé sur les moutons, leur sélection, pâturage, accouplement, tonte, connaissance des âges, traite, maux, agneaux. Au chapitre 73, sur les maladies des moutons et leur soin, l'auteur mentionne les traitements pour trois maux puis conclut en référant aux « pâtres très experts » qui savent comment soigner leurs autres maux en s'y consacrant avec constance :

> *Possunt etiam eis accidere aegritudines, quas cognoscere et curare noverunt pastores expertissimi, qui totis temporibus suis in sola custodia exercentur et in talibus solummodo student.*

Au chapitre sur les chèvres et les boucs (76), l'auteur traite de leur nombre conseillé et de leur choix, puis énonce d'après Varron que ces animaux sont toujours fiévreux. Ils se blessent souvent, ce dont il faut les soigner « comme il a été dit en plusieurs chapitres au sujet du soin des blessures des chevaux » :

Ch. 76 par. 3 : *Sanas autem capras nemo promittat; numquam enim sine febre sunt, ut ait Varro. Accidit etiam saepe, ut in corporibus vulnerentur, eo quod inter se cornibus pugnant ac etiam sposis, id est spinosis locis pascuntur. Quibus subveniendum est, ut in curis vulnerum equorum dictum est plerisque capitulis.*

Pour ce qui est des chiens, envisagés au chapitre 78, il précise que certains les soignent avec des noix grecques triturées dans l'eau dont ils oignent les oreilles et les doigts, où ils attrapent souvent des mouches, ricins et poux :

Ch. 78 par. 6 : *Quidam nucibus graecis in aqua tritis perungunt aures et inter digitos, eo quod muscae et ricini et pulices ibi stare solent.*

Enfin, le chapitre sur les bergers termine par l'indication que le maître des troupeaux doit être un homme lettré, en état de prévoir les bonnes rations et de faire face à toutes autres tâches :

Ch. 79 : *Magister pecoris sine litteris idoneus non est, eo quod nec rationes dominicas conficere nec aliud quicquam recte facere potest.*

Ces divers extraits sont révélateurs pour notre sujet. Pierre de Crescens, bien au courant de la gestion des domaines ruraux, ne s'attarde pas à fournir de nombreuses prescriptions pour les maux des animaux d'élevage, à part pour le cheval dont la tradition vétérinaire écrite lui donnait les éléments utiles. Pour les bœufs, moutons et porcs, il renvoie aux hommes de terrain qui, au contact de leur troupeau, se perfectionnent et sont seuls à même de soigner les complications de santé. Son avis que le « maître des troupeaux » doit être lettré est à noter tout particulièrement et témoigne d'un souci de gestion avancée du métier.

Chevaux, faucons, chiens : à l'époque médiévale, ces trois cas dominent le spectre des animaux jugés prioritaires pour une pratique thérapeutique, à en juger par les traditions textuelles et la fortune manuscrite des traités spécialisés qui leur sont consacrés. Leur succession reflète une proportion décroissante de textes et de tradition textuelle et manuscrite : les chevaux viennent en tête, les chiens ferment la séquence. Nous sommes bien face à une triade socialement déterminée : on s'intéresse aux animaux qui sont les compagnons et les auxiliaires de la noblesse. Une évaluation factuelle des procédés et remèdes décrits dans ces textes reste délicate, et elle requiert des compétences qui vont bien au-delà de la maîtrise philologique. En tout état de cause ces procédés ne peuvent guère être mis à l'épreuve avec des animaux actuels, et ils doivent être lus face à l'horizon des textes de médecine humaine de leur époque[59]. Quant aux animaux d'élevage, qui peuplaient les villages et les campagnes, quelques textes lèvent un coin du voile, mais de façon fort limitée. L'historien pourrait ici se tourner vers d'autres horizons documentaires : certaines sources d'archives peuvent peut-être nous renseigner sur des mortalités consécutives à une épizootie, et il n'est pas exclu de bénéficier d'indices venant de l'archéozoologie, qui durant ces dernières années a parfois mis au jour des squelettes médiévaux d'animaux témoignant d'interventions humaines. Ce sont des apports épisodiques dont on ne peut que souhaiter qu'ils se multiplient, à la faveur de contacts accrus entre les disciplines. En tout état de cause, le sujet est loin d'être épuisé.

---

[59] Une thèse ayant pris ce parti, soutenue en 2015 à l'Université de Valencia, est à signaler pour les traités de fauconnerie catalans : OLMOS DE LEON Ricardo, *Los cuidados de las aves de caza. Estudio de la medicina de las aves a partir de los tratados castellanos de cetrería (Siglos XIII-XVI).*

Maux d'animaux, paroles d'hommes : panser et guérir dans les *Books of Husbandry* de la première modernité anglaise

Julie VAN PARYS-ROTONDI*

Influencés aussi bien par les agronomes grecs et romains qu'ils citent abondamment que par les publications de contemporains étrangers, telles que celles du botaniste français Jean Ruel[1], dont le *De Natura Stirpium,* publié en 1536, qui rencontra un franc succès Outre-Manche, les manuels d'agronomie anglais de la première modernité, ou *Books of Husbandry,* exposent les méthodes de culture, les pratiques et les connaissances en botanique les plus reconnues de leur époque. À la fois destinés à un lectorat instruit et à ceux qui travaillent la terre, ils se font ouvrages universels et didactiques en proposant une sélection de leçons traitant des maux observés, des remèdes prophylactiques ou curatifs destinés aux soins des hommes, de leurs animaux et de leurs terres. Structurellement, ces manuels sont des ouvrages à spectre large qui tracent les premières lignes de ce qui prendra rapidement la forme de l'almanach. Véritables livres de savoir-faire et de savoir moral, ils rappellent au lecteur l'importance d'être un bon chrétien, un bon voisin et comment le demeurer. Sur cet aspect, ces ouvrages peuvent être considérés comme les héritiers des livres d'heures médiévaux, à l'image des manuels de dévotion privés qui en découlèrent à la Renaissance. Tout à tour recueils de proverbes ou *vademecum* rassemblant les méthodes de prédiction météorologique, ces publications mêlent techniques ancestrales et procédés nouveaux dans une optique de diffusion apportée par l'avènement de l'imprimerie à caractères mobiles quelques décennies auparavant. À une époque où pratiques ésotériques et scientifiques se confondent encore, les sections dédiées à la santé humaine et animale s'enchevêtrent pour faire apparaître tantôt des recettes médicinales, tantôt des séries d'oraisons visant à implorer la clémence divine ou recherchant la grâce et le salut. Poisons et potions côtoient ainsi les chapitres dédiés à la prière dans une Angleterre bercée par les idées de la Réforme depuis la fin des années 1510. À travers une sélection de manuels d'agriculture anglais représentatifs de la période,

---

* Maître de conférences en civilisation britannique, Université de Clermont Auvergne, Membre de l'IHRIM UMR 5317. Je tiens à remercier le docteur vétérinaire Annelise Binois-Roman pour ses conseils en anatomie, physiologie et pathologies animales ainsi que pour la relecture de mes traductions. Toute erreur ou omission ne serait imputable qu'à moi-même.

[1] Jean Ruel (1474-1537), né à Soissons, était aussi médecin et auteur d'une traduction latine de Dioscoride.

cette étude propose d'analyser la place de l'animal, les techniques et les soins qui lui sont prodigués, tout en abordant la question de la douleur dans ces publications. Ainsi, la présentation et la place de ces ouvrages dans le paysage intellectuel anglais servira de prémices à la mise en lumière de quelques pathologies observées et les traitements proposés par les auteurs pour évoquer, enfin, la question de la souffrance telle qu'elle est abordée, en creux, dans ces ouvrages.

Que sont les *books of husbandry*, ces ouvrages venus d'outre-Manche ?

Les titres tirés du corpus qui intéresse cette étude furent publiés entre 1508 (date de publication du premier ouvrage anglais imprimé connu) et 1607. Alors qu'il est aisé de les penser intégralement pétris de tradition orale, ces ouvrages se veulent, si l'on en croit leurs auteurs, ouvertement scientifiques et par conséquent inspirés des auteurs les plus recommandables. Ainsi, dès les premières pages, il est fait mention des noms de Galien (129 - v. 201) Columelle (4 - 70) ou encore Palladius (Ve siècle)[2]. Au-delà, les auteurs s'inscrivent dans le sillon creusé par les travaux de Pierre de Crescens au XIIIe siècle[3]. Le contexte politique leur était favorable en raison de la disposition de certains monarques Tudor, particulièrement Henri VIII (r. 1509 - 1547) et Elisabeth Ière (r. 1558 - 1603) lesquels, conscients des enjeux sociétaux nouveaux, firent promulguer plusieurs lois visant à préserver l'environnement[4]. Ceci permet d'observer, à la fois, le souhait des auteurs de contribuer au débat intellectuel porté par l'humanisme et un fort désir de théoriser les pratiques agricoles en tant que science. Ils devinrent rapidement un succès de librairie en dépit de leur coût relativement élevé[5] pour la période (aux alentours de 1 shilling 8 pences, soit l'équivalent de trois jours de travail pour un paysan[6]). Malgré cet engouement, ils constituent une source d'étude longtemps délaissée alors même qu'ils contribuent pleinement au débat sur la nature. En effet, ils furent longtemps considérés par les études littéraires comme une forme mineure et la critique leur préféra John Donne ou John Milton dont les regards poétiques et philosophiques sur la symbolique des jardins nourrirent

---

[2] Voir, par exemple, la préface de HILL Thomas, *The Gardener's Labyrinth, Contayning a Discourse of the Gardeners Life* [...], Londres, Henry Bynneman, 1577.

[3] PIETRO DE' CRESCENZI (1233-1320), *Ruralium commodorum opus*, 1304/5 - 1309, Petrus de Crescentiis (Pier de' Crescenzi), *Ruralia commoda: das Wissen des vollkommenen Landwirts um 1300*, ed. Will Richter, Reinhilt Richter-Bergmeier, Heidelberg, Winter (Editiones Heidelbergenses, 25, 26, 27, 30), 4 t., 1995-2002.

[4] Une loi contre la chasse illégale du lièvre (*Act against Unlawful Hunting the Hare*) fut promulguée en 1512 et une proclamation veillant à la pollution des eaux (*Proclamation Enforcing the Statute against Water Pollution*) fut publiée en 1590.

[5] Voir JOHNSON Francis R., « Notes on English Retail Book-prices, 1550-1640 », *The Library*, Fifth Series, 5-2, Sept. 1950, p. 83-112.

[6] CLARK Gregory, « The Long March of History: Farm Wages, Population, and Economic Growth, England 1209-1869 », *The Economic History Review*, N. S., 60-1, 2007, p. 97-135.

la pensée. De même, ils furent boudés par les historiens qui se sont davantage intéressés aux conséquences sociales de la peste noire et à la révolution agricole du XVIIIe siècle en Angleterre, reléguant ainsi au second plan ce type de contributions[7].

Ces ouvrages au format réduit se voulaient fonctionnels, pouvaient aisément se glisser dans une poche, et étaient ainsi susceptibles d'être emportés au champ comme au jardin[8]. À l'image des almanachs, ils proposent généralement une organisation saison après saison, souvent de septembre à août, tout en offrant un sommaire détaillé des points abordés, ce qui laisse à penser qu'ils circulaient de main en main et se réutilisaient aisément d'une année sur l'autre. Cette structure, à la fois chronologique et thématique, permet un affichage des conseils destinés au soin de la terre, des animaux et des hommes, proposés dans les sous-titres de chapitres, fournit au lecteur un accès rapide à l'information souhaitée. Le lecteur retrouve une composition majoritairement identique d'un ouvrage à l'autre : une page de titre, un prologue qui contient les choix « raisonnés » de l'auteur (le terme « selected » revient régulièrement), la présentation des sources permettant de donner d'emblée un tour scientifique à la publication. Vient enfin l'exposition des chapitres à visée technique où la part belle est donnée, sans surprise, à l'utilisation de la charrue, diverses méthodes de semailles, maîtrise de la semaison et amendement raisonné. L'on trouve également des renvois plus ou moins nombreux aux techniques destinées au soin des animaux de la ferme (bovins, ovins et chevaux), les propriétés inhérentes aux animaux sauvages ou domestiqués (bison, lièvre, renard, bœuf, âne et, étonnante surprise, le lion[9]). Quelques passages surprendront le lecteur tel qu'un chapitre dédié aux caractéristiques des animaux de la ferme qui fait apparaître, à la suite des qualités propres à l'âne, une description des propriétés et particularités attendues des femmes[10]. Le soin des abeilles y est

---

[7] Sur cette question, GRAU-SOLOGESTOA Idoia, ALBARELLA Umberto, « The 'long' sixteenth century: a key period of animal husbandry change in England », *Archaeological and Anthropological Sciences*, 11, 2019, p. 2781-2803 https://doi.org/10.1007/s12520-018-0723-6.

[8] SALTER Elisabeth, *Popular Reading in English, c. 1400-1600*, Manchester, UP, 2012, p. 152.

[9] Texte original : « 74. The. IIII. properties of a lyon. The fyrste is, to haue a brode breste; the seconde, to be styffe-docked; the thyrde, to be wylde in countenaunce; the fourthe, to haue foure good legges. », « 74. Les quatre propriétés du lion. La première est d'avoir le poitrail large ; la seconde, avoir le derrière raide ; le troisième, avoir une face sauvage ; le quatrième, avoir quatre bonnes pattes » (sauf indication contraire, les traductions sont les miennes), FITZHERBERT John, *The book of Husbandry: Imprinted at London in Fletestrete in the house of Thomas Berthelet, nere to the condite at the sygne of Lucrece*, 1533, fol. 44.

[10] Texte original : « 79. The. X. properties of a woman. The fyrst is, to be mery of chere, the seconde, to be well paced, the thyrde, to haue a brode foreheed, the fourth, to haue brode buttockes, the fyfthe, to be harde of warde, the syxte, to be easye to lepe vppon, the VII. to be good at a longe iourneye. the VIII. to be well sturrynge vnder a man, the IX. to be alwaye besye with the mouthe ; the tenth, euer to be chowynge on the brydell », « 79. Les dix propriétés d'une femme. La première, est d'être de bonne humeur, la seconde, de marcher à une allure rapide, la troisième, d'avoir un large front, la quatrième, d'avoir un large fessier, la

largement abordé et maints conseils sont proposés en vue de leur élevage à la campagne aussi bien qu'en ville. Enfin, ces manuels proposent couramment un inventaire des techniques de greffages et de soins destinés à la culture des arbres fruitiers ; le jardin d'ornement et le jardin des simples, étant communément réservés aux femmes, ne sont pas abordés dans les pages qui nous intéressent. Une série de leçons de « savoir-être » dans lesquelles chaque catégorie du milieu agricole se retrouve en constituent fréquemment la conclusion. Selon les publications, ces leçons sont nommément destinées aux domestiques, aux ouvriers agricoles (« labourers ») et / ou au fermier. Certaines pages se font manuels de gestion de la vie maritale car, ne l'oublions pas, « husbandry » est un dérivé de « husband »[11] : l'époux et l'homme de la maisonnée qui assure les travaux pour le maintien et la survie de celle-ci. Outre le contenu, l'une des forces de ces manuels réside dans le fait qu'ils sont maniables, réutilisables à merci en ce sens qu'ils proposent des séries de conseils, notamment destinés à former (ou réformer) l'épouse et, moins souvent, le mari, mais s'attardent pour la plupart sur l'éducation du chrétien. Il n'est alors pas rare d'y trouver quelques passages abordant la question de la prédication, la prière et l'introspection du croyant ce qui, compte tenu du contexte religieux dans l'Angleterre de la période est bien peu étonnant. En d'autres termes, outre les conseils techniques liés aux soins des plantes et des animaux, ces ouvrages s'attardent sur le soin moral et l'importance d'être un bon mari, une bonne épouse et un bon chrétien. Visuellement, ils peuvent proposer quelques planches, habituellement présentes dès la page de titre et qui rappellent celles trouvées dans les travaux de Pierre de Crescens. C'est le cas du *Boke of husbandry* publié en 1508, vraisemblablement le premier ouvrage de ce type imprimé en Angleterre et qui montre le fermier à l'œuvre avec ses bœufs au champ. De même, la gravure de l'ouvrage de John Fitzherbert (?-1531) présente le paysan au champ maniant habilement la charrue, preuve portée par les sillons qui se dessinent à perte de vue[12]. Ce sont, par ailleurs, des gravures généralistes qui émaillent ce type de publications, indiquant la bonne mise en espace du jardin[13] ou encore, l'organisation d'un « knot garden », un jardin d'entrelacs, pour lequel le jardinier se fait dessinateur. Enfin, bien que les propriétés préventives et curatives des plantes soient

---

cinquième, d'être résistante, la sixième, d'être facile à enjamber, la septième, de bien supporter les longs voyages. la huitième, de bien se secouer sous un homme, la neuvième, de toujours occuper sa bouche ; la dixième, de toujours mâcher la bride », FITZHERBERT, *op. cit.*, fol. 45. L'analogie femme / cheval se rencontre souvent dans les publications de la période.

[11] *Oxford English Dictionary*, Etymology et 1.† a.

[12] FITZHERBERT, *Here begynneth a newe tracte or treatyse moost p[ro]fytable for all husba[n]de men and very frutefull for all other persones to rede, newly correcte [sic] [and] amended by the auctour, with dyuerse other thynges added thervnto*, London, In Southwarke, at the sygne of the wodowes, by Peter Treuerys, 1530.

[13] HILL, *op. cit.*, p. 1.

longuement exposées, les informations portent davantage sur les techniques de culture que sur la botanique, comme en atteste la rareté des supports iconographiques. En effet, la botanique anglaise en était encore à ses balbutiements, et les publications de William Turner (1508 ? - 1568), considéré comme le père de la botanique en Angleterre, n'étaient pas nécessairement aisément accessibles en raison de son exil sur le continent[14]. Lorsqu'elles sont présentes, les gravures ne s'attardent sur aucun détail, les auteurs estimant certainement que leurs lecteurs avaient une connaissance suffisante de la flore pour que nul n'ait besoin de la représenter[15]. Les renvois aux vertus curatives des plantes viennent largement étayer les propos avancés par les auteurs qui semblent s'intéresser jusqu'à à leurs applications en médecine humaine alors même que l'ouvrage concerne ouvertement les animaux de la ferme. Les pathologies animales les plus courantes restent malgré tout observées et décrites dans des passages qui leur sont dédiés et à leurs possibles traitements.

Maux animaux et paroles d'hommes

La majorité des renvois aux pathologies dont peuvent souffrir les animaux domestiques se trouve dans les ouvrages de John Fitzherbert et Barnabe Googe (1540 - 1594). En effet, John Fitzherbert dresse minutieusement la liste des affections décrites par les Anciens des maux qu'il a rencontrés chez ses propres bêtes, mais également ceux dont on lui a rapporté le cas. Dans un chapitre sobrement intitulé « The diseases and sorance of horses » (« Les maladies et maux des chevaux »), il se présente comme un vendeur de chevaux désireux de partager ses connaissances quoique sa démarche, précise-t-il, l'expose à une perte d'argent potentielle, tout conseil valant monnaie :

> « Nowe it is to be knowen, the soraunce and dyseases of horses, & in what partes of theyr bodyes they be, that a man maye the rather perceyue them. And howe be it, that it may be against my profyt, yet I wil shewe you suche as cometh to my mynde. »[16].

[14] Turner publia *Libellus de re herbaria novus* en 1538, *The Names of Herbes* en 1548 puis *A New Herball* qui parut en trois volumes entre 1551 et 1568. On peut imputer le retard de l'Angleterre dans ce domaine aux conflits religieux qui ont bousculé le pays au XVIe siècle. En effet, William Turner, protestant féroce, passa une partie de sa vie en exil sur le continent en raison des persécutions religieuses dont il était victime.

[15] L'unique planche présente dans l'ouvrage de HILL, *op. cit.* Elle est utilisée pour illustrer les méthodes de semailles du chardon.

[16] « Les maux et les maladies des chevaux. Maintenant, doivent être connus de tous, les maux et maladies des chevaux, où qu'ils se trouvent sur leur corps, tels qu'un homme peut les percevoir. Et comment, même si je n'en tirerai pas profit, je vous montrerai ce qui me vient à l'esprit », FITZHERBERT, *op. cit.*, fol. 45.

Or, s'il s'attarde à décrire les maux, la plupart du temps, il ne les définit ni ne propose de traitement. Malgré une posture didactique clairement annoncée, il s'en tient à une description des symptômes sans distinguer les types d'affections. Ainsi, le terme « disease » (la maladie) peut renvoyer indistinctement à une maladie ou à une blessure. Il aborde, par exemple la question de la blessure au genou du cheval, dont il affirme qu'elle fait partie des blessures les plus bénignes qui soient, et qu'il qualifie de « soraunce »[17]. Ce terme, dorénavant obsolète, que l'on peut traduire par *mal*, était majoritairement utilisé à cette époque pour faire référence aux pathologies présentes chez les chevaux. Son étymologie se trouve à la croisée entre l'adjectif *sore* (qui exprime un état douloureux) et « grievance »[18] (le grief, la blessure). Dans l'exemple suivant, il amalgame ainsi maladie et blessure : « A splent is the leaste soraunce that is [...] And many men take vpon them to mende it, and do payre it. »[19]

De même, alors qu'on n'observe aucune tentative de classification des types de maux, on distingue une maigre ébauche de gradation de la sévérité desdits symptômes, allant de légère à incurable. Pour lui, les vers intestinaux, par exemple, sont la manifestation d'une maladie sans gravité. Dans l'extrait suivant, il affirme que « the wormes is a lyght dysease » (« les vers sont une maladie légère »). Le lecteur notera, au passage, l'utilisation du verbe être au singulier qui indique que la formulation « les vers » est utilisée pour désigner le nom de la maladie.

> « The wormes is a lyght dysease, and they lye in the greatte paunche, in the belye of the horse, and they are shynynge, of colour lyke a snake, syxe inches in lengthe, greate in the myddes, and sharpe at bothe endes, and as moche as a spyndel, and wyll sone be kylde »[20].

L'étranguillon, une angine qui frappe les chevaux, appartient, pour Fitzherbert, à la catégorie des maladies légères même si, reprend-il, celle-ci rend l'animal bien malade au point de le mettre en danger et le tuer.

> « Stranguelyon is a lyght dysease to cure, and a horse wyl be very sore sycke therof, and cometh of a chafynge hote, that he swete, and after it wyll ryse and swell in dyuers places of his body, as moche

[17] *Oxford English Dictionary,* « a. † sorance, n. A sore, or a morbid state producing a sore, in an animal, esp. in a horse. »

[18] *Oxford English Dictionary*, « grievance, n. † **4.** A disease, ailment, hurt. *Obsolete*. »

[19] « Le couronnement est le mal le plus bénin qui soit [...] et nombre d'hommes s'attachent à le soigner et y parviennent. », FITZHERBERT, *op. cit.,* fol. 45.

[20] « "Les vers" est une maladie légère, ils demeurent dans la grande panse à l'intérieur du ventre du cheval, brillent, et sont de la même couleur que le serpent. D'une longueur de six pouces, plus larges au milieu et effilés aux deux extrémités comme un fuseau, ils meurent rapidement. », FITZHERBERT, *op. cit.,*1533, fol. 47.

as a mannes fyste, and wyll breake by it selfe, if it be kepte warme, or els is there ieoperdy. »[21].

Il se tourne enfin vers les maladies alors difficilement guérissables voire incurables, qualifiées de maladies diaboliques contre lesquelles l'homme est quasiment impuissant. Ainsi, la nécrose de la langue est-elle décrite comme le deuil de celle-ci : « The Mournynge of the tonge is an yll dysease, and harde to be cured[22] ». Ailleurs, il fait référence au « deuil de la colonne vertébrale » comme à une maladie incurable, alors même que, selon lui, la cause pourrait être accidentelle :

> « Mournynge on the chyne is a dysease in curable, and it appereth at his nosethryll lyke oke water. A glaunder, whan it breaketh, is lyke matter. »[23]

Si cette description laisse à penser qu'il s'agit de la morve, maladie infectieuse hautement contagieuse qui touche principalement les chevaux, l'aspect accidentel de la cause donnée par l'auteur ne permet pas de déterminer catégoriquement la pathologie en question. Lorsque les pathologies ne sont pas uniquement causées par un élément extérieur, elles peuvent émaner, selon Fitzherbert, du corps de l'animal lui-même. Il décrit une maladie parasitaire dorénavant connue sous le nom de cœnurose, ou tournis qui atteint le cerveau de l'animal. Sans être en mesure d'en déterminer l'origine, il propose un long développement dans lequel il précise comment en reconnaître les manifestations: les bêtes perdent l'équilibre, tournent sur elles-mêmes (d'où le terme anglais *turn*), mordent leur propre chair ou refusent de manger. Il propose ensuite une méthodologie détaillée visant à effectuer une trépanation et extraire des larves du cerveau de la bête en précisant que cette méthode ne fonctionne, d'expérience, jamais sur les brebis[24]. La mention de la brebis se révèle intéressante car, selon Fitzherbert, sa valeur et bien plus grande que celle des autres animaux de la ferme, notamment la vache, puisqu'au-delà de sa chair ou de son lait, le paysan peut bénéficier de l'exploitation de sa laine[25].

---

[21] « L'étranguillon est une maladie légère, et un cheval peut en être très malade. Il provient d'un coup de chaud, qu'il [le cheval] évacue en transpirant, et après que l'étranguillon a soulevé et fait gonfler la peau à divers endroits de son corps, autant que le poing d'un homme, il se rompt seul si on le maintient au chaud et la fièvre cessera d'elle-même, sinon il y a péril. », FITZHERBERT, *op. cit.,* fol. 46.

[22] « Le deuil de la langue est une maladie diabolique et difficile à guérir. », FITZHERBERT, *op. cit.,* fol. 45.

[23] « Le deuil sur la colonne est une maladie incurable qui apparaît dans les narines comme de l'eau épaisse. La morve, lorsqu'elle se brise, présente une matière semblable à une matière épaisse. », FITZHERBERT, *op. cit.,* fol. 46.

[24] *Ibid.,* fol. 37.

[25] *Ibid.,* fol. 27.

Par ailleurs, lorsqu'il n'est pas occupé à prodiguer des soins curatifs, le bon *husbandman* doit prémunir ses bêtes des maladies les plus courantes. Les auteurs n'ont de cesse de rappeler que le *husbandman* est celui qui protège famille et troupeaux et prend soin avec diligence aussi bien des siens que de son exploitation. En 1577, dans une traduction augmentée de l'ouvrage de Conrad Heresbach[26], *Four books of husbandry*, le poète et traducteur anglais Barnabe Googe (1540-1594) présente le bon berger comme celui qui prête attention à et veille fermement sur ses ouailles, tout comme le bon bailli doit tenir ses agents d'une main de fer :

> « And as a carefull shepheard earlie carying out his sheepe, and bringyng them home late, looketh that he leaue none of his flocke behinde him: so likewyse ought a good Bailiffe to carrie out his men, and to haue good regard ouer them. »[27].

Plus loin, dans un passage dédié aux soins physiques, il insiste sur l'importance de la constance et la régularité des attentions portées aux bêtes, notamment aux bovins, et souligne l'importance du soin comme mode de prévention :

> « [Y]ou must alwayes haue a speciall regard vnto them, and to ouerlooke them in the night, specially, yf there be any Kine amongest them with Calfe. […]
>
> And therefore you must spare no litter, specially when they come from labour, to rubbe them, and drye them, stroking them with your handes, and raysing the hyde from the fleshe, which wyll do them great good. In comming from worke, or out of the pasture, you must wash their feete wel with water, before you bring them into the house, that the durt and filth cleaning to them, breede no diseases, nor soften their hoofes. Beware of too much cold, or heate, for too much of either, filleth them with diseases. You must take heede they be not chaste, nor chafed vp and downe, specially in hotte weather, for that bringeth them to a Feauer, or causeth them to haue a Flixe. Take heede also, that there come neyther Swyne, nor Poultry neare their stalles, for both of them with theyr dounging poysoneth the beast. The dounging of a sicke Swine doth breede the Pestilence, or Murraine amongest cattell »[28].

---

[26] Conrad Heresbach (1496-1576) était un réformateur, calviniste, humaniste, philologue et homme politique rhénan.

[27] « Et comme un berger attentionné entend tôt soigner ses moutons et les ramener tard à la maison, il vérifie qu'il ne laisse aucun de ses troupeaux derrière lui : de même, un bon bailli doit prendre soin de ses hommes et les considérer avec bienveillance », GOOGE Barnabe, *Foure bookes of husbandry*, fol. 15.

[28] « [V]ous devez toujours avoir un égard particulier pour eux, et les surveiller la nuit, spécialement s'il y a des vaches gestantes [...] Et par conséquent, vous ne devez épargner aucune litière, spécialement lorsqu'elles rentrent du travail, pour les frotter et les sécher, les caresser de vos mains et soulever la peau de la chair, ce qui leur fera le plus grand bien. En rentrant du travail, ou hors du pâturage, vous devez leur laver les pieds à l'eau, avant de les amener dans la

L'intérêt accordé à l'hygiène, absente chez Fitzherbert, devient véritablement prégnant dans les propos de Googe qui insiste sur le fait que la saleté provoque les maladies chez l'animal et que le soin et le bien-être sont essentiels. Cependant, ni chez Fitzherbert ni chez Googe, on ne trouve trace des réactions de l'animal en situation de maladie, en cas de blessure ou lors des séances de soin. Hormis les symptômes, tout questionnement sur les réponses de l'animal face à la maladie et, notamment, les manifestations de la souffrance semblent superflues et délibérément passées sous silence. Même lorsque les descriptions des symptômes sont détaillées et qu'un traitement est proposé, à aucun moment la souffrance de l'animal ne semble constituer un quelconque obstacle au traitement. L'exemple de la trépanation est éclairant car le processus semble s'administrer simplement. Or, bien qu'il soit fermement attaché et contraint, il est aisé d'imaginer l'animal se débattant sous le coup de la douleur. Il convient par conséquent de s'interroger sur la conception des sensations chez l'animal et précisément celle de la souffrance dans ces ouvrages : pour ces auteurs, la souffrance animale est-elle considérée comme telle ? Si c'est le cas, constitue-t-elle un encouragement à modifier l'attitude du fermier dans ses pratiques ou est-elle perçue uniquement comme un frein aux soins ?

Les *Books of Husbandry* : miroirs brisés de la souffrance animale?

Si *pain* renvoie plus volontiers au tracas du fermier (« painefull trauayles », « most paineful and troublesome businesse »[29]), ce terme peut renvoyer aussi bien à la douleur causée ou à la pénibilité du travail infligé à la bête (« It is a great labour and payne to the oxen to go to harrow »[30]), alors que les termes *hurt* et *sorance* désignent effectivement la souffrance physique. Les ouvrages peuvent évoquer la douleur de l'animal sans pour autant la décrire mais proposent bien peu de méthodes pour la soulager. Les souffrances que les auteurs semblent entendre et accepter comme telles sont celles qu'ils associent aux souffrances ressenties par l'homme dans un contexte bien particulier car, si la pathologie dont souffre l'animal ressemble à une pathologie humaine, alors la souffrance semble réelle et reconnue. Googe propose un traitement pour soulager les douleurs liées aux coliques,

maison, afin que la saleté et la crasse ne leur causent pas de maladies, ni ne ramollissent leurs sabots. Méfiez-vous de l'excès de froid ou de chaleur, car trop de l'un ou de l'autre les couvre de maladies. Vous devez prendre garde qu'elles ne soient pas frottées, ni irritées en haut et en bas, spécialement par temps chaud, car cela leur donne de la fièvre ou provoque des diarrhées. Veillez aussi à ce qu'il n'y ait ni cochon ni volaille près de leurs étables, car tous deux, avec leurs déjections, empoisonnent les bêtes. Les déjections d'un porc malade engendrent la Peste, ou la morine, chez les bovins. », GOOGE, *op. cit.*, p. 129 v.

[29] « Un travail des plus tracassants », GOOGE, *op. cit.*, p. 7 v. ; « un ouvrage des plus gênants », GOOGE, *op. cit.*, chap. « The Epistle to the Reader », 1577, [s.p].

[30] « Herser est un travail infini et pénible pour les bœufs », FITZHERBERT, *op. cit.*, fol.12 b.

dans ce contexte le terme *pain* est utilisé en référence à la douleur de l'animal :

> « The Collick, or paine in the belly, is put away in the beholding of Geese in the water, specially Duckes (as you said before.) of Horses: for the sight of the Ducke, as *Vegetius* and *Columella* say, is a present remedy to this beast. »[31].

De même, Fitzherbert évoque amplement le piétin, cette attaque bactérienne des pieds des ovins et caprins (dorénavant bien connue) causant de vives douleurs à l'animal, au point de l'empêcher de marcher. Il propose une description éclairante de la conduite à tenir pour soulager la bête :

> « There are ſome ſhepe that haue a worme in his fote that maketh theym to halte. Take tha ſhepe & loke betwen his clefe, there is a lytell hole as moch as great pynnes heed and therin groweth v or ſixe blacke heres an inch long take a ſharpe poynted knyfe and ſlyte the ſkynne a quarter of an inch long aboue the hole & as moche beneth [...] and there wyll come out a worme lyke a pece of fleſh nigh as moche as a lytell fynger. »[32].

Le piétin[33] était alors considéré comme une forme de goutte chez l'animal dans la mesure où ses manifestations physiques ressemblent à celles rencontrées par l'homme touché par cette maladie. À ce titre, l'un des critères auxquels il faut prêter attention avant d'acheter un cheval, affirme Googe, se traduit dans les manifestations physiques de ce qu'il pense être la goutte et qui ôte toute valeur marchande à l'animal : « The legges & the thyes sith they are the standardes of the body, they ought to be euen, straight, and sound, not gouty, with much fleshe and vaynes[34] ». Il rappelle, par ailleurs, les enseignements d'Aristote, qu'il cite explicitement, et affirme qu'un cheval peut contracter autant de maladies qu'un humain ou qu'un

---

[31] « La colique ou douleur dans le ventre du cheval s'éloignent en lui faisant voir des oies dans l'eau, particulièrement des canards (tel que vous l'avez déjà dit), car comme le disent Végèce et Columelle, la vue du canard est un remède pour cette bête », GOOGE, *op. cit.*, p.131.

[32] « Il y a des moutons qui ont un ver dans le pied qui les force à s'arrêter. Prenez ce mouton et regardez entre ses onglons, il y a là un petit trou gros comme la pointe d'une aiguille, c'est là que grandit un groupe de cinq ou six poils noirs de la longueur d'un pouce. Prenez un couteau pointu bien aiguisé et tranchez la peau d'un quart de pouce sur la longueur au-dessus du trou et tout autant en dessous. Et de là sortira, un gros ver, qui ressemble à un morceau de chair gros comme le petit doigt. », FITZHERBERT, *op. cit.*, 1523, fol. 31b.

[33] Le piétin consiste en la pourriture des onglons des ovins et des caprins causée par une bactérie hautement contagieuse et qui se traite grâce au parage des pieds, la désinfection et l'administration d'antibiotique. Voir https://www.alliance-elevage.com/informations/article/le-pietin-une-maladie-multifactorielle.

[34] « Les jambes et les cuisses sont les standards du corps. Elles doivent être de taille égale, droites et saines, dénuées de goutte, bien charnues et les veines doivent être visibles », GOOGE, *op. cit.*, p. 113.

chien et qu'il peut tout aussi bien être touché par les mêmes maux. Il ajoute que le chien peut développer trois maladies, la folie, l'angine et la goutte : « dogges are cheefely troubled with three diseases, madnesse, Quinsy, and the Goute »[35]. De nombreux manuels s'attardent sur cette pathologie sans en comprendre réellement les mécanismes et leurs auteurs se désolent que, de mémoire d'homme, aucun remède n'ait jamais été mis au point. C'est le cas de Fitzherbert qui affirme qu'aucun dénouement heureux n'ait jamais été apporté aux bêtes atteintes de ce mal : « And I knewe never manne who could helpe it or fynde remedye. »[36].

On assiste ainsi à une ébauche de réflexion sur la gestion des souffrances incapacitantes alors que la souffrance de l'animal ne semble pas être prise en compte comme telle si ce n'est qu'elle génère une incapacité du mouton à marcher. De même, Googe s'attarde sur le comportement du cheval qui traduit la douleur qu'il ressent. Ainsi, si le cheval se débat, c'est signe de gêne selon Googe qui parle de « défaut » dans le pied (*fault* in the foote) De l'extrait ci-dessous, le lecteur retiendra les renvois multiples aux signes de la douleur (c'est moi qui surligne) :

> « After their iourney, see you searche their feete well, **suffering** no grauel, nor filth to remayne therein, you shal well refreashe their hoofes with the oyntment aforesayde. The ioyntes, or the pasternes, woulde be well bathed after their trauaile with warme wine, or an egge or two would be thrust into their howfes, the legges them selues would be washed, with warme beere, or some like bath. **If the Horse thrust out one of his feete**, and **stand not euen, it is a signe of some fault in the foote: the Horse halteth**, eyther by reason of the spoyling of his hoofe in iourney, or **by yll showing,** [...]. **The signes of it be,** yf he holde vp his foote, which yf you doo pare him to the quicke, and where you perceiue it to looke blacke, open it, and let out the matter: **if he be hurt inward**, and standeth but on his toe, **it sheweth the fault to be in his hoofe**: but yf he treade equally with his foote, it declares **the greefe** to be some other where, then in his hoofe: yf in his haulting he bowe not his ioyntes, **it is a signe the sore.** »[37].

---

[35] « Les chiens sont majoritairement touchés par trois maladies, la folie, l'angine et la goutte », GOOGE, *op. cit.,* 1577, p. 113.

[36] « Je ne connais aucun homme capable de l'empêcher ni d'en trouver le remède », FITZHERBERT, *op. cit.,* 1523, p. 39 r.

[37] « Après leur voyage, veillez à bien observer leurs pieds, en ne laissant ni gravier, ni saleté à l'intérieur, vous rafraîchirez bien leurs sabots avec l'onguent précédemment mentionné. Les articulations, ou les pâturons, seront bien nettoyés après leur travail avec du vin chaud, ou un œuf ou deux seraient enfoncés dans leurs sabots, les jambes elles-mêmes seront lavées, avec de la bière chaude, ou quelque sorte de bain. Si le cheval donne un vif coup de pied et qu'il est instable, c'est signe d'un défaut dans le pied : le cheval s'arrête, soit à cause de son sabot abîmé au cours du voyage, soit par mauvaise volonté, ou à cause d'un problème de santé [...]. Les signes en sont, s'il lève le pied, si vous le lui parez jusqu'au vif, et si vous voyez qu'il semble noir, ouvrez-le et laissez sortir la matière : s'il est blessé à l'intérieur et ne se tient que sur son orteil, cela montre que le défaut se trouve dans son sabot : mais s'il marche sur son pied

Alors que la douleur est effectivement reconnue et acceptée par Googe, ce qui n'est pas le cas de Fitzherbert, celle-ci semble malgré tout étonnamment silencieuse. En effet, on ne trouve nulle part ni référence aux cris ni aux hurlements de la bête alors qu'il est aisé d'imaginer que dans les exemples cités, notamment la trépanation du mouton, combien l'animal se débat et exprime sa douleur par des pleurs, des cris ou autres gémissements. Enfin, Gervase (ou Jervis) Markham, auteur prolifique dans le domaine de la tenue de la maison et de la ferme publia, en 1623, un ouvrage dédié au dressage des chevaux intitulé *Markhams maister-peece*. Il y fait remarquer que, selon de nombreux maréchaux-ferrants, les chevaux sont dépourvus de cerveau, idée à laquelle il adhère pleinement puisque, expose-t-il, il a lui-même autopsié plusieurs chevaux morts sans ne jamais rien observer. Il en conclut la totale stupidité de cet animal, laquelle fait de lui un être destiné à être dompté. Or, s'il ne reconnaît aucune intelligence au cheval, il s'émeut de le voir souffrir[38]. Dans un ouvrage publié en 1607, il avait déjà résolument regretté les douleurs infligées au jeune poulain pendant la castration et estimé que celui-ci devait être âgé d'au moins deux ans pour être en mesure de supporter physiquement l'intervention :

> « which in truth is a very good, sure, and tollerable time, because at that age a Coltes stones will be come downe, and hee is of good strength and abilitie to indure both the griefe and torment, yet I doe not holde it the best and choycest time of all, for that purpose: because the longer that a Colt goes vngelt, the thicker and fatter his head will growe: his crest also will be thicke and heauie, and the act it selfe by reason of the toughnesse and hardnesse of the strings and cordes, will be both more dangerous and more painefull. »[39]

Avec ce dernier point, Markham reconnaît l'animal comme un être sensible résolument en mesure de ressentir la douleur. Il déplore ainsi ce qu'il appelle le « martyre tyrannique » de ces chevaux qui souffrent des féroces sessions de dressage, emplies de cruauté et de punitions brutales (« tyrannicall martyring of poore horſes[40] »). La douleur associée au danger de perdre l'animal donne lieu à une réflexion sur l'inutilité de cette

d'aplomb, cela montre que le grief se trouve ailleurs que dans son sabot : si dans son déplacement, il ne plie pas les articulations, c'est un signe de douleur »), GOOGE, *op. cit.,* p. 123.

[38] MARKHAM Gervase, *Markhams maister-peece ...,* p. 61.

[39] « Ce qui en vérité est un très bon moment, sûr et tolérable, car à cet âge, les testicules du poulain tomberont, et il est suffisamment fort et capable d'endurer à la fois le chagrin et le tourment, mais je ne le tiens pas le meilleur moment de tous, à cette fin : parce que plus un poulain reste entier, plus sa tête grossira et deviendra grasse : sa crinière aussi sera épaisse et lourde, et l'acte lui-même en raison de la résistance et la dureté des ficelles et des cordes, sera à la fois plus dangereux et plus douloureux », MARKHAM Gervase, *Cauelarice, or The English horseman,* p. 68.

[40] « Le martyre tyrannique des pauvres chevaux », MARKHAM, *op. cit.*, p. 85.

souffrance. Avec Markham, une forme d'empathie, quoiqu'intrinsèquement corrélée à la valeur marchande, semble pénétrer discrètement les *Books of Husbandry*.

Conclusion

En bien des points, les *Books of Husbandry* font figure de miroirs des mentalités du siècle Tudor. L'intérêt pour le partage des techniques agraires, les thérapeutiques nouvelles appliquées à l'homme et à son cheptel et une forme de prise de parole sur le sujet de la souffrance animale sont autant de points saillants dans ces ouvrages dont la portée se porte au-delà des confins de la ferme. Si ces ouvrages portent les paroles des hommes confrontés aux maux des animaux, la voix de l'animal y demeure bien silencieuse. Les travaux de l'historien Keith Thomas dans *Man and the Natural World* exposent combien les séances de torture d'animaux étaient une pratique courante dans l'Angleterre des XVIe et XVIIe siècles, comme l'illustre le témoignage de Gervase Markham au début du XVIIe siècle. La conscience de l'inutilité de certaines souffrances infligées à l'animal n'en est alors qu'à ses balbutiements, même si de nombreux détracteurs insistent encore sur l'aspect utilitaire de l'animal. C'est le cas de Henry More, en 1653, qui considère que Dieu avait donné corps à l'animal dans le but ultime de nourrir l'homme[41]. De même, au XIXe siècle, le naturaliste William J. Swainson (1789-1855) voit dans la domestication un moyen de protéger l'animal de ses prédateurs et estime que chaque espèce a pour rôle de satisfaire et de contenter l'homme[42]. Il fallut attendre Jeremy Bentham[43] (1748-1832) en Angleterre pour que le bien-être animal devienne un sujet plus ouvertement abordé et offre une nouvelle lecture du monde.

Sources

FITZHERBERT John, *The book of Husbandry: Imprinted at London in Fletestrete in the house of Thomas Berthelet, nere to the condite at the sygne of Lucrece*, London, 1533

GOOGE Barnabe, *Foure bookes of husbandry, collected by M. Conradus Heresbachius, counseller to the hygh and mighty prince, the Duke of Cleue : conteyning the whole arte and trade of husbandry, vvith the antiquitie, and commendation thereof. Nevvely Englished, and increased, by Barnabe Googe, Esquire*, London, Printed by Richard Watkins, 1577

HILL Thomas, *The Arte of Gardening wherunto is added much necessarie matter, with a number of secrets: and the phisicke helps belonging to each hearb, which are easily prepared. Heer-vnto is annexed two proper treatises, the first intituled The*

[41] MORE Henry, *An antidote against atheism; or, An appeal to the naturall faculties of the minde of man, whether there be not a God*, 2nd edition, Londres: J. Flesher, William Morden, 1655, p. 124-125 et 371.

[42] THOMAS Keith, *Man and The Natural World: Changing Attitudes in England 1500-1800*, Londres, Penguin Books, 1991, p. 27.

[43] Voir SVERDLIK Steven (ed.), *Bentham's an Introduction to the Principles of Morals and Legislation: A Guide*, Oxford, OUP, 2023, chapitre XVII §1. IV.

meruailous gouerment [sic], propertie, & benefite of bees, with the rare secrets of the honie and waxe: the other, The yearly coniectures, verie necessary for husband-men. To these is likewise ioyned a treatise of the arte of graffing and planting of trees. Gathered by Thomas Hill, citizen of London. [London: Imprinted by Edward Allde [and H. Ballard], 1608

HILL Thomas, *The Gardener's Labyrinth, Contayning a Discourse of the Gardeners Life, in the yearly trauels to be bestovved on his plot of earth, for the vse of a garden: with instructions for the choise of seedes, apte times for sowing, setting, planting, [and] watering, and the vessels and instruments seruing to that vse and purpose: wherein are set forth diuers herbers, knottes and mazes, cunningly handled for the beautifying of gardens. Also the physike benefit of eche herbe, plant, and floure, with the vertues of the distilled waters of euery of them, as by the sequele may further appeare. Gathered out of the best approued writers of gardening, husbandrie, and physicke: by Dydymus Mountaine, Printed at London: By Henry Bynneman. anno 1578*, 1578

MARKHAM Gervase, *Cauelarice, or The English horseman contayning all the arte of horsemanship, as much as is necessary for any man to vnderstand, whether he be horse-breeder, horse-ryder, horse-hunter, horse-runner, horse-ambler, horse-farrier, horse-keeper, coachman, smith, or sadler. Together, with the discouery of the subtill trade or mistery of horse-coursers, & an explanatio[n] of the excellency of a horses vndersta[n]ding, or how to teach them to doe trickes like Bankes his curtall: and that horses may be made to drawe drie-foot like a hound. Secrets before vnpublished, & now carefully set down for the profit of this whole nation: by Geruase Markham,* [*London: Printed [by Edward Allde and W. Jaggard] for Edward White, and are to be solde at his shop neare the little north doore of Saint Paules Church at the signe of the Gun, 1607]*, 1607

MARKHAM Gervase, *Markhams maister-peece containing all knowledge belonging to a smith, farrier, or horse-leach, touching the curing of all diseases in horses, drawne with great paine, and most approued experience from the publicke practise of all the forraigne horse-marshalls in Christendome, and from the priuate practise of all the best farriers of this kingdome. Being diuided into tvvo bookes. The first containing all cures physical l: the second all belonging to chyrurgery, vvith an eddition of 130 principall chapters, and 340 most excellent medicines neuer written of nor mentioned in any other author whatsoeuer. Together with the true nature, vse and quality of euery simple spoken of through the whole worke. Written by Gervase Markham. Gent. Imprinted at London: By Nicholas Okes, and are to be sold by Richard Whitaker,* 1623

MORE Henry, *An antidote against atheism; or, An appeal to the naturall faculties of the minde of man, whether there be not a God,* 2nd edition, Londres, J. Flesher, William Morden, 1655

TURNER William, *The first and seconde partes of the herbal of William Turner Doctor in Phisick, lately ouersene, corrected and enlarged with the thirde parte, lately gathered, and nowe set oute with the names of the herbes, in Greke Latin, English, Duche, Frenche, and in the apothecaries and herbaries Latin, with the properties, degrees, and naturall places of the same. Here vnto is ioyned also a booke of the bath of Baeth in England, and of the vertues of the same with diuerse other bathes, moste holsom and effectuall, both in Almanye and England, set furth by William Turner Doctor in Phisick. God saue the Quene, Imprinted at Collen: By [the heirs of] Arnold Birckman, in the yeare of our Lorde M.D.LXVIII. [1568]*, 1568

Les animaux soignés par les hommes à l'époque moderne : une approche juridique…

Ninon MAILLARD*

Comment les souffrances animales pourraient-elles être juridiquement pensées… lorsqu'elles sont mises en lien avec la notion de soin ? Sont-elles seulement prises en compte ? Le rapprochement entre les maux et le soin permet de s'extirper des débats abstraits centrés sur *la* souffrance animale[1] en réinstallant la relation homme / animal au cœur de l'enquête[2] : la maladie ou la blessure de l'un est alors associée aux gestes curatifs de l'autre. Si la piste de l'animal guérisseur tourne court[3], du côté de l'animal soigné par l'homme en revanche, le thème du soin permet d'étudier des pratiques, plus ou moins efficaces, plus ou moins douloureuses elles-mêmes et des professionnels, plus ou moins formés, plus ou moins compétents.

Chercher des normes juridiques traitant directement des souffrances animales dans l'ancien droit serait stérile, voire anachronique. Pour aborder ce thème, nous n'avons donc pas cherché à repérer des règles de droit en tant que telles mais nous nous proposons de porter un regard de juriste sur les sources relatives aux pratiques de soin et d'en proposer une expertise située : sous la forme d'une catégorisation et d'un ordonnancement caractéristique d'une approche juridique. On repère ainsi très facilement l'objectif de normalisation qui irrigue les sources modernes concernant les soigneurs et

---

* Maîtresse de conférences en histoire du droit, Université de Paris-Nanterre, CHAD (EA4417), rédactrice en chef de la *Revue Semestrielle de Droit Animalier* (https://www.revue-rsda.fr/).

[1] … telle qu'elle peut être envisagée par les philosophes. Voir la mise au point d'Élisabeth de Fontenay sur la pensée de Descartes lui-même et la « prolifération mortifère des commentaires » nourrissant la théorie de l'animal-machine, *Le silence des bêtes*, Paris, Fayard, 1998, chap. 2, « La fable des machines ».

[2] DESMOULINS Sonia et MAILLARD Ninon, « Réflexions sur la polysémie de la notion de soin(s) appliquée aux animaux », *Revue semestrielle de Droit animalier* [désormais *RSDA*], 1, 2023, p. 255-274, ici p. 256 : « Notion polysémique ou multidimensionnelle, utilisée au singulier et au pluriel, le soin renvoie à une attitude et des actes autant qu'à ce qu'ils produisent. On soigne et on prend soin, prodiguant gestes apaisants, traitements, et attentions bienfaitrices. On reçoit les soins ou on les donne, et parfois le bienfait est réciproque ».

[3] Il n'est pas le médiateur contemporain dont le droit va encadrer l'activité (GRANDGEORGE Marine, « Intervention de l'animal comme vecteur de soin à l'homme », *RSDA,* 1, 2023, p. 335-357), mais un guérisseur malgré lui, la source organique d'un médicament : ce sont les substances tirées de son corps qui vont être utilisées pour soigner l'homme (DAYDE Cyril, « Un remède de cheval pour éviter d'être malade comme un chien ? Soin humain et / ou soin animal au prisme des archives », *RSDA,* 1, 2023, p. 415-446).

qui fera l'objet d'une première partie. Dans une seconde partie, nous avons choisi d'organiser les instructions de soin suivant une grille de lecture qui distingue ce qu'il faut faire, de ce qu'il ne faut plus faire.

Notre enquête aboutit au constat suivant : alors même qu'il s'agit de soin, les souffrances des animaux n'occupent jamais le devant de la scène. C'est la protection de l'homme qui est le moteur sous-jacent de l'action thérapeutique. Lorsque les sources traitent de l'animal souffrant, il s'agit toujours d'un animal utile : on ne s'intéresse pas aux souffrances des animaux sans maître. Comme on peut le lire dans une brochure visant à promouvoir l'inscription à l'école vétérinaire de Lyon : on apprendra à traiter les malades « des bœufs, des chevaux, des mulets, des moutons, c'est-à-dire des animaux les plus réellement dignes de nos soins »[4]. Et si on soigne ces animaux, ce n'est pas pour soulager leurs souffrances en tant que telles, mais pour en préserver les hommes.

La normalisation concernant les professionnels du soin

La période moderne accouche du vétérinaire comme professionnel qualifié et diplômé mais il est loin d'être le soigneur attitré des animaux. Pour soigner le bétail, les chevaux ou les chiens de chasse, on compte bien davantage sur les saints protecteurs auxquels les institutions ecclésiastiques ne s'opposent pas. Les sorciers, eux, sont pourchassés et punis et il y a ici des vues communes entre la justice d'Église et le bras séculier. Quant aux guérisseurs et aux maréchaux-ferrants, ils constituent la plus grande partie des soigneurs et ce sont les nouveaux artistes vétérinaires qui les invectivent, et non la justice royale qui les poursuit. Pour présenter juridiquement l'évolution concernant les professionnels du soin, on pourrait raisonner autour de verbes d'action : tolérer, encadrer, poursuivre, instruire et privilégier.

Tolérer et encadrer

La protection de saint Hubert contre la rage est une piste intéressante car la souffrance est ici liée non pas à la maladie, mais au soin préventif lui-même[5] ! C'est le fer rouge qui est en effet appliqué aux animaux sous la forme du cornet ou clef de saint Hubert : « dès qu'on s'aperçoit qu'un animal a été mordu ou infecté par un autre, on fait rougir ce cornet et on l'imprime sur la plaie même, sinon au front jusqu'à la chair vive, puis on tient ledit animal enfermé pendant neuf jours. Les animaux sains seront

[4] *Art vétérinaire ou médecine des animaux [prospectus pour l'école de Bourgelat]*, Lyon, chez Jean-Marie Bruyset, Imprimeur-Libraire, 1791, p. 2.

[5] DU BROC DE SEGANGE Louis (1808-1885), *Les saints patrons des corporations et protecteurs spécialement invoqués dans les maladies et dans les circonstances critiques de la vie*, publié par Louis-François Morel, Paris, Librairie Bloud et Barral, 1887, t. 2, p. 406, d'après le Missel d'Autun de 1556, au 3 novembre : *toxicatis rabie homini vel bestiae medetur quotidie : res est vera.*

marqués au front mais on les laissera libres »[6]. La confrérie de Saint-Hubert fait l'article des clefs de saint Hubert qui font « des miracles » et si l'animal marqué ne guérit pas, au moins meurt-il « paisiblement sans faire aucun mal »[7]. Le remède a ses adeptes. Robert de Salnove, auteur d'un *Traité de vénerie* célèbre publié en 1655, évoque les remèdes « les plus asseurez » qu'il a expérimentés « plusieurs fois », dont le premier est « S. Hubert qui est un remède infaillible »[8]. Et dans une notice de dictionnaire concernant les amulettes, rédigée par un vétérinaire de la nouvelle école à la fin du XVIIIe siècle, une note signale que « la cautérisation faite avec la clef de ce saint sur le front des animaux, considérée comme un moyen chirurgical, n'est [...] pas à négliger pour préserver et guérir » de la rage[9]...

Si Sainte-Beuve, dans ses cas de conscience, considère qu'il y a de la superstition à amener des bestiaux à la porte des églises pour les faire toucher par le prêtre pour la rage[10] car « cet attouchement n'a aucune vertu naturelle ni surnaturelle », il précise que cela se pratique « dans beaucoup d'endroits » en France et qu'« on ne l'empêche pas, non qu'on estime que cela ait une vertu infaillible mais parce que l'on considère la chose comme un acte de religion ». On trouve néanmoins une ordonnance synodale de la fin du XVIIe siècle qui invite les curés du diocèse de Grenoble à faire « abolir la coutume prophane et superstitieuse de faire appliquer par les prêtres les clefs de l'église ou autres clefs pour guérir les chiens qui sont

---

[6] Dans le même temps, un membre de la famille récite des *Pater* et *Ave* en l'honneur de Dieu, de Marie et de saint Hubert et ce, pendant 9 jours. Le régime alimentaire de l'animal est modifié : avant toute autre nourriture, on lui donne un morceau de pain ou un peu d'avoine bénits par un prêtre en l'honneur de saint Hubert.

[7] *Sommaire des miracles continuels qui se font en l'eglise et monastère de M. S. Hubert en Ardennes, de l'ordre de S. Benoît, au diocèse de Liège et des grâces et indulgences accordées à perpétuité par les souverains pontifes de Rome à la confrérie dudit glorieux S. Hubert.* Abbaye de Saint-Hubert en Ardenne, Placard imp., 1663.

[8] SALNOVE Robert de, *La vénerie royale*, Paris, chez Antoine de Sommaville, 1665, p. 327 : « Des receptes pour les chiens qui sont mordus des chiens enragez » : il faut mener les chiens dans les villages où saint Pierre est le patron. On y trouve une clef « qui est faite exprès pour flastrer et brûler les chiens et bestiaux au milieu du front, leur bruslant le poil et la peau ; car il faut que l'escarre en tombe ».

[9] « Des amulettes considérées comme remèdes préservatifs et curatifs des maladies des animaux domestiques », notice publiée dans le *Dictionnaire de médecine* de *l'Encyclopédie méthodique* et reportée dans les *Instructions et observations sur les maladies des animaux domestiques*, Paris, 1812, 3e ed., t. IV, p. 200.

[10] SAINTE-BEUVE, *Résolutions de plusieurs cas de conscience touchant la morale et la discipline de l'Eglise...*, Paris, chez Guillaume Desprez, 1705, t. I., p. 283-289, « Cas XCVII. De l'autorité des évêques. Sentimens sur quelques règlemens d'un diocèse, lettre du 26 février 1674 ». On retrouve cette lettre citée dans *Cérémonies et coutumes religieuses de tous les peuples du monde... nouvelle édition conforme à celle de Holland*, Paris, L. Prudhomme, 1810, t. XI., chap. III, « De la clef de Saint-Pierre pour la rage des chiens et des autres animaux », p. 126-127.

enragés ou pour empêcher qu'ils ne le deviennent, sur tout dans les paroisses dédiées sous l'invocation de saint Pierre »[11].

Dans ce domaine, on peut synthétiser la politique de l'Église ainsi : elle ne cherche pas à développer les pèlerinages vers les lieux de dévotion des saints guérisseurs dans la perspective de soulager les souffrances des animaux. Elle les tolère tout en les canalisant, pour des questions de religiosité locale davantage que par conviction quant à leur efficacité préventive ou curative. Lorsque le droit canonique intervient de manière prohibitive, c'est pour faire cesser des pratiques parce qu'elles sont jugées superstitieuses et non parce qu'elles génèrent de la souffrance. Seront donc poursuivis et punis ceux qui dépassent la frontière de la dévotion tolérée, pour protéger la religion et non pour protéger les animaux.

Poursuivre ?

En novembre 1664, on jugea pour sortilège un homme qui avait vendu une hostie et un bout de cierge à un valet qui devait frotter les chevaux de ses patrons pour les guérir des maladies[12]. Un siècle plus tard, en 1769, un fermier fait appel à son évêque pour obtenir un exorcisme, ses chevaux mourant d'une maladie inconnue que les maréchaux locaux consultés estimaient ne pouvoir être attribuée qu'à un mauvais sort. Des témoins avaient vu dans les cadavres des chevaux qui une couleuvre, qui la tête d'un porc, qui celle d'un brochet. Un professeur de l'école vétérinaire envoyé sur place « trouva l'écurie dans un degré de malpropreté capable d'infecter les animaux les plus sains » et « des concrétions polypeuses » dans le cœur des chevaux morts, concrétions qui auront sans aucun doute « été prises par le peuple » pour des bêtes. Sont dénoncées l'avarice du fermier, l'imagination du peuple… et plus discrètement l'incompétence des soigneurs locaux[13]. Dans la même veine, les mêmes professeurs vétérinaires rapportent l'aventure d'un de leurs collègues, déterrant une amulette que « l'équarisseur du pays avoit enterré près de la porte » en donnant sa parole que la maladie n'attaquerait pas les animaux passant par-dessus. Au-delà du siècle qui les sépare, ces anecdotes me paraissent très révélatrices : le professionnel local ou l'homme de métier qui use de recettes magiques n'est pas poursuivi contrairement à d'autres charlatans qui sont arrêtés et jugés plus certainement parce qu'ils sont escrocs et étrangers que sorcier. Par ailleurs, l'Eglise a tenté d'agir sur la demande : plusieurs conciles ont menacé de peines d'excommunication les cultivateurs faisant appel aux sorciers et aux

---

[11] *Ordonnances synodales du diocèse de Grenoble, seconde édition augmentée et corrigée*, Grenoble, chez Alexandre Giroud, 1691, p. 16.

[12] VEUCLIN V.-Ernest (1846-1914), *L'exécution des sorciers au XVIIe siècle*, Bernay, Aubert, 1889, p. 6-7 : la source de l'affaire serait le journal d'un prêtre de Lisieux tenu de 1600 à 1671.

[13] CHABERT, FLANDRIN et HUZARD, *Instructions et observations sur les maladies des animaux domestiques*, t. 2, Paris, chez Mme Huzard, 1808 [1792], p. 113.

devins pour guérir les hommes ou les bêtes[14]. On doit dénoncer les sorciers mais en ce qui concerne les pratiques superstitieuses des soigneurs traditionnels, ou les pratiques dangereuses des maréchaux-ferrants, la réponse n'est pas pénale mais pédagogique : il faut instruire.

Instruire

Alors que le maréchal-ferrant reste le principal, voire le seul soigneur dans les campagnes du royaume, il se trouve disqualifié, à partir de la seconde moitié du XVIIIe siècle, par les tenants de la science vétérinaire[15]. La souffrance des animaux est-elle en jeu ici ? De manière très édulcorée, dans le *Guide du maréchal*[16] publié au milieu du XVIIIe siècle, lorsque Philippe-Etienne Lafosse, pourtant maréchal-ferrant de formation, considère que les anciens maréchaux ont suivi « les égarements de leurs père » au point de perpétuer une « pratique meurtrière qui est encore en usage chez la plupart des maréchaux »[17]. Lafosse rapproche ainsi les « mauvais maréchaux et les dangereux charlatans »[18], les premiers étant « bien plus dangereux par ce qu'ils savent que par ce qu'ils ignorent », nourris des « recettes monstrueuses » dont ils ont meublé leur mémoire. Il y aurait donc des maréchaux comme Lafosse, formés et compétents, dont les connaissances sont à jour et modernes, qui ne doivent pas être confondus avec les guérisseurs et autres amateurs sévissant dans les campagnes[19]. Toutefois, pour la nouvelle école vétérinaire, la distinction s'opère entre les scientifiques formés à l'école (dont Lafosse ne fait pas partie) et les praticiens formés sur le terrain que sont les maréchaux (dont Lafosse). En réalité, les frontières dressées entre les vétérinaires, les maréchaux ferrants et les autres soigneurs empiriques sont artificielles, le métier n'étant pas si différent, les progrès et évolutions n'étant par ailleurs pas réservés aux seuls vétérinaires. Ce qui distingue les maréchaux-ferrants des nouveaux professionnels de la santé animale se loge bien davantage dans l'institutionnel et le juridique, à savoir dans le privilège et non dans les pratiques.

---

[14] Concile provincial de Toulouse de 1590, constitutions synodales de saint François de Sales et de M. d'Aranton, évêque de Genève, concile de Malines de 1607, statuts synodaux de Beauvais de 1653…

[15] BERDAH Delphine, « Entre scientifisation et travail de frontières : les transformations des savoirs vétérinaires en France, XVIIIe-XIXe siècle », *Revue d'histoire moderne et contemporaine*, 59-4, 2012, p. 51-96.

[16] *Ouvrage contenant une connaissance exacte du cheval et la manière de distinguer et de guérir les maladies…*, Paris, chez Lacombe, 1767.

[17] *Ibid.*, p. 70-71.

[18] *Ibid.*, p. 78.

[19] ROCHE Daniel, *La culture équestre de l'Occident XVIe-XIXe siècle*, Paris, Fayard, 2008, chap. IX. « Le cheval moteur », p. 329-331.

Privilégier

Claude Bourgelat (1712 - 1779) est le fondateur célèbre des deux premières écoles vétérinaires à Lyon, en 1762, et à Alfort, en 1764. Un arrêt du Conseil du roi du 11 août 1765 « autorise les élèves de ces écoles [...] à exercer à l'avenir cet art en vertu d'un brevet de privilégié du roi en l'art vétérinaire ». Le 3 juin 1774, les écoles sont gratifiées du titre d'École Royale Vétérinaire. Un groupe professionnel privilégié est né[20]. Le langage du droit est ici prévalent, concernant le privilège royal, le brevet ou le diplôme[21]. A l'intérieur des écoles, la touche juridique se lit dans la discipline de cette institution « assujettie à des règles et des lois »[22]. Toutefois, il n'y a pas d'un côté les vétérinaires qui agiraient légalement sous la protection de l'État royal, et de l'autre les mauvais guérisseurs sans aucun droit d'exercer. Seuls sont poursuivis les escrocs, les étrangers de passage profitant de la crédulité des cultivateurs et les supposés sorciers ou jeteurs de sorts (lorsqu'ils tuent effectivement[23] et non lorsqu'ils font mine de soigner). Le soigneur local, le rebouteux bien connu de la communauté et le maréchal-ferrant formé à l'atelier d'un maître peuvent continuer à user de leurs vieux remèdes. Si ce dernier est vilipendé dans les ouvrages publiés par les professeurs de la nouvelle école, il reste le professionnel de confiance sur le terrain et l'État royal moderne, conservateur et gardien des traditions, ne soutient pas, par des poursuites ou des condamnations remarquables de sa justice, la chasse aux anciennes pratiques.

Qu'en est-il de la souffrance ? La normalisation qui s'opère parmi les professionnels du soin ne s'appuie sur aucune considération concernant l'animal et ses souffrances. Si les sorciers sont poursuivis, c'est parce qu'ils alimentent les superstitions populaires ou qu'ils escroquent les cultivateurs et non parce qu'ils tuent ou malmènent les animaux, si tant est qu'ils le fassent. Si l'État royal soutient le développement d'un art vétérinaire et que lesdits vétérinaires critiquent les maréchaux-ferrants formés sur le tas, ce n'est pas pour soulager les animaux de leurs souffrances mais pour assurer un service efficace aux haras de l'armée royale et faire progresser

---

[20] HUBSCHER Ronald, « L'invention d'une profession : les vétérinaires au XIXe siècle », *Revue d'histoire moderne et contemporaine*, 43-4, 1996, p. 686-708, ici p. 686. L'historien évoque la naissance d'une identité professionnelle « à partir du moment où des pratiques non codifiées, donc librement exercées par tout un chacun se détache une sphère autonome dont l'accès réglementé vise à réserver à ses seuls membres une "appellation contrôlée" ».

[21] Lorsque le décret du 2 mars 1791 mettra fin aux jurandes, maîtrises, privilèges et aux brevets professionnels divers, les élèves des écoles vétérinaires ne pourront plus prendre le titre de « privilégié du roi en l'art vétérinaire ».

[22] *Règlement pour les écoles royales vétérinaires*, Paris, Imprimerie royale, 1777, p. 2.

[23] Voir l'histoire des bergers sorciers de Brie dans *Histoire critique des pratiques superstitieuses qui ont séduit les peuples et embarrassé les sçavans, ... avec les méthodes et les principes pour discerner les effets naturels d'avec ceux qui ne le sont pas, par R.P. Pierre Le Brun*, Rouen, Guillaume Behourt, 1702, p. 526.

l'économie rurale[24]. Pour voir émerger l'animal et sa souffrance de cette littérature, on doit peut-être se rapprocher des instructions données pour distinguer le bon geste du mauvais. Nous verrons bien si la modernisation de l'art vétérinaire coïncide avec l'objectif de diminuer la souffrance des animaux et si le droit accompagne cette évolution.

La normalisation concernant les gestes de soin

Le titre des ouvrages modernes consacrés au soin des animaux traduit l'objectif de normalisation : on parle de « guide », de « règlemens » ou encore d'« instructions » : il s'agit alors de « communiquer un ensemble de connaissances théoriques ou pratiques » et de s'exprimer sous la forme de directive. Le renseignement délivré se trouve alors chargé d'un impératif : ce qu'il faut faire. Les professionnels du soin, et plus largement tous ceux qui s'occupent d'animaux, doivent modifier leur manière de faire et revoir certaines pratiques : c'est ce qu'il ne faut plus faire. Et ce sont moins les souffrances des animaux qui résultent de la maladie que celles qui résultent des soins prodigués, qui se trouvent alors au cœur de la distinction opérée.

Ce qu'il faut faire

Il vaut mieux prévenir que guérir et s'appliquer aux soins quotidiens, indépendamment de toute maladie ou blessure. On mesure le quotidien des chevaux des armées aux conseils qui sont donnés concernant la nourriture : les conducteurs devront secouer le foin s'il est « poudreux », l'arroser d'eau salée « s'il sent le moisi », ôter les graviers et les pierres de l'avoine[25]. Jean-Baptiste Huzard considère que les négligences des officiers et des conducteurs sont « sources de maladies »[26]. Le pansage fait donc l'objet de directives générales puis spéciales avec, entre autres, des « précautions d'été »[27] et « d'hyver »[28]. On retrouve les mêmes conseils pour les chenils dans les traités de vénerie : l'hygiène et la ration de nourriture permettent de prévenir les maladies et de fortifier les chiens de chasse. Les valets de chiens doivent donc « frotter et bouchonner tous les jours »[29], les chenils doivent être aérés, les murs blanchis, la paille changée… On baigne, on peigne et on

---

[24] BERDAH Delphine, art. cit., p. 54-55.

[25] *Ibid.*, p. 12.

[26] HUZARD Jean-Baptiste, *Instructions sur les soins à donner aux chevaux pour les conserver en bonne santé, sur les routes & dans les camps, prévenir les accidens auxquels ils sont exposés, & remédier à ceux qui pourroient leur arriver : et sur les moyens propres à prévenir l'invasion de la morve : à en préserver les chevaux, & à désinfecter les écuries où cette maladie a regné : imprimées par ordre du Comité de salut public,* Paris, De l'Imprimerie vétérinaire, An II [1793], p. 8.

[27] *Ibid.*, p. 14 *sq.*

[28] *Ibid.*, p. 19 *sq.*

[29] GOURY DE CHAMPGRAND, *Traité de vénerie et des chasses*, Paris, chez Moutard, 1776, partie I p. 16.

brosse les chiens de la meute du roi entre deux chasses[30]. Comme pour les chevaux ou les bestiaux, les chiens malades sont séparés des autres et font l'objet d'attentions particulières ; et on retrouve les saignées, les lavements, les onguents et autres remèdes maison…

D'une manière générale, en ce qui concerne les animaux domestiques, Claude Bourgelat souligne que « la propreté et la salubrité […], le choix, la quantité et la qualité des alimens, le temps et la manière de les leur distribuer ou de les leur faire pâturer, le travail, le repos, etc. sont la source fréquente des maux divers qui […] assiègent » les animaux[31]. Dans ce même ordre d'idées, une circulaire envoyée aux quatre coins de la France à la toute fin du XVIIIe siècle demande

> « des renseignements précis et certains sur les causes soit naturelles, soit accidentelles, de la prospérité ou du dépérissement des animaux ruraux, sur les épizooties, leurs causes, la nature des remèdes employés pour les détruire et sur les effets qu'auront produit ces remèdes, sur la nature des eaux dont sont abreuvés les chevaux et les bestiaux, sur la quantité des bois et des pâturages qui garnissent le sol et sur la nature des plantes qui y croissent le plus communément, sur la nourriture ordinaire des chevaux et des bestiaux ; enfin surtout ce qui peut nous instruire et tendre à perfectionner l'éducation et la multiplication des animaux ruraux »[32].

Localement, les notables et les administrateurs critiquent les « empiriques routiniers et les forgerons de village qui ne savent que saigner et brocher » ; ils espèrent la multiplication et l'envoi de jeunes vétérinaires et attendent d'eux qu'ils diffusent des « instructions » et des « principes d'hygiène » et d'organisation des écuries profitables au progrès[33].

Il faut être prévoyant et entretenir son matériel : le matériel médical et l'équipement quotidien. Un bon cocher doit savoir « guérir [les chevaux] sans l'assistance d'un maréchal à moins que les accidents ne fussent trop graves »[34]. Au titre des « précautions générales », Jean-Baptiste Huzard rappelle le matériel et les produits de base : seau, éponge, seringue à lavement, sel de nitre, vinaigre[35]. Les hommes chargés du soin des chevaux

---

[30] *Ibid.*, p. 245.

[31] *Règlement…*, p. 105.

[32] AN, F10 298, circulaire signée Berthollet adressée aux agents nationaux de district le 16 Vendémiaire an III cité par Daniel Roche, « Les chevaux de la République : l'enquête de l'an III », *Revue d'histoire moderne et contemporaine*, 55-4, 2008, p. 82-121, note 16.

[33] *Ibid.*, notes 79-82.

[34] Mancini-Mazarini Philippe-Julien (1641-1707), *Le parfait cocher ou l'art d'entretenir et de conduire un équipage à Paris et en campagne, avec une instruction aux cochers sur les chevaux de carrosse et une connaissance abrégée des principales maladies auxquelles les chevaux sont sujets, ouvrage utile tant aux maîtres qu'aux cochers*, Paris, F.G. Mérigot, 1744, p. 4.

[35] Huzard, *Instructions…*, *op. cit.* p. 9.

doivent aussi veiller à l'entretien de l'équipement : « les ustensiles nécessaires dans une écurie » comme les étrilles ou les brosses doivent être de bonne qualité et sèches[36]. Elles doivent être propres : « comme on ne peut se servir d'un peigne plein de crasse, il en est de même d'une étrille rouillée et d'une brosse pleine de crasse »[37]. Le harnais doit être en bon état pour ne pas blesser le cheval, et il faut être attentif aux effets du frottement des selles et des colliers. Il faut graisser les cuirs « toutes les fois qu'ils auront été mouillés et qu'ils auront séchés ou durcis » ou les raccommoder lorsqu'ils blessent les animaux[38].

Il faut observer et nommer. Bourgelat évoque « l'impossibilité dans laquelle des animaux muets sont de s'exprimer et d'indiquer le siège de leurs maux et de leurs douleurs »[39]. Il relativise néanmoins cette première affirmation, invitant les élèves à observer pour déchiffrer « le langage muet » des bêtes. Si le médecin des hommes peut s'appuyer sur les « aveux » de son patient, le vétérinaire peut lire « dans la station et dans la marche et les mouvements des animaux, une quantité considérable de circonstances infiniment expressives pour qui sait les saisir »[40].

Du côté des hommes, il faudra aussi s'entendre en dépit de la diversité des noms donnés aux maladies des animaux selon les régions du royaume. Dans un numéro de la *Feuille du cultivateur*[41], le *Traité du charbon ou de l'anthrax dans les animaux* du vétérinaire Philibert Chabert fait l'objet d'une notice. Faisant l'éloge du livre et de son utilité, le journal souligne que la maladie est connue sous de si nombreux noms qu'il semble « nécessaire de rappeler ici des différentes dénominations » pour que les éleveurs puissent reconnaître le sujet de l'ouvrage. Suivant l'endroit touché par la maladie (langue[42], poitrail, reins, cuisse, pied...) se trouve la longue liste des appellations variées de la maladie dont on peut d'ailleurs douter qu'elle soit exhaustive. En l'absence d'une nomenclature commune et établie, il faudra « composer [...] une langue pour ce nouveau peuple »[43], professe Bourgelat. Là encore, s'expriment non seulement le souci de rationalisation, d'uniformisation et de scientifisation du discours mais aussi une

---

36 MANCINI-MAZARINI, *Le parfait cocher...*, *op. cit.*, p. 7.

37 *Ibid.*, p. 8.

38 HUZARD Jean-Baptiste, *Instructions...*, *op. cit.*, p. 10.

39 *Règlement...*, p. 99-100.

40 *Ibid.*

41 N°15, 7 mars 1794, p. 92.

42 Pour ne donner qu'un exemple : la liste concernant la langue recense « bouffle ou bouffole, louet, empoule, mal de langue, chancre volant, glossanthrax, vessie à la langue, perce-langue, platane, mayée, toro, poids, pèze, cœur pâmé, clou, araignée, pirèche, parataque, ratte, misse, renette, ramette ».

43 *Règlement...*, p. 101. Pour la petite vérole du mouton : « bouffade, kercé, lacas, magagne, verette ». Pour la cachexie aqueuse : « doges, bruxols, bourrelage, embéméadure, primure, gouloumon » ou « pourriture » !

confrontation entre « l'art » en formation dans les écoles et la « barbarie » des campagnes qui se lit à travers ce « jargon sauvage ».

Il faut laisser l'Etat royal agir contre les épizooties. Dans la brochure que Claude Bourgelat publie, lorsqu'il est consulté sur l'une des épizooties les plus dévastatrices[44] des années 1770, la terminologie employée par le vétérinaire vire à l'injonction. Il faut « intercepter toute communication des animaux », « condamner à mort tous les chiens errants et non attachés », « prohiber », « prescrire », « ordonner sous peine afflictive », « enjoindre », « ne permettre », « n'admettre » et « punir du dernier supplice » : « tels sont les grands moyens dépendans uniquement du pouvoir suprême et qui dans une circonstance aussi malheureuse et aussi critique, auront plus d'efficacité que tous les secours de l'art »[45]. La criminalisation de certains comportements à risques est le seul secours : il faut empêcher la contagion, les professionnels étant impuissants à guérir la maladie. Les actes de la puissance souveraine ne manquent pas[46], on en citera quelques-uns : l'enfouissement des animaux morts sous peine de sanctions est prévu par un arrêt du 10 avril 1714, la déclaration des bœufs malades par un arrêt de règlement du 24 mars 1745 qui interdit en outre le déplacement des bêtes, impose la visite d'un expert avant de vendre, tuer ou débiter les animaux, et interdit de vendre ou acheter les peaux des animaux abattus ou morts de la maladie. La marque et la séparation des bêtes malades des autres, l'interdiction d'emmener les animaux aux pâturages, aux abreuvoirs et aux foires et marchés est imposée par un arrêt du conseil du 19 juillet 1746. Un système de certificat est mis en place, par le même arrêt, pour la vente et les déplacements des bestiaux sains. Le 30 janvier 1775, un arrêt du conseil du roi prescrit l'abattage des animaux malades, l'enfouissement des cadavres et l'interdiction d'en vendre les peaux qui seront tailladées. En juillet 1784, le pouvoir royal réitère les mêmes défenses et obligations. Des arrêts de parlement vont dans le même sens.

La souffrance de l'animal est totalement éclipsée par la peur de la contagion et le désastre économique dans des régions entières, les milliers de morts animales provoquant la ruine de milliers d'exploitants, l'appauvrissement, la famine, la mort. Dans les cas les plus graves, les mesures prises ne relèvent même plus du soin : on abat les animaux. Dans les sources juridiques, l'individu, homme comme animal, disparaît derrière

---

[44] BOURGELAT Claude, *Traitement pour l'épizootie qui règne sur les bêtes à cornes*, Paris, Imprimerie royale, 1770, p. 8.

[45] Le vocabulaire s'adoucit lorsqu'il s'agit des conseils donnés dans les régions encore épargnées : tenir les étables propres, les nettoyer régulièrement, renouveler l'air et les parfumer.

[46] Arrêt du Conseil du roi du 18 décembre 1774. Voir GUYOT Joseph-Nicolas, *Traité des droits, fonctions, franchises…*, tome 1, Paris, Visse, 1786, LXXXII, VI. Des maladies contagieuses des bestiaux ; *cf.* VALLAT François, « Les épizooties sous l'Ancien Régime », p. 179-194 in Jérôme LAMY et Sylvie VABRE (dir.), *Les savoirs ruraux du Moyen-Âge à nos jours*, Rennes, PuR, 2023.

l'urgence collective. La souffrance affleure néanmoins dans les descriptions qui sont faites, par les inspecteurs vétérinaires, des stades de la maladie durant les 4 ou 5 jours d'agonie des bêtes. L'invisibilisation de souffrance animale dans les sources ne constitue ni un oubli ni une dissimulation mais l'expression d'un froid désintérêt : on ne fait d'ailleurs jamais abattre les animaux pour abréger leurs souffrances mais toujours pour éviter la contagion[47]. Si *ce qu'il faut faire* ne priorise pas l'atténuation des souffrances de l'animal, l'injonction *de ne pas faire* peut-elle être mise en relation avec cet objectif ?

Ce qu'il ne faut pas faire

Les instructions distinguent le bon geste du mauvais, et on ne perd jamais une occasion de stigmatiser les maréchaux ou les cultivateurs ignorants pour mieux valoriser les nouveaux savoirs et les nouvelles pratiques. D'un point de vue de juriste, les mauvaises pratiques dénoncées pourraient être qualifiées de maltraitances par négligence ou par ignorance. L'évolution des pratiques attendue est-elle liée à une quelconque prise en considération des souffrances animales ?

Il ne faut plus laisser faire. Les conducteurs doivent protéger leurs chevaux des charretiers qui leur montent sur le dos « s'y endorment » et blessent les animaux[48]. Ils ne doivent pas fouetter les chevaux pour les empêcher de s'ébattre et de se rouler dans leur litière. C'est, affirme Huzard, « une barbarie inutile »[49]. Les soigneurs des chevaux doivent faire barrage aux pratiques des maréchaux : ils doivent notamment empêcher ces derniers de « battre les avives dans les tranchées, de couper les barbillons ..., de couper ou brûler la fève ou le lampas... de couper ou arracher l'onglet » : « il ne peut y avoir que l'ignorance la plus grossière de l'anatomie et de la nature du cheval qui fasse pratiquer de pareilles opérations »[50]. Les conducteurs avertis et instruits se font ainsi les protecteurs de l'animal qui pourrait souffrir des méthodes de soin archaïques d'un maréchal ignorant : « ils ne le laisseront pas fouiller et sonder le trou du clou ni le remplir de bourdonnets ou de tentes dans la crainte chimérique qu'il ne se bouche parce que ces tentatives font toujours plus de mal qu'il n'y en a »[51]. En cas de morve, les conducteurs doivent empêcher les maréchaux de fourrer leurs doigts dans les naseaux des chevaux : « l'homme instruit et connaisseur n'a pas besoin d'employer ce moyen pour juger la maladie et l'ignorant ou le

---

47 Ordonnance concernant la police du marché aux chevaux, Versailles, 14 août 1777, ordonnance du 3 juillet 1763, arrêt du conseil d'Etat du 16 juillet 1784.

48 HUZARD, *Instructions...*, p. 11.

49 *Ibid.*, p. 113.

50 *Ibid.*, p. 23.

51 *Ibid.*, p. 27.

malveillant peuvent écorcher avec leurs ongles, la membrane pituitaire, inoculer ainsi la morve »[52].

Les pratiques en question ont effectivement continué d'être relayées dans des ouvrages de la seconde moitié du XVIIIe siècle. Ainsi, dans une réédition de 1776 d'un traité de vénerie (publié pour la première fois en 1769), on conseille encore, pour soigner les avives des chevaux montés pour la chasse, de « serrer avec des tenailles la glande, et cogner dessus pour la meurtrir, ou bien on fait une incision par laquelle on arrache les avives puis on saigne le cheval sous la langue »[53], avec une « dague ou corne de cerf et non avec une corne de chevreuil, ou morceau de buis pointu ou avec un poinçon de fer »[54]... Il faut ensuite « percer les naseaux de part en part et [...] mettre un peu de vinaigre dans les oreilles [du cheval]. Tous ces remèdes [étant] également bons ». Dans le même ordre d'idées, les *Affiches du Poitou* de décembre 1780 reviennent sur une publication ayant « propagé une erreur nuisible en indiquant un procédé [...] salutaire au mal des bœufs, connu des paysans [...] sous le nom de goupillée » qui suppose qu'une « main, presque toujours maladroite [qui] se glisse dans le fondement de l'animal malade »[55]. L'auteur oppose à ce geste qui occasionne des « déchirements » et la mort de l'animal « du traitement plutôt que de la maladie », les méthodes des médecins vétérinaires pour soigner l'indigestion des animaux. On peut citer un dernier exemple, tiré d'un numéro de la *Feuille du cultivateur* de 1795 : la commission d'agriculture et des arts diffuse des instructions pour contrer la pratique « des maréchaux et de la grande majorité de guérisseurs » qui emploient la saignée pour guérir les chevaux du vertigo sévissant parmi les chevaux de poste. Évoquant les « suites désastreuses d'une pareille méprise », on dispense des instructions en sens contraire[56]. Il n'y a aucun doute sur le fait que les pratiques que l'on cherche à éradiquer sont des pratiques douloureuses mais la souffrance constitue-t-elle, d'une manière générale, le critère décisif et l'argument principal pour discriminer entre les bonnes et les mauvaises actions de soin ?

Dans les traités des vétérinaires, les mots « douleur » et « plainte » indiquent la souffrance des animaux qui, en ce concerne la maladie, apparaît comme un indice utile pour l'établissement d'un diagnostic. A titre d'exemple, le médecin naturaliste Félix Vicq d'Azyr relève comme signe

---

[52] « Avis important aux habitans des campagnes sur les désastres occasionnés dans le moment actuel par la morve qui règne sur presque toutes les grandes routes de la République, Lettre du C. Huzard, vétérinaire en chef des messageries nationales aux rédacteurs de la feuille du cultivateur », avec un « Supplément à l'instruction pour les conducteurs et cochers des messageries nationales, relativement à la morve », la *Feuille du cultivateur*, n°5, jeudi 16 janvier 1794, note 14, p. 26.

[53] GOURY DE CHAMPGRAND, *op. cit.*, p. 4.

[54] *Nouveau traité de vénerie*, nouvelle édition, Paris, chez Nyon fils, 1750, p. 168.

[55] *Affaire du Poitou*, 7 décembre 1780, p. 194.

[56] Supplément au n°65, 22 brumaire an III, p. 395.

d'une maladie qu'il étudie, la tristesse de l'animal, la boiterie qui bientôt l'afflige ainsi que le fait qu'« il se mord les flancs et le ventre [...] signe certain de la douleur aigüe qu'il ressent »[57]. Bourgelat signale, de manière très incidente, la souffrance des bovins, dans la longue énumération des constats résultant de ses observations durant l'agonie des animaux touchés par la peste de 1770 : « L'animal fait entendre des plaintes continuelles »[58], note-t-il au point 29.

Philippe-Etienne Lafosse évoque quant à lui la souffrance des chevaux liée cette fois-ci aux pratiques de soin et non plus à la maladie. Il déplore notamment que soient encore suivis à son époque certains conseils du *Parfait maréchal* de Solleysel comme le fait de broyer les glandes salivaires pour guérir les avives[59] : « on ne fait par-là que souffrir le cheval » en plus d'augmenter le mal[60]. Il commente la pratique du soin pour les écarts d'une incontestable violence : on fait coucher l'animal,

> « on le gêne de façon à ce qu'il ne puisse pas se mouvoir, afin qu'on puisse lui broyer l'épaule avec un grais ou une brique, jusqu'à ce que l'épaule soit meurtrie et cela pour détacher la peau ; ensuite, on fait deux ouvertures, par lesquelles on pousse deux spatules de bois jusqu'à la crinière ; après quoi on introduit de grandes plumes d'oies chargées de basilicum pour détacher, dit-on, la pituite qui est attachée et qui cause la maladie »...

Le vétérinaire commente par ces mots : « on ne peut rien voir de plus cruel et de plus absurde : le pauvre cheval est la triste victime des égarements de celui qui a inventé une telle pratique et de l'ignorance de celui qui la fait. »[61] De ce seul commentaire ressortent beaucoup de non-dits : la violence gratuite d'un geste thérapeutique qui n'en est pas un, la souffrance d'un animal martyrisé, la perversité de l'inventeur du geste, la bêtise aveugle de ceux qui l'ont imité. Jean-Baptiste Huzard rapporte et critique pour sa part l'usage de faire brûler de la poudre-à-canon dans les plaies : « ce remède ne fait qu'ajouter une brûlure à un autre mal et retarde bien souvent la guérison »[62]. Même commentaire lorsque l'on souffle du sucre ou du vitriol blanc dans les yeux rouges et malades d'un cheval[63]. Mettre du poivre dans le fondement de l'animal ou un poireau dans son « canal » en cas de rétention d'urine est une pratique « dangereuse » selon le vétérinaire qui ne

---

[57] VICQ D'AZYR Félix, *Exposé des moyens curatifs et préservatifs qui peuvent être employés contre les maladies pestilentielles des bêtes à cornes. Divisé en trois parties,* Paris, Mérigot l'aîné, 1776, p. 176.

[58] BOURGELAT Claude, *Traitement pour l'épizootie qui règne sur les bêtes à cornes*, [Lyon - Alfort], Ecole royale vétérinaire, p. 3.

[59] Méthode que nous avons déjà repérée dans les traités de vénerie, voir *supra.*

[60] *Le guide du maréchal*, p. 73.

[61] *Ibid*, p. 74.

[62] HUZARD Jean-Baptiste, *Instructions...*, p. 28.

[63] *Ibid.*, p. 32.

fait pas de commentaires sur la souffrance occasionnée… mais est-ce nécessaire ?[64]

On pourrait multiplier les exemples d'opérations et de manipulations incontestablement douloureuses pour l'animal : des brûlures, des perforations[65], des ligatures et toutes sortes de gestes d'une violence inouïe que des esprits malsains ont inventés et que d'autres ont contribué à inscrire dans une tradition *dite* de soin. Aucune norme juridique ne vient empêcher ces pratiques. Les douleurs des animaux sont invisibilisées par les sources consultées et si on parle peu de ce qu'ils endurent, ce n'est pas par souci d'euphémiser une souffrance intolérable, c'est parce que le moteur du soin prodigué n'est précisément pas cette souffrance. Les soins prodigués aux animaux tels qu'ils apparaissent dans les sources vétérinaires ou juridiques trouvent leur fondement dans la protection des hommes ou de leurs intérêts, mais ni dans la préservation de la vie des animaux qui n'ont de valeur qu'économique, ni dans l'atténuation des souffrances qui ne comptent pas. Ces souffrances, manifestes, et contre lesquelles les animaux devaient sans aucun doute chercher à se débattre, étaient peut-être, pour certains praticiens, une préoccupation morale, intime, qui pouvait influer sur les pratiques individuelles, mais ce n'était tout simplement pas un sujet pour la science vétérinaire naissante ou pour les juristes d'Ancien Régime.

---

64 *Ibid.*, p. 56.

65 *Le guide du maréchal*, p. 75 : « on est encore aujourd'hui dans la croyance qu'il y a un ver dans la tête du cheval qui est la cause du *vertigo* ; c'est pourquoi on perce le toupet proche l'occipital, avec un fer rouge pour détruire ce prétendu ver. On brûle souvent dans cette opération le ligament cervical et on fait un grand mal sans faire aucun bien. »

TROISIÈME PARTIE

AMI OU ENNEMI DE LA SANTÉ HUMAINE : L'ANIMAL *BIFRONS*

L'horrible musaraigne et son venin mortel : enquête sur une légende noire oubliée

Anaelle BROSETA*

Parmi les animaux considérés jadis comme ennemis de la santé, la musaraigne est un cas difficile, méconnu de l'histoire culturelle, mystérieux pour qui tente de comprendre les raisons de sa mauvaise gloire passée[1]. Le petit mammifère possède une réputation sinistre dans les textes anciens, qui ressurgit au Moyen Âge et se perpétue jusqu'à la fin de l'époque moderne : c'est, plus précisément, sa morsure qui semble dangereuse, car elle inocule à sa victime un venin redoutable, voire mortel selon certains témoignages.

Dans les sources antiques, au cœur de la présente étude, la musaraigne prend place au sein du riche bestiaire des animaux venimeux. Elle apparaît régulièrement dans le discours iologique ou, pour reprendre une catégorie ancienne, dans le discours thériaque[2] : genre d'écrits techniques dédié aux bêtes à venin, les θηρία, en même temps que spécialité médicale où

* Doctorante, Université de Côte d'Azur - Sorbonne Université, boursière de la Fondation Dosne-Thiers.

[1] La tentative d'éclaircissement présentée ici doit beaucoup aux échanges et aux discussions que j'ai pu avoir avec Emmanuel Beaujard, Annelise Binois-Roman, Vérène Chalendar, Franck Collard, Isabelle Draelants, Valérie Gitton-Ripoll, Alessia Guardasole et François Vallat : je les remercie très vivement des documents complémentaires, des corrections et des remarques qu'ils ont bien voulu m'apporter. Ma gratitude va aussi à Franck Collard et à Évelyne Samama, pour m'avoir donné l'occasion de présenter ces travaux lors des Rencontres d'histoire de la médecine et pour m'avoir permis ensuite de publier cet article.

[2] Le terme de *iologie*, c'est-à-dire discours sur les poisons ou sur les venins, du double sens du mot grec ἰός, n'est nulle part attesté dans les textes anciens, mais se trouve pour la première fois sous la plume d'Otto Schneider : voir SCHNEIDER Otto, *Nicandrea. Theriaca et Alexipharmaca*, Leipzig, Teubner, 1856, p. 181. Si cette appellation moderne est reprise dans la majorité des études ultérieures, le nom de *thériologie* pourrait être plus proche de l'usage ancien : voir ZUCKER Arnaud, « Registres et savoirs invoqués dans le *De venenatis animalibus* de Philouménos », p. 51-72, en part. p. 70, in Sébastien BARBARA et Jean TRINQUIER, *Ophiaca. Diffusion et réception des savoirs antiques sur les Ophidiens,* publié dans *Anthropozoologica*, 47-1, 2012. Sur les expressions anciennes de λόγος θηριακός et de λόγος περὶ θηρίων, voir *Nicandre. Œuvres, t. II : Les Thériaques*, ed. et tr. Jean-Marie Jacques, Paris, Les Belles Lettres, CUF, 2002, p. XII-LXV, en part. p. XIII-XIV, XVI-XVII, XXXV, XLIII et LIII ; ROUSSEAU Nathalie, « Des *Thériaques* (Θηριακά) à "la thériaque" (θηριακή) : formation et histoire du terme », p. 39-75, en part. p. 44-50 in Véronique BOUDON-MILLOT et Françoise MICHEAU, *La Thériaque. Histoire d'un remède millénaire*, Paris, Les Belles Lettres, 2020. Les deux formules sont à peu près équivalentes — de même que la variante θηριακά qui, bien au-delà du poème de Nicandre, était un titre générique d'ouvrage « sur les bêtes à venin ».

s'illustrent des θηριακοὶ ἰατροί (« médecins thériaques »), à partir du début de l'époque hellénistique. La créature qui nous occupe est ainsi mentionnée, pour ne donner qu'un exemple, dans les *Thériaques* de Nicandre, comme « l'aveugle, l'horrible animal, qui fait la perte des mortels, / la musaraigne qui se meurt dans les ornières creusées par les roues des charrettes » (τυφλήν τε σμερδνήν τε βροτοῖς ἐπὶ λοιγὸν ἄγουσαν / μυγαλέην, τροχιῇσιν ἐνιθνήσκουσαν ἁμάξης)[3]. Ces vers énigmatiques, issus pourtant d'un poème abondamment lu et cité par les Anciens, soulèvent plusieurs questions, dont certaines ne seront qu'effleurées dans le cadre du présent article[4]. La principale d'entre elles, celle qui nous retiendra davantage, porte sur les motivations, d'ordre naturel ou culturel, qui sous-tendent l'idée d'une musaraigne venimeuse : pourquoi cette crainte d'une envenimation, susceptible de causer « la perte des mortels » ? L'effroi suscité par « l'horrible animal » doit-il être tenu pour tout à fait irrationnel ? Ou faut-il, au contraire, lui chercher une justification, qu'il s'agisse de déceler un venin véritable ou d'identifier une autre sorte de fléau, au fondement de l'évocation nicandréenne ?

Afin d'éclaircir ce mystère, il convient tout d'abord de dire quelques mots de présentation zoologique au sujet de la musaraigne, puis de revenir sur le socle de croyances et de représentations qui, au-delà de Nicandre, entourent ce petit animal dans les sources grecques et latines. Nous pourrons ensuite essayer d'expliquer la légende noire qui lui est associée, c'est-à-dire proposer plusieurs pistes d'identification du mal : l'hypothèse d'un venin réel, puis celle d'une maladie seront successivement avancées.

Présentation zoologique : noms, taxinomie et morphologie de la musaraigne

L'animal qui nous intéresse porte le nom de μυγαλῆ en grec, un composé de μῦς, « souris » et de γαλῆ, « belette » ou « mustélidé »[5]. Il

[3] NICANDRE, *Thériaques*, v. 815-816. Les traductions proposées dans cet article sont personnelles.

[4] Nous laissons de côté la question de la cécité des musaraigne, de même que celle du rapport aux ornières de cet animal chthonien, deux aspects étroitement liés, bien attestés dans les sources grecques et latines et qu'il convient peut-être de rattacher à un fonds culturel égyptien : voir à ce sujet BRUNNER-TRAUT Emma, « Spitzmaus und Ichneumon als Tiere des Sonnengottes », *Nachrichten der Akademie der Wissenschaften in Göttingen*, 7, 1965, p. 123-165, en part. p. 153-157 ; AGUT-LABORDÈRE Damien, « De l'origine chtonienne des musaraignes », *The Journal of Egyptian Archaeology*, 92, 2006, p. 269-270 ; WINKLER Andreas, « Magical Obstetrics: Anubis, Bird Blood, and a Black Shrew », *Journal of Near Eastern Studies*, 81-1, 2022, p. 53-70, en part. p. 62. Le traitement de ces thèmes dans les cultures grecque et romaine sera plus amplement évoqué dans la thèse que nous préparons.

[5] La signification de ce nom est notamment éclairée par Straton, un disciple d'Érasistrate, qui l'explique en ces termes : « la musaraigne peut être comparée, pour la couleur, à un mustélidé domestique et, pour la taille, à une souris, d'où son nom composé » (<ἡ> μυγαλῆ ἀπεικάζεται μὲν κατὰ τὴν χρόαν τῇ κατοικιδίῳ γαλῇ, κατὰ δὲ τὸ μέγεθος μυί, ὅθεν καὶ σύνθετον τὸ ὄνομα ἔχει, STRATON, fr. 6 ed. Jacques, *ap.* PHILOUMENOS, *Sur les animaux venimeux et leurs remèdes*, 33.1, p. 36 ed. Wellmann). On peut penser aussi, même si l'idée n'est pas exprimée par

semble avoir été d'abord appelé *sorex* en latin puis, dans la langue post-classique, *mus araneus*, « souris-araignée », d'où lui vient son nom français de *musaraigne*[6].

Les descriptions antiques permettent d'identifier la bête sans grande difficulté, même si l'on doit se contenter d'un niveau taxinomique assez large : dans la nomenclature zoologique contemporaine, la musaraigne des sources grecques et latines correspond, à peu près, à la famille des Soricidés, un taxon fort bien représenté dans la microfaune européenne[7]. Cette famille, en Europe et, plus largement, dans l'œcoumène des Anciens, comporte quatre genres, *Sorex*, *Neomys*, *Suncus* et *Crocidura*, qui eux-mêmes se répartissent en une quarantaine d'espèces[8].

Sur le plan morphologique, ces quelque quarante espèces de musaraignes ont plusieurs traits communs. Leur apparence est, de loin, similaire à celui d'une souris, bien que certains Soricidés soient d'une taille plus petite encore[9]. Vue de près pourtant, la musaraigne se distingue par des

---

les textes, que la musaraigne tient effectivement de la souris par ses petites dimensions et de la belette — ou de tout autre mustélidé, le grec γαλῆ ne permettant pas de préciser — par son régime carnivore. Quoi qu'il en soit de l'origine du composé, la μυγαλῆ des Anciens n'a rien à voir avec nos modernes mygales : le nom de *mygale* ne désigne en effet de grosses araignées, venimeuses et velues, que depuis le début du XIXe siècle, où il est pour la première fois employé en ce sens par le baron Walckenaer ; c'est sans doute parce que l'on croyait encore, à cette époque-là, à la venimosité des musaraignes que leur nom grec a pu faire l'objet d'un transfert lexical et s'appliquer aux spectaculaires aranéides. Sur ce point, voir PERPILLOU Jean-Louis, *Essais de lexicographie en grec ancien*, Louvain, Peeters, 2004, p. 208-221, en part. p. 208-210.

6 À partir du Ier siècle de notre ère, la périphrase *mus araneus* est très majoritairement employée pour désigner la musaraigne, un choix qui s'explique sans doute par les croyances préexistantes relatives à la venimosité de l'animal. À rapprocher de l'éolien ὕραξ, *sorex* est quant à lui traduit dans les dictionnaires tantôt par « souris », tantôt par « musaraigne » : pour la première option, voir ERNOUT Alfred et MEILLET Antoine, *Dictionnaire étymologique de la langue latine : Histoire des mots*, Paris, Klincksieck, 2001[4], p. 637, *s. v. sōrex* ; pour « musaraigne », DE VAAN Michiel, *Etymological Dictionary of Latin and the other Italic Languages*, Leyde, Brill, 2008, p. 576, *s. v. sōrex*. L'examen des différents emplois du terme permet d'établir une distinction nette, au moins dans certains cas, entre *mus*, « souris » et *sorex*, distinction qui pourrait plaider en faveur de la seconde traduction : voir notamment COLUMELLE, *Les Arbres*, XV, 1 ; DONAT, *Commentaire à l'Eunuque de Térence*, v. 1024 ; *Histoire Auguste, Élagabal*, XXVII, 2 ; nombre d'occurrences sont cependant ambiguës et l'on sait qu'en latin vulgaire *sorex* peut aussi signifier « souris » : voir à ce sujet MØRLAND Henning, « Sprachliche Bemerkungen », *Symbolae Osloenses: Norwegian Journal of Greek and Latin Studies*, 8-1, 1929, p. 95-97, en part. p. 96-97.

7 Pour cette identification, voir KITCHELL Kenneth, *Animals in the Ancient World from A to Z*, Londres, Routledge, 2014, p. 170-171. Pour des synthèses générales sur la musaraigne dans l'Antiquité, voir KELLER Otto, *Die antike Tierwelt*, vol. I, Leipzig, Engelmann, 1909, p. 14-17 ; STEIER August, « Spitzmaus » in August PAULY *et al.*, *Real-Encyclopädie der classischen Altertumwissenschaft*, III, A.2, Stuttgart, Druckenmüller, 1929, col. 1816-1820 ; HÜNEMÖRDER Christian, « Shrew » in *Brill's New Pauly Online*, 2006.

8 Pour la zoologie des animaux de la famille des Soricidés, *cf.* GRASSÉ Pierre-Paul, *Précis de zoologie. Vertébrés*, t. XVII, fasc. 2, Paris, Masson, 1955, p. 1674-1683.

9 Les plus petits mammifères d'Europe appartiennent, justement, à la famille des Soricidés et, dans cette famille, au genre *Suncus*, *cf.* GRASSÉ, *Précis*, *op. cit.*, p. 1674.

caractéristiques qui interdisent toute confusion [figure 1] : ses yeux sont minuscules — raison possible de son antique réputation de bête aveugle, reflétée par exemple chez Nicandre, dans le passage cité plus haut[10] ; son museau est long et pointu — aspect emblématique, facilement observable, que l'on retrouve dans le nom allemand de *Spitzmaus* ; ses dents enfin, très fines et pour la plupart unicuspides, c'est-à-dire à une pointe, sont adaptées à un régime insectivore et sont implantées sur toute la longueur des mâchoires[11] ; leur disposition est toute différente de celle des Rongeurs que sont les souris, de régime herbivore, chez qui des incisives saillantes croissent continûment, à l'avant de chaque mâchoire, et sont séparées des molaires par un vaste intervalle vide, le diastème.

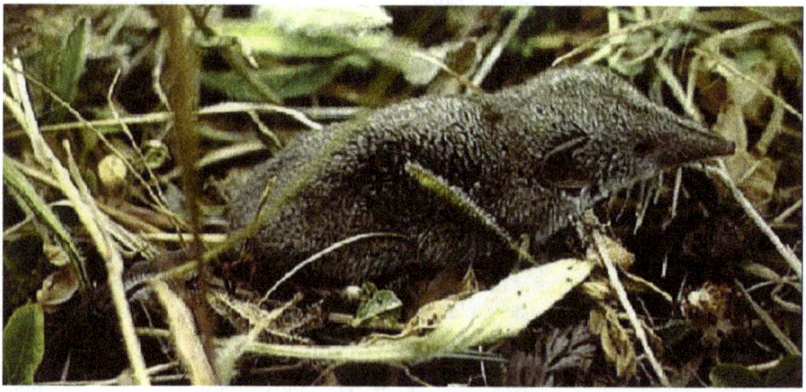

Figure 1 : Musaraigne musette (photographie : Alain Butet)

Ces divers éléments se retrouvent, quoiqu'en des termes moins techniques, dans les descriptions des Anciens : ainsi, dans la très riche notice que Straton, élève d'Érasistrate, donne de l'animal, figurent la comparaison avec la souris, la mention du museau allongé et des informations détaillées sur la denture de la musaraigne :

> <Ἡ> μυγαλῆ [...] <ἔστι δὲ> τῇ χρόᾳ τεφρώ|δης, στόμα ἔχει ἐπίμηκες, λεπτῇ καὶ κολοβῇ οὐρᾷ <κέχρηται>· ὀδόντας <δὲ> λεπτοὺς ἔχει, καὶ τούτους ἐν διστοιχίᾳ καθ' ἑκατέραν [δὲ] γένυν, ὡς εἶναι τετραστιχίαν ὀδόντων. Τοῖς οὖν ὑπ' αὐτῆς δηχθεῖσιν αἱ τρώσεις ἐμφανεῖς γίγνονται — τεσσάρων γὰρ στίχων τρώσεις ὁραθήσονται — αἷμά τε ἐκκρίνεται <πρῶτον καθαρόν>, μετ' ὀλίγον δὲ ἰχωρῶδες· τὸ γὰρ ζῷον σήψει κτείνει.
>
> « La musaraigne [...] est de robe cendrée, porte un museau allongé, a une queue mince et courte : elle a des dents fines, en double rangée sur chaque mâchoire, ce qui lui fait quatre rangées de dents. C'est ainsi que, chez ceux qu'elle a mordus, les marques sont bien

[10] Sur les yeux très myopes de la musaraigne, *cf.* GRASSÉ, *Précis*, *op. cit.*, p. 1625-1626 et 1676-1677.

[11] Sur la denture de musaraigne, *cf.* GRASSÉ, *Précis*, *op. cit.*, p. 1675 et p. 1606, fig. 1587.

apparentes — et, de fait, on pourra voir les marques de quatre rangées —, et du sang s'en écoule, <pur, d'abord>, mais qui devient en peu de temps séreux ; l'animal, en effet, tue par putréfaction »[12].

La finesse de ses dents, par ailleurs, est relevée de manière récurrente. Rien, cependant, ne permet d'isoler un genre ou une espèce de Soricidé de façon plus précise : aucune mention n'est faite par exemple du biotope de l'animal — ce qui aurait pu faire reconnaître le genre *Neomys* des musaraignes aquatiques — ou de la couleur rouge des dents de certaines musaraignes, celles notamment des genres *Neomys* et de *Sorex*[13].

État des lieux des sources médicales : la musaraigne et ses victimes dans les témoignages anciens

Les sources livrent des informations d'un autre ordre : plus que la précision des données morphologiques ou environnementales, c'est la relation que la musaraigne entretient avec l'homme, ou avec d'autres animaux, qui semble devoir retenir l'attention. Dans cette perspective pragmatique, où le micromammifère apparaît avant tout comme une créature hostile, les notices descriptives transmises par les textes n'ont pour fonction que d'assurer une identification zoologique minimale, avant de présenter les effets de son venin et d'indiquer, enfin, les moyens de s'en prémunir.

Nous présenterons d'abord un relevé des témoignages antiques, en nous concentrant sur les écrits techniques ; nous évoquerons ensuite, plus brièvement, l'héritage médiéval et moderne des savoirs anciens.

Relevé des sources antiques

C'est essentiellement dans les traités techniques, ceux surtout qui touchent à la médecine, que la musaraigne fait l'objet de développements détaillés dans l'Antiquité. Les occurrences du thème relèvent de plusieurs spécialités, dont on peut proposer le classement suivant :

Traités thériaques ou iologiques :

Straton l'Érasistratéen, fr. 6 Jacques (*ap.* Philouménos, *Sur les animaux venimeux et leurs remèdes*, 33, 1-3) ; Apollonios, *Euporista* (*ap.* Philouménos, 33, 5) ; Nicandre, *Thériaques*, v. 815-816 ; Philouménos, *Sur les animaux venimeux et leurs remèdes*, 33, 1-8 ; Ps.-Dioscoride, *Sur les venimeux*, 8 et 26 ; Ps.-Aélius Promotus, *Sur les bêtes venimeuses et les poisons*, 30.

---

12 STRATON l'Érasistratéen, fr. 6 ed. Jacques, *ap.* PHILOUMÉNOS, *Sur les animaux venimeux et leurs remèdes*, 33, 1-2 (p. 36 ed. Wellmann).

13 Sur ce dernier point, *cf.* GRASSÉ, *Précis*, *op. cit.*, p. 1678. Cette inquiétante couleur, qui n'a pas d'autre cause qu'une forte oxydation de l'émail dentaire, permet de distinguer la sous-famille des *Soricinae*, musaraignes à dents rouges, dont relèvent entre autres *Neomys* et *Sorex*, de la sous-famille des *Crocidurinae*, musaraignes à dents blanches, à laquelle se rattachent *Suncus* et *Crocidura*.

Traités pharmacologiques :

Damocrate, *Thériaque*, v. 20 (*ap.* Galien, *Antidotes*, I, 7) ; Dioscoride, *Matière médicale*, I, 128 ; II, 68 ; III, 23 et IV, 56 ; *Euporista*, II, 128 ; Archigène, *Sur les médicaments classés selon le genre*, *ap.* Philouménos, 33.7 ; Galien, *Antidotes*, I, 7 ; *Facultés des médicaments simples*, 49 ; Ps.-Galien, *Thériaque à Pison*, X, 9 ; *Remèdes faciles à se procurer*, II, 28 ; Oribase, *À Eunape*, III, 70 ; Aëtius d'Amida, *Iatrica*, XIII, 16 (*cf.* I, 321, XIII, 15 et XIII, 17) ; Paul d'Égine, *Épitomé médical*, V, 12.

Traités agronomiques :

Columelle, *De l'Agriculture*, VI, 17, 1-6 ; Palladius, *Traité d'agriculture*, XIV, 18, 7-9 ; *Géoponiques*, II, 47, 12, XII, 17, 14 et XII, 26, 1.

Traités vétérinaires et hippiatriques :

Apsyrtos (*Hippiatrica Berolinensia*, 87.1 = *Corpus Hippipatricorum Graecorum*, I, p. 314) ; Théomnestos arabe[14], 94 ; Hiéroclès (*Hipp. Berol.*, 86.1, 87.2-3 = *CHG*, I, p. 308-309 et 314-315) ; Hippocrate (*Hippiatrica Parisina*[15], 700) ; Pélagonius, *Recueil de médecine vétérinaire*, XX, 279-281, 283 et 285 ; Chiron, V, 507-509, 512-514 et 519 ; Végèce, *Mulomedicina*, II, 143, 146 et IV, 21, 5-6 ; Ps.-Gargilius Martialis, *De curis boum*, 21.

Autres ouvrages :

Aristote, *Histoire des animaux*, VIII, 24 [604 b 19-22] ; Pline l'Ancien, *Histoire naturelle*, VIII, 227, XX, 50, 89, 125 et 223, XXII, 134, XXIII, 55, 119 et 129, XXVII, 50, XXVIII, 154, XXIX, 88-89, XXX, 20.

---

[14] Voir le texte, sa traduction allemande et son commentaire dans SAKER Susanne, *Die Pferdeheilkunde des Theomnest von Nikopolis: ein Handbuch für den praktischen Tierarzt im arabischen Sprachraum des Frühmittelalters*, Wiesbaden, Harrassowitz, 2008, p. 146-147 et 241-243. Comme souvent chez Théomnestos, il s'agit d'une reprise du chapitre correspondant d'Apsyrtos. Sur la transmission du texte de Théomnestos, perdu dans son état original grec mais transmis pour partie dans la *Collection hippiatrique grecque*, pour partie par une traduction arabe du IXe siècle, voir SAKER, *Theomnest*, *op. cit.*, p. 7-10 ; DEWEZ Corentin et DOYEN-HIGUET Anne-Marie, « L'hippiatre Théomnestos : du grec à l'arabe et de l'arabe au grec », p. 271-326 in Lisa SANNICANDRO et Martina SCHWARZENBERGER (dir.), *Morborum et signa et causas praedicere curasque monstrare. La medicina veterinaria nel mondo antico e medievale*, publié dans *Commentaria classica. Studi di filologia greca e latina* V (supplément), 2018.

[15] La notice qu'Hippocrate le vétérinaire consacre à la morsure de musaraigne est transmise uniquement dans la recension de Paris (Paris, BnF, grec 2322, f. 192v-193r) et n'apparaît pas dans l'édition du *Corpus Hippiatricorum Graecorum* donnée par Oder et Hoppe au début du siècle dernier. L'édition critique du fragment, accompagnée d'un commentaire, est actuellement préparée par Emmanuel Beaujard, dans le cadre d'une thèse de doctorat dédiée à Hippocrate, à l'Université Catholique de Louvain. Une communication spécifiquement consacrée au chapitre περὶ μυγαλῆς a été présentée par BEAUJARD Emmanuel, « "Crush a shrew-mouse with those ingredients". The Use of Animals in Ancient Veterinary Medicine », lors du colloque *Animals and the Environment in Ancient Mediterranean Medicine*, à l'Université d'Exeter, 6 juillet 2023.

En dehors de la notice d'Aristote, la plus ancienne, et des informations transmises par Pline, plus transversales, presque toutes les occurrences se répartissent schématiquement en deux grandes branches : d'une part une littérature intéressée aux venins et aux poisons, à laquelle on peut rattacher des ouvrages pharmacologiques, en général tardifs et qui, pour la plupart, reprennent l'information des écrits thériaques ; d'autre part, et cette seconde branche pourra sembler plus surprenante, une littérature agronomique et vétérinaire, où il est essentiellement question de la santé des bêtes.

La musaraigne, en effet, n'est pas seulement l'ennemie des hommes : c'est pour les animaux, en particulier les animaux de ferme que ses attaques sont réputées dangereuses. Ses victimes favorites semblent être les chevaux et, plus largement, les ὑποζύγια, c'est-à-dire les « bêtes de joug » que sont surtout les ânes, les mules et les bœufs[16]. Ainsi dans le premier témoignage connu de nous, juste après l'évocation des envenimations auxquelles le cheval est sujet, Aristote, au sujet de la musaraigne, élargit le spectre aux autres bêtes de somme :

> Τὰ δὲ δήγματα τῆς μυγαλῆς καὶ τοῖς ἄλλοις ὑποζυγίοις χαλεπά· γίνονται δὲ φλύκταιναι. Χαλεπώτερον δὲ τὸ δῆγμα, ἐὰν κύουσα δάκῃ· ἐκρήγνυνται γὰρ αἱ φλύκταιναι, εἰ δὲ μή, οὔ.
>
> « Les morsures de la musaraigne sont dangereuses aussi pour les autres bêtes de somme [en plus du cheval] : il se forme des pustules. La morsure est encore plus dangereuse quand c'est une musaraigne gestante qui mord : car les pustules, alors, se déchirent ; dans le cas contraire, elles ne se déchirent pas »[17].

Ces quelques lignes sont exemplaires des savoirs sur la musaraigne, souvent situés au croisement des deux traditions que nous avons distinguées : au livre VIII de l'*Histoire des animaux*, le passage cité s'inscrit au cœur d'une section vétérinaire et, en même temps, au sein de cette section, dans un développement sur les différentes créatures venimeuses susceptibles de nuire aux chevaux[18]. De la même manière, dans le traité

---

[16] Sur la catégorie des ὑποζύγια, classe fonctionnelle à l'extension variable, voir ZUCKER Arnaud, *Les Classes zoologiques en Grèce ancienne, d'Homère (VIIIe av. J.-C.) à Élien (IIIe ap. J.-C.)*, Aix-en-Provence, Presses universitaires de Provence, 2005, p. 77-79 et 302. La signification du terme est tantôt limitée aux équidés — parfois aux seuls ânes, mules et bardots, à l'exclusion du cheval —, tantôt susceptible d'inclure aussi les bœufs. Dans le contexte présent, l'interprétation du terme *lato sensu* semble plus prudente, dans la mesure où la musaraigne apparaît aussi dans des passages relatifs aux maladies des bœufs, voir COLUMELLE, *De l'Agriculture*, VI, 17, 1-6 et PS.-GARGILIUS MARTIALIS, *De curis boum*, 21, cités *supra*.

[17] ARISTOTE, *Histoire des animaux*, VIII, 24 [604 b 19-22].

[18] Pour les chapitres vétérinaires, voir ARISTOTE, *Histoire des animaux*, VIII, 18-27 [601 a 25 - 605 b 21] et la contribution d'Évelyne Samama, dans le présent volume ; voir aussi SCHNIEDERS Stefan, *Aristoteles Werke in deutscher Übersetzung 16-5. Zoologische Schriften 1. Historia animalium. Buch VIII und IX*, Berlin, de Gruyter, 2019, p. 211-213, 232-233, 582 et 601-602 ; l'ensemble de la section a fait l'objet d'un commentaire détaillé dans le mémoire

vétérinaire de Pélagonius, le propos sur la musaraigne apparaît au début d'un chapitre consacré aux créatures venimeuses, donc à l'intérieur d'un exposé de toxicologie vétérinaire[19]. Inversement, la longue notice sur la musaraigne donnée par Straton l'Érasistratéen, dont nous avons déjà présenté une partie, prend soin de préciser que la musaraigne ne s'attaque « pas seulement aux hommes, mais à tout être vivant » (οὐ μόνον ἀνθρώποις, ἀλλὰ καὶ παντὶ ζῴῳ)[20]. Les traditions thériaque et vétérinaire se rejoignent donc et livrent, toutes deux, des renseignements à la fois très riches et d'une grande cohérence.

Aperçu des sources médiévales et modernes

Notre revue des sources s'est concentrée sur l'Antiquité grecque et romaine, mais il importe de signaler — même si nous devrons nous contenter, ici, d'un modeste survol — que les représentations associées à la venimosité de la musaraigne dépassent largement ce cadre, sur les plans à la fois chronologique et géographique.

En amont, la mauvaise réputation du Soricidé est attestée dans des sources égyptiennes dès le Moyen Empire, au début du IIe millénaire avant l'ère chrétienne[21] ; l'utilisation de son corps comme amulette et dans des rituels médicaux apparaît, par ailleurs, dans des sources mésopotamiennes[22]. En aval, et pour limiter l'analyse au seul domaine occidental, la croyance

---

d'HDR de V. Gitton-Ripoll, soutenu à Lyon le 13 octobre 2022, que nous avons pu consulter partiellement. Pour le développement sur les envenimations contenu dans ces chapitres, voir ARISTOTE, *Histoire des animaux*, VIII, 24 [604 a 24 - 605 a 2].

[19] Voir PÉLAGONIUS, *Recueil de médecine vétérinaire*, chap. XX, 279-281, notices sur la musaraigne précédant les § 282 (araignée-phalange), 283 (vipère, araignée-phalange ou musaraigne) et 284 (vipère). La priorité de la musaraigne est marquée dans le titre même du chapitre, où l'auteur annonce un traitement « de la morsure de musaraigne, de la piqûre d'araignée-phalange ou de la morsure de vipère » (*de muris aranei morsu uel de percussu palangionis aut uiperae morsu*).

[20] STRATON l'Érasistratéen, fr. 6 ed. Jacques, *ap.* PHILOUMÉNOS, *Sur les animaux venimeux et leurs remèdes*, 33.3.

[21] Voir *Papyrus vétérinaire de Kahun*, fr. C + H, 5-10 (UC 32036, lot LV.2, p. 56-57 ed. Collier et Quirke ; pour une traduction avec identification de la musaraigne, *cf.* WESTENDORF Wolfhart, *Handbuch der altägyptischen Medizin*, vol. I, Leyde, Brill, 1999, p. 450-451 ; voir aussi les éléments de commentaire et la traduction donnés par BARDINET Thierry, *Les Papyrus médicaux de l'Égypte pharaonique. Traduction intégrale et commentaire*, Paris, Fayard, 1995, p. 231-232 et 480-481.

[22] Sur la musaraigne en Mésopotamie ancienne, *cf.* notamment JEAN Cynthia, « La souris dans la magie et la divination en Mésopotamie », p. 79-87, part. p. 71-76 in Sylvie PEPERSTRAETE (dir.), *Animal et religion*, Bruxelles, Éditions de l'Université de Bruxelles, 2016. Le thème de la « mauvaise souris » est traité en détail dans la thèse de Vérène Chalendar, que je remercie vivement d'avoir bien voulu m'envoyer ses pages : CHALENDAR Vérène, *Quand l'animal soigne... Les utilisations thérapeutiques de l'animal dans le corpus médical cunéiforme assyro-babylonien*, thèse de doctorat soutenue à Paris Sciences et Lettres, le 21 septembre 2017. Le livre tiré de cette thèse, *Les Utilisations thérapeutiques de l'animal dans le corpus médical cunéiforme assyro-babylonien*, paraîtra à Leyde, Brill.

ressurgit vers la fin du Moyen Âge : la musaraigne fait des apparitions, sous le nom de *mygale* ou de *mygallus*, dans les grandes entreprises encyclopédiques de Barthélémy l'Anglais, Thomas de Cantimpré et Vincent de Beauvais, au XIIIe siècle[23] ; elle compte aussi dans le bestiaire de la littérature vénénologique, qui se développe surtout au siècle suivant[24].

La peur inspirée par le venin de musaraigne semble durablement ancrée dans les consciences : on en a des témoignages abondants, tout au long de l'époque moderne. Mentionnons ici, en particulier, les efforts déployés par les vétérinaires du XVIIIe siècle, dans la lignée de Philippe-Étienne Lafosse, pour prouver l'innocuité du petit animal[25]. Leurs démonstrations s'élèvent contre une opinion adverse encore tenace, on le devine, du vivant de Lafosse, mais désormais peu à peu reléguée, dans les écrits savants, au rang de superstition populaire[26]. Ainsi, vers la fin du XIXe siècle, les traces d'un venin de musaraigne ne se trouvent plus guère dans la production scientifique. Les méfaits de la bête au nez pointu, cependant, sont

---

23 Voir BARTHÉLÉMY L'ANGLAIS, *De proprietatibus rerum*, XVIII, 73 ; THOMAS DE CANTIMPRÉ, *Liber de naturis rerum*, IV, prologue ; VINCENT DE BEAUVAIS, *Speculum doctrinale*, XV, 95 et XIX, 132. Il est intéressant de noter que la tradition de savoirs sur la musaraigne se rapporte, dans le Moyen Âge latin, à un animal appelé *mygale* ou *mygallus*, qui conserve donc un nom grec et de connotation savante. Il existe par ailleurs un animal nommé *mus araneus*, mais son identité semble plus obscure : c'est ainsi qu'une tradition issue de Pline veut y voir un insecte solifuge (*solifuga* ou *solipuga*), fourmi ou araignée venimeuse, dont la nature reste assez mystérieuse (PLINE L'ANCIEN, *Histoire naturelle*, VIII, 104, XXII, 163 et XXIX, 92) ; après Pline, le thème est repris par Solin (*Collectanea rerum memorabilium*, IV, 3), ISIDORE de Séville (*Étymologies*, XII, 3, 4) et VINCENT DE BEAUVAIS (*Speculum naturale*, XX, 146 et XX, 166). Je tiens ici à remercier Isabelle Draelants, à la fois pour les références et pour les éléments de réflexion qu'elle m'a communiqués.

24 Voir par exemple le *Liber de venenis* de Francesco Casini de Sienne, traité composé en 1375 et dédié au cardinal d'Auch : le texte est conservé par un manuscrit unique, Paris, BnF, latin 6979, f. 19v-100v ; on trouvera le chapitre sur la musaraigne au f. 93r, indication de Franck Collard que je remercie très vivement. Sur le traité de Francesco Casini, voir COLLARD Franck, *Les Écrits sur les poisons*, Turnhout, Brepols, 2016, en particulier p. 184.

25 Voir LAFOSSE Philippe-Étienne, *Mémoire sur la morsure de la musaraigne*, présenté le 23 décembre 1757 devant l'Académie royale des Sciences à Paris et publié en 1763. Nous n'avons pas pu consulter ce mémoire, mais ses conclusions sont reprises dans LAFOSSE Philippe-Étienne, *Cours d'hippiatrique, ou traité complet de la médecine des chevaux*, Paris, Edme, 1772, p. 244-245.

26 Pour quelques références antérieures à Lafosse, voir FURETIÈRE Antoine, *Dictionnaire universel, contenant généralement tous les mots françois tant vieux que modernes & les termes des sciences et des arts*, t. II, La Haye et Rotterdam, Arnout & Reinier Leers, 1690, *s.v.* « Musaragne » ; DE SAUNIER Jean et DE SAUNIER Gaspard, *La Parfaite conoissance des chevaux, leur anatomie, leurs bonnes et mauvaises qualitez, leurs maladies & les remedes qui y conviennent*, La Haye, Adrien Moetjens, 1734, en part. p. 81. En 1764, donc après le mémoire de Lafosse, ce sont sans doute des musaraignes qui apparaissent encore chez Solleysel, bien qu'elles soient alors décrites comme « certains petits animaux venimeux, faits comme des souris, qui sont plus gris et ont le nez plus pointu » : voir DE SOLLEYSEL Jacques, *Le Parfait maréchal, qui enseigne à connoître la beauté, la bonté et les défauts des chevaux*, Paris, Pierre-Alexandre Martin, 1664, p. 313-314. Un grand merci à François Vallat de m'avoir indiqué ces références complémentaires.

toujours redoutés dans le monde paysan, dans les compagnies de vénerie aussi, et les recueils de folklore attestent des proverbes et des croyances qui lui sont associés — sur la venimosité de l'animal, ou sur toutes sortes de crimes dont il est accusé[27].

Bilan de l'état des lieux

Le thème du venin de musaraigne, en somme, est très largement répandu dans les sources anciennes, de même que dans d'autres, d'époque plus tardive, que nous n'avons fait que survoler. Il s'inscrit, en outre, dans la très longue durée, puisqu'il court de l'Antiquité jusqu'au folklore du XIXe siècle européen. Enfin, si la majeure partie de nos sources est constituée d'écrits techniques — traités thériaques, pharmacologiques, agronomiques ou vétérinaires pour la période antique —, ces textes ne sont sans doute que les vestiges conservés de représentations qui circulaient, surtout, dans la culture orale.

Explications de la légende : essai d'identification du mal

Les témoignages, donc, sont accablants, mais la réputation de la musaraigne est-elle méritée ? Et sur quoi repose-t-elle ? Pour comprendre vraiment les sources, il faut poser le problème de l'identification du mal autrefois imputé à la morsure du Soricidé.

La maigre bibliographie qui fait état de cette question ne permet pas d'établir de consensus : certains savants considèrent que l'accusation de venimosité, à l'égard du petit animal, est totalement infondée, mais c'est faire peu de cas, à notre avis, de la large diffusion, de la cohérence et de l'ancienneté de cette croyance[28] ; d'autres signalent ce fait, généralement peu connu, que la musaraigne — ou du moins certaines espèces, nous le verrons — possède effectivement un venin[29] ; d'autres enfin évoquent une maladie zoonotique, mais en des termes vagues qu'il convient de préciser[30].

---

[27] Pour la musaraigne dans l'univers de la vénerie, voir D'YAUVILLE Jacques, *Traité de vénerie*, Paris, Imprimerie royale, 1788, en part. p. 240. Pour sa présence dans le folklore contemporain, voir ROLLAND Eugène et GAIDOZ Henri, *Faune populaire de la France, t. VII. Les mammifères sauvages. Complément*, 1877, Paris, chez l'auteur, 5, rue des Chantiers, 1906 p. 45-50. Dans l'édition d'Isidore de Séville qu'il donne en 1986, Jacques André signale encore, dans l'une de ses notes, que les gens de la campagne continuent de regarder l'animal comme venimeux : *Isidore de Séville. Étymologies. Livre XII : Des animaux*, ed. Jacques André, Paris, Les Belles Lettres, 1986, p. 126-127, note 200.

[28] Voir en particulier PERPILLOU, *Essais*, *op. cit.* (*supra* note 5), p. 208-221 ; également OVERDUIN Floris, « The fearsome shrewmouse. Pseudo-science in Nicander's *Theriaca*? » p. 79-93, en part. p. 90-91 in Marijke Annette HARDER, Remco Ferdinand REGTUIT et Gerrigje Catharina WAKKER (dir.), *Nature and Science in Hellenistic poetry*, Louvain, Peeters, 2009 ; CAM Marie-Thérèse, « Les animaux qui piquent et qui mordent ou enveniment (VÉGÈCE, *mulom.* 2, 141-149). Recherches de filiation », p. 179-209, en part. p. 182-183 in SANNICANDRO et SCHWARZENBERGER (dir.), *Morborum et signa et causas*, *op. cit.*.

[29] Voir NICANDRE, *ed. cit.*, p. 223, n. 94 ; BODSON Liliane, *L'Interprétation des noms grecs et latins d'animaux illustrée par le cas du zoonyme sēps-seps*, Bruxelles, Académie

Piste d'un venin réel

Pour tenter d'éclairer les raisons qui sous-tendent l'image d'une musaraigne venimeuse, la première piste à creuser, et la plus évidente, est celle d'une venimosité bien réelle.

De fait, en l'état actuel des connaissances, on compte bel et bien cinq espèces de Soricidés venimeux : *Blarina brevicauda*, *Crocidura canariensis*, *Neomys fodiens*, *Neomys milleri* et, enfin, *Sorex araneus*, dont la venimosité n'a été découverte que tout récemment[31]. S'il convient de faire abstraction, pour notre enquête, des deux premiers éléments de la liste — le premier, parce qu'il s'agit de la Musaraigne géante américaine, inconnue de l'Ancien Monde, le second parce que, comme son nom l'indique, *Crocidura canariensis* n'est présente que sur l'archipel des Canaries —, il reste trois espèces de musaraigne dotées d'une salive venimeuse, une propriété rare dans la classe des Mammifères. Chacune de ces espèces — les musaraignes aquatiques *Neomys fodiens* et *Neomys milleri*, la Musaraigne carrelet *Sorex araneus* — a pu être observée par les Anciens et, partant, peut se trouver au fondement des représentations antiques.

Cette base empirique, toutefois, ne fournit qu'une justification partielle des croyances, car non seulement la grande majorité des musaraignes est dépourvue de venin, mais la substance toxique effectivement sécrétée par certains Soricidés n'est utilisée par eux que pour paralyser leurs proies, c'est-à-dire des bêtes de très petite taille — grenouilles, insectes, vers ou petits poissons ; contre les animaux de plus grande taille, le venin de musaraigne n'a que très peu d'effets. Ainsi, chez l'homme, sont décrits des symptômes faibles et sans gravité : démangeaison, rougissement, léger gonflement, douleurs pouvant durer d'une nuit à plusieurs jours, dans le cas des attaques de *Neomys fodiens*[32]. Chez de plus

---

royale de Belgique, 2009, p. 123-124 et 159, notes 370-371 ; KITCHELL, *Animals*, *op. cit.*, p. 171 ; SCHNIEDERS, *Aristoteles*, *op. cit.*, p. 614. Aucun de ces auteurs, toutefois, ne donne de précision sur la virulence et les effets réels du venin de musaraigne.

[30] Voir notamment BLANCOU Jean, *Histoire de la surveillance et du contrôle des maladies animales transmissibles*, Paris, Office international des Épizooties, 2000, en part. p. 83-109.

[31] Pour les premières espèces énumérées, voir MOUTOU François et TRANIER Michel, « Chapitre 23. Mammifères », p. 355-358, en particulier p. 357-358 in Christine ROLLARD, Jean-Philippe CHIPPAUX et Max GOYFFON (dir.), *La Fonction venimeuse*, Cachan, Lavoisier, 2015. Pour *Sorex araneus*, voir KOWALSKI Krzysztof, MARCINIAK Paweł et RYCHLIK Leszek, « A new, widespread venomous mammal species: hemolytic activity of *Sorex araneus* venom is similar to that of *Neomys fodiens* venom », *Zoological Letter*, 8-7, 2022 [DOI: 10.1186/s40851-022-00191-5]. On voit, par cette dernière découverte, que les connaissances au sujet de la musaraigne ne sont pas gravées dans le marbre et que l'état des savoirs évolue constamment : la liste des cinq espèces venimeuses donnée ici pourrait donc être corrigée ou complétée dans les prochaines années.

[32] Pour des témoignages sur les effets du venin de *Neomys fodiens* sur l'être humain, voir CRANBROOK Gathorne Gathorne-Hardy, « The Feeding Habits of the Water Shrew, *Neomys fodiens bicolor* Shaw, in Captivity and the Effect of its Attack upon its Prey », *Proceedings of*

grands mammifères, comme le cheval, le bœuf ou d'autres bêtes de somme, la même dose de venin serait sans doute presque sans effet — si la morsure de musaraigne était seulement possible[33].

Aussi, s'il est bien vrai que la musaraigne, ou plus précisément certaines espèces de Soricidés, possède un appareil venimeux, cela n'est pas assez pour motiver l'aura d'épouvante qui, dans les textes antiques, semble envelopper le petit prédateur : la faible toxicité de son venin ne suffit sans doute pas à justifier sa réputation de danger mortel pour des victimes humaines, équines ou bovines.

Piste d'une maladie zoonotique

Pourquoi, dès lors, la musaraigne fait-elle si peur ? Une autre voie possible pour expliquer ces craintes, qui n'exclut pas la première piste avancée, se trouve dans l'hypothèse d'une maladie zoonotique ou anthropozoonotique, hypothèse étayée par les témoignages d'époque moderne et susceptible d'éclairer l'image de la musaraigne, en des temps plus anciens, de manière vraisemblable sinon tout à fait certaine.

L'idée d'un venin de musaraigne serait alors l'étiologie avancée pour rendre compte de l'irruption de maux terribles, aux effets redoutables, mais de cause inconnue.

Cadre épistémologique : large extension de l'idée de venin

D'une manière générale, une telle étiologie doit se comprendre dans le cadre épistémologique propre au discours thériaque et vénénologique. Dans l'antique tradition des écrits sur les animaux venimeux, la notion de venin ne coïncide pas tout à fait avec celle qui est aujourd'hui la nôtre. Son périmètre est beaucoup plus large et susceptible d'embrasser des réalités qui relèvent, à nos yeux, du domaine des maladies. C'est ainsi que la rage, exemple remarquable, est systématiquement décrite comme un « venin de chien »[34].

---

the Zoological Society of London, 133, 1959, p. 245-249, en part. p. 245-246, et PUCEK Michalina, « Chemistry and Pharmacology of Insectivore Venom », p. 43-50, en particulier p. 49 in Wolfgang BÜCHLER, Eleanor E. BUCKLEY et Venancio DEULOFEU (dir.), *Venomous Animals and Their Venoms*, New York, Academic Press, 1968.

[33] Non seulement la différence de taille rend improbable, de la part du Soricidé, toute velléité d'agression mais, surtout, les dimensions étroites de ses mâchoires ne lui donnent pas assez de prise pour percer le cuir épais d'un cheval ou d'un bovin. La démonstration en fut faite par Philippe-Étienne Lafosse en 1757, mentionné plus haut. Faute d'avoir pu lire ce mémoire directement, nous citons ici le résumé fait par Lafosse lui-même, quinze ans après sa présentation : « au 23 décembre 1757, [...] j'eus l'honneur de présenter à l'Académie Royale des Sciences, & de lui lire un mémoire, dans lequel je démontrois que la musaraigne ne pouvoit ni mordre, ni piquer ; que sa bouche ne s'ouvroit que d'une demi-ligne au plus ; que pour pincer la peau dans la partie la plus fine, il falloit trois lignes au moins de prise, ce que ne pouvoit pas faire cet animal ; qu'il ne pouvoit pas piquer, puisqu'il n'avoit pas de dard » (LAFOSSE, *Cours d'hippiatrique*, *op. cit.*, p. 245).

[34] Voir à ce sujet, pour l'expression latine *uenenum canis* ou *uirus canis*, le relevé donné par GAIDE Françoise « La rage dans les textes médicaux latins antiques : noms, descriptions,

De la même manière, on peut supposer que si le gecko est réputé venimeux dans les *Thériaques* de Nicandre ou dans d'autres traités thériaques, c'est parce que sa salive est vectrice de toutes sortes de germes[35].

Dans ces conditions, il semble pertinent d'envisager les envenimements évoqués par les sources anciennes non pas, ou du moins pas toujours, comme les effets d'un venin *stricto sensu*, mais comme des « maladies-venins » : le développement d'une maladie zoonotique, peut-être aussi parfois l'infection d'une plaie après une morsure, ne sont pas clairement distingués d'un syndrome venimeux.

Sources d'époque moderne : un venin de musaraigne explicitement lié au « charbon »

Dans le cas singulier de la musaraigne, des arguments plus précis peuvent être avancés. Les témoignages d'époque moderne, tout d'abord, plaident explicitement pour l'identification de l'une de ces maladies-venins : à partir de cette époque en effet — peut-être même plus tôt car notre relevé ne prétend pas à l'exhaustivité —, la morsure du Soricidé se voit régulièrement associée à l'idée d'un mal, de contours assez flous, mais qui porte le nom de « charbon ».

On trouve cette idée à la fin du XVIe siècle, dans un passage du *Froschmeuseler* de Rollenhagen, réécriture de la *Batrachomyomachie* composée dans le contexte des guerres de religion. Alors qu'il vient d'attraper une musaraigne, le personnage du chat, dit la fable, se garde bien de la manger. Il sait en effet quel triste sort attend quiconque consomme de cette chair, ou quiconque est mordu par l'animal : « c'est le mal qu'on nomme charbon » (*Carbunckel*) ; suit l'évocation des symptômes qui pourraient s'ensuivre — sueurs froides, gonflement du ventre… — avant la

---

étiologie, traitements », p. 29-41, en part. p. 35 in Carl DEROUX, *Maladie et maladies dans les textes latins antiques et médiévaux : actes du Ve Colloque international « Textes médicaux latins » (Bruxelles, 4-6 septembre 1995)*, Bruxelles, Latomus, 1998. Dans le domaine grec, le tour ἰὸς κυνός est également bien attesté : voir par exemple GALIEN, *Commentaire au* Prorrhétique *d'Hippocrate*, I, 2, 51 (= XVI, 621, Kühn) ; *Sur les écoles*, IV, 8 (= I, 74 Kühn) ; PS.-GALIEN, *Thériaque à Pison*, XVI, 8. Par ailleurs, fait remarquable passé inaperçu jusqu'ici, la plus ancienne description clinique de la rage humaine se trouve dans le premier ouvrage de la littérature thériaque, le traité *Sur les animaux qui mordent et qui piquent* de Théophraste (fr. 5 Jacques *ap.* PRISCIEN DE LYDIE, *Solutiones ad Chosroem*, IX, p. 9.11-21 Bywater).

[35] Sur le thème du gecko venimeux, voir NICANDRE, *Thériaques*, v. 483-487 ; Philouménos, *Sur les animaux venimeux et leurs remèdes*, 13 ; PS.-AELIUS PROMOTUS, *Sur les bêtes venimeuses et les poisons*, 14. Le risque sanitaire réel à l'origine de cette croyance est souligné, dans le domaine égyptien, par EVANS Linda, « Poisonous geckos: The Validity of an Ancient Egyptian Belief », *Bulletin of the Australian Centre for Egyptology* 13, 2000, p. 47-55. Voir aussi, pour une étude menée sur le folklore contemporain, en ligne : CERIACO Luis M. P. *et al.*, « Folklore and traditional ecological knowledge of geckos in Southern Portugal: implications for conservation and science », *Journal of Ethnobiology and Ethnomedicine*, 7-26, 2011.

mort inéluctable[36]. Le même nom de charbon ou d'*anthrax* apparaît, plus tard, dans les écrits de Lafosse sur le prétendu venin de musaraigne et l'effort du vétérinaire tend justement à établir une distinction entre deux entités encore volontiers confondues : d'une part une maladie, frappant principalement les chevaux, qui, pour lui, n'a rien à voir avec un venin, d'autre part les attaques redoutées, mais en réalité tout à fait inoffensives du petit animal[37].

Dans cet effort de distinction toutefois, les termes de charbon ou d'anthrax employés par Lafosse doivent être clarifiés. De quoi s'agit-il exactement ? La notion est loin d'être précise quand on la considère au regard de la nomenclature nosologique en usage aujourd'hui, qui elle-même est ambiguë. La médecine contemporaine, en effet, donne le nom de charbon à deux maladies différentes, bien qu'elles soient encore assez souvent confondues, qui frappent les animaux de ferme : le Charbon symptomatique, d'une part, provoqué par *Clostridium chauvoei*, qui tue le bétail — souvent bovin ou ovin — en à peine un jour ou deux et se caractérise par d'énormes abcès[38] ; le Charbon bactéridien, d'autre part, touchant notamment les chevaux dû, quant à lui, à *Bacillus anthracis*, qui est également connu pour être une « maladie des champs maudits » — car c'est dans des terres infectées par des spores, restées en dormance pendant parfois des années, que les bêtes contractent la maladie[39]. Ces deux maladies bien distinctes, mais qui peuvent avoir des symptômes similaires, ne sont véritablement identifiées et décrites que depuis les XIXe et XXe siècles, c'est-à-dire depuis que l'observation microscopique des agents pathogènes est possible.

Avant cette époque, la qualification de « charbon » est extrêmement floue : plutôt que d'une maladie unique, il faudrait parler d'une nébuleuse nosologique, susceptible de correspondre non seulement aux deux maladies

---

[36] « Sa morsure est empoisonnée : / Sachant bien cela, Maître Chat / la prend, sans doute, tue sa proie, / et l'emporte pour la châtier, / mais il a bien garde, ma foi, / de n'en rien goûter, ni manger ; / fine dent perce un trou profond, / qui laisse une blessure ardente / et de vérole rougeoyante : / c'est le mal qu'on nomme charbon. / Voilà le blessé qui s'afflige, / et qui répand froide sueur ; / gonflée de bile, une tumeur / enfle sur son ventre et se fige ; / froide urine accroît son malheur / tant et tant qu'il en est pourri / et, comme de peste, il périt » (*Denn jhre biss so giftig war,/ Dass sie die Katz zwar fengt und schlecht / Vnd für jhren Raub sie mit sich tregt. / Aber weder schmecket noch frist; / Und wo ein riss jhres zehnleins ist / Die wund voll roter blattern brennt, / Als die so man carbunkel nennt, / Der verwund auch trawrig aussahe / Der kalte schweiss vmb ihn herlage, / Das grimmen blehet auff den Bauch, / Der kalte Harn plaget jhn auch, / Dass er endlich daran verdirbt / Vnd wie an der Pestilenz stirbt,* ROLLENHAGEN, *Froschmeuseler*, 1595.

[37] Voir LAFOSSE, *Cours d'hippiatrique*, *op. cit.*, 1772, p. 244-245.

[38] Sur *Clostridium chauvoei*, voir RADOSTITS Otto M. *et al.* (dir.), *Veterinary Medicine. A Textbook of the Diseases of Cattle, Sheep, Goats, Pigs and Horses*, Edimbourg, Saunders-Elsevier, 2007[10], p. 828-830 et 830-832. Je remercie vivement Annelise Binois-Roman de m'avoir indiqué cette référence et de m'avoir renseigné, plus largement, sur les difficultés d'identification du charbon contemporain, comme du « charbon » au sens ancien du terme.

[39] Sur *Bacillus anthracis*, voir RADOSTITS, *Veterinary Medicine*, *op. cit.*, p. 815-819.

du charbon de l'actuelle nomenclature, mais aussi à d'autres affections qui leur ressemblent[40]. La caractéristique commune aux maladies nommées « charbon », dans les témoignages antérieurs au XIXe siècle, est en général la formation, sur le corps du patient, de tuméfactions que les textes décrivent comme des pustules ou des tumeurs[41]. Associé à ce symptôme récurrent, le charbon au sens ancien n'est pas davantage défini.

Sources antiques : un faisceau d'indices en faveur d'une maladie-venin

Qu'en était-il dans l'Antiquité ? L'idée d'une maladie-venin, bien étayée par les témoignages modernes, peut-elle être la clé du mystère pour des périodes plus anciennes ? Les textes ne permettent pas de l'affirmer : à notre connaissance en effet, l'association entre musaraigne et charbon en est absente ; s'il existe bien une maladie nommée ἄνθραξ en grec, *anthrax* ou *carbunculus* en latin — qui, à cette époque, touche l'homme plutôt que l'animal —, nulle part celle-ci n'est liée à la morsure du micromammifère[42].

Pourtant, de l'absence de corrélation explicite, il faut se garder de conclure à un silence absolu des sources. On trouve, au contraire, un certain nombre d'indices susceptibles non pas d'établir avec certitude, mais du moins d'accréditer l'hypothèse d'une entité nosologique assimilée à un venin — même si cette maladie, ou plus probablement cet ensemble de maladies, n'est pas autrement nommée. C'est surtout le relevé des

---

40 Ce n'est en fait que l'examen microscopique qui permet d'établir un diagnostic fiable : sans cela, le charbon symptomatique et le charbon bactéridien peuvent être confondus, comme ils peuvent être confondus avec d'autres *Clostridia*, notamment *Clostridium septicum* et *Clostridium novyi*. Pour les questions de diagnostic différentiel, voir les références données *supra*. Sur la difficulté d'identifier de manière précise le « charbon » des époques antique, médiévale et moderne, voir VALLAT François, « Les épizooties en France de 1700 à 1850. Inventaire clinique chez les bovins et les ovins », *Histoire & Sociétés Rurales*, 15, 2001, p. 67-104, en part. p. 89 ; BINOIS-ROMAN Annelise, *L'Archéologie des épizooties. Mise en évidence et diagnostic des crises de mortalité chez les animaux d'élevage, du Néolithique à Pasteur*, thèse de doctorat soutenue à l'Université Paris I, Paris, le 28 juin 2017, p. 57-58. Plus largement, sur l'inadéquation des diagnostics et des catégories modernes pour saisir les conceptions anciennes de la maladie, on pourra trouver des éléments dans GRMEK Mirko D., *Les Maladies à l'aube de la civilisation occidentale : recherches sur la réalité pathologique dans le monde grec préhistorique, archaïque et classique*, Paris, Payot, 1983, en part. p. 12-14, 19-21 et *passim* ; voir aussi l'ouvrage fondateur de FLECK Ludwik, *Genèse et développement d'un fait scientifique*, Bâle, Schwabe, 1935 [trad. fr. par Nathalie JAS, Paris, Les Belles Lettres, 2005, en part. p. 5-43].

41 Voir VALLAT, « Les épizooties », *art. cit.*, en part. p. 90 et 91.

42 Sur ce « charbon » spécifiquement humain, dont les occurrences sont relativement rares, voir notamment HIPPOCRATE, *Aphorismes*, V, 11 (= IV, 536 Littré) ; CELSE, *De la médecine*, V, 28, 1 ; SCRIBONIUS LARGUS, *Compositions médicales*, 25, 63 et 206 ; PLINE L'ANCIEN, *Histoire naturelle*, XXVI, 5 et XXVI, 203. Comme le charbon animal, cette maladie ancienne n'a pas d'équivalent unique dans notre terminologie moderne : voir à ce sujet GOUREVITCH Danielle, « Les faux-amis dans les textes médicaux grecs et latins » p. 189-191, en particulier p. 190 in Guy SABBAH (dir.), *Mémoires III. Médecins et médecine dans l'Antiquité*, Saint-Étienne, Publications de l'Université de Saint-Etienne, 1982.

symptômes, dans les sources présentant un tableau clinique suffisamment précis des effets du venin, qui rend cette idée vraisemblable (tableau *infra*).

	Arist.	Straton *ap.* Philum. = Ps.-Prom.	Archigenès *ap.* Philum. = Ps.-Prom.	Ps.-Dsc.	Columelle	Apsyrtos = Theomn.	Hiero-clès	Hippo-crate	Pela-gon.
Pustules, tumeurs, œdème ou inflammation	x	x	x	x	x	x	x	x	x
Éclatement	x	x	x	x			x	x	x
Abcès avec sécrétion de pus (*suppuratio*, ἰχώρ)		x	x	x	x		x		x
Couleur rouge, noire ou lie-de-vin des tumeurs		x	x	x					
Mort	x	x							
Douleur	x		x						
Mal qui ronge autour des plaies (νομή)				x					
Morsure au niveau des testicules		x							
Colique				x					
Flatulences		x							
Dysurie				x					
Sueurs froides				x					
Gémissement						x			
Larmes							x		
Manque d'appétit							x		

Relevé des symptômes provoqués par la morsure de musaraigne

La comparaison des symptômes décrits par les textes suggère plusieurs remarques[43]. Sur les seize symptômes identifiés, neuf ne sont attestés que dans une seule de nos sources. Une bonne moitié du tableau, donc, ne présente que des informations ponctuelles, isolées, dont il est difficile de tirer des

[43] Pour chaque description, les références figurent dans le relevé des témoignages anciens.

conclusions. On pourrait dire en ce sens qu'il existe, dans l'Antiquité, autant de venins de musaraigne qu'il y a d'auteurs.

Un élément récurrent, et même systématique, se démarque d'autant plus nettement : les pustules, tumeurs ou œdèmes, signalés par l'ensemble des sources ; à ce symptôme récurrent, correspondant à la première ligne du tableau, peuvent être associés une série de renseignements qui s'y rapportent directement — éclatement ou couleur de l'œdème, formation d'un abcès avec sécrétion de pus — et qui sont mentionnés, à chaque fois, par plusieurs témoignages, présentés dans les lignes 2 à 4. Quoi qu'il en soit de ces variations, le phénomène de gonflement associé à la musaraigne peut évoquer l'effet d'une morsure qui s'infecte, mais il rappelle surtout la principale manifestation du « charbon » de l'époque moderne : à ce titre, et même en l'absence de nosonyme à date ancienne, il n'est pas interdit d'imaginer un diagnostic commun.

Enfin, un autre trait récurrent, mais plus discret, apparaît à la cinquième ligne du tableau : l'issue fatale du mal provoqué par la musaraigne, évoquée par Aristote et Straton ; on peut leur ajouter le nom de Nicandre puisque, dans les deux vers des *Thériaques* que nous avons cités plus haut — passage trop vague et allusif pour constituer une véritable description clinique, et que nous avons donc écarté du tableau —, il est bien question de « perte des mortels ». On peut supposer que si la mort des victimes de la musaraigne est absente des autres textes, c'est dans le souci de ne pas désespérer le lecteur, pour que les conseils thérapeutiques prodigués par ailleurs ne semblent pas tout à fait vains. Il n'en reste pas moins que l'animal inspire une très grande crainte, dont tous les textes portent l'écho.

Au terme de ces quelques réflexions, la piste d'une maladie conçue et interprétée comme un venin reste largement ouverte. Toute entreprise d'identification précise ou systématique serait évidemment hasardeuse et le diagnostic, s'il peut être posé, est un diagnostic incertain : il ne permet de distinguer qu'un mal aux contours flous, à peu près équivalent à la nébuleuse de maladies appelées « charbon » à l'époque moderne.

Seule cette hypothèse, cependant, nous semble justifier pleinement l'épouvante suscitée par la musaraigne. La croyance en la puissance venimeuse du petit animal aurait alors plus de corps et plus de cohérence, car elle permettrait d'expliquer, par une étiologie médicale et rationnelle, l'irruption de maladies brutales, fulgurantes et souvent mortelles au sein d'un troupeau, tels entre autres le charbon symptomatique et le charbon bactéridien.

Conclusion

À l'issue de cette brève enquête, nous proposons ici quelques résultats provisoires, suivie d'une question qui pourra servir d'ouverture.

Une première conclusion est d'ordre général : de l'Antiquité à l'époque moderne, il convient de souligner l'acception très large du concept de venin, susceptible d'inclure le spectre des maladies ; dans ces conditions, il ne faut pas discréditer trop vite les légendes noires qui entourent un certain nombre d'animaux réputés maléfiques ; loin d'être toujours irrationnelles et absurdes, ces représentations peuvent constituer une manière d'éclaircir l'irruption de maladies violentes, dont les causes résistent à toute tentative d'explication.

L'accusation spécifique portée contre le Soricidé, pour en venir au cas particulier présenté dans cette étude, peut se comprendre de deux manières. Tout d'abord, il est à noter que certaines musaraignes produisent effectivement du venin : ce mode de défense et de prédation n'est peut-être pas passé inaperçu des Anciens, qui n'auront fait alors qu'exagérer, dans le discours qu'ils construisent sur l'animal, un fait d'observation. Ensuite, l'examen de quelques symptômes récurrents prêtés au venin de musaraigne, la comparaison avec les croyances qui l'entourent à l'époque moderne, le sentiment d'angoisse qui semble associé au petit mammifère et la gravité de ses attaques sont autant d'indices convergents, qui rendent vraisemblable, dès la période antique, l'hypothèse d'une maladie-venin. Celle-ci, bien sûr, n'exclut nullement la piste d'un venin véritable, mais bien plutôt la complète.

Il reste à poser une question, qui sera le mot de la fin : pourquoi la musaraigne, de préférence à toute autre bête, est-elle incriminée ? Pourquoi ce détour par une toute petite bête pour penser la maladie ? Au constat d'une venimosité véritable de certaines espèces de Soricidés, se sont peut-être ajoutées d'autres raisons, liées à des propriétés naturelles de la musaraigne qui reflètent, pour ainsi dire, les troubles spécifiquement associés à sa morsure. Il est possible, en effet, de repérer plusieurs effets d'analogie entre l'animal et le symptôme de tuméfaction systématiquement relevé par les sources : ainsi, la musaraigne dégage une odeur nauséabonde quand elle a peur, qui peut évoquer celle d'une gangrène gazeuse ; de même, elle est régulièrement décrite comme sujette à des variations de volume, liées notamment à son état de gestation, qui sont mises en parallèle avec les pustules, plus ou moins malignes, dont elle est cause[44] ; or ces variations de volume peuvent aussi s'éclairer quand on connaît la voracité du petit animal, qui passe l'essentiel de son temps à s'alimenter, ou quand on pense au phénomène de Dehnel auquel la musaraigne est soumise, dont certains témoignages permettent de soupçonner qu'il n'était pas tout à fait inconnu des Anciens[45]. De ces analogies, que nous n'avons fait qu'évoquer ici, nous espérons mener ailleurs l'étude approfondie.

---

[44] Voir par exemple ARISTOTE, *Histoire des animaux*, VIII, 24 [604 b 19-22], cité plus haut. La corrélation entre une morsure de musaraigne en gestation et l'inoculation d'un venin aux effets décuplés est abondamment attestée par les textes ultérieurs.

[45] Le phénomène de Dehnel est le processus d'augmentation ou de rétrécissement réversible de la masse corporelle, du squelette et des organes internes, qui s'accomplit à un rythme saisonnier chez certaines espèces de musaraigne ». Pour de possibles descriptions antiques, voir PLINE L'ANCIEN, *Histoire naturelle*, II, 109 et PLUTARQUE, *Propos de table*, IV, 5, 670 B 7-11. Même si les variations de volume du foie de la musaraigne décrites dans ces deux textes suivent un rythme mensuel, et non pas saisonnier, la question d'une observation par les Anciens du phénomène de Dehnel, si vague et approximative soit-elle, peut au moins être posée.

Brainstorming autour d'un poison animal incertain. La cervelle de chat(te) dans les traités des poisons du Moyen Âge occidental

Franck COLLARD*

La binarité, voire la réversibilité de l'animal comme source de maux ou source de remèdes, qui constitue l'un des axes de réflexion de ces Xe rencontres, se retrouve très largement dans les traités des poisons apparus en Occident à partir de la fin du XIIIe siècle[1]. Ils consacrent une partie de leur propos à présenter et décrire les poisons d'origine animale mais incluent aussi des substances animales dans une riche *materia medica* destinée à contrer les *venena*, la Création ayant mis à la disposition des humains de quoi remédier à ce qui leur nuit depuis la Chute, ainsi que le soutient le frère mineur Juan Gil de Zamora dans le premier traité du genre[2]. Un siècle et demi avant l'émergence de cette littérature spécifique, l'abbesse Hildegarde de Bingen tenait le même langage[3]. Elle distingue pourtant au livre VII, chapitre 26 de sa *Physica*, un animal qui a tout mauvais : le chat, exclusivement nocif et par conséquent inutilisable dans la pharmacopée[4].

Comme l'a montré la remarquable thèse de Laurence Bobis sur le chat au Moyen Âge[5], la *materia medica* médiévale a ignoré la proscription hildegardienne et ses prescriptions incluent des substances tirées des parties

*Professeur d'histoire médiévale à l'université de Paris Nanterre, membre de l'UR MéMo.

1 Voir COLLARD Franck, *Les traités des poisons*, Turnhout, Brepols, 2016 (*Typologie des sources du Moyen Âge occidental [TSMAO]*, fascicule 88).

2 JUAN GIL DE ZAMORA, *Liber contra venena et animalia venenosa,* ed. Candida Ferrero Hernandez, Barcelone, 2008, prologue.

3 Voir MOULINIER BROGI Laurence, « Plantes toxiques et humeurs peccantes : la pensée du poison chez Hildegarde de Bingen », p. 71-103 in Franck COLLARD et Évelyne SAMAMA (dir.), *Le corps à l'épreuve, Poisons, remèdes et chirurgie*, Langres, Guéniot, 2002.

4 HILDEGARDE DE BINGEN, *Physica. Liber subtilitatum diversarum naturarum creaturarum*, ed. Reiner Hildebrandt et Thomas Gloning, Berlin, de Gruyter, 2 vol., 2010, VII, 26, t. 1 p. 353-354: *ea que in catto sunt ad medicamenta non valent.*

5 BOBIS Laurence, *Le rapport entre l'homme et l'animal dans l'Occident médiéval : un animal exemplaire, le chat*, thèse de l'université de Paris 8 Saint-Denis, s.d. Robert Delort, 1997, p. 210 et *sq*. Repris en partie dans *Une histoire du chat : de l'Antiquité à nos jours*, Paris, Le Seuil, 2006 (1ère ed. Fayard, 2000) ; *EAD.*, « Des usages du chat dans la médecine de la fin de l'Antiquité et du Moyen Âge », p. 717-728 in Franco MORENZONI et Élisabeth MORNET (dir.), *Milieux naturels et espaces sociaux, études offertes à Robert Delort,* Paris, Publications de la Sorbonne, 1997. L'historienne indique dans sa thèse p. 197 qu'au milieu du XVe siècle, le médecin Michele Savonarole, dans son traité sur les choses qui nourrissent, n'en excluait pas la viande de chat.

de l'animal. Un remède appelé « onguent de chat » était ainsi destiné aux arthritiques et goutteux[6]. Il ne faut pas penser pour autant que l'assertion de la « sibylle du Rhin » constitue un *hapax*. Elle préfigure ou annonce une idée largement présente et abondamment discutée parmi les auteurs vénénologues : la chair de chat, et singulièrement sa cervelle, est un poison pour qui en ingère.

C'est ce dossier, abordé seulement partiellement par L. Bobis[7], qui sera rouvert ici avec plusieurs interrogations ayant trait à la place du sujet dans la vénénologie occidentale, à son origine et sa tradition, à son traitement scientifique et enfin à son positionnement par rapport à la réputation communément faite au chat en pleine période d'hérésie, de magie et de sorcellerie auxquelles la bête est associée. Le corpus sollicité couvrira les principaux écrits sur les poisons produits depuis la fin du XIIIe siècle jusqu'au début du XVIe.

Jalons d'une intégration à la *materia toxicologica*

Hildegarde de Bingen paraît pionnière et isolée qui expose, sans source explicitée ni, à notre connaissance identifiée, l'idée selon laquelle *cerebrum et tota caro eius venenosa est*[8]. La tradition antique n'en fait pas état[9], non plus que la production arabe[10]. Les écrits naturalistes, médicaux ou encyclopédiques traitent bien du chat mais n'ont cure de sa cervelle. À l'image du *Compendium medicine* de Gilbert l'Anglais vers 1240 ou de la *Summa conservationis et curationis* de Guillaume de Saliceto, qui contient pourtant une longue section sur les poisons[11], la médecine savante du XIIIe siècle limite ses considérations au caractère vénéneux des morsures et des griffures du chat[12]. Rien d'autre n'apparaît dans les écrits sur les animaux

---

[6] Il est décrit par le *Thesaurus pauperum* qui l'emprunte à Constantin l'Africain, signale L. Bobis dans l'article cité ci-dessus.

[7] BOBIS, *Le rapport…*, *op. cit.*, p. 234-246.

[8] HILDEGARDE DE BINGEN, comme note 4, t. 1 p. 353.

[9] Rien chez Aristote ni chez Pline, dont l'*Histoire naturelle* traite du chat au livre VIII, chap. 94 sans mention de sa cervelle. Rien dans la *Materia medica* de Dioscoride ni dans les livres adjoints.

[10] AVICENNE, *Liber canonis*, IV, fen 6, tractatus 4, cap. 13, *De morsu catti*, ne traite du chat qu'à travers cet aspect de la morsure. Le traité des poisons de Maïmonide, traduit à deux reprises en latin autour de 1300, ne fait pas non plus état de la toxicité de la cervelle de chat.

[11] Voir COLLARD Franck, « Un traité des poisons factice rendu à son auteur, Guillaume de Saliceto. Notes sur deux manuscrits médicaux du XVe siècle », *Archives d'histoire doctrinale et littéraire du Moyen Âge*, 78, 2011, p. 247-257. L'auteur aborde à peine le chat, sinon pour dire que rien n'est meilleur que cet animal dans une maison pour en chasser les souris et que la présence d'un chat mort ou vif fait fuir aussi les lions (BnF, Ars. 873, f. 144v et 145).

[12] La tradition remonterait à Paul d'Égine au VIIe siècle (BOBIS, *Le rapport…*, *op. cit.*, p. 240). Un siècle avant lui, Aetius d'Amida mentionne déjà la morsure et la griffure de chat comme nocives, à la manière de celles du chien, dans son livre XIII sur les animaux venimeux (*Aetii medici graeci contractae ex veteribus medicinae tetrabiblios hoc est,*

d'Albert le Grand[13]. Le fameux ouvrage sur les « propriétés des choses » de Barthélemy l'Anglais est pareillement vide[14] et si son homologue encyclopédiste Vincent de Beauvais dit l'animal *immundum et venenosum*[15], il s'en tient là d'un propos par ailleurs peut-être déformé par la mauvaise lecture ou une variante de sa source, le *De rerum naturae* de Thomas de Cantimpré, dont le texte correct donne *odiosum*[16].

À l'origine de l'introduction de la cervelle de chat dans la littérature vénénologique est Pietro d'Abano, auteur d'un *Tractatus de venenis eorumque remediis* dédié sans doute à Jean XXII juste après son avènement (1316) et promis à une ample diffusion[17]. Cet ouvrage n'inaugure pas le genre. Avant lui, on l'a vu, avait été composé celui de Juan Gil de Zamora, éminent naturaliste. Mais, fidèle à la tradition, le franciscain s'était borné à parler des entailles et incisions provoquées par l'animal[18].

Peut-on imaginer que c'est d'Hildegarde que Pietro tient ses deux mentions de la cervelle de chat ? La diffusion de son œuvre scientifique, réelle dans l'Empire voire en Italie, passe néanmoins pour avoir été limitée[19] et jamais les auteurs qui nous intéressent ne l'allèguent. Mais, comme pour Hildegarde elle-même, faut-il chercher forcément une origine livresque ? Toujours est-il que le vrai fondateur du genre vénénologique ouvre par cette phrase, *In cerebro quidem cattae uenenum est pernitiosum faciens hominem amentem*[20], une voie suivie par les principales œuvres à traiter spécifiquement des *venena*. Après lui, parmi les auteurs d'écrits de quelque

---

quaternio, sive libri universales quatuor, ... per Janum Cornarium medicum physicum Latine conscripti, Lyon, 1549, XIII, 5, *De his qui a fele morsi sunt*, p. 762).

[13] Dans les *De animalibus libri XXVI* comme dans les *Questiones super de animalibus* consacrées à l'œuvre d'Aristote. Dans le premier ouvrage, Albert expose en revanche les remèdes tirés de l'animal (XXII, 2, 1, p. 1371 ed. Hermann Stadler, Münster, 1920).

[14] Le *De proprietatibus rerum* aborde bien le chat au ch. 74 du livre XVIII, mais il ignore tout de sa nocivité, y compris quand il mord ou griffe, c'est le chien (enragé) qui est pris en considération aux chapitres 65 et *sq.* du livre VII.

[15] VINCENT DE BEAUVAIS, *Speculum naturale*, Douai, 1624, XX, 93. Une autre notice, livre XX, ch. 33, sans le moindre renvoi à sa cervelle toxique, expose des considérations étymologiques, d'aptitudes, les accidents suivant une morsure et les remèdes à celle-ci, les moyens de faire fuir les chats sauvages, enfin les vertus médicinales de la chair de chat, chaude et sèche, contre les hémorroïdes, les douleurs rénales, les douleurs dorsales, l'alopécie.

[16] THOMAS DE CANTIMPRÉ, *Liber de natura* rerum, ed. Helmut Boese, Berlin, de Gruyter, 1973, IV, 76, p. 151 : *immundum est et odiosum.* L'éditeur ne signale pas de leçon différente.

[17] PIETRO D'ABANO, *Tractatus de venenis eorumque remediis*, ch. 2 et ch. 68, ed. in Alba AGUILERA FELIPE, *El* Tractatus de venenis *de Pietro d'Abano. Estudio preliminar, edicion critica y traduccion*, thèse de doctorat de l'université autonome de Barcelone, s.d. J. Martinez Gazquez et C. Ferrero Hernandez, 2017, p. 52 et 228. L. Bobis ignore curieusement cette œuvre.

[18] JUAN GIL DE ZAMORA, comme note 2, p. 112 et 137.

[19] Voir l'introduction de Laurence Moulinier à l'édition qu'elle a donnée des *Cause et Cure*, Berlin, Akademie Verlag, 2003, p. XI et *sq*. La subsistance de cinq manuscrits entiers et de cinq fragments reflète une diffusion assez limitée.

[20] PIETRO D'ABANO, comme note 17, p. 52.

importance, il n'est guère que Francesco Casini[21] dans son traité de 1375, Pietro Tommasi dans son antidotaire[22] de 1437 adressé à Eugène IV et le médecin impérial de Ratisbonne, Conrad Vendl, dans son traité double *De peste ac veneno*[23] de 1463, pour passer sous silence le sujet, particularité notable concernant ce dernier auteur issu d'une aire géographique susceptible de lui avoir facilité la connaissance de la *Physica* d'Hildegarde.

Proportionnellement à l'augmentation générale de la taille des ouvrages, les développements consacrés à la cervelle de chat tendent à s'allonger. Dans la notice dédiée, le propos de Pietro d'Abano se limitait à quelques lignes. Le *Sertum papale de venenis* de Guillaume de Marra (1362), dédié au pape Urbain V, les *Problemata de venenis* de Cristoforo degli Onesti (1391), l'ample *Opus de venenis* composé entre 1424 et 1426 par Sante Ardoini de Pesaro, le volumineux *De vitandis venenis et eorum remediis libellus* dû à Gian Martino Ferrari de Parme (1455) développent considérablement la matière. Elle retient l'attention de ces docteurs italiens, éminents représentants de la médecine scolastique rompue à la spéculation intellectuelle. Or la cervelle s'y prête à de multiples égards.

La cervelle de chat, une matière toxique à interrogations

Deux points d'incertitude ressortent du traitement par les vénénologues du *cerebrum* félin. Le premier touche au sexe de l'animal. D'un texte à l'autre, parfois même à l'intérieur du même texte comme celui de Guillaume de Marra[24], il est tantôt question de *cerebrum gatti*, tantôt de *cerebrum gattae* ou *gatte*. Variante entre auteurs ou variante de copistes, telle est la question qu'on aurait plutôt tendance à résoudre par la seconde hypothèse. Hildegarde ne retenait que le mâle. Pietro d'Abano que la femelle. Le fait que le *Conciliator* remet l'animal au masculin lorsqu'il évoque la *venenositas* de ses griffures et ses morsures dénote bien une approche genrée : au mâle l'attaque qui entaille et le poison accidentel, à la femelle le venin criminellement administré comme nourriture et subrepticement[25]. Cette lecture propre à faire se pâmer les adeptes des

---

[21] FRANCESCO CASINI, *Liber de venenis*, Paris, BnF, ms. lat. 6979, f. 19v-100v.

[22] PIETRO TOMMASI, *Consilium de universali praeservatione contra venena*, ed. Emanuele Djalma Vitali, Rome, Istituto di Storia della Medicina dell'Università di Roma, 1963.

[23] CONRAD VENDL, *De pestilentia et venenis resistendis*, Vienne, Österreichische Nationalbibliothek, ms. cvp. 2304. On peut encore mentionner le traité tardif (vers 1520 ?) et peu diffusé de FRANCESCO FRIGIMELLICA, *De venenatis affectibus et eorum curatione*, Londres, Wellcome Historical Medical Library, ms 281.

[24] GUILLAUME DE MARRA, *Sertum papale de venenis*, Metz, Bm, ms. 282, f. 11 puis 41. Dans le développement sur les manières de classer les poisons, il indique qu'à côté des animaux venimeux de tout leur corps comme la cantharide ou la salamandre, *quaedam sunt in cerebro ut in gatta*, mais trente folios plus loin, il intitule sa notice *De cerebro gatti.*

[25] PIETRO D'ABANO, comme note 17, p. 250 pour morsure et griffure. A noter que dans un autre passage, p. 54, la salive vénéneuse est imputée à la chatte. Les traités des poisons

gender studies est toutefois à contrebalancer par le fait que le traducteur français de Pietro d'Abano, le carme Philippe Ogier, parle en 1402 de « cervelle de chat ou de chatte »[26], prudente alternative inclusive adoptée aussi par Sante Ardoine de Pesaro[27]. Et si Cristoforo degli Onesti met tout au féminin dans ses *Problemata*[28], comme Niccolò Falcucci à une inadvertance près dans son *Sermo de venenis* (avant 1412)[29], en revanche, et quoiqu'il suive de très près les *Problemata*, Giovanni Martino Ferrari de Parme remet tout au masculin[30], imité en cela par le médecin papal Ferdinando Ponzetti, dans le *De venenis libri tres*[31] rédigé vers 1500. Nulle part, ce choix de l'affectation d'une cervelle toxique au chat plutôt qu'à la chatte (ou inversement) n'est argumenté. Cette première incertitude ne nourrit pas de *dubium* quoiqu'elle eût pu donner lieu à des spéculations fournies. Chat et chatte se valent et s'équivalent en matière de nocivité de leur cervelle ingérée. La parité est sauve.

Un second point fait quant à lui vraiment débat, et il est beaucoup plus crucial. Il s'agit en effet de savoir si, un peu comme pour le mercure (ou vif-argent) parmi les poisons minéraux, le *cerebrum gatti / gatte* est à mettre au nombre des *venena animalium*. Tous les auteurs ne le tiennent pas en effet pour un poison, malgré l'autorité de Pietro d'Abano et sans doute parce que c'est la seule. Le traité qui présente le plus grand nombre de poisons, celui de Francesco Casini, mentionné plus haut, ne retient pas la cervelle de chat parmi les 143 *venena* qu'il décrit.

Quand les ouvrages vénénologiques l'intègrent, ce n'est pas sans scrupule. Sante Ardoini expose ainsi le problème : de la cervelle de chat,

---

attribuent en général une toxicité supérieure aux créatures femelles, jusqu'au sang menstruel. Voir le fascicule de la *TSMAO* mentionné note 1, au chap. 8.

26 *Traicté des venins*, Paris, BnF, ms. fr. 14820, f. 37. A noter que le second traducteur de Pietro d'Abano, Lazare Boët, revient au seul féminin dans sa traduction parue à Lyon en 1593 sous le titre *Traicté des venims* (p. 92).

27 SANTE ARDOINI, *Opus de venenis*, IV, 21, Venise, 1492, f. 48v ; L'édition de Bâle imprimée en 1562 donne p. 428 à la rubrique *natura* : *sive sit masculus sive foemina.*

28 CRISTOFORO DEGLI ONESTI, *Problemata de venenis*, Londres, British Library, ms. Harley 3659, f. 16-68, ici f. 50-51v et Paris, BnF, ms. lat. 6910, f. 87-113, ici f. 102-102v.

29 NICCOLO FALCUCCI, *Sermo de venenis*, dans *Sermones medicinales*, Venise, 1507, 4 vol., t. 2, f. 90v-111v, ici f. 98. Cet écrit fut considéré parfois comme une œuvre à part et répertorié comme tel, contrairement au 3e traité, intitulé *De venenis*, du *De Procuratione cordis* de Jean d'Arezzo, offert vers 1460 à Pierre de Médicis et contenant dans son chapitre 11 un passage sur la cervelle de chat (Florence, Bibl. laurencienne, ms. 73,29). L'auteur expose f. 51v les conceptions opposées des auteurs sur l'origine des effets de la substance : *Quod efficere proprietate venenosa quorumdam est opinio quam ad cerebrum habet hominis. Sed alii id volunt proprietate non venenosa post eius digestionem.*

30 GIOVANNI MARTINO FERRARI DE PARME, *De vitandis venenis et eorum remediis libellus*, Rome, BAV, Can Misc 127, f. 12v, dans le premier traité de la deuxième partie, au chapitre XII : *De animalibus quorum cerebrum est venenosum*, parmi lesquels la chauve-souris. Puis 4e traité, ch. XI, f. 42v-43, *De comendente cerebrum gatti.*

31 FERDINANDO PONZETTI, *De venenis libri tres*, Bâle, 1562, livre II, ch. 26, à la suite du traité de Sante Ardoini.

famosiores autores de venenis tractantes non fecerunt mentionem, quare ipsum non proprie est venenum nec mortifera medicina[32]. Le docteur de Pesaro s'inspire ici de Cristoforo degli Onesti[33], sans qu'il soit possible de savoir à quels auteurs « des plus fameux » il pense. Peut-être Galien ou Avicenne. Si Cristoforo avait choisi d'en parler, c'était, expliquait-il, à cause de son « fameux effet nocif »[34], formule sur laquelle on reviendra. Mais, comme pour le vif-argent au trajet trop rapide dans l'organisme pour le léser mortellement[35], cet effet n'était pas létal, des auteurs enclins à ne comprendre le poison que comme mortel pouvaient hésiter. Ils finissent pour la plupart par se ranger au choix de Pietro. Pour le *Conciliator* sans doute, la substance entrait dans la catégorie large des *pharmaca*, toute substance transformant (en bien ou en mal) l'organisme. Faisant effet sur l'homme, le *cerebrum gatti* possède bien une *venenositas* estime Gian Martino Ferrari de Parme[36]. La substance est délétère, donc éligible à une notice dans les ouvrages consacrés aux *venena*. Et l'on peut même en fin de compte la tenir pour mortifère au sens où, comme l'écrit Sante Ardoini, si elle ne tue pas l'homme, elle tue en lui son humanité au point de le rendre semblable à une bête[37], sans nulle guérison à espérer selon le serviteur du duc de Ferrare Battista Massa[38] en 1472, à moins d'y obvier tout de suite, par exemple en faisant entrer qui en a ingéré dans une mule éventrée, pleine de chaleur et d'humidité[39], qualités premières opposées à celle de la cervelle de chat à observer à présent plus précisément.

---

[32] SANTE ARDOINI, comme note 27.

[33] CRISTOFORO DEGLI ONESTI, comme note 28, f. 51 : *Et scias quod quare non est de interficientibus, ipsum cerebrum gatte proprie non numeratur inter venena, ymo nec auctores non posuerunt ipsum inter venena.*

[34] *Ibid.* : *Sed proposui dicere* [*de eo*] *propter famosum nocumentum quod ei attribuitur.*

[35] COLLARD Franck, « Le mercure dans les écrits vénénologiques, fin XIIIe-fin XVe siècle », p. 401-412 in Joël CHANDELIER, Catherine VERNA, Nicolas WEILL-PAROT (dir.), *Science et technique au Moyen Âge (XIIIe-fin XVe siècle)*, Saint-Denis, Presses universitaires de Vincennes, 2017.

[36] GIOVANNI MARTINO FERRARI de Parme, comme note 30, f. 12v : *in cerebro gatti, quia facit hominem ementem, est venenositas.* Sur la définition de la *venenositas*, voir COLLARD, comme note 8, ch. 8, et, *Id.*, « *Pharmaca aut venena, pharmaca sive venena.* Réflexions sur les perceptions d'une contiguïté au Moyen Âge latin », p. 105-122 in *Le corps à l'épreuve…*, *op. cit.* (note 3).

[37] SANTE ARDOINI, comme note 27 : *quare ipsum mortificat, hoc est destruit intellectum per quem homo principaliter differt a brutis, idcirco arbitror in presenti opere de ipso facere mentionem.* Il cite Pietro d'Abano dans ce passage sans toutefois arguer explicitement de son autorité pour justifier sa décision.

[38] BATTISTA MASSA, *Pro servanda salute de venenis et morsibus venenosis,* Ferrare, Bibl. communale, ms. 352, f. 72 : *A questo* [celui qui a ingéré de la cervelle de chat] *presto si debbe dare rimedio perche tardato lo rimedio, non si potrebbe piu curare.*

[39] GUILLAUME DE MARRA, comme note 24, f. 41.

Nature et effets du *cerebrum gatti/e* selon la raison scolastique

A mesure que la vénénologie a pris de l'importance, les notices sur les poisons se sont étoffées. La *quidditas* (ou nature), la *notificatio* (ou éléments d'identification du *venenum*), les *accidentia* (effets) et les *curae* (remèdes) ont fait l'objet de développements de plus en plus systématiques et d'ampleur croissante, intégrant aussi les *dubia*. Sans entrer dans tant de détails, Hildegarde avait donné une explication à la *venenositas gatti*. De nature plus froide et sèche, le chat attire à lui les mauvaises humeurs. Il s'imprègne de la toxicité du crapaud et du serpent avec lesquels il aurait une sorte de « parenté naturelle » parce que, « du suc qu'il tire d'eux [en les léchant l'été pour étancher sa soif d'animal sec], se forme en lui une espèce de poison, en sorte que sa cervelle et sa chair tout entière sont vénéneuses »[40]. Hildegarde indique ensuite les effets envenimants de leur ingestion, sans expliquer pourquoi la démence s'empare du mangeur de cervelle. L'explication par une des étymologies de *cattus*, qui viendrait de *captare*, attraper, saisir, prendre[41], n'apparaît pas sous la plume de l'abbesse. Pourtant le fait qu'une sorte de possession, découlant d'une capture de la raison, s'empare de la victime de la cervelle d'un animal « captant » aurait pu être allégué, mais Hildegarde s'en abstient étonnamment.

Les vénénologues donnent des descriptions et cherchent des explications d'un tout autre ordre. Si bizarrement aucun ne relève l'homologie entre la partie vénéneuse du corps animal et la partie envenimée du corps humain, tous s'accordent sur les effets cérébraux provoqués par la *malicia cerebri gatti/e*. Des vertiges affectent la victime ainsi que le notent Antonio Guaineri dans un traité double de peste et des poisons écrit en 1422 pour le duc de Milan et Battista Massa[42]. Notons à cet égard que les

---

[40] HILDEGARDE DE BINGEN, comme note 4, p. 353-354 : *Cattus plus frigidus est quam calidus et malos humores sibi attrahit, et aereos spiritus non abhorret nec ipsi eum, atque aliquam naturalem communionem cum bufone et serpente habet. Nam in fortibus et in estivis mensibus, cum plurimus estus est, cattus siccus et frigidus est, et tunc sitit et desiderat ut aut bufonem, aut serpentem lingat, quatenus de suco illorum sucum suum confortet et, ut inde labezocht habeat, alioquin vivere non posset sed periret, quemadmodum homo salem libenter gustat, ut inde bonum saporem habeat. Et de suco illo quem de hiis accipit, fere ut venenum interius est, ita quod cerebrum et tota caro eius venenosa est [...] si quis homo de carnibus catti comederet, ab eis aliquantum amens efficeretur, et caro eius de carnibus catti fere venenosa fieret.* Thomas de Cantimpré, comme note 16, signale que le chat aime jouer avec crapauds et serpents mais sans en déduire qu'ainsi il se rend toxique. Simplement, il est invulnérable aux morsures de serpents.

[41] ISIDORE DE SÉVILLE, *Étymologies*, XII, 2, ed. Jacques André, Paris, Les Belles Lettres, 1986, p. 121 : *Hunc vulgus cattum a captura vocant.*

[42] ANTONIO GUAINERI, *De veneno ac peste*, in *Opus praeclarum*, Lyon, 1525, f. 229-246, ici f. 243v ; BATTISTA MASSA d'Argenta, comme note 38 : *Del zervello de gatto* : « A quelui che ne manzali vene spesse volte vertigine e diventa como matto » ; BERTRAND DE LA LUCE, *Nouvelle deffence pour les francoys à l'encontre de la nouvelle entreprinse des ennemys comprenant la maniere d'eviter tous poisons avecq les remedes a l'encontre d'iceulx*, Paris, 1537, sans pagination.

Kiranides, sorte d'encyclopédie à dimension magique traduite du grec à Constantinople en 1168 ou 1169, recommande de placer un chat sur le malade pris de spasme, de vertiges, ou d'apoplexie, vérification de l'adage *venenum a veneno curari potest*[43]. Mais c'est l'*amentia* qui retient leur attention. Pour Pietro d'Abano, *amens*, c'est-à-dire égaré, dépourvu de raison, fou, insensé est le mot qui qualifie le consommateur de la cervelle de chatte, frappé aussi de stupidité ou d'hébétude (*stoliditas*, mot récurrent) et paraissant chercher à tromper (*praestigiosus*) ou à nuire (*hystricosus*), adjectifs plus intriguants et abandonnés par les auteurs postérieurs[44]. Ceux-ci approfondissent notablement le propos de Pietro. Comme l'indique Sante Ardoini, l'ingestion de la substance détruit l'intellect[45] en détériorant la « vertu cogitative »[46]. Elle s'attaque aussi à la vertu imaginative et à la mémoire[47].

Au-delà du constat de l'effet produit, certains auteurs s'efforcent de déterminer, comme Cristoforo degli Onesti qui en fait un problème, *propter quid est quod comedens cerebrum gate sit stolidus*[48], puisant aux éléments de la raison scolastique qui mettent en jeu à la fois les qualités premières ou manifestes prêtées à la cervelle féline et sa « propriété occulte »[49], vraie origine de sa *malicia.*

C'est sans doute Ferdinando Ponzetti qui résume le mieux, vers 1500 le mécanisme opératoire de la substance délétère : la qualité première de celle-ci (le sec) monte au cerveau dont elle obstrue les conduits, empêchant la circulation des esprits vitaux vers le ventricule postérieur, ce qui affecte la capacité mémorative et fait perdre la raison. Il assimile donc l'*amentia* à l'amnésie[50]. Pour Guillaume de Marra, la qualité première de froid qui

---

[43] *Liber physico-medicus Kiranidum Kirani...*, s. l., 1638, p. 76-77, référence donnée par L. Bobis, « Des usages du chat... », art. cit. C'est Philippe de Tripoli qui aurait traduit ce texte promis à un grand succès.

[44] PIETRO D'ABANO, comme note 17, p. 52 et p. 228 : *Ille cui datum fuerit cerebrum cattae patietur stoliditatem et uidebitur praestigiosus* ; *hystricosus* ou *ystriosus* (« qui cherche à nuire ») apparaissent dans des variantes signalées par A. Aguilera Felipe. Sans doute convient-il de prendre ces adjectifs dans un sens passif (« exposé aux hallucinations », « à qui on a nui »), ce à quoi invite la notice de Conrad Gesner (voir note 72) qui écrit que les consommateurs de cervelle de chat sont *obnoxios praestigiis.*

[45] SANTE ARDOINI, comme note 27.

[46] GIOVANNI MARTINO FERRARI de Parme, comme note 30, f. 42v, largement inspiré de Cristoforo degli Onesti, *Problemata*, comme note 28.

[47] NICCOLO FALCUCCI, comme note 29 : *parum imaginatur, parum memoratur.* GUILLAUME DE MARRA, comme note 24, f. 41.

[48] CRISTOFORO DEGLI ONESTI, comme note 28.

[49] Sur le sujet, voir CHANDELIER Joël, « Théorie et définition des poisons à la fin du Moyen Âge », p. 23-38 in Franck COLLARD (dir.), *Le poison et ses usages dans l'Occident médiéval, Cahiers de Recherches Médiévales*, 17, 2009.

[50] FERDINANDO PONZETTI, comme note 31 : *Dicunt quod comedens de cerebro masculi fit veluti amens. Cum enim sit valde siccum saltem respective quando evaporat ad caput, obstruit meatus cerebri et quando impedit transitum spirituum animalium ad ventriculum posteriorem, quia tunc prohibetur memorari, ideo reputatur sine mente.*

caractérise la cervelle de chat joue un rôle de congélation paralysante du cerveau humain ou à tout le moins fait diminuer son activité. Il tient compte aussi de la propriété occulte de la substance[51], par quoi, selon Sante Ardoini, la nature froide et sèche du *cerebrum gatti* génère une humeur mélancolique gagnant le ventricule médian du cerveau, siège de l'intellect[52]. Repris quasi mot pour mot des *Problemata,* les propos de Gian Martino Ferrari rapportent les qualités premières de la substance à celles, opposées, du cerveau humain[53], en se demandant laquelle des opérations sensitives intrinsèques (comprendre des facultés cérébrales) est la plus lésée par la *malicia cerebri gatti/e.* Comme pour les autres, il s'agit pour lui des facultés de penser et de se remémorer. Certes, écrit Cristoforo degli Onesti, à propos de cette dernière, la chose peut inspirer le doute car le chat étant réputé avoir une excellente mémoire, l'ingestion de sa cervelle devrait renforcer celle de l'homme, mais il n'en est rien en raison de la *malicia* spécifique du poison en question[54]. Un dernier point est signalé par Guillaume de Marra. Le fait que la cible de la cervelle de chat est le cerveau de l'homme fait exception à la règle qui veut que tout poison agissant par propriété occulte s'attaque au cœur[55].

La cervelle de chat présente donc un réel intérêt pour les écrits vénénologiques. Ils la traitent avec les outils de la rationalité de leur temps. Mais son insertion parmi les *venena* de la pensée savante ne va pas de soi. Elle ne résulte pas seulement de raisons intellectuelles mais aussi sociales, comme d'ailleurs plus généralement l'apparition des *tractatus de venenis* en partie consécutive à la hantise du crime de poison aux derniers siècles médiévaux[56].

Les raisons d'une incorporation au domaine des poisons « savants »

Par le mot *famosum*, Cristoforo degli Onesti traduit bien à quoi il renvoie le *nocumentum* prêté à la cervelle de chat : la *fama*, ce qui se dit et se

---

[51] GUILLAUME DE MARRA, comme note 24, f. 41.

[52] SANTE ARDOINI, comme note 27.

[53] GIOVANNI MARTINO FERRARI, comme note 30, f. 42v-43 ; CRISTOFORO DEGLI ONESTI, comme note 28, dit tour à tour le cerveau humain froid et sec puis froid et humide. Cela dépend en fait de la partie considérée. Selon Barthélemy l'Anglais, V, 3, c'est le ventricule postérieur, siège de la mémoire, qui est froid et sec, le ventricule médian, siège de la raison et de l'entendement, est chaud et humide. Il signale que Haly Abbas estime froid et humide le cerveau en son entier.

[54] CRISTOFORO DEGLI ONESTI, comme note 28.

[55] GUILLAUME DE MARRA, comme note 24, f. 56v : *nec credo sicut aliqui dixerunt quod omne venenum a forma specifica petit cor nisi sicut dictum est, bene tamen possibile est aliquod venenum reperire quod a forma specifica ipsum [non] petet sicut se habet cerebrum gatti ad caput et cantarides ad vesicam.* Le copiste a sans doute oublié le *non*, sans lequel le raisonnement ne se comprend pas. Le manuscrit de la Vaticane, Barberini latin 306, donne cependant la même leçon f. 145v.

[56] Nous nous permettons de renvoyer à COLLARD Franck, *Le crime de poison au Moyen Âge*, Paris, PUF, Le Nœud Gordien, 2003.

propage dans la foule, sans fondement rationnel ni appui savant, et même sans expérience personnelle : jamais, écrit-il, il n'a vu de ses yeux un individu rendu stupide par la substance incriminée[57]. Certes, Antonio Guaineri affirme quant à lui avoir été confronté à semblable patient[58]. Mais en réalité, ce *cerebrum gatti* admis non sans hésitation par les docteurs en médecine doit aussi sa présence dans leur traité à la prise en compte de croyances et de pratiques liées à la réputation de l'animal dans la société tardo-médiévale. S'adressant à des lecteurs qui connaissaient les premières et pourchassaient les dernières, nos auteurs ne pouvaient pas ne pas en faire état, quoique d'autres animaux quant à eux rédempteurs comme la licorne et sa fameuse corne, omniprésente dans les inventaires princiers, soient demeurés hors de leur champ de réflexion[59] et quoique la *credulitas* du populaire leur ait souvent inspiré du mépris : ainsi le *Commentariolus de egritudinibus capitis* d'Antonio Guaineri traite de haut la croyance selon laquelle de vieilles femmes appelées *striae* (c'est-à-dire *strigae*, un des noms des sorcières) se transformaient en chattes pour oppresser les victimes souffrant d'une maladie significativement appelée incube[60].

Le chat passait précisément pour avoir partie liée avec les maléfices, la sorcellerie, la magie, les mauvais esprits — les *aereos spiritus* mentionnés déjà par Hildegarde[61] —, le diable[62]. La communauté des médecins lettrés ne pouvait rester étanche à ces représentations, alors que les autorités civiles et ecclésiastiques accréditaient la nocivité d'un animal littéralement diabolisé. Son statut de créature démoniaque avait été si l'on peut dire canoniquement consacré par la lettre du pape Grégoire IX à des prélats germaniques et à Conrad de Marbourg en 1233, *Vox in Rama*, décrivant des rituels hérético-sorciers où le démon prend l'apparence d'un félin noir objet d'un culte obscène[63].

---

[57] CRISTOFORO DEGLI ONESTI, comme note 28, f. 51 : *nunquam tamen vidi aliquem stollidum ex illa causa de quo essem certus, nisi ex auditu et relatu aliorum.*

[58] ANTONIO GUAINERI, *cf.* note 42.

[59] Voir COLLARD Franck, « Le couteau de Bohémond et la thériaque à vilain. La vénénologie savante face aux remèdes "merveilleux" ou "populaires" », *Anuario de estudios medievales*, 43-1, 2013, p. 27-52.

[60] ANTONIO GUAINERI, *Practica*, Lyon, 1525, f. 16v., cité par L. Bobis, « Des usages du chat... », art. cit., note 42.

[61] HILDEGARDE DE BINGEN (*cf.* note 4) : *Cattus ... aereos spiritus non abhorret nec ipsi eum.*

[62] BOBIS, *Le rapport..., op. cit.*, partie IV et *Une histoire de chat..., op. cit.*, 4e partie. Voir aussi Robert DELORT, en particulier *Les animaux ont une histoire*, Paris, éd. du Seuil, 1984, rééd. 1993, p. 339 et *sq*. Une tradition issue des bestiaires moralisés qui nourrissaient les sermons des prédicateurs plaçait dans la queue des chats le poison qu'ils incorporaient en léchant des grenouilles. Je remercie Sofia Riccardi, doctorante à Sienne, qui consacre sa thèse aux *Proprietates rerum adaptatae sermonibus de tempore*, de m'avoir indiqué cet élément.

[63] *Epistolae seculi XIII e registris pontificum romanorum selectae*, sel. Georg H. Pertz, ed. Karl Rodenberg, Berlin, Weidmann, t. 1, 1883, n°537, p. 433 : ... *descendit retrorsum ad modum canis mediocris gattus niger retorta cauda quem a posterioribus, primo novitius post*

Plus trivialement, l'emploi de sa cervelle dans des tentatives d'empoisonnement est poursuivi par les instances judiciaires. Leurs archives portent trace de pratiques mettant à profit la nature soi-disant toxique du *cerebrum gatti*. Il est fort douteux que pour ce faire, les accusés aient lu Hildegarde, Pietro d'Abano ou ses émules ; peu probable aussi qu'ils aient eu connaissance d'écrits de recettes magiques et mortifères tel celui qu'un médecin adressa vers 1500 au roi Ferrante de Naples, et qui prêtait à la cervelle de chat noir — parmi certes pléthore d'animaux — des effets somnifères éventuellement mortifères[64]. C'est plutôt dans un vieux fonds de croyances immanquablement connues de Pietro d'Abano et consorts que puisent les protagonistes d'affaires qui mettent en scène l'emploi de *cerebrum gatti* pour nuire à la raison d'autrui, voire pire. En 1469, une certaine Michelle Peronne, femme d'un tisserand de linge, a donné à manger de la cervelle de chat (c'est bien un mâle qui est utilisé) au frère de Guitière Desgroie, la jeune suppliante d'une lettre de rémission, belle-fille de Michelle. Cette dernière désirait le rendre « fol », comme elle l'a avoué. La même Michelle voulut aussi donner en sa soupe de la cervelle d'un chat qu'elle venait de tuer à son gendre, Regné Colinet — peut-être en fait le frère de ladite Guitière —, en comptant sur le concours de sa fille. Craignant fort sa génitrice, celle-ci feint d'en exécuter les desseins sans que Regné tombe « aucunement malade », puisqu'il n'avait rien ingéré. Fureur de l'empoisonneuse faillie qui devait recourir à des moyens plus percutants et plus sanglants en enrôlant malgré elles fille et belle-fille conduite ensuite, pour cette dernière, à en demander pardon au roi[65].

Autre exemple, de moindre relief mais intéressant par la mise en scène de coupables cette fois masculins, usant d'une substance toujours d'origine mâle, et surtout par la juridiction qui officie : le samedi 7 novembre 1500, devant l'officialité archidiaconale de Paris, un certain Gilles Bailly se porte partie formelle contre deux individus, Philippot Malaquis et Jacques le Page, qui lui ont fait manger du pâté entrelardé de cervelle de chat lors d'un repas du jour des Morts[66]. Les effets de la substance passent pour avoir provoqué

---

magister, deinde singuli per ordinem osculantur... ac versus gattum capitibus inclinis : « parce nobis » dicit magister...

[64] *De venenis*, ed. Salvatore Pezzella, *Avvelenatori e avvelenati. Un manoscritto inedito di epoca rinascimentale svela i segreti dei veleni e degli antidoti, dell'alchimia e della magia ...*, Pérouse, Grifo, 1995, p. 165-217, p. 170-171. L'urine et le sang de l'animal de couleur noire ont aussi des effets somnifères.

[65] *Recueil des documents concernant le Poitou dans les registres de la chancellerie de France*, ed. Paul Guérin, Léonce Célier, Paris, 1881-1958, *Archives historiques du Poitou*, 38, 1909, p. 186-189, transcription du registre JJ 196 des AnF, n°127, f. 72 et p. 209-213, transcription du registre JJ 197, n°104, f. 62v.

[66] POMMERAY Léon, *L'officialité archidiaconale de Paris aux XVe-XVIe siècles*, Paris, Recueil Sirey, 1933, n°125 p. 588 : *fecerunt comedere eidem denuncianti unum pastillum*

chez la victime une aversion de la viande, ce qui ne saurait être considéré comme une forme de démence, même durant l'époque carnivore que fut le Moyen Âge, mais tout au plus comme une phobie psychologique. La sollicitation par la victime d'une juridiction ecclésiastique, certes peut-être aussi explicable par le moment du méfait, une fête religieuse, place celui-ci du côté du maléfice, manifestement assez fréquent puisqu'en août 1503, le même registre fait état d'un prêtre de Noisy-le-Sec, Guillaume Moreau, poursuivi d'office pour avoir tué un chat, l'avoir cuisiné puis servi à deux ou trois personnes, sans que soient précisés la partie de l'animal ainsi donnée à manger, ni le jour de l'acte, ni ses conséquences[67]. Certes, l'autorité jugeante ne tient pas les auteurs de ces méfaits pour des sorciers dignes du bûcher. Le traitement rapide (deux jours) du premier cas se solde par une simple amende et le second accusé paye de suite une somme sans doute modique. Mais les deux affaires illustrent l'appartenance de la croyance en la nocivité de la cervelle de chat à la sphère des croyances communes auxquelles les écrits vénénologiques font implicitement écho, sans qu'on puisse pour autant parler de culture partagée.

Quasiment jamais, sauf exception[68], auxiliaire de détection du poison, contrairement au chien, le chat / la chatte passe à partir du XIIe siècle pour un animal sournois et faux, aux dehors séducteurs et à la nature cruelle. C'est une créature apparentée au *Venenator*, c'est-à-dire le Démon[69], auquel, dans la vision manichéenne de la Création, il était du reste censé devoir son existence même, face au lion issu de la création divine[70]. Ces caractéristiques lui conférant une *venenositas* symbolique semblaient tout indiquées pour en faire un « animal exemplaire » qu'il n'a pourtant pas été[71]. En revanche, la toxicité de sa chair en général et de sa cervelle en particulier a constitué durablement, jusque tard dans le XVIe siècle[72], le volet naturaliste et médical

---

cathi ac cerebrum ejusdem ex quo dictus denuncians fuit unde infirmus quare depost ut dicit non comedit carnes.

[67] *Ibid.*, p. 419, note 3.

[68] *La vie ancienne de saint Samson de Dol*, ed. tr. Pierre Flobert, Paris, ed. du CNRS, 1997, I, 16, p. 172 : deux frères remplis du poison du diable jalousent le saint et cherchent à lui nuire ; l'un d'eux devient cuisinier du monastère ; sur le conseil de son frère, il mélange du poison à la boisson curative destinée aux moines et l'éprouve sur un chat dans son lait ; la bête tombe aussitôt morte.

[69] AUGUSTIN, *Sermons,* ed. Migne, *Patrologie latine* 38, col. 944 (sermon CLXXIII, ch. VIII) : *universam massam generis humani in homine primo venenator ille percussit.*

[70] VOISENET Jacques, *Bêtes et hommes dans le monde médiéval. Le bestiaire des clercs du Ve au XIIe siècle*, Turnhout, Brepols, 2000, p. 362.

[71] Voir BOBIS Laurence, « Chasser le naturel… L'utilisation exemplaire du chat dans la littérature médiévale », p. 225-240 in Jacques BERLIOZ, Pascal COLLOMB, Marie Anne POLO DE BEAULIEU (dir.), *L'animal exemplaire,* Rennes, PuR, 1999.

[72] Selon L. Bobis, comme note 7, Ulysse Aldrovandi, dans la 2e moitié du XVIe siècle, en son traité sur les quadrupèdes, tient le chat pour un mets délicat tout en signalant que sa cervelle est tenue pour un poison, s'entend la cervelle crue ; Ambroise Paré en pense autant

de sa dépréciation. La question est de savoir dans quel ordre s'est construite cette perception vénéfique de la créature, si l'on veut bien conférer à l'adjectif « vénéfique » la double acception de maléfique et de toxique[73]. Nous émettons l'hypothèse qu'avec la cervelle de chat, nous avons un cas de transplantation d'une croyance sociale dans le champ de la pensée scientifique qui accueille vers 1300, dans la probable ignorance d'Hildegarde, cet élément nouveau avec circonspection, le traite avec prudence faute d'autorités sur lesquelles se reposer et l'appréhende avec les outils de la raison scolastique, sans sortir du strict domaine de la nature mais en finissant tout de même par adhérer aux représentations communes ; preuve en est : en 1593, Lazare Boët ne parle plus de démence ni d'amnésie pour traduire en français le texte de Pietro d'Abano, mais d'« enchantement »[74].

---

dans son traité des venins. Même chose dans l'*Historia animalium* de Conrad Gesner, p. 349 de l'édition de Zürich parue en 1551. La longue notice sur le chat (p. 345-353) comprend une section traitant des nuisances de la bête. Elle commence par *Catus animal est immundum et venenosum* et reprend, sans la moindre allusion à Hildegarde, les dires de Ponzetti et de Pietro d'Abano, non sans marquer quelque scepticisme, Galien ne parlant que de la toxicité de la cervelle de belette.

[73] Sur la conjonction du toxique et du maléfique, voir COLLARD Franck, « *Veneficiis vel maleficiis*. Réflexion sur les relations entre le crime de poison et la sorcellerie dans l'Occident médiéval », *Le Moyen Âge*, 109-1, 2003, p. 9-57.

[74] Comme note 26.

Tout n'est pas bon dans le cochon.
Pollutions et zoonoses porcines à Mexico à l'époque coloniale

Arnaud EXBALIN*

L'empire espagnol, c'est la ville aux Amériques. Entre la « Découverte » et le règne de Philippe II (1555-1598), plus de 350 villes ont été fondées dans les Indes occidentales[1]. Or, la viabilité des villes espagnoles repose en grande partie sur la capacité des autorités municipales (échevinage) à approvisionner les habitants en grains et en viande, en particulier celle des porcs. Cette étude porte ainsi sur les modalités de coexistence hommes-cochons dans des environnements à fortes densités anthropozoologiques, en particulier dans les grandes cités du Nouveau Monde.

La chose est bien connue : avant les conquêtes européennes, il n'y avait pas sur le continent américain d'animaux domestiques de grande taille élevés à des fins alimentaires comme dans les cités européennes qui avaient, depuis l'Antiquité, une longue expérience de cohabitation entre citadins et animaux de rente. Le succès de la colonisation des Indes occidentales reposa sur l'introduction de souches animales domestiques alors inconnues des populations autochtones. L'imposition d'un ordre colonial — chrétien et policé — au Nouveau Monde se fit grâce au bétail européen. Sans l'aide des animaux (et du métal), les Ibériques n'auraient jamais réussi à occuper et dominer d'aussi vastes espaces. Les animaux de boucherie et de transport sont ainsi l'une des clés de compréhension de la colonisation ibérique. Cette thèse a été développée par Alfred Crosby à la fin des années 1970, puis reprise par Jared Diamond[2]. Ces auteurs proposaient une grille de lecture globale visant à expliquer pourquoi ce furent les Européens qui colonisèrent l'Amérique et non les Aztèques ou les Incas qui conquirent l'Europe. Cette lecture stimulante demande à être éprouvée à une échelle plus fine en l'appliquant au cas de Mexico au XVIIIe siècle, capitale de la Nouvelle-Espagne et ville forte de plus de 100.000 habitants.

En milieu urbain, le cochon a une place ambivalente. Il est à la fois un animal facile à exploiter (omnivore, mobile, prolifique) nécessaire à l'approvisionnement des populations en viande et en graisse et, en même

---

* Professeur d'histoire à l'université de Paris Nanterre et chercheur à Mondes Américains-EHESS (UMR-8168).

[1] Les Indes occidentales désignent les immenses vice-royautés — Pérou et Nouvelle-Espagne — qui forment les territoires ultramarins de la Monarchie espagnole après les conquêtes.

[2] CROSBY Alfred, *The Columbian Exchange: Biological and Cultural Consequences of 1492*, Westport (CT), 1972 ; DIAMOND Jared, *Guns, Germs and Steel : The Fates of Human Societies*, New York, W. W. Norton, 1997.

temps, un être vivant problématique pour la santé publique en raison des parasites, des virus et des bactéries dont il est porteur. Dans le contexte ibéroaméricain, le porc est perçu par les Espagnols comme un animal civilisateur, indispensable à l'épanouissement de la Castille en Amérique.

Comment cochons et humains cohabitaient-ils à Mexico ? Quels étaient les maux porcins (dégâts matériels, pollutions, maladies) qui affectaient la capitale de la Nouvelle-Espagne ? Ce questionnaire pourrait s'appliquer à l'identique aux cités européennes mais il prend une coloration particulière outre-Atlantique car la colonisation mit en contact dès le début du XVIe siècle, et pour la première fois dans l'histoire longue de l'Amérique, des peuples non immunisés avec des animaux nouvellement importés et porteurs de germes et d'épidémies. Les villes ibéro-américaines devinrent en conséquence de vastes réservoirs à zoonoses[3].

L'étude des maux porcins à Mexico doit inciter à une grande prudence, singulièrement sur le plan épidémiologique car elle pose à l'historien de redoutables défis de méthode. Il serait d'abord trompeur d'étudier les cochons dans leurs seules relations aux hommes car les suidés ne sont pas les seuls animaux à peupler les villes ; il convient donc de prendre en compte l'ensemble des rapports qui se nouent au sein des « communautés hybrides » en incluant les autres domestiques (bovins, ovins, canidés, volailles) mais aussi les minuscules parasites (poux, tiques, vers) hôtes de virus et de bactéries microscopiques. Le second biais consisterait à vouloir transposer à l'identique les maladies actuelles à des époques anciennes, pré-industrielles où les races, les conditions d'élevage, les environnements et les remèdes utilisés différaient radicalement. La transdisciplinarité exigée dans le champ des études animales doit s'établir à partir de sources les plus proches de l'époque envisagée ce qui implique d'intégrer l'histoire des soins vétérinaires[4]. La troisième difficulté réside dans l'accès aux sources, étant donné que les connaissances épidémiologiques de l'époque ne permettent pas d'identifier avec précision ni les maladies en vigueur (désignées sous les termes génériques de fièvres ou *viruelas*), ni leur origine animale.

Je livre ici l'ébauche d'une recherche en cours sur la place des suidés dans la colonisation animale du Nouveau Monde réalisée dans le cadre d'une recherche collective (*AmericAnimal*)[5]. Je m'appuie sur une documentation

---

[3] « Au sens strict, maladie qui se transmet régulièrement des animaux aux humains et réciproquement, en partant du fait que ces animaux partagent des mécanismes physiologiques communs avec les humains », KECK Frédéric, article « Zoonose » in SERNA Pierre, LE RU Véronique, MELLAH Malik et PIAZZEZI Benedetta, *Dictionnaire historique et critique des animaux*, Ceyzérieu, Champ Vallon, 2024, p. 571-574.

[4] Pour les questions de méthode, BARATAY Eric (ed.), *Les animaux historicisés. Pourquoi situer leurs comportements dans le temps et l'espace ?*, Paris, Éditions de la Sorbonne, 2022.

[5] Ce programme est financé par Mondes Américains, la Casa de Velázquez, le laboratoire Cecille de l'Université de Lille et le labex Tepsis.

tirée des sections coloniales de fonds d'archives mexicains : sources fiscales, plans et cartes, inventaires et visites de charcuteries (que l'on nomme *tocinerías*), traités d'agriculture, plaintes d'habitants et règlements de police.

Les cochons au Nouveau Monde, une introduction précoce

Avant d'entrer dans la démographie porcine du XVIIIe siècle, un rappel est nécessaire. Les cochons sont arrivés en Mésoamérique en même temps que les conquistadors. Ils ont formé l'arrière-garde des troupes expéditionnaires pendant les conquêtes des îles de la Caraïbe, de l'altiplano mexicain, de l'isthme de l'Amérique centrale ou des Andes incaïques. Les cochons, faciles à déplacer, y compris en zone montagneuse, se nourrissent de ce qu'ils trouvent sur les chemins, notamment sur les champs cultivés des Amérindiens ; ils constituent la principale source carnée des soldats. Les témoignages abondent en ce sens chez les chroniqueurs de la Conquête[6].

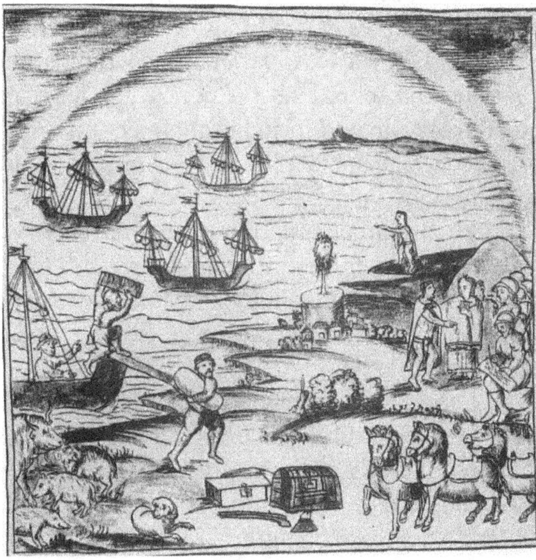

Figure 1 : Les cochons de la conquête
Bernardino de SAHAGUN (dir.), *Codex Florentin*, frontispice livre XII.

Une image illustre cette précoce introduction [figure 1] : le frontispice du XIIe livre du *Codex florentin*, vaste encyclopédie de l'histoire et des coutumes des Aztèques, coordonnée par le franciscain Bernardino de Sahagún et réalisée par de jeunes nobles Mexicas christianisés dans le couvent de Santa Cruz Tlatelolco. L'image décrit le moment où, en 1519, la troupe de Cortés débarque dans le Golfe de Veracruz. Elle condense tous les éléments de la conquête. Au loin, sur l'océan, les caravelles et, sur la terre

[6] MATESANZ José Antonio, « Introducción de la ganadería en Nueva España, 1521-1535 », *Historia Mexicana*, 14-4, 1965, p. 533-566.

ferme, les soldats en armure qui négocient une alliance avec les Indiens par le truchement de la Malinche. Au premier plan, le matériel, les armes en métal et les animaux fraîchement débarqués : des chevaux, animal de guerre et de prestige pour les hidalgos et, dans le coin gauche de l'image, les animaux de rente, un bœuf, un mouton laineux (mérinos ?), un agneau qui se nettoie l'encolure et deux cochons ibériques (poilus, noirs, hauts sur patte).

La consommation des produits dérivés du cochon — lard salé / *tocino*, jambons fumés et graisse / *manteca* — est constitutive du régime alimentaire des Ibériques. Plus qu'une simple ressource carnée, le cochon fut un enjeu de civilisation dans la péninsule ibérique. A bien des égards, il peut être considéré comme un animal politique. Élevés au sein de vastes troupeaux dès l'Antiquité romaine, les cochons refluèrent du paysage en raison des interdits alimentaires imposés par la conquête arabe. Avec la Reconquista, entre le XIe et le XVe siècle, les suidés furent progressivement réintroduits à la faveur des colons / *pobladores*. Après la prise de Grenade et la conversion forcée des populations juives et des Maures, la consommation de porc devint un marqueur singulier des appartenances religieuses permettant de stigmatiser les nouveaux chrétiens (désignés par leurs adversaires comme des crypto-musulmans ou crypto-judaïsants) et, inversement, de renforcer l'identité culturelle des vieux chrétiens. Cet univers culturel et mental fut transposé en Amérique par les conquistadors. Dans un contexte de migrations outre-Atlantique des marranes, ingérer de la viande de porc était une manière de se distinguer comme vieux chrétien et affirmer la pureté de son lignage. Les repas incluant saindoux et lard fonctionnaient ainsi comme de petites ordalies[7]. Le cochon fut un élément fondateur de l'identité castillane au Nouveau Monde.

Quinze ans après les conquêtes, les cochons avaient déjà prospéré dans l'ensemble des territoires occupés par les Espagnols. Le Plan dit *d'Uppsala*, réalisé trente ans après la prise de Tenochtitlan, témoigne de la rapidité avec laquelle les animaux domestiques européens ont prospéré et colonisé les environs de Mexico [figure 2].

Réalisé par des peintres indigènes au Collège de Santa Cruz Tlatelolco, commandé par le vice-roi et envoyé à l'empereur (Charles Quint), le plan présente une multitude de scénettes où apparaissent les activités lacustres et agro-pastorales nécessaires à l'approvisionnement de la nouvelle capitale de la jeune vice-royauté. On y voit de petits pâtres indiens en train de conduire leurs troupeaux de moutons, de vaches et de cochons à la livrée noire.

---

[7] SALDARRIAGA Gregorio, « Consumo de carnes en zonas cálidas del Nuevo Reino De Granada : cualidades cambiantes, siglos XVI y XVII », *Fronteras de la Historia,* 11, 2006, p. 21-56.

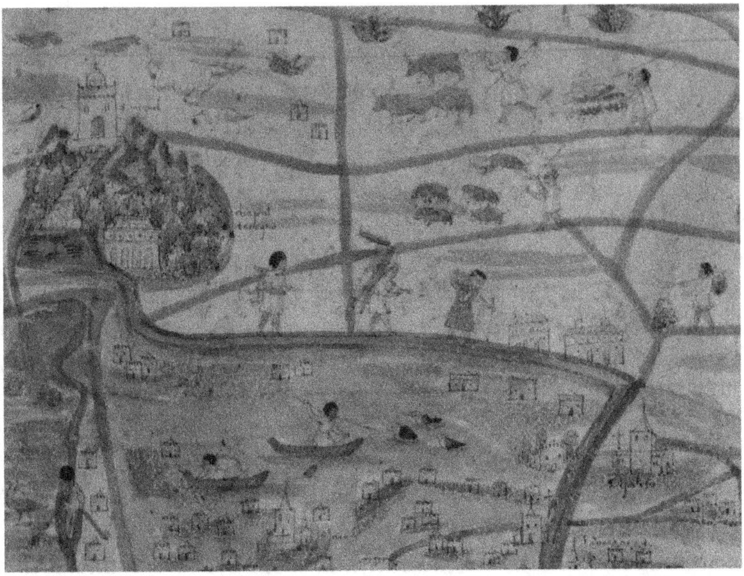

Figure 2 : Les cheptels à Mexico au milieu du XVIe siècle : détail du Plan d'Uppsala, anonyme, mi-XVIe siècle, conservé à la bibliothèque royale de l'Université d'Uppsala (Suède).

En moins d'une génération, les *encomenderos* ont développé des élevages porcins à proximité de la capitale et dans sa grande périphérie[8]. Les cochons ont été intégrés au tribut payé par les Indiens. Une grande partie du maïs remis aux colons était destiné à nourrir les hardes. Des fermes d'élevage spécialisées se développent dans un rayon de 150 km autour de Mexico et des circuits d'approvisionnement se mettent en place dans les régions de Toluca, Puebla, et dans le Michoacán. On sait par exemple, grâce à l'étude de Benedict Warren, que l'*encomendero* Juan Infante possédait en 1533 plus de 600 porcs qu'il faisait engraisser dans ses ranchs du Michoacán. Destinés au marché de la capitale, ils étaient conduits la nuit par des valets de ferme indiens, à travers les montagnes de l'altiplano[9].

À Mexico, autre signe de leur profusion au début des années 1530, sur les étals de la Plaza Mayor, le prix de la viande de porc baisse de manière drastique, de 6 réaux en 1524 à ½ real la livre en 1530. Sa consommation est rapidement devenue accessible à tous les habitants, Espagnols et Indiens compris, même si nous méconnaissons encore le régime alimentaire de ces derniers à l'époque coloniale précoce[10]. L'abondance des cochons sur pied

[8] Un *encomendero* est le détenteur d'une *encomienda*, juridiction de type féodal sur des terres et des Indiens qu'il est chargé d'évangéliser.

[9] WARREN Benedict, *La administración de los negocios de un encomendero en Michoacán*, Morelia, SEP-Michoacán, 1984.

[10] MATESANZ José Antonio, *art. cit.*, p. 546. Pierre Chaunu signale que la viande est douze fois moins chère qu'en Andalousie et que les abats qui n'ont pas de valeur sont donnés aux

qui vaguent librement en vaine pâture dans la ville incite l'échevinage à prendre des mesures répétées — comme dans les cités médiévales de l'Europe — pour limiter leur déplacement, fixer des lieux et des horaires de vente et enfermer les animaux dans des enclos. Entre 1526 et 1528, soit cinq ans après le siège de Tenochtitlan par les troupes de Hernan Cortés, les registres des décisions municipales ne comptent pas moins de six décrets visant à règlementer la circulation et l'élevage des suidés en ville, ce qui témoigne de leur importance au sein du paysage urbain[11]. En 1588, les ordonnances de la Ville de Mexico interdisent toutes formes d'élevage de plein air dans un périmètre de 14 lieues autour de la capitale, une mesure difficile à appliquer tant le cochon est à la base de l'approvisionnement et de l'économie urbaine.

Paléo-environnement des suidés en milieu urbain

Plaçons désormais le curseur deux siècles plus tard pour évaluer la présence numérique des cochons à Mexico dans la seconde moitié du XVIIIe siècle. Pour une estimation juste, il faut distinguer les animaux introduits de l'extérieur, issus des régions d'élevage spécialisées, des animaux nés et élevés dans les faubourgs.

Mexico, cité lacustre, offre un environnement trophique favorable à l'épanouissement de petits élevages domestiques périurbains. Dans la vaste périphérie de la capitale, située entre le centre (la *traza*) et la limite fiscale de l'octroi (formée de 24 km de canaux), les quartiers à dominante indienne, composés de maisons de rapport et de terrains vagues, sont les réceptacles des ordures produites par les milliers de citadins que les éboueurs déversent chaque jour au petit matin. Ces dépotoirs forment des amoncellements parfois impressionnants, tel le Cerro Gordo de Necatitlán, une colline anthropique dont la masse augmente au fil des années. Les cochons en liberté, sous la surveillance de jeunes porchers, trouvaient là facilement à s'alimenter. Des familles modestes, indiennes ou de sangs-mêlés, vivent sur de petits élevages de quelques têtes[12]. L'écosystème lacustre qui abrite vers, insectes, batraciens (grenouilles et axolotl), anguilles, œufs offre également une large gamme d'aliments. La microtopographie des rives forme des mares et des bourbiers où les cochons aiment se vautrer pour se rafraîchir et s'enduire de vase, une protection efficace contre les parasites. L'évaluation numérique des têtes de ces petits cheptels est ici impossible puisqu'ils sont

---

pauvres. CHAUNU Pierre, *Séville et l'Atlantique (1504-1650)*, Paris, IHEAL, 1959, voir tome VIII, chap. XV, « La Nouvelle Espagne, Mexico ».

[11] Voir les ordonnances du 18 septembre et 15 octobre 1526, 4 janvier et 4 mars 1527, 22 janvier et 5 juin 1528 in Ignacio Bejarano (ed.), *Actas de Cabildo de la Cuidad de México*, México, Municipio Libre, 1889, vol. 1.

[12] Aniceta Apolonia, une Indienne tributaire de 18 ans, possède en 1794 une truie et six jeunes cochons dans le quartier indigène de San Juan, *cf.* EXBALIN Arnaud, *La grande tuerie des chiens. Mexico en Occident, XVIIIe-XXIe siècle*, Ceyzérieu, Champ Vallon, 2023, p. 155-156.

directement vendus et égorgés dans le voisinage ; les cochons échappent de ce fait à l'administration fiscale. Nous les savons cependant nombreux dans certains quartiers comme à Necatitlán [en vert, figure 3] où les gardes se livrent à de véritables battues au début du XIXe siècle.

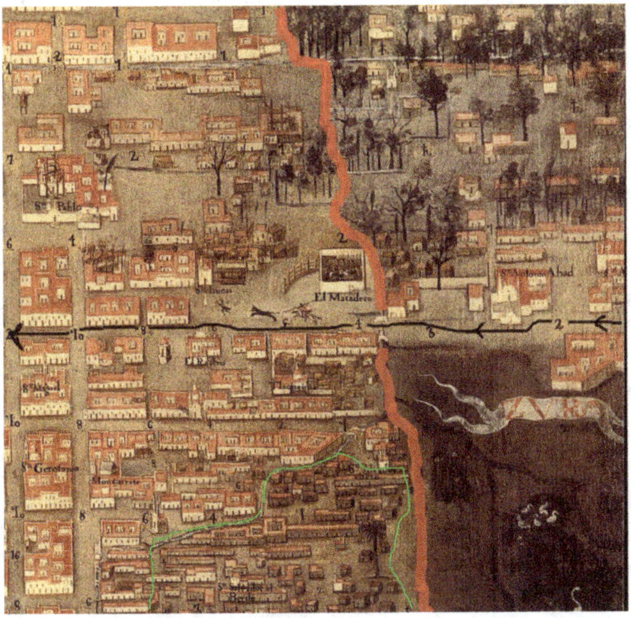

Figure 3 : Parcours et présence porcine aux entrées de Mexico à partir du plan de Mexico par l'architecte Pedro de Arrieta (1737). Rajoutés en rouge, la limite fiscale au sud de la ville ; en noir, le parcours des cheptels entrant par la chaussée ; en vert, le quartier de Necatitlán.

La seconde catégorie de cochons est plus simple à recenser. Contrairement aux bœufs qui sont directement abattus dans les abattoirs (le *matadero* au centre de la figure 3) situés juste après la guérite d'octroi, les cochons élevés à l'extérieur entrent vivants dans la ville. Soit ils sont vendus sur la Plaza Mayor qui concentre un immense marché de plein air, le Baratillo, au sein duquel un espace est réservé aux cochons (Puente del Palacio Real), soit directement aux propriétaires des charcuteries / *tocinerías*. La plupart des cochons introduits aux guérites sont de *sabana*, c'est-à-dire qu'ils ont été élevés en plein air dans les haciendas alentours. Bien que nourris par les pâtres pendant leur transfert vers la capitale, ils arrivent maigres après avoir parcouru plusieurs dizaines de kilomètres. Enfermés dans les *tocinerías*, ils y demeurent pendant trois mois pour y être engraissés au maïs et avec des restes alimentaires ; ils doublent alors leur poids pour atteindre une centaine de kilos. Ils sont ensuite égorgés, dépecés et leur viande préparée et vendue sur place.

Les taxes perçues aux guérites de l'octroi donnent une idée assez précise des quantités de bêtes introduites[13]. L'historienne mexicaine Enriqueta Quiroz a étudié le marché des viandes à Mexico ; elle livre des chiffres étonnants. Par exemple, pour l'année 1767, la plus complète, sont entrés : 20 000 veaux / *terneros*, 15 200 bœufs / *toros*, 290 000 moutons / *carneros*, 880 000 poules / *gallinas*, 250 000 dindons / *pavos* et 50 500 cochons/*cerdos*[14]. Rapportés au nombre d'habitants, ces chiffres sont impressionnants : plus d'un million et demi d'animaux domestiques ont été introduits pour une population de 100 000 habitants répartis grossièrement en trois secteurs : 40 % Espagnols, 30 % Indiens et 30 % mulâtres. Ils témoignent de régimes alimentaires très carnés.

A cette date, la consommation de la viande de porc concerne toutes les strates de la population urbaine, Indiens compris. Ce carnivorisme mexicain étonna nombre de voyageurs étrangers. Lorsqu'il visita Mexico au début du XIXe siècle, le naturaliste et savant prussien, le Baron de Humboldt, fut stupéfait par les quantités de viande ingérées. Dans son *Essai politique sur la Nouvelle-Espagne*, il évalua à plus de 250 grammes de viande consommée tous les jours par habitant, soit davantage que ce qui était consommé à Paris à la même période[15]. Ce trait culturel est encore aujourd'hui très marqué. Les habitants de Mexico ont coutume d'aller, pour l'*almuerzo*, vers 11h, ou pour dîner, dans les fameuses *taquerias* pour y déguster des tacos de *carnitas* [figure 4], littéralement « bas morceaux de cochons », côte, jarret, joue, groin, oreille, petit intestin…

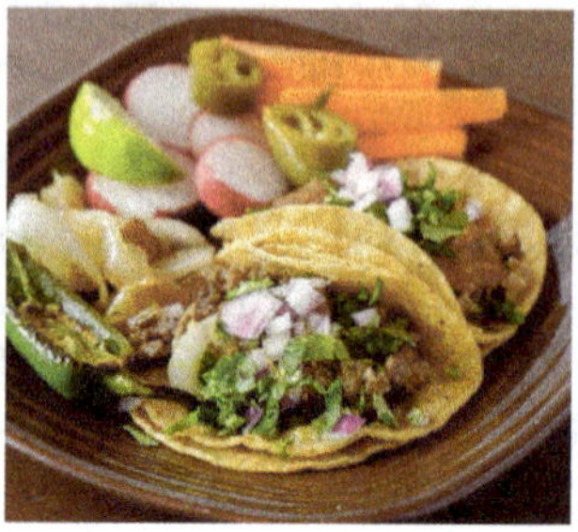

Figure 4 : Un *taco de carnitas*

[13] Les taxes sont de deux types : l'alcabala, de 8 %, est taxée à hauteur de 4 réaux par tête et la dîme ecclésiatique / *diezmo* à raison de 10 têtes prélevées sur des troupeaux de 110 bêtes.

[14] QUIROZ Enriqueta, *Entre el lujo y la subsistencia. Mercado, abastecimiento u precios de la carne en la Ciudad de México (1750-1812)*, México, Colegio de México / Instituto Mora, 2005.

[15] Les historiens estiment à Paris la consommation de viande de boucherie à un peu plus de 50 kg / hab. / an, *cf.* BRAUDEL Fernand, « Chapitre 3. Le superflu et l'ordinaire : nourritures et boissons », p. 135-195 in *Civilisation matérielle, économie et capitalisme.* Tome 1. *Les structures du quotidien*, BRAUDEL Fernand (dir.), Paris, A. Colin, 2022 [1967].

Certains documents comptables nous renseignent plus amplement sur ces débits de viande, au nombre d'une quarantaine répartis dans la ville au milieu du XVIIIe siècle. L'inventaire de la *tocinería* du Puente de fierro, daté de 1747, signale qu'une charcuterie mexicaine est à la fois débit de viande fraîche ou conditionnée (848 jambons et côtes sont inventoriés), lieu de valorisation des matières animales (saindoux et savons produits sur place) et lieu d'engraissage pour des cochons vivants. À la *tocinería* du Puente de fierro, ils sont, à la date du 1er mars 1747, 341 cochons parqués et nourris au maïs[16].

Les quantités de produits dérivés, faciles à stocker et à conserver, sont tout autant remarquables : 4.112 kg de savons en plaque, près de 1.500 kg de savons durs et une trentaine de caisse de savons au détail. La graisse, conservée dans des pots en terre cuite, est, elle aussi, abondante : plus de quatre tonnes de saindoux / *manteca* y sont conservées. Rappelons qu'à défaut d'huile d'olive (très coûteuse car importée d'Andalousie), le saindoux est la seule matière grasse disponible dans les Indes occidentales. Dans les livres de cuisine, tous les aliments sont frits et la majorité des plats, y compris les gâteaux, sont préparés au saindoux[17]. La cuisson par friture fut la révolution alimentaire de l'Amérique. Le saindoux a ainsi imprégné tous les plats ; il fut de toutes les tables, du palais de l'aristocratie à l'écuelle du plus misérable.

Cette omniprésence porcine en ville génère une série de maux qui sont au cœur des préoccupations du bon gouvernement urbain.

Typologie des maux porcins

La réglementation municipale destinée à réguler la présence des cochons à Mexico est à la fois précoce, répétitive, prolifique et d'inspiration castillane. Ces documents normatifs croisés à d'autres sources (rapports de police, plaintes d'habitants, traités d'agriculture et de soins vétérinaires) permettent d'esquisser une typologie des maux porcins qui affectent aussi bien les organismes, la voirie, l'atmosphère et l'environnement.

Les dégâts sur la voirie

Le porc est un animal d'une centaine de kilos doté d'un groin épais et de puissantes canines inférieures. Il se nourrit en fouissant le sol avec son groin dont il se sert comme d'une pelle. Un troupeau d'une dizaine de bêtes en liberté est capable de dépaver une rue en quelques heures à la recherche de larves, de vers, de rongeurs (ils raffolent des mulots et des rats) et d'ordures diverses. Les cochons en vaine pâture sont de moins en moins

[16] Archivo General de la Nación (Mexico), sección colonial, Indiferente virreinal, caisse 4927, dossier 25. Livre de compte de la charcuterie d'Agustín de Vergara.

[17] Par exemple dans le *Recetario Mexiquense de Dominga Guzmán* (siglo XVIII), México, Conaculta, 1997.

tolérés dans la ville de Lumières, propre, lisse, pavée et saine comme en témoigne l'abondante réglementation policière. Le 22 août 1778, le Procureur général, don Francisco María de Herrera, adresse ce décret à la commission de police :

> « Étant donné que notre principale préoccupation est de veiller à la propreté publique, au dégagement des rues et d'éviter les dommages préjudiciables à la santé, au bien public et aux rues nouvellement et soigneusement pavées ; étant donné que les cochons abondamment lâchés dans les rues saccagent tout sur leur passage en fouissant le pavé ce qui provoque des bourbiers [...] »[18].

Les archives municipales de Mexico consignent des plaintes récurrentes d'habitants et de commerçants qui dénoncent — comme dans les cités européennes — le déplacement de troupeaux qui abîment le pavé et les façades des édifices en terre crue où les cochons se plaisent à se frotter pour se défaire de leurs parasites.

Les zoonoses

Les régimes alimentaires hautement carnés des habitants de Mexico — un trait culturel que nous pourrions généraliser à l'ensemble des villes coloniales hispanoaméricaines — posent la question des risques sanitaires induits par l'ingestion de viande contaminée. Le cochon est un animal très sensible à la ladrerie (cysticercose) dont font état, en Europe, les manuels d'élevage médiévaux et les instructions vétérinaires de l'époque moderne[19]. La ladrerie porcine présente le cas exemplaire d'une zoonose, maladie qui se transmet ici, selon une boucle rétroactive, de l'homme vers l'animal, puis de l'animal vers l'homme, porcins et humains partageant physiologie et organisme. Le cochon ladre est infecté par un ver parasite, le *Taenia solium*, qui se développe d'abord dans les intestins humains et dont les œufs sont présents dans ses matières fécales[20]. Or, nous avons vu que les petits élevages porcins avaient prospéré à Mexico à proximité des dépôts d'ordures où les animaux libres consommaient toutes sortes d'immondices. En ingurgitant des selles humaines infectées, le cochon ingère aussi les larves du ténia (que les auteurs espagnols des traités d'élevage appellent

---

[18] AGN, Bandos, vol. 16, dossier 48, f. 115, cité dans le règlement du vice-roi Revillagigedo du 17 février 1792.

[19] Je m'appuie sur un manuel d'élevage espagnol du XVIe siècle, Gabriel Alonso de HERRERA, *Agricultura general*, tome 3, [1528], réédité en 1818 par la Imprenta Real de Madrid, consultable en ligne sur la Biblioteca digital del Real Jardín Botánico.

[20] BINOIS-ROMAN Annelise, « Malade comme un porc ? Pathologie porcine et problématique sanitaire en milieu urbain en France septentrionale (XIIe-XVIe siècle) », à paraître in Benoît CLAVEL et Philippe MEYZIE, *Le porc dans tous ses états dans l'Europe médiévale et moderne*, actes des 44e Journées internationales d'histoire de Flaran, 12 et 13 octobre 2023, Toulouse, Presses universitaires du Midi, 2024.

landrillas), les cysticerques, qui se développent sous forme de vésicules dans les muscles. Les kystes / *lobanillos* sont visibles à l'œil nu par un examen de la partie inférieure de la langue. Cette parasitose provoque chez l'animal malade fièvres, douleurs articulaires et peut entraîner le décès de l'animal.

Si l'animal n'est pas traité dès les premiers symptômes, il est conseillé de l'isoler puis de l'abattre. Or, lorsqu'elle est mal préparée (mal cuite), cette viande engendre à son tour chez l'homme la contamination du système digestif. Les cysticerques se transforment en embryons qui traversent la muqueuse de l'intestin, empruntent ensuite la circulation sanguine avant de migrer vers certains organes (foie, rate, poumons) provoquant nausées, douleurs thoraciques, essoufflement. Les métastases larvaires peuvent, après plusieurs années, migrer vers le cerveau, déclencher des formes graves d'épilepsie et devenir fatales.

En l'état de nos recherches, nous ne savons pas si des contrôles sanitaires étaient effectués sur les marchés à bestiaux comme en Europe. Il devait sans doute exister en Nouvelle-Espagne des langueyeurs chargés de vérifier la qualité des individus introduits aux guérites de l'octroi. Après un examen de chaque animal, ils déclaraient si le porc était conforme. En revanche, on peut raisonnablement penser que les animaux élevés en liberté dans les faubourgs de Mexico ne faisaient pas l'objet de telles précautions sanitaires.

Les traditions alimentaires locales attestent pourtant de remèdes permettant de préparer la viande. La viande et les abats de porc étaient préparés en friture et cuisaient parfois plusieurs heures dans le saindoux. Ce mode de cuisson fonctionnait comme une panacée. Les *carnitas* étaient également accompagnées (c'est toujours le cas aujourd'hui) de condiments propices à lutter contre les parasitoses. Les piments (des dizaines de variétés, d'origine préhispanique, étaient cultivées dans la banlieue maraîchère) connues pour leurs propriétés antiparasitaires et certains cactées (aloès vera et feuilles des figuiers de barbarie) ont pu pallier les risques de cysticercose.

D'autres zoonoses porcines, qu'il est délicat de pister dans les sources, ont aussi pu se développer au sein des petits élevages périurbains, des enclos des charcuteries et sur les marchés de plein air de la Plaza Mayor. La réglementation policière de l'époque coloniale, sans être plus précise, insiste de manière répétée sur les risques pour la « salud pública ». Le rouget qui se manifeste par l'apparition de plaques rouges sur le dos de l'animal et atteint les articulations (arthrite) peut passer à l'homme sous forme de plaques localisées violacées avec des sensations de brûlure. Le staphylocoque doré / *lamparón* qui affecte régulièrement les cochons provoque des infections suppuratives de la peau qui, si elles s'étendent, peuvent dégénérer en septicémie, endocardite et pneumopathie. La gale sarceptique / *sarna* est courante dans les élevages mal tenus ; les acariens se développent sous la peau et infectent d'abord les oreilles, puis tout le corps. Très présentes chez les pâtres, les porchers et éleveurs (encore aujourd'hui), ces maladies ont eu des conséquences sanitaires, encore mal évaluées dans les travaux de démographie historique, en particulier sur les populations jeunes et mal nourries. La prévalence de ces maladies est d'autant plus forte que les animaux sont stressés car entassés dans des milieux clos et mal aérés comme dans les dizaines de *tocinerías* de Mexico.

Les poux

Plusieurs règlements se réfèrent à la nuisance des *piojos* qui prolifèrent dans les élevages « et qui offensent le public ». La définition qu'en donne un dictionnaire espagnol du XVIIIe siècle, le *Diccionario de autoridades* est très claire : « Petit insecte, dégoûtant et incommode, qui se développe sur le corps de l'animal, grâce à la sueur, graisse ou manque de propreté. Il possède de nombreuses pattes et, sur la tête, de petites cornes velues. Dans la bouche, il a une sorte de crochet avec lequel il pique et suce le sang duquel il se nourrit »[21].

Les poux du porc sont les vecteurs d'agents pathogènes (bactéries, virus et parasites) responsables eux-aussi de maladies infectieuses pour les humains et les animaux. En 1785, le capitaine de la nouvelle caserne des Dragons adressait une doléance au chef de la police, le *corregidor*, pour se plaindre de la présence immédiate d'une porcherie et « des préjudices à prévoir sur la troupe et les chevaux du Roi », les poux (mais aussi les tiques) passant des porcs aux équidés, animaux de prestige nécessaires à l'armée et aux patrouilles policières dans la capitale[22].

Les poux se développent au niveau des plis cutanés-jointures des membres (oreilles, jarrets, queues). Les concentrations élevées de cheptels forment un environnement idéal au développement de ces parasites. Au début du XVIe siècle, Gabriel Alonso de Herrera consacrait dans son *Libro de Agricultura* un paragraphe à la « maladie des poux », en décrivait les symptômes et proposait des soins. Les porcs infectés sont agités, ils ont le poil hérissé. Le seul remède préconisé consiste à les laver à l'eau chaude mélangée à de la cendre, à les frotter vigoureusement à l'aide d'une étrille, à les rincer et à les talquer avec de la cendre encore chaude.

Les boues

Dans les papiers de la police municipale, on trouve de nombreuses plaintes du voisinage contre les nuisances générées par les *tocinerías*. Le 10 août 1798, dans les alentours de la *tocinería* de Pedro Grandal située dans une rue à trois pâtés de maisons de la Plaza Mayor, le voisinage se trouve

---

[21] *Diccionario de autoridades*, tome V (1737). « PIOJO. s. m. Insecto pequeño, asqueroso y molesto, que regularmente se cría en el cuerpo del animal, del sudor o grasa, o por la falta de limpieza. Tiene muchos pies, y en la cabeza unos cuernecillos cubiertos de vello. En la boca tiene una especie de aguijoncillo, con que pica y chupa la sangre, de que se mantiene ».

[22] Archivo Histórico de la Ciudad de México (AHCM), Policía-Salubridad, Zahúrdas, vol. 3687, dossier 16.

littéralement submergé de lisier, des « eaux noires, épaisses et nauséabondes, qui recouvrent la rue jusqu'à hauteur du trottoir et qui dégagent d'insupportables pestilences pour le voisinage et d'où s'échappent des nuées de mouches »[23].

Une visite est alors effectuée par le chef de la police / *corregidor*. Le majordome responsable de la *tocinería* est interrogé ; il déclare avoir 1 000 porcs à l'engraissage ! Sachant qu'un porc double son poids (jusqu'à 100 kg) en quelques mois et qu'une bête de 50 kg produit environ 700 kg de fumier/an, en trois mois, le millier de cochons de l'établissement ont produit 175 tonnes de fumier. Habituellement, le service de nettoiement se charge d'évacuer les boues vers l'extérieur de la ville, où ce fumier est destiné à amender les cultures maraîchères. Il semble, dans ce cas précis, que la porcherie qui jouxte la boucherie, ait manqué de litières et que le lisier ait donc été directement déversé sur la voirie ; un « défaut de canalisation » est signalé par le *corregidor*.

Dans le règlement de police de 1813 du vice-roi Venegas, l'article 2 stipule :

> « L'engraissement des porcs et l'élaboration des produits tirés de ces animaux exigent que les porcheries soient entourées de rigoles d'eau courante et d'une capacité correspondante au nombre de bêtes afin de ne point offenser le public ni par la multitude de poux, ni par les relents qui émanent de ces lieux et qui **imprègnent l'air de leurs exhalaisons putrides** ».

Les odeurs pestilentielles qui se dégagent ne semblent pas relever d'une sensibilisation accrue des élites, caractéristique des Lumières, mais bien d'observations empiriques et de nuisances réellement éprouvées par les habitants des villes anciennes. A cette époque proto-hygiéniste, les autorités ne font pas encore directement le lien entre virus animal et épidémie mais ce règlement pointe une connaissance globale (des savoirs populaires ?), bien qu'approximative, des risques d'une contagion généralisée.

Les charcuteries constituaient en effet des réservoirs à diverses grippes zoonotiques (est-ce le sens caché de l'expression « exhalaisons putrides » ?). Sans que l'on puisse le prouver par la documentation, on peut sans peine imaginer que les grandes quantités de lisier circulant dans une cité de plus de 100 000 habitants furent à l'origine d'épidémies, soit par contact direct avec une plaie ou une muqueuse (par voie buccale via des doigts souillés), soit par aérosol, le lisier transformé en poussières inhalées circulant dans l'air à la saison sèche (Mexico est en climat tropical) : la salmonellose qui provoque, chez l'homme et l'animal, diarrhées, fièvres et vomissements, la brucellose, sorte de grippe auxquelles il faut ajouter toute la gamme des maladies transmises par aérosols du type influenza. Rappelons

[23] AHCM, Policía en general, vol. 3628, dossier 100.

qu'en 2009, *mutatis mutandis*, la pandémie de grippe A (H1N1) qui provoqua la mort de près de 300 000 personnes, émergea d'un élevage industriel mexicain situé au Pérote dans le Veracruz[24].

Les pollutions environnementales

À la saison des pluies, de juin à octobre, une partie des boues se déverse dans l'eau des lacs via les canaux qui traversent la capitale mexicaine. Or, à partir du XVIIIe siècle, ces rejets massifs, riches en azote et en phosphore, se combinent avec une baisse du niveau des lagunes consécutive aux travaux de drainage des lacs entrepris depuis le milieu du XVIIe siècle. La conjugaison assèchement et rejet du lisier a eu des effets catastrophiques pour le milieu lacustre. L'eutrophisation des canaux et des rives a provoqué la disparition de la faune et de la flore qui constituait un précieux garde-manger pour les populations riveraines. Les cochons et les autres domestiques ont ainsi participé à la dégradation du milieu trophique avec des conséquences sociales encore mal évaluées par les historiens et les écologues. À ces pollutions aquatiques s'ajoutent des pollutions atmosphériques liées au fonctionnement des *tocinerías* dont nous avons vu qu'elles étaient des fabriques de savons et de graisse. Antonio de Alzate est un ecclésiastique créole, fin connaisseur des cultures indiennes et polygraphe. Il fut l'un des premiers savants des Lumières mexicaines à s'intéresser à des questions environnementales et climatiques. Voici ce qu'il observe dans une gazette imprimée à la fin du XVIIIe siècle :

> « Dans les charcuteries, il y a du feu en continu pour fabriquer du savon ou purifier le saindoux. La fumée, qui se dégage de la multitude des foyers qui brûlent toute la nuit durant, remplit l'atmosphère d'une infinité de particules. Or, étant donné que l'air est ici si mince et qu'il se refroidit rapidement la nuit, les particules [...] restent dans la partie inférieure de l'atmosphère jusqu'à ce que l'air, raréfié par la chaleur du soleil [...], change de lieu et transporte les émanations dégagées de la grande quantité de combustible qui se consomme chaque jour à Mexico »[25].

Alzate décrit ici un phénomène hivernal bien connu des climatologues et qui s'est accru au XXe siècle à la faveur des circulations automobiles : à cette altitude et sur le site de Mexico (une cuvette entourée de volcans à 2.200 m. d'altitude), la couche d'inversion fonctionne comme un couvercle qui empêche les particules noires (suie) de s'évacuer.

---

[24] SALAZAR-ESTRADA José G. *et alii*, « Análisis de la epidemia de influenza A (H1N1) en México durante el periodo abril- mayo de 2009 », *Correo Científico Médico de Holguín*, Guadalajara, 13-3, 2009, http://www.cocmed.sld.cu/no133/no133ori04.htm

[25] LOMBARDO de RUIZ Sonia, *Antología sobre la Ciudad de México en el periodo de la Ilustración*, México, INAH, 1982, p. 228.

Chaque établissement de charcuterie dispose d'une réserve à bois et de plusieurs fours. La quarantaine de *tocinerías* consomme ainsi de très grandes quantités de combustibles (sans compter les petits propriétaires qui travaillaient la matière porcine directement dans leurs maisons). L'exploitation proto-industrielle du cochon, pour produire savons et saindoux, fut donc à l'origine de pollutions atmosphériques néfastes à la salubrité de la capitale de la Nouvelle-Espagne. Assèchement des lacs, déversement du lisier dans les canaux, pollutions et eutrophisation des eaux se combinent aux zoonoses diffusées par les porcs et les volailles. Ces éléments forment un terreau épidémique encore peu pris en compte dans les études démographiques sur le collapse des populations indiennes[26].

En définitive, le porc fut à la fois un produit de première nécessité (abondant et bon marché) au centre des préoccupations de la police des viandes et un vecteur de terribles maladies dont on mesure mal l'impact sur la démographie locale. Les dégâts causés à l'urbanisme, les pollutions environnementales et les zoonoses engendrées par les dizaines de milliers de porcs (auxquelles il faut ajouter les centaines de milliers de volailles) ont eu à Mexico des effets délétères sur la santé publique.

En Europe, au siècle des Lumières, après 1720, la peste bubonique disparaît peu à peu du paysage des villes. Les épidémies de variole, de grippe ou de dysenterie sont plus espacées et moins meurtrières. Si les estimations macro-démographiques doivent être maniées avec précaution (avant les recensements systématiques du XIXe siècle) et prendre en compte le solde migratoire, elles livrent des évolutions globales à la hausse. La population parisienne augmente ainsi de 20 % au cours de la période, celle de Madrid passe de 130.000 à 190.000 habitants, celle de Naples double et Londres passe de 500.000 à 900.000 habitants[27].

Ce n'est pas le cas pour les villes des Indes occidentales. Au XVIIIe siècle, Mexico reste une ville-mouroir. Sa population stagne autour de 100.000 habitants, le solde migratoire positif est absorbé par un solde naturel très négatif. La ville continue à être décimée, tous les 10-15 ans, par des épidémies très meurtrières de variole, de typhus, de rubéoles et autres « fièvres mystérieuses »[28]. L'épidémie de *matlazáhuatl* (1736-1740), sorte de fièvre typhoïde, envoie à la fosse près de 40.000 individus. Celles de 1761-1762, 1779-1780, 1784-1787 et de 1797 (malgré les premières inoculations) emportent, selon les spécialistes, entre 10 et 15 % de la

---

[26] Les études démographiques les plus solides omettent le facteur animal dans la diffusion des épidémies. Par exemple, LIVI BACCI Massimo, *Conquista. La distruzione degli Indios americani*, Bologne, Società editrice il Mulino, 2005.

[27] Pour une vue d'ensemble, DE VRIES Jan, *European Urbanization, 1500-1800*, Londres, Methuen, 1984.

[28] Une synthèse dans COOPER Donald B., *Las epidemias en la Ciudad de México (1761-1813)*, México, Instituto mexicano del Seguro Social, 1980.

population totale. Il est délicat de mesurer avec précision la part des zoonoses dans ces coupes démographiques, et il demeure presque impossible, faute de sources écrites, de retracer la chaîne de transmission des virus. Tout au plus, peut-on tenter de reconstituer les environnements trophiques — modifiés par la colonisation européenne — partagés entre humains et non-humains et dont les relations anthropo-porcines ne sont qu'une déclinaison. Il reste à réaliser une cartographie précise de la démographie porcine (localisation des *tocinerías*, zones des petits élevages périurbains, parcours des déplacements des troupeaux).

Cette première approche de type zoo-historique devra à l'avenir être couplée aux travaux prometteurs des archéologues. Deux domaines en plein essor peuvent y contribuer. D'une part, l'archéothanatologie des sépultures des cimetières de l'époque coloniale par l'analyse des matériaux correspondant aux cavités abdominales éclairerait la présence probable des parasites intestinaux ; d'autre part, l'archéozoologie, un champ très dynamique depuis une quinzaine d'années, pourra mettre en évidence localement épizooties et zoonoses.

De l'automédication animale à la pratique médicale : l'ibis et l'utilisation thérapeutique des produits tirés de cet oiseau dans l'Antiquité gréco-romaine

Antonio RICCIARDETTO*

Dans les textes de l'Antiquité gréco-romaine, le substantif ἶβις, -ιος, -εως ou -ιδος (latin *ibis*, *-idos* ou *-is*) renvoie à trois espèces d'oiseaux échassiers migrateurs, au cou long et au bec recourbé, de la sous-famille des *Threskiornithinae*[1]. Les Anciens, qui connaissaient les ibis surtout par leur présence en Égypte, les rattachaient intimement à ce pays, — du reste, le mot qui les désigne en grec est d'origine égyptienne (*hbj*)[2] —, au point que, selon Élien de Préneste (début du IIIe siècle de notre ère), ils se laissaient mourir de faim, si on les emmenait de force hors d'Égypte[3].

Parmi ces trois espèces, celle de l'**ibis sacré** (*Threskiornis aethiopicus* Latham) est la plus célèbre. Dans le panthéon égyptien, comme le babouin, elle est consacrée au dieu Toth, identifié plus tard à Hermès par les Grecs[4], ainsi qu'à la déesse Isis[5]. Si sa popularité religieuse remonte au Nouvel

* Chargé de recherche au CNRS, laboratoire UMR5189, HiSoMA.

[1] Sur l'ibis dans l'Antiquité, en général, en dehors de l'ouvrage ancien, mais toujours utile, de SAVIGNY Jules-César, *Histoire naturelle et mythologique de l'ibis*, Paris, Allais, 1805, voir les articles « Ibis » in THOMPSON D'Arcy Wentworth, *A Glossary of Greek Birds*, 2e ed., Londres, H. Milford, 1936, p. 106-114 ; in ROEDER Günther, in August Friedrich PAULY et Georg WISSOWA, *Realencyclopädie der classischen Altertumswissenschaft* [*RE*], IX, col. 808-815 ; in CAPPONI Filippo, *Ornithologia Latina*, Gênes, Istituto di Filologia classica e medievale, 1979, p. 301-304 ; in *Lexikon der Ägyptologie*, III, 1980, coll. 115-121 (ZIVIE Alain-Pierre) ; in VERNUS Pascal et YOYOTTE Jean, *Bestiaire des Pharaons*, Paris, Agnès Viénot éd. & éd. Perrin, 2005, p. 387-392 et in ARNOTT William G., *Birds in the Ancient World from A to Z*, Londres, Routledge, 2007, p. 73-75.

[2] Sur ce nom d'origine égyptienne, FOURNET Jean-Luc, « Les emprunts du grec à l'égyptien », *Bulletin de la Société linguistique de Paris*, 84-1, 1989, p. 60. Un autre nom égyptien pour cet oiseau, *leheras*, est passé en arabe (THOMPSON, *A Glossary...*, p. 106).

[3] ÉLIEN, *Nature des animaux* [*NA*], II, 38 ; *cf.* aussi PLINE, *Histoire naturelle* [*HN*], X, 48 (« l'ibis... propre à l'Égypte »). Le traité *Nature des animaux* d'Élien constitue l'une de nos sources textuelles les plus détaillées sur l'ibis. Ce rhéteur, qui ne s'est jamais rendu en Égypte, dit avoir tiré ses informations d'ouvrages sur le Pays du Nil (*NA*, X, 29).

[4] *Cf.* PLATON, *Phèdre*, 274c ; CICÉRON, *Nature des dieux*, III, 56 ; PLINE, *HN*, VII, 192 ; PLUTARQUE, *Propos de table*, IX, 3, 2 (738 E) ; ÉLIEN, *NA*, X, 29 ; HORAPOLLON, *Hieroglyphica*, I, 10 et 36. La raison de l'assimilation de Toth à Hermès est peut-être liée à leur rôle funéraire, même si, tardivement, la notion de savoir les rapproche : *cf.* en particulier FOWDEN Gart, *Hermès l'Égyptien : une approche historique de l'esprit du paganisme tardif*, Paris, Les Belles Lettres, 2000.

[5] L'ibis sacré est consacré à Isis en tant que divinité lunaire : voir *infra*, note 19.

Empire, elle s'est essentiellement développée à la Basse Époque et particulièrement à la période gréco-romaine[6]. Cet oiseau a vraisemblablement disparu du Pays du Nil au XIXe siècle[7], mais il subsiste en Afrique sub-saharienne ainsi que dans une petite partie du sud-est de l'Irak ; il a aussi été introduit accidentellement en France[8]. Dans son plumage, le blanc domine, tandis que la tête, le cou, les pattes et le bout des rémiges, de même que les rémiges secondaires, sont noirs. Il fréquente les zones humides, à savoir, dans l'Égypte antique, les marécages du Delta et les bords du Nil, même s'il ne dédaigne pas les zones urbaines. Son alimentation se compose de petits vertébrés (grenouilles, lézards, poissons et œufs d'oiseaux), et, surtout, d'invertébrés.

De taille réduite par rapport à l'espèce précédente, l'**ibis falcinelle** (*Plegadis falcinellus* L.) est bien plus répandu. Son plumage noirâtre présente des dégradés verts et rouges. Présent sur tous les continents, à l'exception de l'Antarctique, il est devenu une espèce résidente en Égypte, mais ses effectifs déclinent depuis plusieurs décennies du fait de la

---

[6] Cette espèce est très représentée dans les sources iconographiques. Pour l'Égypte, *cf.* THOMPSON, *A Glossary…*, p. 108 ; ZIVIE, « Ibis… », col. 116 ; DUNAND Françoise et LICHTENBERG Roger, avec la collaboration de CHARRON Alain, *Des animaux et des hommes. Une symbiose égyptienne*, Monaco-Paris, Éditions du Rocher, 2005, p. 83 ; VERNUS et YOYOTTE, *Bestiaire…*, p. 773 ; BOUTANTIN Céline, *Terres cuites et culte domestique. Bestiaire de l'Égypte gréco-romaine*, Leyde, Brill, 2014, p. 478 (amulettes, bronze, statuettes en bois, etc.) et p. 481-488 (figurines en terre cuite et autres représentations). Les ibis apparaissent dans une vingtaine de scènes nilotiques, dont celle de la mosaïque de Palestrina (MEYBOOM Paul G.P., *The Nile Mosaic of Palestrina: Early Evidence of Egyptian Religion in Italy*, Leyde, Brill, 1995, p. 30). Pour les fresques du sanctuaire d'Isis et les figurines de Pompéi, JASHEMSKI Wilhelmina M.F. et MEYER Frederick G., *The Natural History of Pompeii*, Cambridge, University Press, 2002, p. 397.

[7] De fait, l'oiseau que l'on désigne parfois aujourd'hui comme « ibis » est en réalité le héron garde-bœufs (*Bubulcus ibis* L.) : ZIVIE, « Ibis… », col. 119. Sur l'ibis sacré en Égypte, voir GOODMAN Steven M. et MEININGER Peter L., *The Birds of Egypt*, Oxford, University Press, 1989, p. 149 ; BRUUN Bertel et BAHA EL DIN Sherif, *Common Birds of Egypt, with a Checklist of the Birds of Egypt*, Revised Edition, Le Caire, American University in Cairo Press, 1990, p. 8 (« Former Breeder » et peut-être « Accidental Visitor »). Pour la période antique, HOULIHAN Patrick F., *The Birds of Ancient Egypt*, Warminster, Aris & Phillips, 1986, p. 28-30 ; VERNUS et YOYOTTE, *Bestiaire…*, p. 388-392. Sur l'explication écologique de la disparition de l'ibis sacré d'Égypte, plutôt qu'en raison de sa momification à grande échelle dans l'Antiquité, qui est encore évoquée par des chercheurs tels que RAY John D., *The Archive of Ḥor*, Londres, EES, 1976, p. 136, *cf.* DUNAND et LICHTENBERG, *Des animaux…*, p. 83 et 109.

[8] Sur l'introduction accidentelle de l'ibis sacré en France métropolitaine et son impact, controversé, sur l'écosystème, voir notamment MAILLARD Jean-François, GUTIERREZ-EXPOSITO Carlos et YESOU Pierre, « African Sacred Ibis (*Threskiornis aethiopicus* Latham, 1790) », p. 248-253 in Colleen T. DOWNS et Lorinda A. HART (dir.), *Invasive Birds: Global Trends and Impacts*, Wallingford-Boston, CABI, 2020 (avec bibliographie antérieure) ; et aussi MARION Loïc, « Is the Sacred Ibis a Real Threat to Biodiversity ? Long-Term Study of its Diet in Non-Native Areas Compared to Native Areas », *Comptes rendus Biologie*, 336-4, 2013, p. 207-220, doi: 10.1016/j.crvi.2013.05.001. En dehors de la France, voir le cas de l'Italie, étudié par CUCCO Marco *et alii*, « The Spreading of the Invasive Sacred Ibis in Italy », *Science Report*, 11, 86, 2021, https://doi.org/10.1038/s41598-020-79137-w.

disparition de ses habitats préférés, tels que les lacs peu profonds, les marais et autres zones humides (eaux stagnantes, lagunes, côtes). Cette espèce se nourrit de petits animaux (insectes, mollusques, petits batraciens et petits poissons), qu'elle attrape dans la vase ou dans l'eau[9].

Enfin, l'**ibis chauve** (*Geronticus emerita* L.) est l'un des oiseaux les plus rares au monde. Alors qu'il était autrefois présent au Moyen-Orient, en Afrique du Nord et en Égypte, ainsi que dans le sud de l'Europe et les Alpes, il n'en reste plus aujourd'hui que de très petites colonies au Maroc, dans l'Atlas, et peut-être encore en Syrie ainsi qu'à Oman, dans la péninsule arabique[10]. Il est reconnaissable à son plumage noir à reflets verts ou métalliques, qui contraste avec sa tête et sa gorge nues et rouge foncé, le haut de la tête étant bleu. Sur la nuque, quelques longues plumes forment une aigrette caractéristique. Le bec est long et un peu arqué, tandis que les pattes sont rouge foncé. C'est à cette espèce que fait référence Pline (23-79), sous le nom d'*ibis*, lorsqu'il rapporte qu'Egnatius Calvinus, préfet des Alpes inconnu par ailleurs, « avait vu dans ces montagnes l'ibis propre à l'Égypte »[11]. Par ailleurs, il a aussi été proposé d'identifier le *phalacrocorax* (« corbeau noir »), ornithonyme qui n'est attesté qu'en latin, au chapitre précédent du même livre de l'*Histoire naturelle* de Pline, à l'ibis chauve ; l'encyclopédiste évoque son aire de distribution géographique, à savoir les Alpes, ainsi que les îles Baléares[12]. À la différence des deux espèces précédentes, l'ibis chauve niche sur des falaises, mais, autrefois, il s'installait aussi dans les ruines. Il vit souvent près des zones habitées. Sa nourriture est constituée de criquets, d'autres arthropodes ainsi que de petits vertébrés (petits oiseaux, mammifères ou reptiles) qu'il trouve dans les

---

[9] Sur cette espèce en Égypte, voir GOODMAN et MEININGER, *The Birds…*, p. 147 *sq.* ; BRUUN et BAHA EL DIN, *Common Birds…*, p. 8 (« Regular Passage Visitor » et peut-être « Winter Visitor ») ; HOATH Richard, *The Birds of Egypt and the Middle East*, Le Caire-New York, American University in Cairo Press, 2021, p. 34. Pour la période antique, HOULIHAN, *The Birds…*, p. 26 *sq* ; VERNUS et YOYOTTE, *Bestiaire…*, p. 387 sq. Pour des représentations figurées de cette espèce à Pompéi, voir JASHEMSKI et MEYER, *The Natural History…*, p. 391.

[10] Jusqu'au XVIIe siècle, l'ibis chauve nichait en Suisse, en Autriche ainsi qu'en Hongrie. Par ailleurs, une colonie en semi-liberté existait encore jusqu'à la fin du XXe siècle à Bireçik en Turquie. Cette espèce fait actuellement l'objet de campagnes de réintroduction dans les Alpes (Autriche, Allemagne et Italie ; un projet est également en cours en Suisse), ainsi qu'en Espagne (Andalousie). Sur cette espèce en Égypte, voir GOODMAN et MEININGER, *The Birds…*, p. 148 sq. ; BRUUN et BAHA EL DIN, *Common Birds…*, p. 8 (peut-être « Accidental Visitor »). Pour la période antique, HOULIHAN, *The Birds…*, p. 31 *sq* ; VERNUS et YOYOTTE, *Bestiaire…*, p. 388 ; JANÁK Jiří, « Northern Bald Ibis (Akh-Bird) », in Wendrich WILLEKE (dir.), *UCLA Encyclopedia of Egyptology*, 1 (1), 2013, http://digital2.library.ucla.edu/view Item.do?ark= 21198/zz002dwqt8.

[11] PLINE, *HN*, X, 134, *Visam in Alpibus ab se peculiarem Aegypti et ibim Egnatius Caluinus praefectus earum prodidit.*

[12] PLINE, *HN*, X, 133, *Capitur circa Alpes etiam, ubi et phalacrocoraces, auis Baliarium insularum peculiaris*, « on le prend (*sc.* l'attagène) dans la même région des Alpes, où se trouve aussi le *phalacrocorax*, oiseau propre aux îles Baléares » ; THOMPSON, *A Glossary…*, p. 296 *sq.* et ARNOTT, *Birds…*, p. 182.

prairies et les champs, mais aussi dans les plans d'eau et les lits de rivière à sec.

Si cette classification en trois espèces « trouve son correspondant dans l'écriture et le lexique égyptiens »[13], en revanche, les Grecs, à commencer par Hérodote (*ca.* 484 - 425), qui fournit les premières attestations conservées du zoonyme[14], ne connaissaient que deux sortes d'ibis, distinctes par la couleur : l'ibis blanc, similaire à la cigogne, c'est-à-dire blanc et noir, selon Strabon (*ca.* 63 *a.C.* - 23 *p.C.*)[15], qui désigne indubitablement l'ibis sacré, et l'ibis noir. Les savants débattent depuis la Renaissance sur l'identification de ce dernier, soit à l'ibis chauve, soit au falcinelle, avec des arguments (couleur du plumage, signe hiéroglyphique et mode de vie), qui feraient toutefois pencher la balance plutôt en faveur du premier[16]. S'inspirant d'Hérodote, Aristote (384 - 322), puis Pline, reconnaissent aussi deux sortes d'ibis qu'ils différencient par leur plumage, ainsi que par leur distribution géographique : la variété blanche serait attestée dans tout le territoire égyptien, à l'exception de Péluse, où vit précisément la noire[17].

Du fait de ses particularités physiques et comportementales, l'ibis sacré a très tôt été investi de signifiés religieux[18]. La courbure de son bec évoque le cycle de création, tandis que sa démarche régulière en fait le porteur du principe de régularité normée et cyclique ; or, Toth, qu'il représente, est le maître de la régularité. Son bec allongé fouillant le sol a été comparé par les Égyptiens au doigt du scribe prolongé par son instrument d'écriture : Toth est précisément le dieu du savoir et de l'écriture. Comme Toth et Isis, l'ibis est consacré à la lune[19]. Sa démarche, jugée élégante,

---

[13] ZIVIE, « Ibis... », col. 116 ; voir aussi VERNUS et YOYOTTE, *Bestiaire...*, p. 772 *sq.*

[14] HÉRODOTE, II, 67 et 75 sq. Voir surtout le § 76 pour la description des deux espèces. L'historien d'Halicarnasse n'est vraisemblablement pas l'introducteur du mot en grec.

[15] STRABON, *Géographie*, XVII, 2, 4.

[16] THOMPSON, *A Glossary...*, p. 108-110 ; LLOYD Alan B., *Herodotus Book II. Commentary 1-98*, Leyde, Brill, 1976, p. 328 *sq.* ; voir également ASHERI David, LLOYD Alan B. et CORCELLA Aldo, *A Commentary on Herodotus. Books I-IV*, edited by Oswyn MURRAY, Alfonso MORENO, Oxford, University Press, 2007, p. 290. Pour les discussions sur l'identification de l'oiseau au XVIe siècle, notamment par Conrad Gesner, voir DELAUNAY Paul, *La zoologie au seizième siècle*, Paris, Hermann, 1962 (nouveau tirage, 1997), p. 268 et note** (se poursuivant p. 270).

[17] ARISTOTE, *HA*, IX, 27 [617 b 27-31] ; PLINE, *HN*, X, 87.

[18] ZIVIE, « Ibis... », col. 117 sq. ; VERNUS et YOYOTTE, *Bestiaire...*, p. 388-390 et bibliographie p. 773.

[19] ÉLIEN, *NA*, II, 35 et 38 ; *cf.* aussi PLUTARQUE, *Isis et Osiris*, 75 [381 D]. L'ibis est réputé connaître le cycle de cet astre, tandis que le temps de sa couvaison équivaut à la durée d'un cycle lunaire. Son alimentation varie aussi selon le cours de la lune. Sur ce point, ainsi que sur les migrations de l'ibis, à l'approche de la crue du Nil, voir AUFRÈRE Sydney H., « *Threskionis aethiopicus.* Autour d'un mouvement migratoire de l'ibis dans l'Égypte ancienne », p. 11-35 in Michel MAZOYER (dir.), *L'Oiseau. Entre ciel et terre. Deuxièmes Journées universitaires de Hérisson. Colloque international organisé par les cahiers KUBABA (Université de Paris 1-Panthéon Sorbonne) et la ville de Hérisson, 17-20 juin 2004*, Paris, L'Harmattan, 2005.

rappelle qu'Hermès est l'inventeur de la danse[20] ; la longueur parfaite de son intestin, de 96 coudées de long selon les ibiotaphes (le personnel spécialisé dans l'embaumement de ces oiseaux), et celle de son pas, en font l'inventeur des mathématiques[21], et le *delta* parfait, — un triangle équilatéral —, formé par ses jambes et son bec, celui des lettres[22]. On identifie aussi la forme que prend l'ibis lorsqu'il dissimule son cou et sa tête dans son poitrail, à celle d'un cœur, dont cet oiseau est le symbole[23] ; du reste, les momies consacrées à Toth peuvent prendre la forme de cet organe, tandis que, d'après Plutarque (46 - 125), le poids d'un ibis à la naissance équivaut à celui du cœur d'un nouveau-né[24]. Du point de vue de l'histoire naturelle, Anaxagore et quelques autres naturalistes (Ἀναξαγόρας καὶ τῶν ἄλλων τινὲς φυσικῶν), selon Aristote, mettent la courbure de son bec en rapport avec ses mœurs reproductives : l'ibis s'accouple et procrée par la bouche[25].

D'autres traits de comportement de l'animal sont liés à la médecine. L'un des plus célèbres est la haine farouche de l'ibis à l'égard d'animaux préjudiciables aux hommes et aux récoltes, en particulier les serpents, mais aussi les invertébrés tels que les scorpions, sauterelles et chenilles[26]. Hérodote, qui pourrait tirer ses informations d'Hécatée de Milet (2de moitié du VIe-début du Ve siècle), rapporte que l'oiseau ne laisse pas entrer dans le pays les serpents ailés qui prennent leur vol en Arabie, mais qu'il les tue, raison pour laquelle les Égyptiens l'honorent[27]. De nombreux auteurs, qui puisent leurs informations chez Hérodote, parfois par l'intermédiaire d'autres sources, rapportent cette antipathie naturelle, ajoutant des précisions complémentaires sur le caractère venimeux des serpents ou leur origine[28].

---

20 ÉLIEN, *NA*, II, 38 (« comme une demoiselle »).

21 PLATON, *Phèdre*, 274 c ; ÉLIEN, *NA*, X, 29.

22 PLATON, *Phèdre*, 274 c ; PLUTARQUE, *Isis et Osiris*, 75 [381 D] et *Propos de table*, IV, 5, 2 [670 C].

23 ÉLIEN, *NA*, X, 29.

24 PLUTARQUE, *Propos de table*, IV, 5, 2 [670 C].

25 ARISTOTE, *Génération des animaux* [*GA*], III, 6 [756 b 16 *sq.*], qui considère cette opinion « par trop simpliste et généraliste » ; *cf.* aussi PLINE, *HN*, X, 32. Ce mode de reproduction est peut-être en lien avec les croyances lunaires associées à l'ibis (*supra*, note 19).

26 DIODORE DE SICILE, I, 87, 6.

27 HÉRODOTE, II, 75 : « On raconte qu'avec le printemps les serpents ailés prennent leur vol de l'Arabie vers l'Égypte, que les ibis se portent à leur rencontre au débouché de cette passe et ne laissent pas les serpents entrer dans le pays, mais les tuent » (trad. Ph.-E. Legrand). Dans la littérature moderne, voir TRINQUIER Jean, « La hantise de l'invasion pestilentielle : le rôle de la faune des marais dans l'étiologie des maladies épidémiques d'après les sources latines », p. 174 et 185 in Isabelle BOEHM et Pascal LUCCIONI (dir.), *Le médecin initié par l'animal. Animaux et médecine dans l'Antiquité grecque et latine*, Lyon, MOM, 2008 ; pour l'identification de ces serpents ailés, voir LLOYD, *Herodotus…*, comme note 16, p. 326 *sq.*

28 Ces serpents sont venimeux : CICÉRON, *Nature des dieux*, I, 101, les ibis « les empêchent […] de nuire par leurs morsures quand ils sont en vie, et par leur puanteur quand ils sont morts » ; voir aussi POMPONIUS MÉLA, *Chorographie*, III, 82 (et AMMIEN MARCELLIN, XXII, 15, 25 *sq.* ; quant à SOLIN, XXXII, 32 *sq.* = p. 145 Mommsen, il dépend de Méla). Sur les deux sortes d'ibis et les serpents qu'ils éliminent, ceux volants d'Arabie, pour les ibis

Néanmoins, au dire de Strabon, l'ibis, « animal-poubelle »[29], ramasse « les bestioles en tout genre ainsi que les détritus des boucheries et des poissonneries », au point qu'il est difficile d'éloigner cet oiseau vorace et sale des zones propres et ne souffrant aucune souillure (ἀκάθαρτος)[30]. C'est un animal ambivalent : importun dans les zones urbaines[31], mais utile contre les nuisibles. D'après B. Laudenbach, cette observation de Strabon, peut-être de première main, pourrait contenir une « allusion à la difficulté de maintenir les ibis à l'écart des sanctuaires et autres lieux sacrés, donc purs ». Elle a toutefois de quoi étonner, puisque, d'après Plutarque et Élien, les prêtres les plus scrupuleux puisaient l'eau lustrale de leurs ablutions précisément là où l'ibis sacré avait bu, car ce dernier ne touche jamais à une eau malsaine ou empoisonnée, et ne s'en approche même pas[32].

Dans le même ordre d'idées, l'ibis passe pour avoir enseigné aux hommes une pratique thérapeutique : le lavement. Remplissant d'eau salée ou d'eau du Nil la peau de son cou, l'ibis s'en sert comme un réservoir de clystère, pour se l'injecter par derrière avec son bec. De ce fait, il se lave cette portion de l'intestin « par où il est essentiel pour la santé que s'évacuent les résidus de la digestion »[33]. Cette anecdote, bien connue dans

---

noirs, et ceux provenant d'Éthiopie, qui fuient le Nil en crue, pour les autres ibis, outre HÉRODOTE, II, 76, *cf.* ÉLIEN, *NA*, II, 38 (et aussi X, 29) ; POMPONIUS MÉLA, III, 82. Pour les invertébrés, voir DIODORE DE SICILE, I, 87, 6. Sur l'ibis comme destructeur de serpents, voir aussi CICÉRON, *Nature des dieux*, I, 36 et II, 50 ; PLINE, *HN*, X, 45 ; JUVÉNAL, *Satires*, XV, 3. Des cages faites d'écorce de papyrus remplies d'ibis ont permis à Moïse d'éliminer les serpents, dans le cadre de sa campagne victorieuse contre les Éthiopiens : FLAVIUS JOSÈPHE, *Antiquités Judaïques*, II, 244-247. Le combat de l'ibis et du serpent est une thématique lagide exploitée notamment dans le monnayage du roi maurétanien Juba II et de la reine Cléopâtre Séléné, pour célébrer l'origine de cette dernière, fille d'Antoine et de Cléopâtre VII : ALEXANDROPOULOS Jacques, *Les monnaies de l'Afrique antique. 400 av. J.-C.-40 apr. J.-C.*, Toulouse, Presses Universitaires du Mirail, 2007, p. 224.

[29] L'expression est de B. Laudenbach, dans son édition de Strabon, *Géographie*, XVII, 1ère partie, dans la CUF (2015), p. 288.

[30] STRABON, *Géographie*, XVII, 2, 4. Pour THOMPSON, *A Glossary…*, p. 111, ce trait de comportement ne correspond pas aux ibis, mais bien aux vautours et aux milans ; toutefois, selon B. Laudenbach, CUF (2015), p. 289, « il n'y a pas *a priori* de raison de remettre en cause le témoignage de Strabon, de première main ». Ce trait est déjà attesté, à la fin du Moyen Empire, pour les ibis falcinelles : VERNUS et YOYOTTE, *Bestiaire…*, p. 388 ; voir également ZIVIE, « Ibis… », col. 117.

[31] STRABON, *Géographie*, XVII, 2, 4, qui qualifie l'ibis de « très apprivoisé ». *Cf.* déjà HÉRODOTE, II, 76, ἐν ποσὶ μᾶλλον εἰλεομένων τοῖσι ἀνθρώποισι, « (les ibis) qui circulent de préférence sur le passage des hommes ».

[32] PLUTARQUE, *Isis et Osiris*, 75 [381 C] ; ID., *L'intelligence des animaux*, 20 [974 C] ; ÉLIEN, *NA*, VII, 45, et, dans la littérature moderne, AUFRÈRE, *Threskionis…*, p. 19.

[33] PLINE, *HN*, VIII, 97 (trad. A. Ernout) ; *cf.* aussi PS.-GALIEN, *Le médecin. Introduction*, I, 2 (p. 3 Petit) : « Le lavement, dit-on aussi, a été inventé en regardant l'ibis qui remplit la peau de son cou, comme un réservoir de clystère, d'eau de mer ou d'eau du Nil, et se l'injecte par derrière avec son bec » (trad. C. Petit).

l'Antiquité, est rapportée par une foule d'auteurs, tant grecs que latins[34], parfois dans le cadre de controverses philosophiques[35]. L'ibis et son clystère font en effet partie d'un canon d'animaux médecins patronnant une pratique médicale, à l'instar de l'hippopotame pour la saignée, du chien pour la purge, ou encore de la chèvre qui s'opère de la cataracte[36]. Le succès de cette anecdote se poursuivra au Moyen Âge, et ne se démentira pas jusqu'à l'époque moderne, mais, en Occident, l'ibis sera remplacé par la cigogne, animal peut-être moins exotique, qui passait pour procéder aussi à ce genre de lavement[37].

Nepualius (IIe siècle *p.C.* ?), à qui l'on attribue un traité sur les sympathies et les antipathies, offre une version différente du lavement : lorsqu'il est malade, l'ibis boit beaucoup d'eau salée, et de ce fait, vomit et n'est plus malade[38]. D'après Élien, la bile d'hyène est mortelle pour cet oiseau[39]. Mais l'ibis avait la réputation de n'être que très rarement malade, et il est connu également pour sa longévité. Il serait même immortel, d'après le témoignage des prêtres d'Hermopolis[40], cité par le grammairien alexandrin Apion (Ier siècle *p.C.*), pour qui cette affirmation paraît toutefois très éloignée de la vérité, tandis qu'elle est considérée comme complètement fausse par Élien qui la rapporte à son tour[41].

De l'animal qui se soigne, l'ibis est devenu animal soignant : la pharmacopée antique recourt en effet au corps ou aux parties du corps de

---

[34] CICÉRON, *Nature des dieux*, II, 50 ; PLUTARQUE, *Isis et Osiris*, 75 [381 C], et *Intelligence des animaux*, 20 [974 C] ; GALIEN, *De venae sectione adversus Erasistratum* 6 (XI, 168, 3 *sq*. K., τὴν Αἰγυπτίαν ὄρνιθα), ou encore ÉLIEN, *NA*, II, 35.

[35] Elle s'insère notamment dans le cadre de discussions sur des questions fondamentales, à savoir, d'une part, si le monde est régi par une providence divine, et d'autre part, si la raison et l'intelligence sont données à tous les êtres vivants ou seulement à l'homme et aux dieux. *Cf.* BOUFFARTIGUE Jean, « L'automédication des animaux chez les auteurs antiques », in BOEHM et LUCCIONI, *Le médecin initié*..., p. 90-96.

[36] ZUCKER Arnaud, « Homme et animal : pathologies communes et thérapies partagées ? », in BOEHM et LUCCIONI, *Le médecin initié*..., p. 66 *sq*.

[37] L'association de l'ibis, devenu cigogne, avec l'un des expédients les plus communs de la médecine occidentale, le lavement, est à l'origine du choix des trois cigognes comme blason de l'ancienne Faculté de médecine de Paris (XVIIe/XVIIIe siècles).

[38] NEPUALIUS, *Περὶ τῶν κατὰ ἀντιπάθειαν καὶ συμπάθειαν*, 21 (p. 2 Gemoll).

[39] ÉLIEN, *NA*, VI, 46. On signalera également que dans le traité Περὶ λύσσης transmis par l'*Urb. gr.* 68, dont H. Diels (*Hermes* 53, 1918, p. 65, 6) estimait qu'il s'agissait d'une rédaction différente de la *Lettre* 19 d'Hippocrate, mais qui est en réalité un faux remontant à la Renaissance (voir DILLER Hans, « Die sogennante zweite Fassung des 19. Hippokratesbriefes », *Quellen und Studien zur Geschichte der Naturwissenschaften und der Medizin*, III, 4, 1933, p. 35-44), l'ibis est inclus parmi les animaux porteurs de la rage, à l'instar des lion, loup, chien, hyène et basilic. Ce passage de ce qu'il considère comme « une version d'une lettre apocryphe d'Hippocrate » est cité par BARBARA Sébastien, « Castoréum et basilic, deux substances animales de la pharmacopée ancienne », in BOEHM et LUCCIONI, *Le médecin initié*..., p. 139 note 178.

[40] Sur ce lieu de culte majeur de l'ibis, voir *infra*.

[41] ÉLIEN, *NA*, X, 29.

l’oiseau pour soigner des maladies humaines. Dans la suite de cette contribution, on examinera quelles sont ces parties, les propriétés thérapeutiques qui leur sont attribuées, notamment les types d’affections qu’elles sont censées soigner, avant de s’interroger sur l’accessibilité des produits et leur contexte d’élaboration[42].

Dans deux extraits du trentième livre de son *Histoire naturelle*, Pline l’Ancien affirme que, prise en boisson, la **cendre** de l’ibis brûlé sans les plumes calme les tranchées, à savoir des douleurs aiguës ressenties dans les entrailles, tandis qu’utilisée en friction avec de la graisse d’oie et de l’huile d’iris, elle prévient l’avortement[43].

À notre connaissance, la seule attestation antique de **chair** (en l’occurrence, grasse) d’ibis[44], à faire avaler en bouillon dans du vin, se trouve dans la préparation d’un antidote à la suite de l’ingestion d’*akoniton*, plante vénéneuse extrêmement toxique, dans le traité anonyme *Bêtes venimeuses et poisons*, 53, 19 (p. 68, 15 *sq*. ed. Ihm) transmis sous le nom d’Aelius Promotus d’Alexandrie (activité dans la 1ère moitié du IIe siècle *p.C.*), mais dont on situe aujourd’hui la rédaction entre le milieu du IIIe et le VIe siècle[45]. Ce chapitre présente une correspondance étroite avec celui

---

[42] Sur l’utilisation thérapeutique de produits tirés des oiseaux en général, voir récemment MYNOTT Jeremy, *Birds in the Ancient World: Winged Words*, Oxford, University Press, 2018, p. 205-217. Les manuscrits de Dioscoride qui contiennent des listes de synonymes de noms de végétaux font référence à des phytonymes, parfois égyptiens, qui tirent leur nom de parties de l’oiseau (sang, griffes, ailes, parties génitales). Ainsi, le « sang d’ibis » est un nom du gattilier (*Vitex agnus-castus* L.), mais aussi de la ronce commune (*Rubus fruticosus* L.), d’où il désigne les ronces en général ou le framboisier ; « griffe » ou « aile d’ibis » est le nom donné par les prophètes à la quintefeuille (*Potentilla reptans* L.), tandis que les parties génitales de l’ibis renvoient, pour les Égyptiens, au nom de la staphisaigre ou herbe-aux-poux (*Delphinium staphisagria* L.). L’os d’ibis apparaît dans une liste des *Papyri Graecae Magicae* [*PGM*] XII 410 : ὀστοῦν ἴ[β]εως· ῥάμνος ἐστίν, « os d’ibis : c’est le nerprun ». Si le prologue qui introduit la liste précise qu’il s’agit de noms de codes (*Decknamen*) utilisés par les prêtres égyptiens pour cacher la nature véritable des ingrédients employés dans leurs rituels, une autre interprétation, proposée par BLANCO CESTEROS Miriam, « Los *Hermeneumata* de *PGM* / *PDM* XII (= *GEMF* 15) : la *Dreckapotheke* mágica a examen », *Cuadernos de Filología Clásica*, 30, 2020, p. 149-176, consiste à y voir un lexique dont la première colonne contiendrait des traductions empruntées au jargon médico-pharmaceutique égyptien.

[43] PLINE, *HN*, XXX, 61 : « La rate de mouton grillée et prise dans du vin calme les tranchées… de même que la graisse d’outarde dans du vin, de la cendre d’ibis brûlé sans les plumes prise en boisson (*cinis ibidis sine pennis crematae potus*) », et 142 : « On dit que des frictions de cendre d’ibis (*ibium cinere*) avec de la graisse d’oie et de l’huile d’iris maintiennent le produit de la conception <dans l’utérus> » (trad. A. Ernout).

[44] À l’époque médiévale, la chair d’ibis est jugée vénéneuse et mortelle, par Vincent de Beauvais (1ère moitié du XIIIe siècle), *Speculum naturale*, Douai, 1624, I, p. 1212.

[45] [ÆLIUS PROMOTUS], *Περὶ τῶν ἰοβόλων θηρίων καὶ περὶ τῶν δηλητηρίων καὶ θανασίμων φαρμάκων*, 53 [Περὶ ἀκονίτου, Sur l’aconit] (p. 68, 15 *sq*. ed. Ihm) : […] καὶ νεοσσὸν ὄρνιθος νεαρὸν ἑψήσας καὶ κατατήξας, ἕως ἂν μηδὲν ὑποφαίνηται, δίδου τὸν ζωμὸν πιεῖν. Ἄλλο· ἴβεως κρέα λιπαρὰ ἑψήσας, τὸν ζωμὸν δίδου ἀπορροφᾶν μετ’ οἴνου, « […] fais cuire un jeune poulet tendre, réduis-le à la cuisson, jusqu’à ce qu’il n’en reste rien, et donne le bouillon à boire. Autre. Fais cuire des morceaux de viande gras d’ibis, donne le bouillon à avaler dans

consacré à l'aconit dans la section du livre XIII des *Iatrica* d'Aetius d'Amida (VIe siècle *p.C.*) sur les poisons, où, à la différence du poulet et du veau, l'ibis n'apparaît plus[46].

La **fiente** d'ibis est attestée dans un réceptaire sur papyrus provenant de Tebtynis et daté de la fin du Ier ou début du IIe siècle (*PSI* X 1180 ; MP^{3} 2421, LDAB 4667, TM 63458)[47]. Ce papyrus se compose de deux grands fragments (A et B), et d'une série de petits fragments, conservant les restes de quinze colonnes d'un rouleau écrit au recto dans une majuscule irrégulière, à tendance cursive. L'organisation du contenu, non retravaillé, fait penser à un manuel professionnel à but pratique. Ce dernier énumère, de façon sommaire et inégale[48], les titres, indications thérapeutiques et composition des remèdes destinés à être prescrits et préparés à des fins thérapeutiques, dans l'ordre *a capite ad calcem.* Chaque section comprend des recettes regroupées par type ou indication thérapeutique. Les recettes des deux fragments principaux relèvent de la dermatologie et de l'ophtalmologie. La recette qui nous intéresse correspond à la quatrième du fr. A, col. III : elle fait suite à une recette de cuisine (1 : μαγιρική) pour les lichens féroces (1 : πρὸς λιχῆνας ἀγρίους), à une autre pour les alopécies (8 : πρὸς ἀλωπεκίας), ainsi qu'à une pilule (10 : τροχίσκος) au *dorycnion*, végétal mal identifié[49], pour les crevasses à l'anus et aux parties génitales,

du vin ». Sur la datation du traité, voir GUIGNARD Christophe, « La date du traité iologique anonyme Περὶ τῶν ἰοβόλων θηρίων καὶ περὶ τῶν δηλητηρίων καὶ θανασίμων φαρμάκων », *Rheinisches Museum,* N.F. 156, 3-4, 2013, p. 379-387.

46 AETIUS D'AMIDA, *Iatrica*, XIII, 61, [...] ἢ νεοσσὸν ὄρνιθος τρυφερὸν λιπαρώτατον ἑψήσας καὶ κατατήξας ἐν τῇ ἑψήσει ἄχρις ἂν τὰ ὀστᾶ μόνα καταλειφθῇ δίδου τὸν ζωμὸν πίνειν μετ' οἴνου ἢ καθ' αὑτόν, « [...] ou bien fais cuire un tendre poulet très gras, réduis-le à la cuisson jusqu'à ce qu'il ne reste plus que les os et donne le bouillon à boire seul ou dans du vin » (trad. J.-M. Jacques, Nicandre, *Alexipharmaques* et *Lieux parallèles du Livre XIII des* Iatrica *d'Aétius,* t. 3, Paris, Les Belles Lettres, CUF, 2007, p. 253).

47 MARGANNE Marie-Hélène, *Inventaire analytique des papyrus grecs de médecine*, Genève, Droz, 1981, n° 164 (p. 301-305). L'édition la plus récente de ce papyrus, avec addition de fragments inédits, est celle d'ANDORLINI Isabella, « Un ricettario da Tebtynis : parti inediti di *PSI* 1180 », p. 81-118 et pl. III-IV in EAD. (dir.), *Testi medici su papiro. Atti del Seminario di studio (Firenze, 3-4 giugno 2002)*, Florence, Istituto papirologico G. Vitelli, 2004. Sur ce papyrus, voir récemment JACOB Amber, « Skin Deep : Cutaneous Treatment and Taboo in Graeco-Roman Egypt », p. 57-100 in Sofie SCHIØDT, Amber JACOB et Kim RYHOLT (dir.), *Scientific Traditions in the Ancient Mediterranean and Near East. Joint Proceedings of the 1st and 2nd Scientific Papyri from Ancient Egypt International Conferences, May 2018, Copenhagen, and September 2019, New York*, New York, University Press, 2023.

N.B. Les abréviations employées dans la présente contribution pour désigner les éditions papyrologiques sont celles de la *Checklist of Greek, Latin, Demotic and Coptic Papyri, Ostraca and Tablets*, en ligne (http://papyri.info/docs/checklist) et régulièrement mise à jour.

48 Cette caractéristique s'explique vraisemblablement du fait que le compilateur, en Égypte, s'est fondé sur des sources et des modèles d'origines différentes : ANDORLINI, « Un ricettario... », p. 87 *sq*.

49 ANDRÉ Jacques, *Les noms de plantes dans la Rome antique*, Paris, Les Belles Lettres, 1985, p. 90, *s.v. dorycnion*, l'identifie, soit, au liseron à feuille d'olivier (*Convolvulus oleaefolius* Desr.), soit à la pomme épineuse (*Datura stramonium* L.), soit à la *Withania somnifera* Dun.

mais qui, moyennant l'ajout d'ingrédients, est utile aussi pour l'érysipèle (13 : πρὸς ἐρυσίπελας), les herpès (14 : πρὸς ἑρπηστικά), les blessures (15 : τραυματική), les otalgies (16 : ὠταλγίας), les crevasses (16 sq. : πρὸς ῥαγάδας), toute inflammation (19 : πρὸς πᾶσαν φλεγμονὴν) et les tempes douloureuses et suppurantes (19 *sq.* : [καὶ] κρ[ο]τάφους ἀλγοῦντας καὶ ποιοιρ̣ρ̣οῦ[ντα]).

Lacunaire, la quatrième recette (= III, 21-24) contient de la fiente d'ibis (21 : ἴβ[ιος] κόπρον). La préparation doit être utilisée en friction (21 : πρὶν προαζμήξας, qu'il faut comprendre πρὶν προαποσμήξας, du verbe προαποσμήχειν « nettoyer à fond, frictionner »). S'ensuit une lacune, où était vraisemblablement indiquée la partie du corps à frictionner avec de l'eau[50], puis l'expression « je m'en sers en modifiant » (ἐναλλάξας χρῶ). La suite de la recette recommande l'application de la préparation en onguent s'il y a dessèchement ou cicatrice (22 *sq.* : ἄν [δὲ] ἦ̣ ξ̣ηρ[αίνεται] | [ἤ]δε οὐλὴ γένηται), peut-être, si l'on suit la suggestion d'I. Andorlini, au moyen d'*alicacabon*, plante correspondant au *dorycnion* (23 *sq.* : [δι' ἀλι|κα]κ̣αβῶν [)[51].

Provenant d'Oxyrhynque et daté du début du IVe siècle, le *P.Oxy.* LXXXII 5315 (MP3 2410.104, LDAB/TM 702440 ; ed. en 2016 par F. Maltomini), contient les restes de deux colonnes de prescriptions médicales à base de substances animales, sans doute des déjections, provenant de créatures ailées (oiseaux, chauve-souris, coléoptères). Les prescriptions, qui sont brèves (une à deux lignes) et délimitées par des *paragraphoi*, à savoir de petits traits horizontaux placés entre deux lignes et dépassant légèrement dans la marge de gauche, suivent un schéma constant[52]. Les zoonymes au génitif qui introduisent les recettes sont classés, semble-t-il, dans l'ordre alphabétique. Quant au nom du produit, l'excrément, s'il n'est pas exprimé, il peut être déduit avec une forte probabilité[53]. À la colonne II, 14, la fiente d'ibis sert à enlever les lichens chroniques (14 : ἴβεω̣ς χρον̣ί̣ο̣υ̣[ς λιχ]ῆ̣νας αἴ[ρ]ε̣ι)[54].

Bien plus tardif, puisqu'il est daté des IXe-Xe siècles, le papyrus copte Chassinat (*P.Méd.Copte IFAO*, Kyprianos M941), à savoir un *rotulus* dont on a préservé d'amples portions, conserve une autre recette dermatologique

---

50 Eu égard aux traces visibles, on peut restituer τὸν .τ̣ό̣[πον ou τὸ π̣ρ̣ό̣[σωπον.

51 ANDORLINI, « Un ricettario… », p. 114. Sur le *dorycnion*, voir *supra*, note 49.

52 Sur ce schéma, voir l'éd. *princeps*, dans la notice du *P.Oxy.* LXXXII, p. 106.

53 *P.Oxy.* LXXXII, p. 106 *sq.* Il ne paraît pas possible de savoir si ce fragment appartenait à un livre consacré aux fientes d'oiseaux ou aux excréments d'animaux en général, ou bien s'il s'agit d'une section Περὶ κόπρου d'un ouvrage plus vaste. Son contenu le rapproche de celui des *Cyranides* : *ibid.*, p. 107.

54 Les lichens sont une sorte de dartre purulente débutant habituellement par le menton : SKODA Françoise, *Médecine ancienne et métaphore. Le vocabulaire de l'anatomie et de la pathologie en grec ancien*, Paris, Peeters-Selaf, 1988, p. 194-197.

(CLVIII [313]), contre une dermatose désignée « *zona* » (copte ⲁⲛⲍⲱⲛⲏ, dérivé du grec ζώνη), à base de cadmie, safran et fiente d'ibis[55].

Dans le traité pseudo-galénique des *Succédanés*, la fiente d'ibis est conseillée comme substitut, tantôt de l'aloès, produit de beauté par excellence, tantôt des feuilles d'*erinos* (plante indéterminée) qui combattent, selon Pline, les poisons[56] ; l'*erinos* sert aussi de thériaque selon Dioclès de Caryste (IVe siècle *a.C.*), dans un fragment de son *Rhizotomicon* cité dans les scholies à Nicandre de Colophon (IIe siècle *a.C.*)[57]. Ses feuilles peuvent également être remplacées par celles de mûrier (μορέας), à savoir, soit le mûrier noir (*Morus nigra* L.), dont le suc, pris en boisson dans le vin, combat l'empoisonnement résultant de l'ingestion d'aconit et de piqûres d'araignées, et dont les feuilles servent à teindre les cheveux, soit celui d'Égypte, autre nom du sycomore (*Ficus sycomorus* L.), dont le suc combat le venin des serpents[58]. On est donc clairement dans le contexte d'un antidote. En revanche, il faut exclure des attestations de fiente d'ibis le « remède incroyable et unique à la sciatique et à l'arthrite » (*incredibile et unicum remedium sciaticis et arthriticis*), cité par Marcellus Empiricus (Ve siècle), qui aurait permis à de nombreuses personnes d'être guéries, dont le médecin Ausone (*ca.* 290 - 378) lui-même[59]. Bien que répertorié par D.W. Thompson dans la seconde édition de son célèbre lexique d'oiseaux grecs[60], et comme on peut le lire encore dans le commentaire d'une traduction française récente du *Physiologus*[61], ce remède consiste, non en fiente d'ibis, mais en excréments de bouquetin (*fimum ibicum*).

Plusieurs auteurs antiques attribuent aux **plumes** d'ibis le pouvoir de terrifier, voire de paralyser les serpents, ce qui s'inscrit dans le cadre du rôle

---

55 CHASSINAT Émile, *Un papyrus médical copte*, Le Caire, Institut Français d'Archéologie Orientale, 1921 (MIFAO, 32), p. 276 ; TILL Walter C., *Die Arzneikunde der Kopten*, Berlin, Akademie-Verlag, 1951, p. 70 n° 76 (« *Kot* »). Sur l'affection dénommée ζώνη en grec (et son dérivé copte, peut-être par l'intermédiaire de l'arabe, ⲁⲛⲍⲱⲛⲏ ; on connaît aussi ϯⲍⲱⲛⲏ) et en latin *zona*, voir JOUANNA-BOUCHET Joëlle, « *Zona*, un monstre dans le lexique médical latin », p. 515-527 in Jacqueline CHAMPEAUX, Martine CHASSIGNET (dir.), *« Aere perennius » : en hommage à Hubert Zehnacker*, Paris, Presses de l'Université Paris-Sorbonne, 2006.

56 PS.-GALIEN, *De succedaneis,* XIX, 724, 10 ed. Kühn, ἀντὶ ἀλόης, κόπρος ἴβεως, et XIX, 729, 12 Kühn, ἀντὶ ἐρίνου φύλλων, φύλλα μορέας ἢ κόπρος ἴβεως ; *cf.* aussi PAUL D'ÉGINE, VII, 25, 2, ἀντὶ ἀλόης Ἰνδικῆς ἀλόης χλωρᾶς φύλλα ἢ γλαυκίας ἢ κόπρος ἴβεως ἢ λύκιον ἢ κενταύριον, et 6, ἀντὶ ἐρινοῦ φύλλων κόπρος ἴβεως. Pour l'efficacité des feuilles d'*erinos* contre les poisons, voir PLINE, *HN*, XXIII, 131. L'identification de l'*erinos* à la campanule à petites fleurs (*Campanula erinus* L.) par Sprengel est rejetée par ANDRÉ, *Les noms de plantes…*, p. 96 *sq.*

57 DIOCLÈS DE CARYSTE, Ῥιζοτομικόν = *Scholia in Nicandri Theriaca*, 647b (p. 241, 19-22 ed. Crugnola) = fr. 149 ed. Wellmann, 204 ed. van der Eijk ainsi que NICANDRE, CUF, II, p. 269 (et les commentaires de J.-M. Jacques, p. 183 *sq.*).

58 DIOSCORIDE, *Materia Medica*, I, 126, 2 et 127, 3 ; PLINE, *HN*, XXIII, 134 *sq.*

59 MARCELLUS, *De medicamentis*, XXV, 21 = p. 249, 29-250, 16 ed. Helmreich.

60 THOMPSON, *A Glossary…*, p. 112.

61 *Physiologos, le bestiaire des bestiaires*, texte traduit du grec, introduit et commenté par Arnaud ZUCKER, Grenoble, Jérôme Millon, 2004, p. 225.

de l'ibis comme destructeur du nuisible. C'est le cas de Démocrite (*ca.* 460 - 370 *a.C.*), cité dans un chapitre sur les serpents attribué à Florentinus (1ère moitié du IIIe siècle *p.C.*), dans les *Géoponiques* (XIII, 8, 5), où l'expression « plume d'ibis » renvoie, non pas à une plante du même nom[62], mais bien à l'oiseau, comme le confirment les témoignages de Nepualius dans son traité sur les sympathies et antipathies, et d'Élien[63]. C'est vraisemblablement en vertu de cette même antipathie que, d'après Horapollon (Ve siècle *p.C.* ?), si l'on touche le crocodile d'une plume d'ibis, celui-ci reste immobile[64].

La plume d'ibis sert aussi d'instrument pour appliquer des préparations magiques, notamment dans un rituel destiné à susciter la haine (μίσηθρον), conservé dans un manuel fortement influencé par la religion égyptienne, transmis par le *P.Oxy.* III 433 = *GEMF* I 25, 30-34 (Oxyrhynque, fin du IIe ou début du IIIe siècle)[65]. La préparation se compose d'excréments de singe ainsi que d'un sceau (σφραγίς) rituel, peut-être en lien avec des divinités souterraines (col. II, 32 : Πλουτῶν[ος ?) ; il faut l'appliquer, non pas avec les mains, mais à l'aide d'une plume d'ibis (?) mort (34 : πτερῷ δὲ νεκρᾶς ἴ[βεως ?). On retrouve un emploi identique de la plume dans une opération initiatique (*PGM* IV 26-51), où, afin que l'initiation soit complète, il faut appliquer de la bile de nycticorax, à savoir, sans doute, ici, le héron bihorneau (*Nycticorax nycticorax* L.), sur les yeux au moyen d'une plume d'ibis. À défaut de bile de héron, on se servira d'un œuf d'ibis et d'une plume de faucon : après avoir percé un trou dans l'œuf, on s'enduira du liquide avec la plume[66]. Réédité en 2022, le Michigan Ms

[62] Pour une telle interprétation, voir MEANA María José, CUBERO SALMERON José Ignacio et SAEZ Fernández Pedro, *Geopónica o extractos de agricultura de Casiano Baso*, Madrid, Ministerio de Agricultura […], 1998, p. 458. Sur les plantes qui tirent leur nom de parties du corps de l'ibis, voir *supra*, note 42.

[63] DÉMOCRITE *ap. Géoponiques*, XIII, 8 [Des serpents], 5 : Δημόκριτος δέ φησιν, ὄφιν μὴ κινεῖσθαι, ἴβεως πτεροῦ ἐπιρρεφέντος αὐτῷ, « Démocrite dit qu'un serpent ne bouge pas si l'on jette sur lui une plume d'ibis » ; comparer NEPUALIUS, *Περὶ τῶν κατὰ ἀντιπάθειαν καὶ συμπάθειαν*, 81 (p. 3 ed. Gemoll), et ÉLIEN, *NA*, I, 38.

[64] HORAPOLLON, *Hieroglyphica*, II, 81.

[65] *GEMF* I 25, p. 341, qui se fonde sur la réédition du papyrus par ZELLMANN-ROHRER Michael, « An Overlooked Magical Formulary (*P.Oxy.* III 433) », *Bulletin of the American Society of Papyrologists*, 55, 2018, p. 195-209.

[66] *PGM* IV 26-51 : « Après cela, (prends) la bile d'un nycticorax, enduis-en tes yeux avec la plume d'un ibis (ἀπ' αὐτῆ[ς] — *sc.* νυκτικόρακος χολήν — ἐγχρίου πτερῷ ἴβεως τοὺς ὀφθαλμούς [σου]) et tu seras complètement initié. Mais si tu ne peux obtenir de nycticorax, use d'un œuf d'ibis (ᾠῷ ἴβεως) et de la plume d'un faucon. Fais un trou dans l'œuf, insère la plume, casse-le, et de cette façon enduis-en (*sc.* du liquide) ». C'est l'une des recettes des *PGM* qui incluent des sacrifices d'oiseaux ; voir à ce propos ZOGRAFOU Athanassia, « Des sacrifices qui donnent des ailes : *PGM* XII, 15-95 », p. 149-163 in Vinciane PIRENNE-DELFORGE et Francesca PRESCENDI (dir.), *« Nourrir les dieux ? » Sacrifice et représentation du divin*, Liège, Centre international d'Étude de la Religion grecque antique, 2011 ; *EAD.*, *Papyrus Magiques Grecs : le mot et le rite. Autour des rites sacrificiels*, Ioannina, Université de Ioannina, 2013, p. 66-129 (chapitre IIIa. *Les sacrifices d'oiseaux*, et IIIb. *Étrangler des oiseaux pour Éros : PGM* XII 15-95). Pour l'identification du nycticorax au héron bihorneau, plutôt qu'à un strigiforme, voir

136 (MP[3] 2422.33, LDAB/TM 92874, Kyprianos M128), est un codex de parchemin provenant du nome arsinoïte et daté du IVe siècle[67]. Il contient un recueil de recettes pharmacologiques et de ménage, ainsi que des rituels magiques, dont au moins quatre en grec, vingt-quatre en copte et deux dans un mélange de grec et de copte. Il conserve à la p. 12, deux recettes coptes relevant de dermatologie (§ 20 sq.) pour traiter des lésions cutanées : ici aussi, l'onguent doit être appliqué avec une plume d'ibis[68].

La plume est également utilisée comme accessoire dans la recette d'un charme afin d'obtenir une « vision directe » de la divinité : le praticien, qui est déjà fardé, doit enduire de parfum une plume d'ibis, d'une longueur de quatorze doigts, l'enrouler d'une toile de lin et la tenir en main comme un rouleau de papyrus[69]. La préparation d'une encre magique inclut 7 plumes d'ibis hermaïque (ἴβεως Ἑρμαϊκῆς πτερὰ ζ′), c'est-à-dire consacré à Hermès[70]. Cette partie de l'animal sert enfin à reconnaître la *kentritis*, dans un autre papyrus magique : si l'on enduit une aile d'ibis du suc de cette plante, lorsque l'extrémité noire de l'aile est déployée, les plumes tombent immédiatement après que le suc l'a touchée[71].

Au chapitre sur les œufs, du livre III, consacré aux oiseaux, des *Cyranides*, l'**œuf** dur d'ibis fait fuir les bêtes sauvages[72] : on retrouve ici

---

AUDUREAU Florian, *Le ciel et ses puissances dans les rituels « magiques » d'époque romaine*, thèse de doctorat (inédite), Paris, Université de Paris, 2020, p. 318-320.

[67] ZELLMANN-ROHRER Michael, LOVE Edward O.D., *Traditions in Transmission. The Medical and Magical Texts of a Fourth-Century Greek and Coptic Codex (Michigan Ms. 136) in Context*, Berlin, de Gruyter, 2022.

[68] ZELLMANN-ROHRER et LOVE, *Traditions*..., p. 102 sq. Le *codex* contient aussi deux dessins (p. 8 et 11).

[69] *PGM* VII 335-340 : « Si tu veux voir toi-même, prends une mouche et du stimmi de Coptos, broie-les et enduis-en tes yeux. Prends une plume d'ibis de 14 doigts de long (λαβὼν πτερὸν ἴβεως δακτύλων ιδ), enduis-la avec du parfum de rose ou de lys, entoure-la d'une étoffe de lin, et tiens-la en main comme un rouleau. Alors dis ceci, pendant que tu regardes de côté avec l'œil gauche… [suivi de la formule] » (trad. M. Martin, modifiée).

[70] *PGM* I = *GEMF* 31, 243-247 : « Voici aussi la composition de l'encre : 4 drachmes de myrrhe troglodyte, 3 figues de Carie, 7 noyaux de dattes Nicolaos, 7 pommes de pin sèches, 7 moelles de tiges simples d'armoise, 7 plumes d'un ibis hermaïque (ἴβεως Ἑρμαϊκῆς πτερὰ ζ), eau de source. Quand tu auras brûlé ces ingrédients, prépare (*sc.* l'encre) et écris ».

[71] *PGM* IV 798-812 : « On procède ainsi pour la reconnaître (*sc.* la plante *kentritis*) : une aile d'ibis, l'extrémité noire étant déployée est enduite de son suc (ἴβεως πτερὸν χρίεται τὸ ἀκρομέλαν χαλασθὲν τῷ χυλῷ), et à peine l'a-t-il touchée que les plumes tombent » (trad. S. Aufrère). Sur ce passage, voir AUFRÈRE Sydney H., « Phytopoïèse, mythes étiologiques et efficience des simples en tant que fluides divins en Égypte ancienne », p. 173-208, ici p. 200, in Antonio RICCIARDETTO *et alii* (dir.), *Le médecin et le livre. Hommages à Marie-Hélène Marganne*, Lecce, Pensa Multimedia, 2021.

[72] *Cyranides*, III, 55 (p. 243, 15 Kaimakis). Les *Cyranides* se composent de quatre livres. Les livres II à IV contiennent un bestiaire essentiellement médical. Ils constituaient, à l'origine, un ouvrage autonome, dont la rédaction pourrait remonter au Ier siècle de notre ère. Le livre I est une sorte de traité médico-magique résultant de la fusion, par un rédacteur byzantin que l'on situe entre le IVe et le VIIIe siècle, d'un ouvrage intitulé *Kyranis* (d'après le nom d'un roi de Perse, Kyranos), dont la rédaction remonte au plus tard au IIIe siècle de notre

l'antipathie naturelle de cette espèce vis-à-vis du nuisible[73]. Mais ce sont à nouveau les papyrus magiques qui attestent le plus fréquemment l'utilisation de ce produit. D'une part, on trouve des invocations où le nom de l'œuf doit être prononcé : c'est le cas, par exemple, dans une formule en égyptien du papyrus magique de Londres et de Leyde, le plus long rouleau magique de l'Égypte romaine conservé à ce jour, où l'invocation, destinée à expulser un os bloqué dans la gorge, inclut l'expression « l'œuf d'ibis qui se trouve dans mon ventre »[74]. D'autre part, le produit lui-même peut être employé dans une recette : outre le rituel initiatique susmentionné (*PGM* IV 26-51), deux œufs d'ibis (ἴβεως ᾠὰ δύο) sont nécessaires dans la recette d'une offrande à brûler, dans le cadre d'un charme érotique. L'offrande est attribuée au prophète Pachratès[75], qui en aurait révélé le pouvoir à l'empereur Hadrien. L'œuf d'un jeune ibis (ᾦόν τε ἴβεως νεᾶς) apparaît enfin dans les deux versions d'une invocation coercitive en tétramètres iambiques acataleptiques (*PGM* IV 2574-2611 et IV 2643-2674), tandis que le liquide d'un œuf d'ibis (ὑγρὸν ᾠοῦ ἴβεως) sert de liant dans un rituel oniromantique, connu sous le nom d'« oniromancie d'Héracléopolis » (*PGM* V 370-446)[76].

Enfin, dans le *PGM* II, le sacrifice de produits animaux et l'accomplissement de rites figurent parmi les moyens « contraignants » (ἐπάναγκοι) à accomplir en cas d'échec de la procédure initiale, dans une recette destinée à conserver une bonne mémoire de ce que le dieu a dit en songe. Parmi les sacrifices, on compte celui d'un **cerveau** d'ibis (47 : τῇ τετάρτῃ ἐγκέφαλον ἴβεως) au quatrième jour[77]. Dans un codex magique copte, pour traiter un individu affecté de goutte aux articulations, il est encore recommandé de réciter une prière à Seth sur du **sang** d'ibis et du vin, à appliquer ensuite sur la partie du corps en question[78].

ère, mais qui existait peut-être déjà au Ier siècle *p.C.*, et d'une version remaniée de celui-ci par Harpocration d'Alexandrie (IVe siècle ?). Les livres II à IV ont été joints au livre I par le même rédacteur byzantin.

73 Pour les témoignages d'époque médiévale et de la Renaissance (Vincent de Beauvais, Albert le Grand, Conrad Gessner) sur la consommation, mortelle pour l'homme, d'œufs d'ibis, voir THOMPSON, *A Glossary…*, p. 112.

74 *PDM* XIV = *GEMF* 16 (démotique) : « Formule pour ôter un os de la gorge : "Je suis celui dont la tête touche le ciel […]. Dans ma bouche est l'œuf du faucon, dans mon ventre est l'œuf d'ibis, etc." ».

75 On identifie ce Pachratès au Pancratès du *Philopseudès* de Lucien, § 33-36 : OGDEN Daniel, « The Apprentice's Sorcerer : Pancrates and his Powers in Context (Lucian, *Philopseudes*, 33-36) », *Acta Classica*, 47, 2004, p. 101-126.

76 Pour un commentaire de ce rituel, voir AUDUREAU, *Le ciel…*, p. 372 *sq.*

77 *PGM* II = *GEMF* 30, 40-50 : « Commence à dire l'invocation susmentionnée à la septième heure de la lune, jusqu'à ce que le dieu t'entende, et tu seras en relation avec lui. Et voici encore d'autres moyens : […]. S'il n'apparaît pas, sacrifie […] au quatrième jour, le cerveau d'un ibis […] ».

78 P. Mich. inv. 594, p. 7, 14-17 (Égypte, époque byzantine ; Kyprianos M9) : « Pour celui qui a la goutte aux articulations : récite sur du sang d'ibis et du vin, et enduis-les (*sc.* sur les articulations) ».

À la suite de l'examen des substances tirées de l'ibis dans la pharmacopée antique, on peut faire les observations suivantes. Tout d'abord, sept substances tirées de cet oiseau sont mentionnées par les auteurs médicaux grecs et latins dans leurs écrits, ainsi que dans les papyrus magiques grecs et coptes : cendre, chair, fiente, plume (et aile), œuf (dont le liquide et l'œuf dur), cerveau et sang. Dans quatre cas, il est précisé que l'animal doit avoir une chair grasse, être jeune ou consacré à Hermès, ou qu'il doit être brûlé sans les plumes. Il n'est jamais employé en entier, tandis que ses plumes peuvent servir, non d'ingrédient, mais d'instrument. Les produits tirés de l'ibis (fiente[79], plume) sont préconisés pour des affections dermatologiques, tandis que leurs propriétés sont liées à ses traits comportementaux supposés, comme la lutte contre le nuisible, et comme antidote (chair, œufs). Enfin, des produits sont utilisés dans des préparations destinées à soulager des douleurs internes (cendre), des affections articulatoires (sang), ou comme anti-abortif (cendre). La proportion de textes magiques et iatromagiques attestant l'utilisation de plumes (ou ailes), d'œufs et de sang d'ibis est remarquable, mais elle s'explique aisément par le fait que Toth, dont l'ibis est l'une des représentations, était réputé être l'auteur de nombreuses recettes magiques : du reste, l'oiseau apparaît fréquemment en tant qu'emblème de la divinité dans les textes magiques où il est prescrit, notamment, de réaliser des dessins de l'oiseau ou des statuettes en cire[80].

Quelle était l'accessibilité des produits tirés de l'ibis et dans quels contextes étaient élaborés les remèdes qui en comprenaient ? Si l'on sait que des ibis morts pouvaient être ramassés dans leur environnement[81], les

---

[79] On reconnaît aux fientes animales un pouvoir détergent et astringent modéré, en particulier en cosmétique. C'est ce qui explique que les recettes employant de la fiente d'ibis servent en dermatologie. C'est aussi le cas de l'excrément de crocodile, rare et coûteux, dont les emplois principaux en médecine gréco-romaine sont le traitement d'affections ophtalmologiques et dermatologiques, avec pour point commun le souhait de faire disparaître cicatrices et imperfections des yeux et de la peau ; en cosmétique, la fiente était employée comme antiride et pour donner de l'éclat au visage. Sur la fiente de crocodile, RICCIARDETTO Antonio, « L'utilisation thérapeutique et cosmétique des produits tirés des crocodiles dans l'Antiquité gréco-romaine », p. 51-75 in Véronique BOUDON-MILLOT et Muriel PARDON-LABONNELIE (dir.), *Le teint de Phrynè. Thérapeutique et cosmétique dans l'antiquité*, Paris, de Boccard, 2018. Sur les fientes animales en général dans la pharmacopée, notamment hippocratique, voir les travaux de Heinrich von STADEN, dont « Animals, Women, and *pharmaka* in the Hippocratic Corpus », p. 171-204, ici p. 186 et note 49 in Véronique BOUDON-MILLOT, Véronique DASEN et Brigitte MAIRE (dir.), *Femmes en médecine. Actes de la journée internationale d'étude ... en l'honneur de Danielle Gourevitch*, Paris, de Boccard, 2006 (avec renvoi à la bibliographie antérieure) ; *cf.* aussi l'éd. du *P.Oxy.* LXXXII 5315 (2016), p. 107.

[80] Les substances tirées des oiseaux jouent un grand rôle dans les papyrus magiques et les manuels iatromagiques : voir les contributions d'A. Zografou citées *supra*, note 66.

[81] KESSLER Dieter, BOESSNECK Joachim et VON DEN DRIESCH Angela, *Tuna el-Gebel.* I. *Die Tiergalerien*, Hildesheim, Gerstenberg Verlag, 1987, p. 151 ; DUNAND et LICHTENBERG, *Des animaux…*, p. 170 et 177 ; VON DEN DRIESCH Angela *et alii*, « Mummified, Deified and

produits devaient être récoltés, la plupart du temps, dans les lieux de culte de la divinité. Le culte de l'ibis, image vivante du dieu, s'est particulièrement développé durant l'époque gréco-romaine[82], à laquelle, du reste, appartiennent la plupart de nos sources, qu'elles soient archéologiques, y compris zoo-archéologiques, ou textuelles, à savoir les textes égyptiens et grecs sur papyrus et ostraca, en particulier les archives du scribe et prêtre Ḥor de Sebennytos, au IIe siècle *a.C.*[83], ainsi que, dans une moindre mesure, les textes littéraires transmis par la tradition manuscrite médiévale. À côté d'Hermopolis (et la nécropole voisine de Touna el-Gebel), qui était le centre de culte principal du dieu Toth[84], ainsi que Saqqarah, d'autres lieux de culte se sont développés à travers toute l'Égypte, jusque dans les oasis du désert Occidental[85]. Sans pouvoir approfondir ici cette question, on rappellera que

---

Buried at Hermopolis Magna. The Sacred Birds from Tuna el-Gebel, Middle Egypt », *Ägypten und Levante*, 15, 2005, p. 203-244, ici p. 234 *sq.*

[82] La vénération prodigieuse des Égyptiens pour certains animaux, dont « les oiseaux qu'ils nomment ibis » (DIODORE I, 83, 1, τὰς καλουμένας παρ' αὐτοῖς ἴβεις), est considérée comme « une pratique extraordinaire et digne d'examen » par Diodore de Sicile (Ier siècle *a.C.*), mais elle est raillée par d'autres auteurs, dont Juvénal (*Satires*, XV, 3), à la fin du Ier / début du IIe siècle. Les Égyptiens, eux, prenaient la question très au sérieux (*cf.* HÉRODOTE, II, 65, et DIODORE, I, 83, 6 : quiconque tuait un ibis, volontairement ou non, devait mourir). Sur le culte de l'ibis, OTTO Walter, *Priester und Tempel im hellenistischen Ägypten. Ein Beitrag zur Kulturgeschichte des Hellenismus*, Leipzig, Teubner, 1905-1908, I, p. 109 *sq.*, 247-250 et 268 ; II, p. 40 et 72 ; TRAVERSA Augusto, « *Ibiotaphoi*, *ibioboskoi*, e un cartonage (*sic*) inedito della Collezione Osloense », *Symbolae Osloenses*, 36, 1960, p. 49-64 ; RAY, *The Archive…*, p. 142 *sq.* ; SMELIK K.A.D., « The Cult of the Ibis in the Graeco-Roman Period, with Special Attention to the Data from the Papyri », p. 225-243 in Marteen J. VERMASEREN (dir.), *Studies in Hellenistic Religions*, Leyde, Brill, 1979 ; ZIVIE, « Ibis… », col. 118 ; CLARYSSE Willy et QUAEGEBEUR Jan, « Ibion, Isieion and Tharesieion in Two Oslo Papyri », *Symbolae Osloenses*, 57, 1982, p. 69-85 ; HARRAUER Hermann, *Corpus Papyrorum Raineri* XIII, Berlin, de Gruyter, 1987, p. 100-102 ; KESSLER Dieter, *Die heiligen Tiere und der König*. I. *Beiträge zu Organisation, Kult und Theologie der spätzeitlichen Tierfriedhöfe*, Wiesbaden, Harrassowitz, 1989, spéc. p. 262-270 ; VANDORPE Katelijn, « Les villages des Ibis dans la toponymie tardive », *Enchoria*, 18, 1991, p. 115-122 ; KOSKENNIEMI Heikki, « Neue Texte zum Ibiskult aus dem 2. Jh. v. Chr. », p. 245-257 in *Proceedings of the 20th International Congress of Papyrologists*, Copenhague, Museum Tusculanum Press, 1994 ; BUSSI Silvia, « Économie du culte des animaux sacrés en Égypte hellénistique et romaine », p. 119-126 in Stéphanie PORCIER, Salima IKRAM, Stéphane PASQUALI (dir.), *Creatures of Earth, Water and Sky. Essays on Animals in Ancient Egypt and Nubia*, Leyde, Sidestone Press, 2019. Pour le Fayoum, RÜBSAM Winfried J.R., *Götter und Kulte in Faijum während der griechisch-römisch-byzantinischen Zeit*, Bonn, Habelt, 1974 ; CRAWFORD Dorothy J., *Kerkeosiris. An Egyptian Village in the Ptolemaic Period*, Cambridge, University Press, 1971 ; ZECCHI Marco, *Geografia religiosa del Fayyum. Dalle origini al IV secolo a.C.*, Imola, La Mandragora, 2001.

[83] RAY, *The Archive…*, p. 136-151.

[84] Le site d'Hermopolis est déjà mentionné par HÉRODOTE, II, 67.

[85] Pour une carte et une liste des principaux sites, voir KESSLER, *Die heiligen…*, p. 18-43 ; IKRAM Salima, *Divine Creatures. Animal Mummies in Ancient Egypt*, Le Caire, American University in Cairo Press, 2005, p. XVII-XX ; *cf.* SMELIK, *The Cult…*, entre les p. 226 et 227,

ces lieux comprenaient : (1) le sanctuaire, appelé ἰβιών, mais aussi ἕρμαιον ; (2) les réserves destinées à l'élevage des oiseaux (ἰβίων τροφή, en égyptien *ʿḫj*)[86], et (3) les espaces consacrés à leur momification et leur inhumation (ἰβιοταφεῖον), mais ἰβιών et ἕρμαιον pouvaient aussi renvoyer à l'ἰβίων τροφή et à l'ἰβιοταφεῖον. Plusieurs de ces réserves ont vu se développer dans leurs alentours des agglomérations qui tirent précisément leur nom des réserves d'oiseaux[87].

L'élevage s'effectuait près d'un point d'eau, qui servait de site de nidification ; ainsi, les ibis inhumés à Saqqarah étaient élevés près du lac d'Abousir, distant de quelques kilomètres des nécropoles[88]. Il existait aussi un point d'eau à Touna el-Gebel, dont l'étendue et la localisation demeurent discutées[89]. On ne sait pas avec certitude si ces oiseaux étaient enfermés en volière ou s'ils bénéficiaient d'une plus ou moins grande liberté, mais les représentations figurées semblent privilégier cette dernière option[90]. Les temples disposaient d'un personnel spécialisé (les ἰβιοβοσκοί), qui nourrissait au moins en partie ces oiseaux, et assurait probablement la reproduction ainsi que l'entretien des lieux d'élevage[91]. Les textes renseignent sur l'alimentation des ibis, composée de graines, de lentilles et de trèfle[92]. Cette documentation est complétée par l'étude des restes animaux, — l'analyse de l'appareil digestif d'une partie des oiseaux momifiés a révélé qu'ils étaient nourris aussi de moules et de petits poissons[93] —, et iconographiques ; ainsi, on possède une représentation du

---

et aux p. 228-230. Des listes partielles sont également disponibles dans RAY, *The Archive…*, p. 136 ; ZIVIE, « Ibis… », col. 118 ; BOUTANTIN, *Terres cuites …*, p. 479 (note 8) et 481.

[86] GALLO Paolo, « A proposito del termine demotico *ʿḫj* e dell'eventuale corrispondenza greca ἰβιών », *Egitto e Vicino Oriente*, 9, 1986, p. 45-48 ; VANDORPE, « Les villages… », p. 115-122.

[87] CALDERINI Aristide, « IBIΩN nei nomi di luogo dell'Egitto greco-romano », in *Mélanges Maspero*, II. *Orient grec, romain et byzantin*, Le Caire : IFAO, 1925, p. 345-355 ; VANDORPE, « Les villages… », p. 118-122.

[88] RAY, *The Archive...*, p. 138 et 150 ; THOMPSON Dorothy J., *Memphis under the Ptolemies*, 2nd edition, Princeton, University Press, 2012, p. 192.

[89] Pour une mise au point sur cette question, voir BOUTANTIN, *Terres cuites…*, p. 479.

[90] Voir *infra* et voir note 94.

[91] Harrauer, *CPR* XIII, *op. cit.*, p. 100 *sq.*, fournit une liste des documents connus attestant des éleveurs d'ibis dans les papyrus, datés des IIIe-Ier siècles avant notre ère. Une quinzaine de nouveaux documents grecs mentionnant des ἰβιοβοσκοί ont été publiés depuis cette date. L'article de KOSKENNIEMI, « Neue… », comprend l'édition de cinq pièces inédites (Théadelphie, IIe siècle *a.C.*), relatives au personnel soignant des ibis (et des faucons), dont une pétition (*P.Turku* 2 + 3) adressée à des épimélètes. Pour les documents supplémentaires, dont aucun n'est postérieur au milieu du Ier siècle *a.C.*, voir *P.Count.* 26 et 28 (254/231 *a.C.*) ; *SB* XX 14577 (*c.* 240 *a.C.*) ; *SB* XVIII 13254 (IIIe s.) ; *P.Trophitis* 5 (159) ; *P.Herakl.Bank.* 2, 3 et 5 (138 ; 144-137 ; 138) ; *P.Yale* IV 150 (137) ; *P.Tebt.* V 1114 (113) ; *P.Batav.* 6 (110) ; *BGU* XIX 2761 (52). Sur ce personnel, voir la bibliographie répertoriée à la note 82.

[92] RAY, *The Archive…*, texte 8, ro l. 18 et p. 139 ; SMELIK, *The Cult…*, p. 231.

[93] BERTEAUX Véronique, « Le cimetière aux millions d'animaux de Touna el-Gebel », *Archeologia*, 399, avril 2003, p. 14-26, ici p. 23 ; VON DEN DRIESCH Angela †, PETERS Joris, « Ruhende Götter oder

nourrissage des ibis sur une paroi du cénotaphe d'Alexandre de Kom Madi dans le Fayoum[94]. Les archives de Ḥor nous informent aussi de l'existence de « chapelles de naissances », à savoir des bâtiments destinés à permettre l'incubation des œufs et l'élevage des jeunes oiseaux[95], similaires à la « nursery » retrouvée, pour les crocodiles, à Narmouthis (Medinet Madi), village situé à un kilomètre de Kom Madi[96].

Un autre personnel (les ἰβιοτάφοι) avait la charge de la momification des oiseaux et de leur inhumation[97]. Ces pratiques ont connu leur plus grande ampleur sous les Lagides, période de ferveur religieuse exceptionnelle, qui a touché également les animaux, comme l'atteste la découverte de millions de momies animales jouant le rôle d'intercesseurs auprès de la divinité. C'était aussi une activité économique intense, en particulier dans les plus grands centres. Le pèlerin se rendait sur place pour acheter une momie, dont les qualités et les prix variaient. Il l'offrait comme image de la divinité qu'il souhaitait honorer et dont il espérait une faveur en retour. Toutefois, l'installation des animaux dans les nécropoles, le commerce qui en découlait et le rôle de l'acquéreur dans ce cadre demeurent mal connus. On peut néanmoins formuler l'hypothèse que les substances tirées de l'oiseau qui apparaissent dans les recettes médicinales et magiques auraient pu être

---

Ibisnahrung ? Die Fischfunde aus der Tiernekropole von Hermopolis Magna bei Tuna el-Gebel (Mitteläg yptén) », p. 105-112 in Mélanie C. FLOSSMANN-SCHÜTZE *et alii* (dir.), *Kleine Götter - Grosse Götter. Festschrift für Dieter Kessler zum 65. Geburtstag*, Vaterstetten, Patrick Brose, 2013.

[94] BRESCIANI Edda, *Kom Madi 1977 e 1978. Le pitture murali del cenotafio di Alessandro Magno*, Pise, Giardini, 1980, p. 34 et pl. XVII-XX.

[95] RAY, *The Archive...*, p. 138. Sur les couveuses artificielles pour les œufs d'ibis, voir MEEKS Dimitri, « Les couveuses artificielles en Égypte », p. 132-134 in ID. et Dominique GARCIA (dir.), *Techniques et économies antiques et médiévales. Le temps de l'innovation (Colloque international (CNRS), Aix-en-Provence, 21-23 mai 1996)*, Paris, Errance, 1997 ; HASSANEIN O., ISKANDER N., « Shedding Light on the Function of some Unknown Objects in the Egyptian Museum, Cairo », p. 222-226 ici p. 224 in Zahi HAWASS (dir.), *Egyptology at the Dawn of the Twenty-First Century (Proceedings of the Eighth International Congress of Egyptologists, Cairo, 2000)*, t. III, Le Caire, American University in Cairo, 2003.

[96] Sur cette découverte à Narmouthis, sans parallèle à ce jour dans le monde antique, voir la bibliographie réunie dans RICCIARDETTO, « L'utilisation... », p. 67 note 109.

[97] Pour les attestations papyrologiques et épigraphiques des ἰβιοτάφοι, voir SMELIK, « The Cult... », p. 232-234, et, récemment, LADA Csaba A. et PAPATHOMAS Amphilochios, « *Enteuxis* Concerning Illegal Sale of *Cedria* », *Tyche*, 30, 2015, p. 81-90, ici p. 87 *sq.* ; *cf.* aussi BOUTANTIN, *Terres cuites...*, p. 480 *sq.* Sur la momification des ibis, signalons, sans prétendre à l'exhaustivité, SMELIK, « The Cult... », p. 234-237 ; DUNAND et LICHTENBERG, *Des animaux...*, p. 178-200 ; RAVEN Marteen J. et TACONIS Wybren K., *Egyptian Mummies. Radiological Atlas of the Collections in the National Museum of Antiquities at Leiden*, Turnhout, Brepols, 2005, p. 286-297 ; voir aussi les contributions de NICHOLSON Paul T., « The Sacred Animal Necropolis at North Saqqara. The Cults and Their Catacombs », p. 44-71 et de KESSLER Dieter et NUR EL-DIN Abd el Halim, « Tuna al-Gebel. Millions of Ibises and Other Animals », p. 120-163 in IKRAM, *Divine Creatures...* ; VON DEN DRIESCH, « Mummified... », p. 203-244 ; TAREK Ahmed *et alii*, « Study of Different Wrapping Types on Ibis Mummies from Tuna-el-Gebel, Hermopolis », p. 315-321 in PORCIER, IKRAM et PASQUALI (dir.), *Creatures ....*

recueillies et valorisées dans ces installations cultuelles, où elles auraient pu ensuite être vendues aux visiteurs et aux pèlerins[98].

On sait que les prêtres, qui représentaient l'élite intellectuelle égyptienne et qui, à l'époque gréco-romaine, étaient le plus souvent bilingues grec-égyptien, étudiaient et pratiquaient l'art médical dans les deux langues et selon les deux traditions[99]. En outre, les fouilles archéologiques et les sources papyrologiques montrent que les temples disposaient de collections de livres, notamment de médecine, qui appartenaient, soit au temple même, soit aux prêtres. On a ainsi récupéré une partie d'une bibliothèque dans le temple du dieu crocodile à Tebtynis, dans le Fayoum, qui comprenait des restes de traités médicaux et de réceptaires, en grec et en égyptien[100]. Or, c'est précisément dans cette bibliothèque qu'a été découvert le *PSI* X 1180, réceptaire dont il a été question à propos de la fiente d'ibis (voir *supra*), mais qui atteste aussi l'utilisation d'autres produits d'origine égyptienne[101]. La découverte de nombreux petits pots en bois à onguent ou à poudres témoigne également de la pratique médicale dans les temples[102]. Plusieurs recettes transmises par les auteurs médicaux grecs et latins sont réputées provenir d'Égypte, où elles ont été soit élaborées dans des temples, soit transmises par le personnel des temples[103]. Bien qu'à ce jour il n'y ait pas de recettes comportant une substance tirée de l'ibis qui soit

[98] Sur ces pèlerinages, voir BERNAND Étienne, « Pèlerins dans l'Égypte grecque et romaine », p. 49-63 in Marie-Madeleine MACTOUX et Évelyne GENY (dir.), *Mélanges Pierre Lévêque*, I. *Religion*, Paris, Les Belles Lettres, 1988 ; SCALF Foy, « Resurrecting an Ibis Cult. Demotic Votive Texts from the Oriental Institute Museum of the University of Chicago », p. 366-371 in Fayza HAIKAL (dir.), *Mélanges offerts à Ola el-Aguizy*, Le Caire : IFAO, 2015 (avec bibliographie antérieure).

[99] MARGANNE Marie-Hélène, *Le livre médical dans le monde gréco-romain*, Liège, Éditions de l'Université de Liège, 2004, p. 42 et n. 56 ; DUNAND Françoise, « La guérison dans les temples (Égypte, époque tardive) », *Archiv für Religionsgeschichte*, 8, 2006, p. 4-24 ; MARGANNE Marie-Hélène, « L'emplâtre Isis et autres recettes d'origine égyptienne », p. 63-82, ici p. 71-73, in Muriel PARDON-LABONNELIE (dir.), *La coupe d'Hygie. Médecine et chimie dans l'Antiquité*, Dijon, EUD (Sociétés), 2013.

[100] VAN MINNEN Peter, « Boorish or Bookish? Literature in Egyptian Villages in the Fayum in the Graeco-Roman Period », *Journal of Juristic Papyrology*, 28, 1998, p. 99-184 ; RYHOLT Kim, « On the Contents and Nature of the Tebtunis Temple Library », p. 141-170 in Sandra L. LIPPERT et Maren SCHENTULEIT (dir.), *Tebtynis und Soknopaiu Nesos. Leben im römerzeitlichen Fajum. Akten des Internationalen Symposions vom 11. bis 13. Dezember 2003 in Sommerhausen bei Würzburg*, Wiesbaden, Harrassowitz, 2005, p. 141-170 ; MARGANNE, « L'emplâtre Isis... », p. 71-73 ; RYHOLT Kim, « Libraries in Ancient Egypt », p. 26-36 in Jason KÖNIG, Katerina OIKONOMOPOULOU et Greg WOOLF (dir.), *Ancient Libraries*, Cambridge, University Press, 2013 ; ID., « Libraries from Late Period and Graeco-Roman Egypt, *c.* 800 BCE-250 CE », p. 393-400 in ID. et Gojko BARJAMOVIC (dir.), *Libraries before Alexandria. Ancient Near Eastern Traditions*, Oxford, University Press ; JACOB, « Skin Deep ... », p. 57-59.

[101] Signalons l'emplâtre « orange » (A, II, 32), connu en contexte de temples, ainsi que la teinture (βάμμα) de papyrus brûlé (A, II, 11).

[102] MARGANNE, *Le livre médical...*, p. 83 et note 43.

[103] C'est le cas, notamment, de l'emplâtre « Isis », *cf.* MARGANNE, « L'emplâtre Isis... ».

explicitement réputée provenir d'Égypte, on pourrait néanmoins parfois attribuer une origine sacerdotale à ces recettes. C'est le cas, *a fortiori*, des recettes magiques, où l'influence égyptienne est prégnante, ou de celles qui incluent d'autres produits spécifiques du pays du Nil, ou, plus généralement, des substances d'origine animale, en particulier les excréments, dont les Égyptiens se servaient abondamment dans leur pharmacopée[104].

En somme, s'il devait être relativement aisé de collecter les fientes et les plumes d'ibis dans leur environnement, il est probable aussi que, dans bien des cas, les substances tirées de cet oiseau étaient récupérées dans les sanctuaires, en particulier ceux où était pratiqué l'élevage de ces animaux. C'est probablement dans ce contexte sacerdotal qu'étaient vendus ces produits, qui devaient atteindre des coûts élevés si l'on y ajoutait les frais de transport et les taxes, et c'est là qu'ont dû être élaborées plusieurs recettes qui en faisaient usage et qui, par l'intermédiaire de prêtres égyptiens hellénisés, furent ensuite transmises dans le monde gréco-romain[105].

---

[104] NUNN John F., *Ancient Egyptian Medicine*, Londres, University of Oklahoma Press, 1996, p. 148-151 ; BARBARA, « Castoréum… », p. 133 *sq*. Voir également *supra*, le *P.Oxy.* LXXXII 5315.

[105] MARGANNE, « L'emplâtre Isis… », p. 77. Sur cette thématique, voir également MARGANNE Marie-Hélène, « La médecine alexandrine », p. 420-424 et 1114 in Charles MELA et Frédéric MÖRI (dir.), *Alexandrie la Divine*, Genève, La Baconnière, 2014.

Sang de mouche et tête de souris : les animaux guérisseurs dans les recettes de cosmétique grecque antique

Alessia GUARDASOLE*

Une fameuse querelle relatée par Galien, médecin célèbre du IIe siècle de notre ère, rappelle que la cosmétique était bel et bien une branche de la pharmacologie dans la médecine grecque d'époque impériale et que tout médecin pharmacologue se devait de connaître et transmettre des recettes de cosmétique[1]. À vrai dire, Galien profite de cette discussion pour introduire (seul parmi toutes les sources antiques à notre connaissance) une distinction entre la cosmétique pure (celle qui aide le médecin et le patient à contrer une difformité non naturelle ayant les traits d'une vraie pathologie) et celle qu'il appelle — avec un jeu de mots impossible à rendre en français — la commôtique, à savoir l'art de l'embellissement (dans lequel entraient les recettes pour teintures de cheveux, parfums pour le corps, remèdes épilatoires, etc.), branche qu'il considère extérieure à l'art médical et par conséquent aux traités de pharmacologie. C'est en m'appuyant sur ces traités de pharmacologie et sur les recettes de cosmétique qu'ils transmettent, que je traiterai dans cet article d'un problème particulier d'identification d'ingrédients d'origine animale.

Nous avons quelques noms d'auteurs de traités de cosmétique dans l'Antiquité, notamment Cléopâtre[2] et Criton[3], auteurs tous les deux de

* Directrice de recherche au CNRS, UMR 8167.

[1] Sur ce sujet, largement débattu ces dernières années, voir notamment BOUDON-MILLOT Véronique, « Fards et teintures capillaires : la médecine galénique entre cosmétique et commôtique », p. 17-31 in Muriel PARDON-LABONNELIE (dir.), *La coupe d'Hygie. Médecine et chimie dans l'Antiquité*, Dijon, Éditions Universitaires, 2013 ; TOTELIN Laurence, « From *technē* to *kakotechnia.* Use and Abuse of Ancient Cosmetics Texts », p. 138-162 in Marco FORMISANO-Philip VAN DER EIJK (dir.)., *Knowledge, Text and Practice in Ancient Technical Writing*, Cambridge, University Press, 2017 ; GUARDASOLE Alessia, « Galien de Pergame et la transmission des traités anciens de cosmétique », p. 31-50 in Véronique BOUDON-MILLOT et Muriel LABONNELIE-PARDON (dir.), *Le teint de Phrynè. Thérapeutique et cosmétique dans l'Antiquité*, Paris, de Boccard, 2108.

[2] Sur le traité Κοσμητικόν attribué à Cléopâtre, voir FABRICIUS Cajus, *Galens Exzerpte aus älteren Pharmakologen,* Berlin, de Gruyter, 1972, p. 201-202 ; MARASCO Gabriele, « Cléopâtre et les sciences de son temps », p. 39-53 in Gilbert ARGOUD, Jean-Yves GUILLAUMIN (dir.), *Sciences exactes et sciences appliquées à Alexandrie (IIIe siècle av. J.-C.-Ier siècle ap. J.-C.)*, Actes du Colloque international de Saint-Étienne (6-8 juin 1996), Saint-Étienne, Publications de l'Université, 1998, notamment p. 50-52, qui plaide pour une identification de cette Cléopâtre

recueils ayant le titre respectivement de Κοσμητικόν et Κοσμητικά. Je n'entre pas dans la question de l'identification de cette Cléopâtre (la reine Cléopâtre VII ou une autre personnalité homonyme ?), mais tiens à situer dans le temps ces traités, et plus généralement, la pratique de mettre par écrit des recettes de cosmétique pour leur assurer une postérité : nous connaissons les recettes de Cléopâtre grâce au témoignage de Criton, médecin qui vécut entre Ier et IIe s. de notre ère. Que l'on accepte ou pas l'identification de Cléopâtre avec la célèbre reine d'Égypte, force est d'admettre que son traité est antérieur à l'époque de Criton, donc antérieur au Ier siècle de notre ère.

La situation pour Criton n'est pas non plus très simple, car son œuvre n'a pas survécu à la disparition de grands pans de littérature antique même si nous en avons de très larges extraits dans les traités de pharmacologie de Galien[4]. Et — toujours grâce au témoignage de Galien — nous disposons aussi de la table des matières du traité *Cosmétiques*, en quatre livres, reproduite intégralement pour que « ceux qui cherchent, puissent trouver facilement [les recettes] »[5]. Cette table des matières permet de constater que les soins esthétiques (teintures de cheveux, shampoings, déodorants, dentifrices, crèmes antirides, crèmes qui font briller le visage, le corps, les mains, contre les vergetures après un accouchement) et les parfums d'ambiance (poudres aromatiques et teintures odoriférantes pour les vêtements, aspersions pour chambres et promenades) côtoyaient, dans le traité *Cosmétiques*, les remèdes pharmacologiques (contre la teigne, l'alopécie, pour tout type de boutons et écorchures), un peu comme dans les rayons d'une pharmacie de nos jours.

C'est aussi donc pour ce rôle essentiel dans la transmission de la science de ses prédécesseurs que les traités de pharmacologie de Galien[6]

---

avec la reine homonyme ; SCARBOROUGH John, « Pharmacology and Toxicology at the Court of Cleopatra VII : Traces of Three Physicians », p. 7-18 in Anne VAN ARSDALL et Timothy GRAHAM (dir.), *Herbs and Healers from the Ancient Mediterranean through the Medieval West: Essays in Honor of John M. Riddle*, Farnham / Burlington, Ashgate, 2012. Les fragments du *Κοσμητικόν* de Cléopâtre, six en tout, ont été traduits et commentés dans un mémoire de Master au CEDOPAL par Anne-Lise VINCENT, en 2010-2011 ; l'autrice se fonde sur le texte de l'édition de Kühn pour les fragments tirés de Galien. Le mémoire est en ligne (dernière consultation le 18/07/2024) : http://web.philo.ulg.ac.be/cedopal/wp-content/uploads/sites/29/pdf/al_vincent_cleopatre_ kosmetikon.pdf.

[3] Sur le médecin Criton, voir FABRICIUS, *op. cit.*, p. 190-192 ; SCARBOROUGH John, « Criton, Physician to Trajan. Historian and Pharmacist », p. 387-405 in John William EADIE et Josiah OBER (dir.), *The Craft of the Ancient Historian: Essays in Honor of Chester G. Starr*, Lanham, University Press of America, 1985.

[4] Voir FABRICIUS, *op. cit.*, p. 190-192.

[5] La table des matières est transmise dans GALIEN, *Médicaments composés selon les lieux* I 3 [Kühn XII 446, 14-449, 7] ; voir, au sujet de l'importance de cette citation, A. GUARDASOLE, « Galien de Pergame et la transmission des traités anciens de cosmétique », *art. cit.*, note 2.

[6] Notamment les *Facultés des médicaments simples*, en onze livres (ed. Kühn XI 379-XII 377), les *Médicaments composés selon les genres*, en sept livres (ed. Kühn XIII 362-1058),

méritent un chapitre à part dans l'étude de la médecine antique, étant donné les caractéristiques littéraires spécifiques qu'ils présentent et la richesse remarquable d'informations qu'ils nous livrent. Galien y a à la fois résumé l'histoire de siècles de recherches — notamment en enregistrant « d'après leurs mots exacts » des milliers de recettes de ses prédécesseurs — et perfectionné la science grâce au recours continu à son expérience de cabinet et de terrain[7].

La lecture de ces ouvrages n'est pas aisée, car ils se composent en grande partie de longues séries de recettes, plus ou moins développées, contenant l'énumération de chiffres indiquant le dosage des simples, d'abréviations d'unités de poids et de mesures, de noms de plantes, minéraux, métaux, toutes sortes de matières organiques qui entrent dans la composition de chaque remède. Les informations sur les étapes de préparation et sur les *realia*, notamment sur les implications commerciales et sociales de la thérapeutique par les médicaments, ne sont pas néanmoins dépourvues d'intérêt[8].

Quelques-uns de ces *realia* (c'est-à-dire de ces éléments concrets) qui interviennent dans la production pharmacologique seront au centre de ma communication, dans la tentative d'éclaircir une situation assez compliquée dans la tradition de ces textes.

Tout comme les recettes plus proprement pharmacologiques, les recettes de cosmétique utilisent des simples provenant d'animaux domestiques ou exotiques, avec un emploi considérable de leurs liquides physiologiques ou déjections, notamment lorsqu'il s'agit de remèdes dermatologiques topiques accompagnés ou pas d'une scarification de la zone d'application. La liste est longue et riche d'ingrédients encore assez impressionnants à nos yeux : pour n'en donner que quelques exemples qui ont déjà fait l'objet d'études spécifiques[9], la graisse de lion, de panthère ou

les *Médicaments composés selon les lieux*, en dix livres (ed. Kühn XII 378-XIII 361), et les *Antidotes*, en deux livres (ed. Kühn XIV 1-209).

[7] Voir GUARDASOLE Alessia, « Les traités de pharmacologie de Galien et les extraits des médecins antérieurs : un témoignage important sur la formation du langage scientifique spécialisé », p. 73-89 in Sébastien MORLET (dir.), *Lire en extraits. Lecture et production des textes de l'Antiquité à la fin du Moyen Âge*, Paris, PUPS, 2015, avec la bibliographie citée.

[8] Voir une synthèse de ces problèmes et intérêts dans GUARDASOLE Alessia, « La production pharmacologique du *corpus* galénique », p. 195-209 in Annie VERBANCK-PIÉRARD, Véronique BOUDON-MILLOT, Danielle GOUREVITCH (dir.), *Au temps de Galien. Un médecin grec dans l'Empire romain.* Catalogue de l'exposition de Mariemont, mai-décembre 2018, Mariemont, Coédition Somogy éditions d'art / Musée royal de Mariemont, 2018.

[9] Voir, par exemple, VON STADEN Heinrich, « Animals, Women, and *Pharmaka* in the Hippocratic Corpus », p. 171-204 in Véronique BOUDON-MILLOT, Véronique DASEN, Brigitte MAIRE (dir.), *Femmes en médecine*, Actes de la Journée d'étude (Paris, Université René-Descartes, mars 2006), Paris, de Boccard, 2008 ; BARBARA Sébastien, « Castoréum et basilic, deux substances animales dans la pharmacopée ancienne », p. 121-148 in Isabelle BOEHM, Pascal LUCCIONI (dir.), *Le médecin initié par l'animal. Animaux et médecine dans l'Antiquité grecque et latine*, Actes du Coll. Lyon, octobre 2006, Lyon, Maison de l'Orient et de la

d'hyène était employée dans des remèdes contre l'alopécie[10] ; le sang de tortue marine se trouve parmi les ingrédients de recettes contre la même pathologie[11], contre les pellicules nommées ἀχώρ[12], pour « détruire les cheveux » (ἀφανιστικὰ τριχῶν)[13] ; l'urine de taureau ou de chameau contre le même genre de pellicules que le sang de tortue marine[14] ; la fiente de crocodile (blanche et facile à liquéfier dans de l'eau) était utilisée comme crème blanchissante ou céruse par les femmes[15].

Pour certains de ces ingrédients, Galien polémique avec le prédécesseur qui les a insérés dans ses recettes : par exemple, il critique la prescription du sang de tortue contre les pellicules car il le considère un ingrédient caractérisé d'une préciosité superflue[16] ; ou encore, pour la même indication pathologique, il s'insurge contre les mots suivants d'Apollonios : « nettoie avec de l'urine de taureau », puis, « l'urine de chameau produit à peu près le même effet. Il faudrait appliquer ces remèdes, dit-il, pendant plusieurs jours »[17]. La réplique de Galien est plus que claire :

> « Pour moi, je lui dirais que ce n'est pas plusieurs jours, mais bien un seul jour qu'une personne propre refuserait de supporter que soit versé sur sa tête de l'urine d'aucun animal de ce genre, et cela pour soigner une affection aussi bénigne et facile à soigner [*sc.* à

Méditerranée, 2008 ; RICCIARDETTO Antonio, « L'utilisation thérapeutique et cosmétique des produits tirés des crocodiles dans l'Antiquité gréco-romaine », p. 51-75 in BOUDON-MILLOT, LABONNELIE-PARDON, *Le teint de Phrynè*, *op. cit.* ; PARDON Muriel, « Œil de lynx pour œil de taupe. Les ingrédients d'origine animale dans la pharmacopée ophtalmologique impériale », p. 231-250 in Nicoletta PALMIERI (dir.), *Rationnel et irrationnel dans la médecine ancienne et médiévale. Aspects historiques, scientifiques et culturels* (Actes du Colloque Université Jean-Monnet, novembre 2002), Saint-Étienne, Presses de l'Université, 2003.

[10] GALIEN, *Médicaments composés selon les lieux* I 2 (Kühn XII 394,10). La bile d'hyène était en outre utilisée dans les remèdes ophtalmiques, comme l'atteste la recette du *Livre sur les yeux* d'Hérophile transmise par Aétius, *Tetrabiblon* VII 48 (ed. A. Olivieri, Berlin, de Gruyter, 1950, *Corpus Medicorum Graecorum [CMG]* VIII 2, p. 303, 6 = H. von Staden, *Herophilus: the Art of Medicine in Early Alexandria,* Oxford, Clarendon Press, 1989, T260, p. 423).

[11] GALIEN, *Médicaments composés selon les lieux* I 2 [Kühn XII 409, 3], recette tirée des remèdes d'Archigène d'Apamée.

[12] L'ἀχώρ était une pathologie du cuir chevelu proche de notre teigne. La recette ici mentionnée est tirée de l'œuvre du médecin de l'école d'Hérophile Apollonios dans GALIEN, *Médicaments composés selon les lieux* I 8 [Kühn XII 475, 17-18].

[13] *Ibid.* I 5 [Kühn XII 455, 16] ; il s'agit d'une recette de commôtique (ἐν τοῖς κομμωτικοῖς βιβλίοις).

[14] GALIEN, *Médicaments composés selon les lieux* I 8 [Kühn XII 476, 8], tirée d'Apollonios.

[15] Voir les passages cités et étudiés par A. RICCIARDETTO, « L'utilisation thérapeutique et cosmétique des produits tirés des crocodiles », *art. cit.*, note 10, notamment p. 58-60.

[16] *Médicaments composés selon les lieux* I 8 [Kühn XII 475, 18-19] τὸ δὲ τῆς χελώνης αἷμα περίεργόν ἐστι καὶ οὐδ' ἐπεχείρησά ποτε πειραθῆναι αὐτοῦ, « le sang de tortue est d'une préciosité superflue et je n'ai jamais tenté de l'expérimenter ».

[17] *Ibid.* Kühn XII 476, 8-9 ταύρου οὔρῳ ἀπόσμα, εἶτ' ἐφεξῆς τόδε, ποιεῖ καὶ καμήλου οὖρον τούτῳ παραπλήσιον. χρηστέον δ' ἂν εἴη τούτοις, φησίν, ἐφ' ἡμέρας πλείους.

l'aide d'autres ingrédients moins répugnants : l'huile de rose, ῥόδινον, ou le son, πίτυρον, fermenté dans de l'eau] »[18].

Ces réactions sont, toutefois, très épisodiques et dans la plupart des cas les ingrédients d'origine animale sont largement acceptés, même dans leurs déclinaisons les plus étranges.

Malgré le charme qu'exercent les simples de provenance exotique, je consacrerai mon enquête à deux ingrédients qu'il arrive ou peut arriver de croiser, pour l'un d'eux il fait décidément partie de notre quotidien.

La raison qui m'a poussée à m'en occuper de très près est une raison paléographique et philologique, sans que ni la paléographie ni la philologie puissent à elles seules prononcer le dernier mot (et à la fin de cette étude certains cas resteront encore dans le domaine des hypothèses).

Voici donc les textes à partir desquelles mon enquête se développera.

Dans un chapitre du premier livre du traité de pharmacologie des *Médicaments composés selon les lieux*, consacré aux pathologies du cuir chevelu, Galien transmet un long extrait de recettes contre l'alopécie tiré des *Cosmétiques* de Criton. C'est un passage exemplaire de la technique d'écriture de ces traités, car Galien cite un extrait de Criton qui à son tour cite d'autres médecins antérieurs, notamment Héraclide de Tarente (Ier s. *a.C.*) et Cléopâtre[19].

J'en tire quelques recettes d'où mon enquête est partie, en livrant en amont quelques éléments pour introduire le problème.

En grec ancien, la mouche « ordinaire » (*Musca domestica*) est appelée ἡ μυῖα, en attique μῦα ; la souris est appelée ὁ μῦς (μυός). Même s'ils sont de genre différent (le terme désignant la mouche étant féminin, celui désignant la souris masculin), ces deux noms ont, dans certains cas, la même forme graphique : génitif pluriel μυιῶν / μυῶν pour les mouches, μυῶν pour les souris ; accusatif pluriel μυίας / μύας pour les mouches, μύας / μῦας pour les souris. C'est donc en tenant compte de ces faits qu'il convient de lire (et interpréter) des recettes qui assez souvent manquent désespérément de contexte pour nous guider.

La première recette est tirée du traité de *Cosmétique* de Cléopâtre[20].

Galien, *Médicaments composés selon les lieux* I 1 [Kühn XII 404, 10]

---

[18] *Ibid.* Kühn XII 476 10-15 ἀλλ' ἔγωγε φαίην ἂν πρὸς αὐτὸν οὐχ ὅπως ἐπὶ πολλὰς ἡμέρας, ἀλλ' οὐδεμιᾷ μόνῃ δύναιτο ἂν ἀνασχέσθαι καθάριος ἄνθρωπος ἐπιχεομένου αὐτοῦ κατὰ τῆς κεφαλῆς οὔρου οὐδενὸς ζώου τοιούτου, καὶ ταῦτα ἐπὶ παθήματος οὕτω μικροῦ καὶ ῥᾳδίως ἰαθῆναι δυναμένου.

[19] J'ai traité de l'intérêt tout particulier de ce passage dans mon article « Les traités de pharmacologie de Galien et les extraits des médecins antérieurs », *art. cit.*, note 8.

[20] Le textes ici présentés sont cités suivant mon édition en préparation du traité des *Médicaments composés selon les lieux*. Les références à des leçons divergentes dans la tradition manuscrite seront ajoutées entre parenthèses et explicitées en note.

Περὶ τῶν ὑπὸ Κλεοπάτρας γεγραμμένων ἐν τῷ κοσμητικῷ. [...] **μυῶν (μυιῶν** Ma[21]) κεφαλὰς συναπόθλα ἀνατρίβων ἢ μυόχοδα λεῖα κατάχριε ὀθονίῳ ἀφαιμάξας τὸν τόπον.

Sur les remèdes écrits par Cléopâtre dans son *Kosmètikon*. [...] En frictionnant, écrase complètement en même temps des têtes de μυῶν / μυιῶν ou enduis avec un linge des crottes de souris bien lisses, après avoir fait saigner l'endroit.

Comment interpréter ce génitif pluriel μυῶν / μυιῶν, étant donné l'absence totale de contexte qui nous permettrait de trancher sur cet ingrédient ? Avons-nous affaire à des insectes ou à des rongeurs, à des mouches ou à des souris ?

Un autre extrait, tiré cette fois de l'œuvre d'Asclépiade de Bithynie (médecin dont l'activité se situe vraisemblablement au IIe siècle av. notre ère), donne quelques appuis pour étayer nos hypothèses. Nous y lisons une première recette et ensuite une argumentation que Galien résume sur un détail fondamental pour la préparation d'un remède :

Galien, *Médicaments composés selon les lieux* I 2 [Kühn XII 414, 2-3 et 414, 9-16]

μυῶν (μυιῶν Ma) τὰ διαχωρήματα μετ᾽ὄξους λειώσας κατάχριε. [...]

ἐπὶ τούτοις, ὁ Ἀσκληπιάδης μνημονεύει καὶ **τῶν μυιῶν**, ἃς κελεύει θηρεύσαντας ὡς πλείστας εὐθέως ἐνθλίβειν τὰς κεφαλὰς αὐτῶν εἰς τὰ ἐψιλωμένα τῆς ἀλωπεκίας, καὶ μάλιστα, φησίν, ἐπειδὰν ἑλκώσωμεν αὐτήν. καὶ γὰρ καὶ συμφέρει, φησί, τὸ ἀπὸ τῶν **μυιῶν (μυῶν** La[22]) αἷμα παροξυνομένῃ τηνικαῦτα τοῖς διὰ τοῦ νίτρου καὶ τῶν ἁλῶν συντιθεμένοις φαρμάκοις, ὑφ᾽ ὧν οὐ μόνον δάκνεσθαί φησιν αὐτάς, ἀλλὰ καὶ φλυκταινοῦσθαι.

Après avoir réduit en un mélange très lisse avec du vinaigre les crottes de souris, enduis. [...]

En plus de ces remèdes, Asclépiade fait aussi mention des mouches (μυιῶν), qu'on doit capturer — préconise-t-il — en plus grand nombre et dont les têtes on doit aussitôt écraser sur les zones dégarnies de l'alopécie, et en particulier — dit-il — après y avoir produit des scarifications. Car de la même façon est avantageux — dit-il — le sang provenant des μυιῶν / μυῶν, dans les cas où la zone d'alopécie est exacerbée par les remèdes composés avec du natron et des sels, par effet desquels il dit que les alopécies sont sujettes non seulement à des irritations, mais aussi à la formation de pustules.

Nous remarquons ici que l'ingrédient qui, dans la recette précédente, avait la forme μυόχοδον (de μῦς et χέζω, « évacuer »), est ici indiqué avec le

---

[21] Il s'agit du manuscrit *Marcianus graecus* 288, datant du XIIe siècle, représentant le plus ancien d'une des deux branches de tradition du traité.

[22] Il s'agit du manuscrit *Laurentianus Plut.* 75.17, datant lui aussi du XIIe siècle, représentant le plus ancien de la seconde branche de tradition du traité.

syntagme μυῶν διαχωρήματα, « déjections de souris ». Dans ce cas également nous enregistrons une incertitude d'une partie de la tradition manuscrite entre les souris et les mouches (μυῶν / μυιῶν)[23], mais la référence aux μυόχοδα pour le même usage thérapeutique dans la recette de Cléopâtre précédemment citée nous guide sur le choix textuel.

Le second paragraphe de l'extrait sur Asclépiade est plus porteur de résultats pour notre enquête, étant donné que la langue et le contexte nous aident considérablement. Les deux génitifs pluriels μυιῶν / μυῶν, dont le premier est unanimement transmis dans tous les manuscrits dans la forme μυιῶν, doivent avec certitude être interprétés comme des génitifs de μυῖα / μῦα, « mouche », car l'accord, univoque dans les manuscrits, du pronom relatif à l'accusatif pluriel féminin (τῶν μυιῶν, ἃς κελεύει…) ne laisse pas de doute. Et d'ailleurs l'emploi de mouches contre l'alopécie, en application sur les zones dégarnies, est attesté par d'autres passages.

C'est ainsi qu'à la fin des extraits de recettes d'autres médecins contre l'alopécie, Galien enregistre — parmi des remèdes utilisés par lui-même, par ses maîtres ou par des médecins proches[24] — un médicament à base d'*alcyonium* (une éponge appelée ainsi du fait de sa ressemblance avec un nid d'alcyon), de soufre non chauffé, de mouches grillées[25]. Les proportions sont d'1 drachme (environ 5 gr.) pour l'*alcyonium*, 6 drachmes[26] (env. 30

---

[23] Le même flottement graphique se trouve dans les manuscrits (et par conséquent dans les éditions) à propos du terme μυοκέφαλον / μυιοκέφαλον, qui indique une pathologie de l'œil, comportant la saillie de l'iris, de la taille d'une « tête de mouche » : voir, par exemple, les formes ponctuellement enregistrées dans l'apparat de la récente édition du Ps.-Galien, *Definitiones medicae* 372 (336 Kühn ; J. Kollesch, Berlin, de Gruyter, 2022, *CMG* V, 13, 2, p. 132, 6-7), Τί ἐστι μυοκέφαλον (μυιοκέφαλον γ G); Μυοκέφαλόν (μυιοκέφαλον γ G λ) ἐστιν ἀφ' ἑλκώσεως σμικροτάτη ἐπέκτασις κατὰ τὸ μέλαν παραπλησία μυίας κεφαλῇ, « qu'est-ce qu'un *myokephalon* ? Un *myokephalon* est une toute petite excroissance sur le noir (de l'œil), semblable à la tête d'une mouche, qui provient d'une ulcération ».

[24] Galien, *Médicaments composés selon les lieux* I 2 [Kühn XII 417, 3-5] ἄλλα φάρμακα ἐν χρήσει γεγονότα τὰ μὲν ἐμοί, τὰ δὲ τοῖς διδασκάλοις μου, τὰ δὲ φίλοις ἰατροῖς.

[25] *Ibid.*, I, 2 [Kühn XII 419, 8-9], ἀλκυονίου δραχμὴν μίαν, θείου ἀπύρου ‹ στ΄. μυιῶν πεφωσμένων ὥστε ἀναξηρανθῆναι κύαθον ἕνα, « 1 drachme d'*alcyonium*, 6 drachmes de soufre non chauffé, 1 cyathe de mouches grillées jusqu'à ce qu'elles soient complètement desséchées ». La même recette est transmise dans le *Tetrabiblon* d'Aétius, avec quelques modifications dans le dosage des ingrédients : Aetius, VI 55 (ed. Olivieri, *CMG* VIII 2, p. 202, 6-8) ἀλκυονίου < β΄, θείου ἀπύρου < α΄, μυιῶν πεφωγμένων ὡς ἀναξηρανθῆναι κυάθους β΄, τὰς μυίας λέαινε κατ' ἰδίαν καὶ τὸ θεῖον, τὸ δὲ ἀλκυόνιον κόψας καὶ ἑψήσας ὕδατι συλλέαινε τοῖς ξηροῖς.

[26] Le manuscrit de la Marcienne transmet la quantité de 2 drachmes, celui de la Laurentienne omet cet ingrédient, fort probablement à cause d'un saut du même au même entre μίαν et μυιῶν. Dans l'édition *princeps* Aldine (1525), la quantité est d'une demi-drachme (*S*΄΄) : la quantité de 6 drachmes de l'édition de Kühn dérive d'une correction de Cornarius qui, dans son édition latine du traité de 1537, écrit dans une note (p. 388 du commentaire) que la quantité demi-drachme de l'*exemplar graecum* est incompatible avec les quantités des autres ingrédients et propose la correction économique du point de vue paléographique de *S* en ς (= 6 en chiffres-lettres).

gr.) pour le soufre et un cyathe (une petite coupelle d'environ 5 cl.) de mouches. La préparation du remède est aussi reportée[27] : il faut broyer finement les mouches séparément, ensuite le soufre ; cuire l'*alcyonium* dans de l'eau et le broyer avec les autres ingrédients secs, en y versant en plus une part de bile de porc et de vinaigre, jusqu'à ce le tout devienne gluant ; puis, après avoir râclé de la graisse pour essieux[28] et l'avoir malaxée sur la main, il faut la mélanger au reste, pour réaliser une sorte d'emplâtre ; le rasage préalable de la zone avec l'alopécie et sa stimulation au point de la faire rougir, préparent l'application du remède, dont l'efficacité prouvée peut mettre en confiance tout utilisateur.

Quelques lignes plus bas, l'un de deux remèdes extrêmement efficaces contre l'alopécie qui touche le crâne, la barbe, les sourcils attire encore une fois notre attention[29] : parmi les nombreux ingrédients (tels que poils de mouton, racine de roseau, fougère avec ses racines, barbe de châtaignier, laine en suint — *lana sucida*) on trouve 36 (ou 30 selon les témoins) têtes de mouches et 5 mouches sans tête. La préparation prévoit une cuisson au four de tous les ingrédients jusqu'à ce qu'ils deviennent cendre.

Mais l'alopécie n'était pas la seule indication en cosmétique pour laquelle les mouches étaient employées ; un autre remède tiré du *Cosmétique* de Cléopâtre facilite la repousse des cheveux[30] : un onguent est composé de

---

[27] GALIEN, *Médicaments composés selon les lieux* I, 2 [Kühn XII 419, 9-15], τὰς μυίας λέαινε ἰδίᾳ καὶ τὸ θεῖον, τὸ δὲ ἀλκυόνιον ἑψήσας ἐν ὕδατι συλλέαινε τοῖς ξηροῖς, παραχέον ἀνὰ μέρος χολῆς ὑείας καὶ ὄξους, ἕως γλοιῶδες γένηται, εἶτα ἀξουγγίαν τὴν ἀπὸ τῶν τροχῶν ξύσας καὶ ἐπὶ τῆς χειρὸς ἀναμαλάξας μίξον, ὡς ἐμπλαστρῶδες γενέσθαι καὶ προξυρήσας τὴν ἀλωπεκίαν καὶ προφοινίξας, ἐπίχριε τῷ φαρμάκῳ θαρρῶν ὡς ἀρίστῳ, « Broie finement séparément les mouches, ensuite le soufre ; après avoir cuit l'*alcyonium* dans de l'eau, broie-le avec les ingrédients secs, en y versant en plus respectivement une part de bile de porc et de vinaigre, jusqu'à ce que le tout devienne gluant ; puis après avoir râclé de la graisse tirée des roues et l'avoir malaxée sur la main, mélange au reste, pour que ça devienne comme un emplâtre ; rase préalablement la zone avec l'alopécie et stimule-la au point qu'elle rougisse, ensuite enduis-la avec le remède, avec confiance, car il est très efficace. »

[28] On utilisait pour cela de la graisse de porc, comme le prouve le fait que le terme indiquant la graisse pour essieux, *axungia* / ἀξουγγία, désigne à partir de l'époque impériale la graisse de porc. Sur le terme et son évolution, voir Alfred ERNOUT, Antoine MEILLET, *Dictionnaire étymologique de la langue latine*, Paris, Klincksieck, 1951, *s.v. axis*.

[29] GALIEN, *Médicaments composés selon les lieux* I 2 [Kühn XII 420, 2-11] τὰ ἐφεξῆς γεγραμμένα δύο φάρμακα θαυμάσιά ἐστιν [...]. προβάτου τῶν τριχῶν γ° α´, καλάμου ῥίζης γ° στ´, πτέρεως σὺν τῇ ῥίζῃ γ° γ´ *S* ´´, λοπίμου τῶν πωγώνων γ° γ´, ἐρίων οἰσυπηρῶν ὡς ὅτι λιπαρωτάτων γ° στ´, κεφαλὰς μυιῶν ἀριθμῷ λστ´ (τριάκοντα Ma ; XXX Lat. ; λ´ Aet. VI 55, Olivieri p. 203, 12), μυίας ε´ χωρὶς κεφαλῶν. πάντα εἰς καινὴν χύτραν ἐμβαλὼν ἔνθες ἐν ἰπνῷ, εἶτα τὴν τέφραν αὐτῶν λέαινε, « Les deux remèdes qui suivent sont magnifiques [...]. Une once de poils de mouton, 6 onces de racine de roseau, 3 onces et demie de fougère avec la racine, 3 onces de barbe de châtaignier, 6 onces de laine en suint, la plus grasse possible, 36 têtes de mouches et 5 mouches sans tête. Après avoir tout mis dans une marmite neuve, mets dans un four, ensuite broie la cendre des ingrédients. »

[30] GALIEN, *Médicaments composés selon les lieux* I 3 [Kühn XII 432, 14-433, 2 ; tiré du Κοσμητικόν de Cléopâtre], πρὸς τὸ τρίχας γεννῆσαι ἐν τῇ κεφαλῇ· καλάμων ἁπαλῶν τὰς ῥίζας κόψας χύλισον καὶ μυίας ἐν πολταρίῳ φρύξας μίξον, καὶ στέαρ ἄρκτειον καὶ ἔλαιον

racines de roseaux encore tendres, de graisse d'ours, d'huile de cèdre et de mouches rôties ; pour en atténuer l'odeur forte, il était conseillé d'ajouter du vin ou du moût. Et enfin un remède pour une affection de l'œil, la κριθή, « l'orgelet » (par métaphore, du nom de l'orge)[31] préconisait de retirer la tête à une mouche et de frotter le reste du corps contre l'orgelet[32].

Remarquons que, dans ces recettes, les mouches étaient employées grillées ou au naturel ; dans ce dernier cas, pour l'emploi de leur corps, l'hémolymphe (le « sang ») était utilisée sans doute pour le pouvoir antiseptique de l'hémocyanine (voir, en particulier, contre l'orgelet) ; pour ce qui concerne l'emploi des têtes sur les zones dégarnies en cas d'alopécie, on peut penser à une action de gommage opérée par les cartilages. Les historiens que nous sommes doivent aussi s'interroger sur le témoignage de Galien : est-il isolé dans la littérature parvenue jusqu'à nous ?

Le premier témoignage qu'il est bon d'évoquer est celui d'un autre auteur, *grosso modo* contemporain de Galien et lié à celui-ci d'une proximité particulière : l'auteur de la *Thériaque à Pison*, traité entré dans le corpus galénique très tôt, mais dont le caractère apocryphe a été supposé avec grande vraisemblance[33], mentionne lui aussi l'emploi « de têtes de mouches qui — dit-il — procurent du secours : brûlées et appliquées en onction avec du miel, elles peuvent guérir les alopécies »[34]. Dans ce cas aussi, le texte grec a profité d'une correction par l'érudit de la Renaissance Janus Cornarius pour remplacer des mouches (μυιῶν) par des souris (μυῶν). L'éditrice de la *Thériaque à Pison* souligne que l'auteur énumère dans ce chapitre des remèdes magiques et enregistre quelques parallèles dans les

---

κέδρινον καθ' ἓν τρίψας καὶ ἐπὶ τὸ αὐτὸ μίξας δὸς καταχρίεσθαι. ἵνα δὲ τὴν ὀσμὴν ἀπαμβλύνῃς, μῖξον οἶνον ἢ γλυκύ, « Pour la repousse des cheveux. Ayant coupé les racines de roseaux encore tendres, mets-les en infusion et mélange des mouches rôties dans un pot ; après avoir trituré en un seul mélange de la graisse d'ours et de l'huile de cèdre et l'avoir mélangé au reste, donne à enduire. Pour en atténuer l'odeur, mélange du vin ou du moût. »

[31] Voir SKODA Françoise, *Médecine ancienne et métaphore. Le vocabulaire de l'anatomie et de la pathologie en grec ancien*, Louvain / Paris, Peeters-Selaf, 1988, p. 289.

[32] GALIEN, *Médicaments composés selon les lieux* IV 9 [Kühn XII 803, 5-8] Πρὸς κριθὰς, ἃς καὶ ποσθίας καλοῦσιν. [...] μυίας τὴν κεφαλὴν ἀποβαλών, τῷ λοιπῷ σώματι παράτριβε τὴν κριθήν, « Pour les orgelets, qu'on appelle aussi *postiai*. [...] Après avoir retiré la tête à une mouche, frotter l'orgelet avec le reste du corps. » Voir aussi le même remède dans Ps.-GALIEN, *De rem. parab.* I 5 [Kühn XIV 350, 11-13] et II 4, 1 (XIV 413, 2-4) ; AÉTIUS, VII 84 (ed. A. Olivieri, Berlin : de Gruyter, 1950, *CMG* VIII 2, p. 330, 26-28) ; PAUL D'EGINE, III 22 (ed. J.L. Heiberg, Berlin : de Gruyter, 1921, *CMG* IX 1, p. 177, 3-4).

[33] Voir le point sur la question et la bibliographie citée par V. BOUDON-MILLOT dans l'édition du traité dans la Collection des Université de France (2016), p. LII-LXXIV.

[34] Ps.-GALIEN, *Thériaque à Pison* IX, 8 (ed. V. Boudon-Millot, Paris, Les Belles Lettres, CUF, 2016, p. 42, 2-4) ἐνίοις γοῦν βοηθοῦσιν αἱ κεφαλαὶ τῶν μυιῶν (μυιῶν Cornarius Cyranides : μυῶν Laur. Plut. 74.5 ; μυός Paul d'Égine ; *souris* traduction arabe), καυθεῖσαι γὰρ καὶ μετὰ μέλιτος χριόμεναι, τὰς ἀλωπεκίας ἰᾶσθαι δύνανται, « pour certains ce sont les têtes de mouches qui procurent du secours : brûlées et appliquées en onction avec du miel, elles peuvent guérir les alopécies » (trad. V. Boudon-Millot).

traités de pharmacologie authentiques de Galien[35]. Ce qui est à mon sens remarquable dans ce passage c'est l'emploi différent des têtes de mouches qui sont appliquées dans le traité apocryphe en onction avec du miel[36], alors que dans l'œuvre authentique de Galien (qui cite, dans les passages étudiés, Cléopâtre et Asclépiade) il est préconisé de les utiliser à sec, tout de suite après la décapitation des insectes.

À côté de l'anonyme de la *Thériaque à Pison*, le même emploi de ces insectes se trouve chez l'encyclopédiste latin Pline, dans son *Histoire naturelle*, dans un contexte où il énumère lui aussi des remèdes magiques. La citation de « notre » remède est particulière, car elle est attribuée — seule parmi les autres — à Varron, érudit encyclopédiste qui vécut aux IIe-Ier s. av. notre ère : « On comble les alopécies [...] », écrit Pline, « comme l'indique notre Varron, avec des crottes de souris, ce qu'il appelle *muscerdae*, ou avec des têtes de mouches fraîches, après avoir frictionné les zones dégarnies à l'aide d'une feuille de figuier »[37]. D'après Umberto Capitani et Ivan Garofalo[38], la mention de Varron à cet endroit par Pline doit s'entendre uniquement en référence à la recette de crottes de souris et de têtes de mouches, alors que le reste du chapitre de l'encyclopédiste est considéré comme un mélange de « véritables » textes médicaux (ils supposent que Sextius Niger en était la source) et d'*excerpta* de littérature magique (tirés vraisemblablement de Xénocratès ou d'Anaxilaos, sources par ailleurs de Pline[39]).

Dans une époque chronologiquement et intellectuellement très proche, le corpus de Dioscoride d'Anazarbe, à la fois dans la *Matière médicale* et dans les apocryphes *Euporista*, garde trace des deux mêmes remèdes dont

---

[35] Voir V. Boudon-Millot dans le commentaire à l'édition citée, p. 190. Dans ce chapitre de la *Thériaque à Pison*, l'auteur liste une série d'emplois des extrémités du corps de divers animaux, en comparaison avec l'emploi des queues des vipères dans la thériaque d'Andromaque l'Ancien, selon la croyance que la substance nuisible de ces bêtes s'y concentrait.

[36] Le même emploi de têtes de mouches avec du miel est enregistré par THÉODORE PRISCIEN, *Euporista* 8 (ed. Valentin Rose, Leipzig, Teubner, 1894, p. 9, 5-7).

[37] PLINE, *Histoire naturelle* XXIX 34, 1 (ed. Alfred Ernout, Paris, Les Belles Lettres, CUF, 1962) : *Alopecias replet* [...], *ut Varro noster tradit, murinum fimum, quod ille muscerdas appellat, aut muscarum capita recentia prius folio ficulneo asperatas*. Voir aussi, sur ce passage et cet emploi enregistré par Pline, GAILLARD-SEUX Patricia, « Les liquides corporels comme remèdes : l'attitude de Pline l'Ancien et ses parallèles chez Galien », p. 75-92 in Anna-Maria URSO, Domenico PELLEGRINO (dir.), *I fluidi corporei nella medicina e nella veterinaria latine. Dottrine, lessico, testi*, Actes du XIIe Colloque international sur les textes médicaux latins (Messine, 22-24 septembre 2016), *Pallas*, 113, 2020, notamment p. 83.

[38] Les érudits remarquent que cette référence n'a pas valu la citation de ce fragment varronien dans le recensement des fragments des *Disciplinae* par F. Ritschl (*Opuscula philologica* III, Leipzig, Teubner, 1877, p. 397-400), alors que l'éditeur italien Francesco Semi a inclus dans son recueil des fragments de Varron le passage de Pline (voir *M. Terentii Varronis quae extant*, ed. Francesco Semi, Padoue, 1966, vol. III, p. 147, *fr.* 15 *incertae sedis*, dans l'*Appendix* I).

[39] *Gaio Plinio Secondo, Storia naturale, IV. Medicina e farmacologia. Libri 28-32*, ed. Umberto Capitani, Ivan Garofalo *et alii*, Turin, Einaudi Editore, 1986, p. 359, note 4.

nous sommes partis : « les crottes de souris bien lisses dans du vinaigre, enduites, guérissent l'alopécie » [40] et « guérissent les alopécies sur la tête et sur la barbe [...] des têtes de mouches frottées sur l'alopécie, ou les mouches tout entières, mais après avoir frotté l'endroit avec du natron »[41].

La nouvelle mention des crottes de souris par Dioscoride permet de passer sur la première partie de la citation d'Asclépiade (voir *supra*, Kühn XII 414, 2-3), qui en préconisait un emploi sous forme d'onguent, dans un mélange très lisse avec du vinaigre.

L'emploi de déjections animales en général, de souris en particulier, était très répandu dans les recettes de cosmétique, probablement pour leurs propriétés plus ou moins caustiques (nous en comptons l'emploi dans plus de 20 recettes, si l'on considère uniquement Galien). Les déjections sont désignées par plusieurs termes ou syntagmes différents : nous avons vu déjà en grec μυόχοδα et μυῶν διαχώρημα, mais trouvons aussi μυῶν ἀφόδευμα, ἄφοδος, ἀποπάτημα, κόπρος, plus tard aussi en un seul mot μυόκοπρος ; en latin, *murinum fimum*, *stercus murum*, *muscerdae*, etc.

Galien consacre aux déjections de souris un chapitre de son traité sur les *Facultés des simples* en considérant leur emploi comme l'œuvre de charlatans : « Ils ont écrit — dit-il — également que les déjections de souris guérissent les alopécies et il y avait un médecin qui se servait d'un médicament composé à base de fiente de souris pour cette affection » [42]. Cependant, l'importance de ce passage est à relativiser, vu qu'il contient fort probablement une référence polémique au chapitre de Dioscoride déjà cité[43], et surtout vu le nombre important de recettes de cosmétique utilisant les déjections de souris, notamment contre l'alopécie, enregistrées par le même Galien dans ses traités de pharmacologie synthétique. Si pour les têtes et les crottes de ces animaux nous pouvons arriver à des résultats assez sûrs, nous avons dans nos recettes de cosmétique deux autres cas qui posent plus de problèmes.

La première attestation se trouve dans le passage d'Asclépiade que nous avons déjà analysé (voir *supra*, Kühn XII 414, 13-14) et concerne l'expression τὸ ἀπὸ τῶν μυιῶν (μυῶν La) αἷμα, se référant à un ingrédient employé contre les zones d'alopécie enflammées par l'emploi de remèdes irritants : s'agit-il de « sang de mouches » ou de « sang de souris » ? Si nous

---

[40] DIOSCORIDE, *Matière médicale* II 80, 5 (ed. Max Wellmann, Berlin, Weidmann, 1906, I 163, 12-15) μυῶν <δὲ> (sc. ἄφοδος) λεία σὺν ὄξει ἀλωπεκίας καταχριομένη θεραπεύει.

[41] [DIOSCORIDE], *Euporista* I 89, 3 (Wellmann III 186, 2-4) ἀλωπεκίας δὲ τὰς ἐν ταῖς κεφαλαῖς καὶ τῷ γενείῳ ἰᾶται [...] μυῶν κεφαλαὶ (Wellm. : μύιον κεφαλαίων M) προστριβόμεναι, καὶ αὐταὶ δὲ ὅλαι προεκνιτρωθέντος τοῦ τόπου.

[42] GALIEN, *Facultés des médicaments simples* X 2, 28 [Kühn XII 307] Οὕτω γοῦν καὶ τὰ τῶν μυῶν ἀποπατήματα γεγράφασιν ἀλωπεκίας θεραπεύειν καὶ ἦν τις ἰατρὸς ὃς ἐχρῆτο τῷ συνθέτῳ φαρμάκῳ διὰ μυῶν κόπρου κατεσκευασμένῳ πρὸς τὸ πάθημα τοῦτο.

[43] Sur la façon dont le médecin d'Anazarbe est utilisé et considéré par Galien, voir MANCO Caterina, « Dioscoride dans les *Simples* de Galien », *Revue des Études grecques*, 135, 2022, p. 65-101.

regardons l'utilisation du corps de la mouche dans les cas d'orgelets, nous serions plutôt tentés d'y voir une référence aux mouches, dont l'hémolymphe riche en cuivre était un valide antiseptique. D'ailleurs, le sang de souris (αἷμα μυός) est mentionné ailleurs uniquement dans un traité apocryphe du corpus galénique, *Remèdes faciles à se procurer*, dans le livre III, qui est très tardif, en mélange avec de la bile de coq et du lait de femme dans une recette contre la cataracte[44]. Aucun emploi en cosmétique n'en est enregistré. Du reste, la syntaxe de l'extrait, avec l'introduction de la nouvelle information thérapeutique par le syntagme καὶ γὰρ καὶ, « et de la même façon », semble plutôt suggérer deux emplois différents de parties du même animal, donc des mouches précédemment mentionnées.

La deuxième attestation se trouve dans une recette tirée de Cléopâtre, quelques lignes plus bas par rapport à celle d'où nous sommes partis[45]. Il s'agit d'un remède très puissant, efficace à la fois contre l'alopécie et contre la chute des cheveux : avec du rameau de vigne calciné, des dents de cheval calcinées, de la graisse d'ours, de la moelle de cerf, de l'écorce d'acore, il contient des μυῶν (μυιῶν Ma) τῶν κατοικιδίων κεκαυμένων, que je propose d'interpréter comme « des souris domestiques calcinées ». La présence de l'adjectif κατοικίδιος, « domestique », met sur la voie des souris, étant donné que, depuis Aristote[46] est ainsi qualifiée cette espèce particulière de rongeurs.

---

[44] Ps.-GALIEN, *De remediis parabilibus* III [Kühn XIV 498, 1-3] Πρὸς ὑπόχυσιν ὑπερφυῶς παραχρῆμα τὸ βλέπειν ποιῶν. Αἷμα μυὸς καὶ χολὴν ἀλέκτορος καὶ γάλα γυναικεῖον ἴσα μίξας καὶ λειώσας χρῶ, « pour la cataracte, il fait voir immédiatement de manière extraordinaire. Mélange à parts égales du sang de souris, de la bile de coq et du lait de femme, broie et emploie ».

[45] GALIEN, *Médicaments composés selon les lieux* I, 1 [Kühn XII 404, 16 - 405, 11] αὕτη ἡ δύναμις πασῶν ἐστι βελτίων, ποιοῦσα καὶ πρὸς ῥεούσας τρίχας, σὺν ἐλαίῳ ἢ μύρῳ ἀνιεμένη καὶ τοῖς ἐν ἀρχῇ μαδαριῶσιν ἢ εἰς φαλακρότητα ἐμπίπτουσιν, ἔστι δὲ θαυμάσιος. **μυῶν** (**μυιῶν** Ma) **τῶν κατοικιδίων κεκαυμένων**, μέρος α΄, ἀμπελίνου ῥάκους κεκαυμένου μέρος ἕν, ἱππείων ὀδόντων κεκαυμένων μέρος ἕν, στέατος ἀρκτείου μέρος ἕν, μυελοῦ ἐλαφείου μέρος α΄. καλάμου φλοιοῦ μέρος ἕν, ταῦτα ξηρὰ λειούσθω καὶ προσμισγομένου μέλιτος ἱκανοῦ, ἕως ἂν σχῇ μέλιτος πάχος, τριβέσθω καὶ μιγνυέσθω τὸ στέαρ καὶ ὁ μυελὸς τακέντα, καὶ ἀποτιθέσθω εἰς πυξίδα χαλκῆν τὸ φάρμακον καὶ ἀνατριβέσθω ἡ ἀλωπεκία, μέχρις οὗ ἀνατριχοφυήσῃ. ὁμοίως δὲ καὶ αἱ ῥέουσαι τρίχες καθ' ἡμέραν ὑποχριέσθωσαν, « Ce remède est plus puissant que tous les autres, étant efficace également contre la chute des cheveux ; liquéfié dans de l'huile ou du parfum il est merveilleux aussi sur ceux qui commencent à être chauves ou sur ceux qui ont une calvitie sur le haut de la tête. Une part de souris domestiques calcinées, une part de rameau de vigne calciné, une part de dents de cheval calcinées, une part de graisse d'ours, une part de moelle de cerf, une part d'écorce d'acore. Ces ingrédients doivent être broyés secs et, ajouté au mélange du miel en quantité suffisante, jusqu'à obtenir la consistance du miel, que l'on broie et mélange la graisse et la moelle fondues ; que l'on mette de côté le médicament dans une pyxide en cuivre et que l'on en frictionne l'alopécie jusqu'à la repousse des cheveux. De même, en cas de chute de cheveux, il faut faire une onction tous les jours. »

[46] *Fragm.* 375 Rose, *ap.* PLUTARQUE, *Quaest. conviv.* VIII 9, 3 (ed. T. Braccini, Naples : M. D'Auria, 2014).

Le scinque chez le médecin juif Ibn Ǧumay‘ (m. 594 / 1198)

Jean-Charles DUCÈNE*

Le médecin juif du Caire, Hibat Allāh ibn Ǧumay‘ (m. 594 / 1198), a consacré un opuscule à un animal bien particulier, le scinque (*Scincus officinalis*, Laur. 1759), renommé pour les vertus aphrodisiaques de certaines parties de son corps. Si ces vertus lui étaient déjà attribuées durant l'Antiquité, elles n'étaient pas alors justifiées par la description de l'animal et celui-ci n'avait pas encore reçu l'honneur d'une monographie.

Je donnerai rapidement quelques informations biographiques sur l'auteur avant de m'arrêter sur l'animal et l'épître qui lui est consacrée. Je finirai par examiner la littérature médicale et zoologique arabes anciennes à propos de l'animal en question, afin de mettre en exergue l'originalité de l'opuscule d'Ibn Ǧumay‘

Hibat Allāh ibn Ǧumay‘

Les informations biographiques concernant Hibat Allāh (soit Nathanaël) ibn Ǧumay‘ sont rares et essentiellement données par Ibn Abī ‘Uṣaybi‘a (m. 668 / 1270) dans son histoire des médecins[1]. Ibn Ǧumay‘ appartient à la communauté juive de Fostat où il voit le jour au début du XIIe siècle, sous les derniers Fatimides, il étudie la médecine auprès de médecins locaux, mais acquiert la renommée après avoir vu un cortège funèbre passer devant lui et avoir remarqué que l'homme que l'on s'apprêtait à enterrer était encore vivant ! Et effectivement, l'individu retrouva ses esprits après être passé par le hammam. On apprend également incidemment qu'Ibn Ǧumay‘ reçoit ses patients dans le marché des lampes de Fostat. Il pratique et enseigne donc la médecine lors de l'arrivée de Saladin en 564 / 1169 et entre dans le cercle de ses médecins personnels. D'ailleurs, il dédie au nouveau maître de l'Égypte un essai sur la rénovation de l'art de la médecine[2] (*Maqāla al-ṣalāḥiya fī iḥyā' al-ṣinā‘a al-ṭibiyya*), ainsi qu'un ouvrage sur la grande thériaque. Il rédige un opuscule sur les coliques d'un des frères de Saladin, Sayf al-Dīn Tuġtukin ibn Ayyūb et dédie son *Guide pour le bien-*

---

* Directeur d'études, École Pratique des Hautes Études / PSL, UMR PROCLAC 7192.

[1] Ibn Abī ‘Uṣaybi‘a, *‘Uyūn al-anbā' fī ṭabaqāt al-attibā'*, ed. et tr. Emilie Savage-Smith, Simon Swain et Geert Jan van Gelder, 3 vol. en 5 t., Leyde, Brill, 2020, III / 2, p. 1087 et p. 1233-1240.

[2] Ibn Ǧumay‘, *Treatise to Salāh ad-Dīn on the revival of the art of medicine*, ed. et tr. Hartmut Fähndrich, Wiesbaden, F. Steiner, 1983.

être des âmes et des corps au Qāḍī al-Fāḍil[3]. Bref, c'est un médecin de cour, qui enseigne aussi publiquement et devient sous Saladin le *rā'is al-aṭibbā'* ou chef des médecins[4], c'est-à-dire le responsable public qui veille à ce que les praticiens aient été correctement formés et ne soient pas des charlatans. Il est apparemment le premier juif à occuper cette fonction. Il est par ailleurs contemporain de son collègue et coreligionnaire Moïse Maïmonide (m. 1204). À une date inconnue, il a également rédigé une description sanitaire d'Alexandrie[5] après avoir passé six mois sur place et en observant l'alimentation et le comportement de la population. Proche du pouvoir, son nom apparaît également dans les lettres de la Géniza[6] en rapport avec des prescriptions médicales. Il meurt en 594 / 1198.

À côté de son épître sur le scinque, il a laissé un opuscule sur l'usage du lime et un autre sur l'usage de la rhubarbe[7], à croire qu'il aimait les études de cas.

Le scinque

Le scinque[8] appartient à la classe des reptiles, à l'ordre des squamates et à la famille des *scinciadae*, et à l'espèce *Scincus officinalis* (Laur., 1759). Ce petit lézard de couleur jaunâtre qui atteint une longueur totale d'une vingtaine de centimètres se retrouve du nord du Sahara depuis El Goléa en Algérie jusqu'à l'Égypte et Israël. Les mâles ont une plus grosse tête que les femelles. On le trouve dans des biotopes sablonneux, en particulier des sables éoliens, mais il peut également habiter des zones de sable compacté assez dur, où de petites taches de sable mou et meuble existent. Il préfère généralement les zones avec une couverture végétale modeste, voire des endroits complètement dénudés. À la fin du XIXe siècle, on le rencontrait encore sur le plateau de Guizeh, à proximité du Caire. Les bédouins le chassent à main nue en reconnaissant ses traces là où il s'est enfoui dans les sables. Il est communément appelé « poisson des sables ». Il apparaît dans la pharmacopée occidentale pour ses supposées propriétés alexipharmaceutiques, soit comme antidote aux poisons.

---

[3] MEYERHOF Max, « Mediaeval Jewish Physicians in the Near East, from Arabic Sources », *Isis*, XXVIII-2, 1938, p. 432-460.

[4] LEV Ephraim, *Jewish Medical Pratictioners in the Medieval Muslim World. A Collective Biography*, Édimbourg, University Press, 2021, p. 312.

[5] IBN ǦUMAY', *Épitre sur la nature d'Alexandrie*, ed. et tr. Jean-Charles Ducène, Le Caire, Ifao, à paraître.

[6] La Géniza est un dépôt d'archives sacrées, *cf.* GOITEIN Shlomo, *A Mediterranean society*, Berkeley, University of California Press, 6 vols, 1967-1994, I, p. 253 et II, p. 249-251.

[7] SEZGIN Fuat (dir.), *Medical treatises / Rasā'il fi l-ṭibb by Hibatallāh ibn Zayn ibn Ḥasan ibn Jumay'*, Francfort/Main, 2010, f. 44r-74r, f. 112v-128r.

[8] GEOFFROY SAINT-HILAIRE Etienne, *Description de l'Égypte, Histoire naturelle, vol. I. Zoologie*, « Les Reptiles », Paris, Imprimerie impériale, 1809, p. 115-140 ; ANDERSON John, *Zoology of Egypt. Reptilia and Batrachia*, Londres, B. Quaritch, 1898, p. 204-207 ; BAHA EL DIN Sherif, *A guide to the reptile and amphibian of Egypt*, Le Caire, AUC, 2006, p. 203-205.

Son nom arabe *saqunqūr* se retrouve en syriaque *saqūnqur*[9] et provient du grec σκίγκος / *skíngos*, transposé par les Latins en *scincus*.

L'épître sur le scinque

L'ouvrage d'Ibn Ǧumay' est un court traité d'une dizaine de pages contenu dans un manuscrit unique conservé à Istanbul (Top Kapi, Ms Ahmet III 2136, ff. 1v-9r), daté du XIIIe siècle.

En premier lieu, l'auteur identifie et décrit l'animal, puis donne plusieurs recettes particulières de préparations médicamenteuses reprises à des médecins antérieurs.

À propos de la description de l'animal, on peut déjà souligner qu'Ibn Ǧumay' a assisté à la dissection d'individus, car, à propos de la mastication ou non de l'animal quand il se nourrit, il évoque le fait qu'il a vu lui-même les viscères d'un scinque contenant les restes de petits lézards pas encore digérés. De même, il compare les testicules de l'animal à ceux du coq. Outre son expérience personnelle, il cite à propos de l'origine de l'animal Dioscoride et un médecin arabe du Xe siècle, Muḥammad ibn Aḥmad al-Tamīmī[10], auteur de « L'indicateur des substances nourrissantes et des forces des simples parmi les médications » (*Al-Muršīd ilā ǧawāhir al-aġdiyya wa-quwā al-mufradāt min al-adwiya*). Dioscoride lui donne comme patrie l'Égypte, l'Inde et la Gétulie, mais al-Tamīmī vient brouiller les cartes en prétendant en avoir vu un provenant des rives de la Volga. Sa chair aurait aussi été utilisée comme aphrodisiaque. Ibn Ǧumay' reste cependant perplexe sur cet animal originaire de la Volga quand il ajoute qu'al-Tamīmī décrivait le mâle de l'animal comme ayant deux verges et la femelle deux vagins. Selon lui, la dissection devrait éclaircir cette assertion. En réalité, les squamates ont deux hémipénis et la femelle non pas deux vagins, mais un cloaque.

Enfin, al-Tamīmī soutient aussi que l'animal présent en Haute-Égypte peut s'attaquer à l'homme et puis retourner à l'eau, ou se vautrer dans son urine faute de rivière. S'il y parvient et y entre, alors l'homme mordu meurt à l'instant. Mais si c'est l'homme qui arrive à l'eau avant l'animal et s'y baigne, alors le scinque se retourne sur le dos et crève, l'homme étant sauvé. Ibn Ǧumay' montre également un certain scepticisme face à cette propriété.

Quant à l'identification de l'animal proprement dite, Ibn Ǧumay' le distingue du varan qui, selon notre auteur, serait plutôt un animal terrestre aimant les terrains pierreux, tandis que le scinque serait un animal semi-aquatique, vivant sur les berges sablonneuses du Nil en Haute-Égypte et se nourrissant de petits lézards et de poissons. Le varan a une peau dure et jaunâtre alors que le scinque donne à sentir une peau douce, tachetée de

---

[9] BROCKELMANN Karl, *Lexicon syriacum*, Hildesheim, Olms, 1982, p. 495a.

[10] SEZGIN Fuat, *Geschichte der Arabischen Schrifttums. III. Medizin - Pharmazie. Zoologie - Tierheilkunde*, Leyde, Brill, 1970, p. 317-318.

jaune et de noir. L'animal connaît une reproduction sexuée et la femelle pond plus de vingt œufs dans le sable, ceux-ci parviennent à maturité grâce à la chaleur du soleil et ils éclosent. Selon Ibn Ǧumay‘, l'émergence des petits dans le sable a conduit certains observateurs à les confondre avec les crocodiles, méprise qui comporte néanmoins une part de vérité, comme nous le verrons.

Selon Ibn Ǧumay‘, du mâle et de la femelle, c'est le premier qui est le plus recherché pour ses vertus aphrodisiaques. Quelle est la partie de l'animal qui aurait cette vertu ? Ce serait la chair et les graisses qui entourent l'abdomen de l'animal jusqu'à la base de sa queue. Leurs propriétés ne sont cependant pas optimales toute l'année. Il convient de le chasser au printemps : « En effet, à ce moment de l'année, il est en chaleur pour couvrir la femelle. [Sa chair] est très profitable et efficiente par l'action de ses préparations et de ses mélanges ». Comment doit-on faire ?

> « Pour cela, il doit être égorgé le jour où il est attrapé. En effet, s'il est laissé en vie après avoir été capturé, sa graisse fond, sa chair s'amaigrit et son action s'affaiblit. [Après l'avoir attrapé], on coupe la tête, les flancs et la queue. On ne la prend pas à la racine, mais on en laisse un petit morceau. On ouvre alors son ventre et on l'évide des viscères à l'exception de la graisse et des reins. On le nettoie, on le bourre de sel et on recoud l'ouverture. On le suspend alors à l'envers, à l'ombre, dans un endroit à l'atmosphère tempérée jusqu'à ce qu'il soit complètement séché et sauvegardé de la corruption. On le met dans un récipient que l'air peut pénétrer et aérer comme des paniers tressés de branches de saule, de tamaris ou de feuilles de palmier. Il doit être protégé des souris et d'autres nuisibles qui pourraient s'en prendre à lui le temps nécessaire. »

Sa viande et sa graisse ainsi traitées seront utilisées soit comme médicaments simples soit entreront dans la préparation de composés, mais pourquoi la viande de cet animal serait-elle aphrodisiaque ? Ibn Ǧumay‘ de répondre: « sa viande et sa graisse allument le désir, excitent l'envie lubrique, et renforcent l'érection. Il est profitable pour les maladies froides des nerfs et amplifie pour cette raison le coït. »

Comment l'utiliser ?

> « On prend de la [viande] séchée comme nous l'avons présenté et décrit, le poids d'un à trois *mithqāl* (soit un peu plus de 4 g.), selon le tempérament, l'âge, le pays de celui à qui on le destine, ainsi que le moment de l'année. On l'écrase, on le jette dans un vieux vin aéré (*marūḥ*). On le donne à boire à celui dont la médication au vin est permise, et à qui cela n'est pas permis, on le mélange avec de l'eau au miel non cuit, ou encore un sirop de raisin doux. Ou encore, on [le] saupoudre sur le jaune d'un œuf frais de poule cuit à la coque et on l'absorbe en petites bouchées. On fait ainsi avec la [viande] salée : on la jette dans un mélange de médications et de nourritures aphrodisiaques,

ou on en prend une quantité d'un ou deux dirhams selon l'usage que le tempérament du patient nécessite. Le mélange est saupoudré sur un jaune d'œuf, comme décrit avec le médicament simple ou de la même manière avec des semences de roquettes moulues. »

Ibn Ǧumayʻ poursuit avec sept autres recettes de médicaments composés, attribuées à cinq médecins. On retrouve de la sorte :

- Sābūr ibn Sahl[11] (m. 247 / 861), médecin persan au service du calife al-Mutawakkil, qui donne une recette pour en faire une pâte et des pilules
- Yaḥyā ibn Sarāfiyūn[12] (m. 250 / 864) : pour une pâte
- Yūsuf al-Šāhir[13] (actif sous le calife al-Muktafī (289 / 902 - 295 / 908) : pour une pâte
- Al-Rāzī[14] (m. 313 / 925) : pour une boisson
- Ibn Sīnā (m. 1037) : également pour une pâte, aussi à mélanger avec une boisson douce ou du jus de raisin et à prendre après le repas.

Entendons-nous bien, la pâte obtenue est toujours à diluer dans une boisson avant d'être bue par l'individu, il ne s'agit pas d'onguent à oindre.

Sauf erreur de ma part, cette épître est unique en son genre, car, comme nous allons le voir, si l'attribution de cette propriété au scinque est ancienne, aucun médecin ne s'y était attardé aussi longuement. Et pour preuve par la suite, elle est plagiée ou citée. Ainsi ʻAbd al-Laṭīf al-Baġdādī (1162-1231), qui est en Égypte de 1190 à 1207, et termine sa description naturelle du pays en 600 / 1204, résume Ibn Ǧumayʻ sans le citer dans son chapitre sur le scinque[15]. Plus tard, Ibn al-Bayṭār[16] (m. 1248) reprend l'épitre dans son *Traité des simples* bien connu aussi, mais en lui accordant la paternité de l'opuscule. Il précise toutefois :

> « Le scinque est réellement tel que l'a décrit Ibn Ǧumayʻ. De nos jours, on ne le connaît plus en Égypte que dans le Fayoum d'où on l'apporte au Caire. On lui fait la chasse, dit-on, pendant les quarante jours que durent les rigueurs de l'hiver. Quand l'eau est trop froide, le scinque en sort, et on lui fait la chasse. Tout ceci est hors de doute ».

Ajoutons qu'Ibn al-Bayṭār est l'auteur d'une autre somme de pharmacopée, *Al-muġnī fī l-adwiya al-mufradati al-nāfiʻa min al-amrāḍ*, « Ce qu'il y a de suffisant dans les simples utiles contre les maladies », restée inédite jusqu'en 2019. Il ne consacre que quatre lignes au scinque, mais en spécifiant que c'est bien la chair entre le nombril et la queue de l'animal qu'il

---

[11] SEZGIN Fuat, *op. cit.*, p. 244.

[12] *Ibid.*, p. 240-242.

[13] *Ibid.*, p. 268-269.

[14] *Ibid.*, p. 274-193.

[15] DE SACY Sylvestre, *Relation de l'Égypte par Abd-Allatif, médecin de Bagdad*, Paris, Imprimerie impériale, 1810, p. 142-143.

[16] LECLERC Lucien, « Traité des simples par Ibn El-Beïtar. Tome deuxième », *Notices et extraits des manuscrits de la bibliothèque nationale*, XXV, 1881, p. 261-264.

faut saler et utiliser comme aphrodisiaque[17]. Et il est préférable de chasser l'animal au printemps. La notice du *Traité des simples* passe par la suite chez des encyclopédistes comme al-'Umarī (m. 1348) qui dans son ouvrage *Les routes des regards perçants dans les royaumes des métropoles* (*Masālik al-abṣār fī mamālik al-amṣār*)[18] s'appuie textuellement sur Ibn al-Bayṭār et donc Ibn Ǧumay', sans rien ajouter à la description du scinque ni à l'usage de sa chair.

Quant à cette supposée propriété de l'animal, elle apparaît tôt dans la littérature. D'abord, Pline l'Ancien (*HN*, XXVIII, 119) trouve une ressemblance au scinque avec le crocodile, et en considère deux espèces, selon son lieu d'origine d'Arabie ou d'Inde. Il ajoute que l'on les apporte salés depuis l'Inde, nous verrons par le témoignage d'Ibn Baṭṭūṭa (*cf. infra*) que c'était encore vrai au XIVe siècle. Il attribue cette vertu aphrodisiaque d'une manière croissante à son museau, à ses pattes et surtout à la chair de ses flancs. Ces éléments sont à mêler à du vin blanc et notamment des graines de roquette. Ibn Ǧumay' répète cette prescription. L'animal serait également un puissant antidote, propriété qui, elle, est acceptée par la suite en Occident. Contemporain de Pline, Dioscoride[19] (*Materia medica*, II, 66) tout en distinguant le scinque d'Égypte, de celui d'Inde et de celui de Gétulie de Mauritanie, précise qu'une drachme de ce qui entoure ses reins bue avec du vin redonne de l'énergie sexuelle à un jeune homme, cette libido rajeunie retourne sous contrôle en buvant un bouillon de lentilles avec du miel ou des graines de laitues, et de l'eau.

Dans le domaine arabe, avant Ibn Ǧumay', des auteurs d'horizons divers connaissent cet animal et ses propriétés supposées. Le premier qui l'évoque n'est pas un médecin, mais un littérateur épris de zoologie, Ǧāḥiẓ[20] (m. 868) qui, dans son *Livre des animaux*, déclare déjà qu'il a deux pénis, qu'il soigne l'impuissant de son handicap, et qu'il doit être chassé au moment où il est en chaleur. Après lui, le géographe Ibn Ḥawqal[21] (vers 980), considère le scinque comme une espèce provenant de l'union d'un crocodile et d'un poisson : il ne ressemble pas à un poisson, car il a deux pattes de devant et deux pattes de derrière, et il n'est pas semblable à un crocodile. Il précise qu'on emploie sa graisse comme aphrodisiaque. C'est évidemment du côté des médecins que les remarques sont les plus nombreuses. Ibn Ǧazzār[22] (m. 980) actif à Kairouan,

---

[17] IBN AL-BAYṬAR, *Al-muġnī fi l-adwiya al-mufradati al-nāfi'a min al-amrāḍ*, Le Caire, Ǧāmi'at Miṣr li-l-'ulūmwa-l-tiknūlīǧiyā, 2019, III, p 73.

[18] AL-'UMARI, *Masālik al-abṣār fī mamālik al-amṣār (Fī al-ḥayawān wa-l-nabāt wa-l-ma'ādin)*, Le Caire, Maktabat Madbūlī 1996, p. 198-199.

[19] DIOSCORIDE, *De Materia Medica*, tr. Lily Y. Beck, Hildesheim, Olms, 2017, p. 108.

[20] ǦĀḤIẒ, *Kitāb al-ḥayawān*, Beyrouth, Dār al-Ǧayyida, 1992, VI, p. 57, VII, p. 118, 169, 223.

[21] IBN ḤAWQAL, *La configuration de la terre*, tr. Johannes Kramers et Gaston Wiet, Paris, Maisonneuve et Larose, 2001, p. 147 ; MIQUEL André, *La géographie humaine du monde musulman*, II, Paris, Éditions de l'EHESS, 1975, p. 93.

[22] RADHI Jazi, « Aphrodisiaques et médicaments de la reproduction chez Ibn al-Jazzar, médecin et pharmacien maghrébin du Xe siècle », *Revue d'histoire de la pharmacie*, 273, 1987, p. 161-163.

considère aussi le scinque comme un aphrodisiaque puissant, mais sans préciser quelle partie de l'animal il faudrait utiliser. Accessoirement, le même médecin[23] explique le mécanisme de l'érection d'une manière originale que l'on peut rapporter. Pour lui, un vent animal part du cœur, traverse le corps et remplit le « muscle » de la verge.

Un siècle plus tard, le médecin chrétien Ibn Buṭlān (m. 1066), auteur du *Tableau de la santé* (*Taqwīm al-ṣiḥḥa*)[24], mentionne à deux reprises l'usage du scinque, et la deuxième fois expressément pour revigorer les tempéraments froids. À la croisée entre la médecine, la pharmacopée et la zoologie, il y a ces traités des propriétés des animaux utiles en médecine. Ainsi, 'Abd Allāh ibn Ǧibrīl ibn Baḫtyašū' (m. 1058), dans son « Livre sur les propriétés utiles des animaux » (*Kitāb manāfi' al-ḥayawān*), sans être descriptif, considère que le scinque est une sorte de crocodile : les œufs une fois éclos dans le sable, si les petits arrivent à l'eau, ils deviennent des crocodiles, s'ils restent sur la terre ferme, ils deviennent des scinques. Il répète ces mêmes caractéristiques : sa viande est chaude quand elle est salée. On en boit un *mithqāl* comme aphrodisiaque, il réchauffe alors les reins froids. Sa puissance est telle que si des gens qui se haïssent mangent de sa viande, de l'affection apparaîtra entre eux. Le manuscrit de Paris donne à voir une représentation de l'animal peu réaliste puisqu'il est représenté avec des nageoires, dans un plan d'eau.

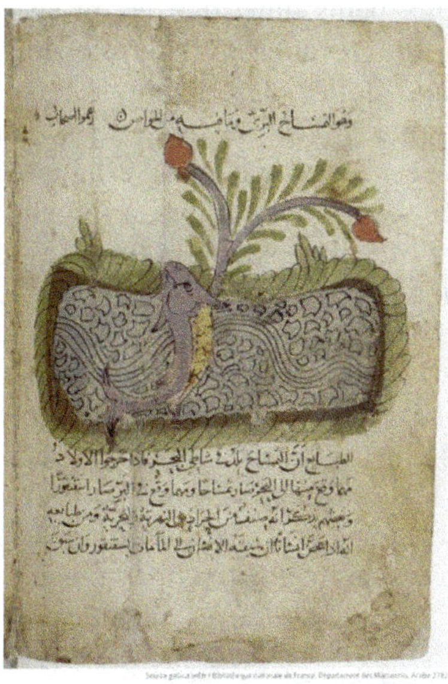

Figure 1 : Scinque, 'Abd Allāh ibn Ǧibrīl ibn Baḫtyašū', *Kitāb manāfi' al-ḥayawān* (BnF Arabe 2782, f. 30v.)

[23] *Ibid.*, p. 158.

[24] ELKHADEM Hossam, *Le Taqwīm al-Sihha (Tacuini Sanitatis) d'Ibn Butlān : un traité médical du XIe siècle*, Louvain, Peeters, 1990, p. 243 et p. 273.

Un peu plus tard, un autre médecin à la cour des Seldjoukides, à Ispahan, Sharaf al-Zamān Ṭāhir l-Marwazī (m. 1124 / 1125), compose une zoographie portant le titre de « Livre des caractéristiques naturelles des animaux » (*Kitāb ṭabā'ī al-ḥayawān*) où le scinque est mentionné à plusieurs reprises[25]. D'abord, il le considère comme issu du croisement du crocodile et du lézard (lire *ḥirḏūn*[26] plutôt que *ğirḏawn* « rat ») et les gens de Nichapour l'appellent « le lézard fluviatile » (*al-ḥirḏūn al-baḥrī*), il précise cependant que les Égyptiens le chassent aussi en Haute-Égypte, le vident, le salent et des commerçants le transportent ailleurs en cet état.

Au siècle suivant, le naturaliste al-Qazwīnī[27] (m. 1283) tout en essayant de classer l'animal, s'appuie simplement sur Avicenne pour alléguer les vertus aphrodisiaques de sa chair et de sa viande. Le manuscrit de Munich (*Ağā'ib al-maḫlūqāt*, Munich, *Cod. Arab.* 464, f.75 r.) présente une illustration plus naturaliste de l'animal, puisque doté de quatre pattes. Ainsi, selon le « maître [des médecins] » (*al-šayḫ al-rā'is*), le scinque serait un varan aquatique que l'on chasserait dans le Nil, mais pour d'autres, il serait de la descendance du crocodile qui pondrait sur la rive et les petits y grandiraient. D'autres encore précisent qu'effectivement le scinque provient du crocodile, mais que celui-ci pond toujours sur la terre ferme. Une fois les œufs éclos, les petits qui vont à l'eau deviennent des crocodiles, ceux qui se réfugient dans le sable évoluent en scinque. Al-Qazwīnī rapporte aussi la caractéristique des deux pénis ainsi que les propriétés de sa viande pour renforcer la libido. En revanche, l'encyclopédiste cairote al-Wāṭwāṭ (m. 1318) consacre une notice descriptive à l'animal en compilant des sources antérieures, mais en passant sous silence ses propriétés aphrodisiaques supposées. On apprend qu'il est appelé « le lézard fluviatile » ou « le varan aquatique », qu'il est présent en Égypte, en Inde, en mer Rouge et en Éthiopie. Dans l'eau, l'animal se nourrit de poissons, et sur terre de petits lézards. La femelle pond une vingtaine d'œufs. En s'appuyant sur al-Tamīmī, il attribue deux pénis au mâle et deux vagins à la femelle, et rapporte l'histoire de la morsure fatidique pour un homme, si le scinque regagne l'eau avant sa victime. Le dernier zoographe arabe de l'époque médiévale, Kamāl al-Dīn al-Damīrī (m. 1405) consacre au scinque une notice qui reprend les informations de ses prédécesseurs quant à la description, aux mœurs et aux propriétés supposées de la viande de l'animal. Il précise toutefois qu'à son époque, comprenons à la fin du XIVe siècle, le

---

[25] AL-MARWAZĪ, *Kitāb ṭabā'ī al-ḥayawān*, UCLA University, ms Ar. 52., f. 212a, f. 217a, ff. 258b-259a.

[26] MA'LUF Amīn, *Mu'ğam al.-ḥayawān*, Beyrouth, Dār al-rā'id al-'arabī, 1985, p. 6 et p. 235, le zoonyme désigne l'*agama* ou le *stellagama stallion.*

[27] AL-QAZWINI, *'Ağā'ib al-maḫlūqāt*, ed. Ferdinand Wüstenfeld, Gotha, 1849, p. 136 ; CARBONI Stephano, *The wonders of creation and the singularities of painting*, Edimbourg, University Press, 2015, p. 250.

scinque ne se trouve qu'au Fayoum et que de là, il est exporté au Caire. Il est surtout chassé en hiver, car à ce moment, le froid l'oblige à sortir de terre[28]. Enfin, loin de l'Égypte, un ouvrage d'érotologie féminine, le *Plaisir des femmes* (*Lazzat al-nisā*), écrit en persan dans l'Inde moghole du XVIIe siècle (Paris, BnF, Suppl. Persan 1804, f. 80v), mentionne le scinque salé dans une préparation aphrodisiaque. Les voyageurs parcourant l'Égypte semblent aussi avoir été mis au courant des vertus de l'animal, ainsi Prosper Alpin[29], médecin naturaliste qui visite le pays à la fin du XVIe siècle, revient sur les propriétés du scinque révélées par les médecins arabes, sa puissance aphrodisiaque serait telle que « deux drachmes de leurs reins provoqueraient un priapisme tel qu'un autre médicament serait nécessaire pour le calmer ».

Cependant, tous les observateurs arabes médiévaux ne partagent pas ce point de vue sur l'animal, ainsi Ibn Baṭṭūṭa arrivant à Siwasitan — aujourd'hui Sehwan au Pakistan — en septembre 1333 écrit :

> « Les habitants mangent le scinque, petit animal ressemblant au caméléon et qu'on appelle au Maghreb "petit serpent de jardin" mais sans queue. J'ai vu des habitants creuser le sable pour en extraire un, lui fendre le ventre pour le vider le fourrer de curcuma [...] qui remplace chez eux le safran. Lorsque je vis cette petite bête que mangeaient les habitants de cette ville, je la considérai comme impure et ne la consommai pas »[30].

Conclusion

Il est évident que le scinque a alimenté les réflexions naturalistes et médicales des Anciens à cause de son anatomie particulière et d'un mode de vie ou de reproduction qui permettait de le rapprocher du varan ou du crocodile. L'épître d'Ibn Ǧumayʿ ne tranche pas, mais compile, cumule les arguments et son auteur ajoute ses observations et parfois ses doutes. Il reste ainsi sceptique — à tort — face à l'hypothèse des deux pénis. Pourtant, cette observation est omniprésente chez les naturalistes et elle est à l'origine de l'idée que la chair du mâle serait apte à aider à l'érection, à activer le désir libidineux voire à faire naître de l'affection entre des adversaires. On peut supposer cette dernière idée comme une dérivation de la précédente. Il y a certes divergence sur l'origine géographique des spécimens, quoiqu'un consensus soit établi sur la qualité des individus provenant d'Égypte, avec le sentiment que ceux-ci paraissent plus rares au nord du pays, le temps passant. Si cette observation est réelle, on aurait là un effet peut-être du développement démographique du pays. Une différence d'opinion apparaît également quant à la période la plus propice pour sa capture. Pour les uns, ce

---

[28] AL-DAMIRI, *Ḥayyāt al-ḥayawān al-kubrā*, Beyrouth, s. d., 2 t. en 1 vol., II, p. 23-24.

[29] ALPIN Prosper, *Histoire naturelle de l'Égypte*, Le Caire, IFAO, 2007, I, p. 132, et II, p. 216-217.

[30] CHARLES-DOMINIQUE Paule, *Voyageurs arabes*, Paris, Gallimard, 1995, p. 747.

serait le printemps, alors qu'il est en chaleur, pour les autres, l'hiver, quand il est plus facile à attraper. Quoi qu'il en soit, la tradition attachée aux vertus de ce petit lézard montre une pérennité qui rejoint l'inquiétude fondamentale de l'homme quant à sa virilité.

Animal soignant, animal soigné chez Hildegarde de Bingen (1098-1179)

Laurence MOULINIER-BROGI*

Depuis l'Antiquité, la pharmacopée faisait appel aux trois règnes, et les parties de différents animaux passaient pour aptes à soigner divers maux du corps humain. Le corpus hippocratique recensait à peu près 100 espèces pouvant être mises à contribution au service de la santé humaine[1]. Galien, pour sa part, s'intéressait aux substances contenues dans les êtres vivants, comme le sang, l'urine, la sueur, etc., avant de mener une discussion générale sur les *partes animalium*, au livre XI de son *De simplicibus*. Cela dit, ce traité n'eut qu'une influence limitée et indirecte jusqu'au XIIIe siècle, et on ne s'y attardera pas. Il circula en revanche au haut Moyen Âge un traité attribué à Sextus Placitus, le *Liber medicinae ex animalibus*[2], entièrement consacré aux bienfaits thérapeutiques des animaux, et même deux traités sous forme de lettres consacrés chacun à un seul animal et à ses propriétés médicinales, le *Liber de taxone*[3] sur le blaireau, et l'*Epistula de vulture*, appelée aussi *Epistula vulturis* ou *De medicamine vulturis*[4], sur le vautour. Une large gamme d'animaux et de parties de leurs corps pouvait donc servir, de l'œil aux ongles en passant par la graisse, le fiel, la corne, les poils, le lait, le sang ou les excréments, voire la semence, sans oublier les testicules pour le castor, déjà mentionnés dans le corpus hippocratique pour traiter la matrice. Au XIIe siècle, l'œuvre médicale attribuée à l'abbesse Hildegarde de

---

* Professeur des universités en Histoire du Moyen Âge, Université de Paris-Nanterre, MéMo, laurence.moulinier@parisnanterre.fr.

[1] Voir VON STADEN Heinrich, « Animals, Women and Pharmaka in the Hippocratic Corpus », p. 171-204 in Véronique BOUDON-MILLOT, Véronique DASEN et Brigitte MAIRE, *Femmes en médecine*, Actes de la journée internationale d'étude organisée à l'Université René-Descartes-Paris V, 17 mars 2006, en l'honneur de Danielle Gourevitch, Paris, de Boccard, 2008. L'auteur met en lumière toutes les parties d'animaux utilisées, avant d'étudier les emplois sexués de ces produits.

[2] Voir à ce sujet l'étude récente de SANTOS PAZ José Carlos, *Pseudo-Sexto Plácido. Liber medicine ex quadrupedibus. Magos y doctores. La Medicina en la Alta Edad Media. Edición, traducción y estudio*, Florence, SISMEL, 2018.

[3] Sur cet opuscule, qui circulait en compagnie d'autres brefs textes médicaux, voir *Antonii Musae de herba vettonica liber. Pseudoapulei herbarius. Anonymi de taxone liber. Sexti Placiti liber medicinae ex animalibus*, ed. Ernst HOWALD, Henry E. SIGERIST, Leipzig, Teubner (*Corpus Medicorum Latinorum*, IV), 1927.

[4] Voir par exemple BARB Allie A., « The Vulture Epistle », *Journal of the Warburg and Courtauld Institutes*, 13-3/4, 1950, p. 318-22 et, plus récemment, SANTAMARÍA HERNÁNDEZ Maria Teresa, « El capítulo *De vvltvre* del *Liber medicinae ex animalibus* de Sexto Plácido : relación con la zooterapia hermética y propuestas de enmienda al texto », *Traditio*, 66, 2011, p. 1-26.

Bingen (1098-1179), qui fait figure de dernier fleuron de la médecine dite monastique du haut Moyen Âge, mentionne elle aussi de nombreuses parties du corps ou de fluides corporels animaux utilisés pour secourir le corps humain, et l'on y retrouve bon nombre des substances organiques listées par Carmélia Opsomer dans son index de la pharmacopée du haut Moyen Âge[5], y compris le sang animal[6] ou le *stercus*[7]: ce n'est pas la dernière des ressources qu'offrait le corps animal, comme le montre à la même époque le recueil de textes constitué à Salerne sous le nom de *Trotula*[8]. Et la médecine stercoraire a encore de beaux jours devant elle, si l'on en croit l'Antidotaire d'Henri de Mondeville († v. 1320) ou les notes du médecin Tillmann de Syberg au XIVe siècle, qui raconte entre autres comment un chanoine de Bonn fut guéri d'une angine grâce à l'application d'excréments de chien blancs[9], recette qui se trouvait déjà chez Oribase[10]. On pouvait aussi recourir à l'animal vivant, comme dans ce remède proposé par Hildegarde :

---

[5] OPSOMER Carmélia, *Index de la Pharmacopée du Ier au Xe siècle*, Hildesheim, Olms-Weidmann, 1989, 2 vol.

[6] HILDEGARDE DE BINGEN, *Le livre des subtilités des créatures divines*, trad. Pierre Monat, Grenoble, J. Millon, 2 vols, 1988-1989, VII, 39, t. II, p. 234 : « Celui qui souffre du haut mal prendra du sang de taupe ; il réduira en poudre du bec de canard, femelle bien sûr, et des ongles d'oie, femelle également, de façon qu'il y ait deux fois plus de bec de canard que d'ongle d'oie, et qu'il y ait deux fois plus de sang de taupe que de bec de canard. Il mettra tout cela dans un linge, à un endroit où une taupe vient de rejeter de la terre, et le laissera trois jours. Puis il placera de la glace dessus pour que tout soit gelé ». Suit une recette de boulettes. Sur les traitements de l'épilepsie selon Hildegarde, on pourra voir BRIGO Francesco, TRINKA Eugen, BRIGO Bruno *et alii*, « Epilepsy in Hildegard of Bingen's writings: A comprehensive overview », *Epilepsy Behavior*, 80, 2018, p. 135-143, DOI : 10.1016/j.yebeh.2017.10.002.

[7] HILDEGARDE DE BINGEN, *Les Causes et les remèdes*, trad. P. Monat, Grenoble, J. Millon, 1997, p. 235-236 : « Celui qui devient lépreux, sous l'effet de sa goinfrerie et de son ivrognerie, prendra des crottes d'hirondelle, quatre fois autant de bardane rouge et réduira le tout en poudre ; il prendra ensuite de la graisse de cigogne et un peu plus de graisse de vautour; il fera cuire tout cela dans une marmite, puis il mélangera la poudre susdite et un peu de soufre à cette graisse ; il obtiendra un onguent dont il se fera frotter dans un bain chaud, puis il se mettra au lit. Il fera cela cinq jours, voire davantage. En effet, quand la chaleur des crottes d'hirondelles et le froid de la bardane sont tempérés par la chaleur de la graisse de cigogne, le froid de la graisse de vautour et la chaleur du soufre, elles enlèvent la pourriture de cette lèpre, car la crotte d'hirondelle la dissout, la poudre de bardane l'érode, la graisse de cigogne et de vautour ainsi que l'amertume du soufre les chassent. Et le malade sera guéri, à moins que Dieu ne veuille pas qu'il guérisse ».

[8] *Liber de Sinthomatibus Mulierum*, in *The* Trotula. *A Medieval Compendium of Women's Medicine*, trad. et ed. Monica H. Green, Philadelphie, Univ. of Pennsylvania Press, 2001, § 43, p. 82 (emplâtre à base de crottes d'oiseaux ou de chats avec de l'axonge à appliquer sur le ventre et les reins) ; *ibid.*, § 108, p. 102 (suffumigation à base d'ongles de cheval, d'excréments d'agneau ou de chat pour faire sortir la secondine) ; *ibid.*, § 124, p. 108 (suppositoire en cas de constipation du jeune enfant à base de crotte de souris).

[9] *Item idem posuit stercus porcinum ad igne et assavit in igne, postea posuit ad unum pannum lineum et fecit hominem odorare et cessavit fluxus sanguinis narium* (E. WICKERSHEIMER, « Faits cliniques observés à Strasbourg et à Haslach en 1362 suivis de formules de remèdes », *Bulletin de la Société française d'histoire de la médecine*, 1939, p. 69-92).

[10] ORIBASE, *Euporista*, IV, 72 : « Les excréments blancs du chien, séchés et réduits en poudre, passés au crible, délayés dans du miel et dont on fait des onctions, ont un effet

> « si quelqu'un a des douleurs avec des élancements, il faut prendre une souris et la frapper légèrement pour qu'elle ne puisse pas se sauver ; puis, avant qu'elle ne meure, l'attacher dans le dos de cet homme, entre ses épaules, quand il souffre d'élancements, et la laisser mourir là. L'homme sera guéri et ses douleurs ne reviendront pas »[11].

Le procédé est toujours attesté au XIIIe siècle, dans la *Practica* d'un frère anonyme[12], le *Thesaurus pauperum* de Petrus Hispanus (†1277), ou le *Réceptaire de Liège* qui se fait l'écho d'autres traditions :

> « Vous prenez les testicules d'une belette vivante et vous les donnez à la femme afin qu'elle les porte dans une peau d'âne quand elle s'unit à l'homme et ainsi elle concevra »[13].

Hildegarde, par ailleurs, n'ignore pas l'étymologie et se laisse guider par elle quand elle est censée révéler d'une plante ou d'un animal ce qu'ils pourront guérir. La consoude (*consolida*) est indiquée pour ressouder des os fracturés, le chardon piquant (*stechelechte Distel*) pour soulager le *stechen cordis*, point de côté. L'étymologie en allemand ne lui est pas non plus étrangère lorsqu'elle écrit que le marsouin (*Merswin* dans le texte original du *Liber subtilitatum*) « est de la nature des poissons et un peu des porcs »[14] (*swin*), ou que le macaque (*Merkacaza* dans le texte d'origine) « a quelque chose de la nature du loup et de celle du chat »[15]; mieux encore, il nous

---

merveilleux contre l'angine. On ne trouverait pas contre l'angine un remède plus efficace ; mais il faut que le chien n'ait mangé que des os » (tr. fr. *Œuvres d'Oribase*, E. Bussemaker et Ch. Daremberg, vol. 5, Paris, Imprimerie nationale, 1873, p. 753). Cette condition est liée au fait que l'on ne se contentait pas d'appliquer le produit tiré des excréments, on l'ingérait aussi. Voir à nouveau le *Liber de Sinthomatibus Mulierum* à propos du régime de la parturiente : *Item illud album quod invenitur in stercore ancipitris datum in potu confert* (*The* Trotula..., §121, p. 106).

[11] *Le livre des subtilités...*, VII, 61, t. II, p. 174. Le principe qui sous-tend cette médication est à peu près le même que dans celle-ci, contre la jaunisse : « Celui qui a la jaunisse frappera une chauve-souris, de façon à ne pas la tuer, puis l'attachera sur son dos, le dos de la chauve-souris contre son propre dos ; puis il l'enlèvera au bout d'un moment et l'attachera sur son ventre ; il l'enlèvera quand elle mourra ».

[12] Voir MOULINIER Laurence, « La *Practica fratris* anonyme du ms. Munich, clm 267 : une lecture d'Avicenne par un religieux au XIIIe siècle ? Présentation et édition », *Archives d'Histoire Doctrinale et Littéraire du Moyen Âge*, 84, 2017, p. 157-312 : *Medicine autem maturative et bone sunt gallinacei, et catuli et pulli columbarum, aut pulmones animalium calidorum cum extrahuntur calidi, aut cum funduntur calida aqua.*

[13] XHAYET Geneviève, *Médecine et arts divinatoires dans le monde bénédictin médiéval à travers les réceptaires de Saint-Jacques de Liège*, Paris, Classiques Garnier (coll. Savoirs médiévaux, 2), 2010, p. 94. Voir aussi ce remède : « ceci c'est pour les plaies. Si quelqu'un est mordu ou blessé par un serpent ou une bête venimeuse, qu'il fende un coq tout vif en travers du dos et qu'il le mette tout chaud sur la plaie ».

[14] *Le livre des subtilités ...*, V, 3, t. II, p. 97.

[15] *Ibid.*, VII, 25, t. II, p. 221.

semble que dans deux remèdes à base d'animal vivant, c'est une étymologie vernaculaire implicite qui relie souris à chauve-souris, *Maus* à *Fledermaus*, mentionnées pourtant respectivement sous leurs noms latins de *mus* et *verspertilio*. Hildegarde pratique aussi la « médecine des signatures », qui consiste à employer une plante ou un animal dont la couleur ou la forme rappelle l'organe ou la maladie : le cadavre d'un loriot (*icterus*), oiseau de couleur jaune, sera ainsi appliqué sur l'estomac pour soigner la jaunisse. D'autres prescriptions relèvent implicitement d'une pensée analogique, ou de l'antagonisme entre *antipatheia* et *sympatheia* : la souris, par exemple, « parce qu'elle fuit toute chose, met aussi en fuite le haut mal »[16]. Magie et opérations magiques, enfin, constituent un arrière-plan important de la représentation qu'a Hildegarde de certains animaux et de leurs propriétés.

Bref : la médecine de Hildegarde est à première vue bien de son temps, en ce qui concerne les procédés et les ingrédients mis en œuvre. Mais elle se distingue à la fois par l'arrière-plan théologique, son absence de sources avouées, et la coexistence du souci de l'homme et de celui de l'animal. C'est le caractère inclassable de l'œuvre médicale de l'abbesse et la particularité de son rapport au monde animal que l'on tâchera de présenter en trois temps : après avoir rappelé en quoi consistent ses écrits médicaux, on évoquera la part de l'animal dans les remèdes proposés à l'homme avant de se pencher sur le souci du bien-être animal qui s'y exprime aussi, sur fond de ressassement nostalgique du récit de la Chute, qui a durablement altéré le rapport de l'homme au savoir médico-naturaliste et les relations entre les descendants d'Adam et le monde animal.

Le *Liber subtilitatum diversarum naturarum creaturarum*

L'œuvre médicale aujourd'hui attribuée à Hildegarde est constituée de deux volets, un *Liber subtilitatum diversarum naturarum creaturarum* qu'elle dit avoir composé entre 1150 et 1158, appelé aussi *Livre de simple médecine*, *Liber simplicis medicinae*, et plus couramment *Physica,* du titre que lui donna son premier imprimeur Jean Schott[17] en 1533, et un traité appelé *Cause et cure,* ou *Livre de médecine composée, Liber compositae medicinae,* qui n'apparaît dans les sources qu'une cinquantaine d'années après la mort de Hildegarde. Je ne reviendrai pas sur l'histoire complexe de ce diptyque auquel j'ai consacré une enquête textuelle préalable à une nouvelle édition[18], et me contenterai de dire que le *Liber subtilitatum* est à la fois une

[16] *Ibid.*, VII, 39, t. II, p. 233.

[17] Dernière édition en date : HILDEGARD VON BINGEN, *Liber subtilitatum diversarum naturarum creaturarum, Textkritische Ausgabe,* ed. R. Hildebrandt et Th. Gloning, Berlin, de Gruyter, 2010.

[18] Sur l'histoire de ce texte, une grosse entorse à la modestie nous invite à renvoyer à MOULINIER Laurence, *Le Manuscrit perdu à Strasbourg. Enquête sur l'œuvre scientifique de Hildegarde*, Paris-Saint-Denis, Publications de la Sorbonne-Presses universitaires de Vincennes, 1995, et à l'introduction de l'édition du *Cause et cure* (*Beate Hildegardis Cause et cure*, ed. L. Moulinier, recognovit R. Berndt, Berlin, Akademie Verlag, 2003).

encyclopédie et une pharmacopée, fort construite, en 9 sections ; le *Cause et cure,* qui se présente comme un écrit en 5 sections disparates et sans grand ordre, a sans doute été assemblé après la mort de la nonne ; il n'en est pas moins riche pour notre sujet. Je commencerai par évoquer la place du monde animal dans la pensée de Hildegarde avant de me pencher sur les ressources que recèlent selon elle certaines espèces pour la médecine humaine, au nom de principes pas toujours explicités, relevant souvent d'une pensée analogique ou magique, mais où les notions de *sympatheia* et d'*antipatheia* entre médicament animal et corps humains jouent un rôle qu'elle formule parfois, dans sa langue *sui generis* ; je soulignerai pour finir que le souci de soigner les animaux ne lui fut pas étranger.

Le titre originel de l'encyclopédie naturelle de Hildegarde dit bien qu'elle veut se faire herméneute et révéler (ou rappeler) aux hommes les subtilités, les vertus cachées, de l'ensemble du créé, notamment du règne animal. Comme l'a écrit récemment Yoan Boudes, « en proposant des notices originales et en recomposant l'information zoologique dont elle dispose », elle aborde « les modes d'accès à la connaissance du monde naturel, dont l'homme n'est d'après elle pas le seul dépositaire »[19]: je dirais même plus : « dont l'homme a perdu la clé ». Les animaux se prêtent particulièrement à la volonté de dévoilement qui anime Hildegarde, et dans tous les manuscrits connus à ce jour, ils sont distribués en quatre grandes classes : « poissons », « oiseaux » (ou, mieux, « animaux volants » ou « ailés », puisque nombre d'insectes sont compris dans les *volatilia), animalia,* c'est-à-dire « quadrupèdes », et « reptiles ». Chaque créature s'y voit consacrer une notice bipartite, où l'évocation de ses utilités pour l'homme succède à celle de ses qualités internes et propriétés. Cette répartition s'inspire de la *Genèse*, et les livres V à VIII se succèdent dans l'ordre où sont apparus sur terre poissons et oiseaux au cinquième jour de la Création, bestiaux puis bestioles du sol au sixième jour. La fidélité au déroulement de l'Œuvre n'a alors rien d'original dans un traité encyclopédique, mais en ce qui concerne le monde animal, c'est la séparation selon les éléments qui était le plus fréquemment adoptée ; Hildegarde, à cet égard, inaugure un ordre qui sera repris au XIIIe siècle par Vincent de Beauvais ou Brunetto Latini.

La succession des livres zoologiques reflète aussi un parcours du plus au moins pur du point de vue de la génération : les poissons se reproduisent sans contact, donc sans souillure, et sont pour ainsi dire couvés par l'eau, élément éminemment pur ; les oiseaux n'ont pas ce privilège, et si Hildegarde déconseille de manger leurs œufs en général, c'est sans doute en tant que produits de la sexualité ; les animaux ailés sont toutefois plus purs

[19] BOUDES Yoann, « La philosophe à la licorne. Savoir de l'animal et savoir de l'homme dans la *Physica* de Hildegarde de Bingen », *RursuSpicae* [En ligne], 3 | 2020, mis en ligne le 30 décembre 2020, consulté le 26 avril 2024. URL : http://journals.openedition.org/rursuspicae/1321 ; DOI : https://doi.org/10.4000/rursuspicae.1321.

que les quadrupèdes, donc meilleurs à manger[20]. Si le coït est la règle pour tous les quadrupèdes, certains pullulent, d'autres pas[21] ; rien d'étonnant dès lors à ce que ce soit l'animal chaste par excellence, l'éléphant, qui ouvre le livre VII ; les reptiles, enfin, sont marqués du sceau de l'impureté, puisque leur naissance est étroitement liée à la décomposition, donc à la mort. La comestibilité des animaux étant fonction de la pureté de leur mode de reproduction, les livres se suivent aussi dans un ordre menant du plus au moins pur du point de vue de l'alimentation humaine : à cet égard, on ne saurait négliger le distinguo opéré, dans la préface du livre VII, entre *animalia* mangeables et immangeables.

Il émane du récit de l'apparition des reptiles une atmosphère horrifique, reflet probable de l'aversion qu'ils inspirent naturellement ; mais ils sont surtout aux yeux de Hildegarde, Genèse oblige, les animaux qui ont le plus chèrement payé la Chute, et cet épisode et ses conséquences prennent sous sa plume l'allure d'un drame en plusieurs actes : alors que, « avant la chute de l'homme, les reptiles n'avaient rien en eux qui apportât la mort, mais seulement un suc délicieux », la prévarication d'Adam a entraîné, parallèlement à la formation des humeurs en l'homme, celle du venin des reptiles[22]. Puis survint le meurtre d'Abel, et la vengeance divine s'exerça au moyen de ces reptiles[23]. Enfin, le Déluge provoqua la mort de ces vermines par étouffement dans l'eau, et de la décomposition de leurs cadavres dispersés sur toute la terre naquirent d'autres espèces de reptiles mortifères[24].

---

[20] *Le livre des subtilités ...*, préface du livre VI, t. II, p. 126 : « Les animaux ailés sont plus froids que les animaux qui se trouvent sur la terre, car ils ne sont pas engendrés par une aussi grande chaleur du désir ; et aussi ils ont des chairs plus saines que les animaux de la terre, parce qu'ils ne sortent pas nus de la mère, mais recouverts d'une coquille ».

[21] *Ibid.*, préface du livre VII, t. II, p. 184 : « Les animaux qui dévorent les autres et qui sont nourris d'aliments corrompus et qui se multiplient en engendrant des portées, comme le loup, le chien et le porc, sont contraires à la nature de l'homme, comme de manger des plantes inutiles, parce que l'homme ne se comporte pas ainsi. Mais le bétail qui est nourri de pâtures pures, comme le foin ou des aliments semblables, et qui ne se multiplie pas en engendrant des portées, est bon à manger pour l'homme comme les herbes bonnes et utiles ».

[22] *Les causes et les remèdes...*, « Le mal né du péché », p. 52-53 : « Si l'homme était resté dans le Paradis, il n'aurait pas, en son corps, ces flegmes d'où naissent beaucoup de maux, mais sa chair serait intacte et sans souillures. Mais parce qu'il s'est allié avec le mal et a abandonné le bien, il est devenu semblable à la terre, qui fait pousser des herbes bonnes et utiles, mais aussi de mauvaises et d'inutiles, et qui a en elle de la mauvaise et de la bonne humidité, de la bonne et de la mauvaise sève. [...] Maintenant au contraire, l'homme contient en lui du poison, du flegme et diverses maladies ».

[23] *Le livre des subtilités ...*, préface du livre VIII, t. II, p. 242 : « Un nouveau feu naquit de l'enfer...une sorte de brouillard provenant du bouillonnement de l'enfer s'étendit sur la terre... de sorte que certains vers très mauvais et vénéneux et mortels jaillirent souvent en bouillonnant de la terre, afin que par eux soit punie la chair de l'homme, parce que l'homme avait tué la chair de l'homme. »

[24] *Ibid.*, préface du livre IX, t. II, p. 242 : « quand le déluge cessa, les cadavres de ces vermines pleines de venin se putréfièrent, et, de cette putréfaction, naquirent d'autres vermines, du même genre, et il y en eut ainsi, disséminées, sur toute la terre ».

L'idée d'une concomitance entre Chute et apparition des venins, en particulier dans le corps de l'homme, trouva une première formulation au IVe siècle dans la littérature pseudo-clémentine ou dans l'*Hexaèmeron* de Basile de Césarée († v. 379) ; au XIe, ce motif fut relayé par certains traités d'Anselme de Cantorbéry († 1109), notamment le *De casu diaboli*, et à l'époque de Hildegarde, une miniature de l'*Hortus deliciarum* de l'abbesse Herrade, représentant la création des animaux, traduit visuellement cette leçon de l'apparition des venins sur terre. Puis à la charnière entre XIIe et XIIIe siècle, des *Questions salernitaines* en prose, rassemblant le savoir médico-naturaliste de « l'école de Salerne », interrogent le lien entre la Chute d'Adam et l'apparition des humeurs dans son corps, et l'encyclopédiste Alexandre Neckam († 1217), dans son *De naturis rerum*, affirme à son tour que « si l'homme n'avait pas péché, il n'y aurait pas de poison nocif ». Le motif se diffuse ensuite hors des domaines théologique ou médical, comme en témoigne tel sermon du franciscain Berthold de Ratisbonne († 1272).

La naissance des humeurs mauvaises, des *venenosae spumae* ou *flegmata* à l'intérieur du corps de l'homme après la Chute, n'est donc pas un thème nouveau, mais dans l'œuvre de Hildegarde c'est un *leitmotiv*, qui trouve aussi une expression dans ses livres de visions ; c'est toutefois dans le *Cause et cure* que la conception de la Chute comme empoisonnement généralisé est le plus volontiers ressassée. Or l'attachement de l'abbesse au récit des origines se lit aussi dans sa conviction que la Création tout entière est bonne, ou plutôt l'est restée malgré la Chute : à ses yeux, tous les animaux peuvent être utiles à l'homme, indépendamment de la classe où ils sont rangés et de leur état, sauvage ou domestiqué. Les animaux qui n'aident pas l'homme dans son travail peuvent être mis à contribution pour le nourrir, le soigner, le vêtir, lui fournir des oreillers : et même dans une catégorie a priori aussi négative que celle des *reptilia*, l'homme peut tirer parti du lombric « bon comme la cannelle »[25], de l'escargot[26] et d'« une espèce de serpent » non nommée, *de quodam serpente*[27], qui s'avèrent d'utiles contre-poisons. La recherche de l'utilité pratique des différentes espèces permet de transcender les divisions du monde animal.

L'aspect le plus positif des animaux sauvages aux yeux de Hildegarde réside dans le savoir qu'ils possèdent, et que l'homme n'a plus, un savoir lié à la vie et à la survie (ils connaissent le moyen de se passer de nourriture, de se soigner, de se régénérer, d'améliorer leur fécondité), et qui traduit une communication non-interrompue avec le cosmos : les oiseaux notamment sentent, d'après les mouvements de l'air, les changements du temps ou les

---

[25] Et non « comme le laurier », comme l'écrit le traducteur ; voir *Le livre des subtilités...*, IX, 17, t. II, p. 254.

[26] *Ibid.*, IX, 18, t. II, p. 256.

[27] *Ibid.*, IX, 2, t. II, p. 245 : « aussi longtemps qu'on le tiendra en sa main, on ne pourra être blessé par aucun poison ».

événements à venir, et le vautour apparaît comme un « prophète »[28]. Mais c'est sans doute à propos des poissons que cette idée trouve son expression la plus aboutie.

Les poissons

Le livre V du *Liber subtilitatum* (la première des sections animalières) comporte 36 chapitres, et Hildegarde semble avoir connu le monde des poissons aussi bien que celui des plantes : bons à penser, les poissons sont également bons à manger pour la nonne, en tant que seule chair animale tolérée par la Règle de saint Benoît, dont elle a par ailleurs laissé un commentaire[29]. Hildegarde les évoque aussi dans le livre II de son encyclopédie, « Des éléments », qui traite des rivières et fleuves de Germanie, évaluant leurs eaux respectives et les poissons qui y sont pêchés. Enfin, un signe de la familiarité de l'abbesse avec les poissons et de l'ancrage local du livre est l'abondance de noms germaniques : la majorité des espèces (une trentaine) y est présentée sous une appellation vernaculaire. L'alternance du latin et de l'allemand dans l'œuvre de Hildegarde ne reflète pas pour autant strictement l'opposition entre le lointain et le proche, le lu et le vu, l'imaginaire et le réel : c'est en allemand qu'est désignée l'exotique autruche, *Strusz*[30], et en latin la légendaire licorne[31]. La question n'est donc pas tranchée de savoir si les termes germaniques sont dus à des copistes ultérieurs (rappelons que l'on ne connaît aucun manuscrit antérieur à 1300)[32], ou si Hildegarde elle-même a délibérément employé sa langue maternelle, voulant faire du *Liber subtilitatum,* pour des raisons pratiques, un écrit partiellement bilingue, un peu comme le *Summarium Heinrici* qui aurait été son livre de chevet selon Reiner Hildebrandt[33].

Si l'on en croit la *praefatio* du *liber de piscibus*, qui recommande de laver soigneusement les filets, l'univers des pêcheurs n'était pas inconnu de Hildegarde, et ils ont pu lui fournir des informations. Quoi qu'il en soit, la majorité des poissons recensés étaient à portée de son regard, et les

---

[28] *Ibid.*, VI, 7, t. II, p. 136.

[29] Voir la traduction française dans *Hildegarde de Bingen*, *Opuscules monastiques,* t. 2, *Sur la Règle de saint Benoît. Vie de saint Disibod. Solutions à trente-huit questions*, Paris, Le Cerf, 2021.

[30] *Le livre des subtilités ...,* VI, 2, t. II, p. 128-129.

[31] *Ibid.*, VII, *De unicorni*, VII, 5, t. II, p. 94.

[32] Voir EMBACH Michael, WALLNER Martina, *Conspectus der Handschriften Hildegards von Bingen*, Münster, Aschendorff Verlag, 2013.

[33] Voir à ce sujet HILDEBRANDT Reiner, « Die pragmatische Zweisprachigkeit in den naturkundlichen Schriften der Hildegard von Bingen », p. 276-289 in Wolfgang HAUBRICHS, Heinrich BECK (dir.), *Theodisca. Beiträge zur althochdeutschen und altniederdeutschen Sprache und Literatur in der Kultur des frühen Mittelalters,* Berlin, de Gruyter, 2000, et ID., « *Summarium Heinrici :* Das Lehrbuch der Hildegard von Bingen », p. 89-110 in Ernst BREMER, Reiner HILDEBRANDT (dir.), *Stand und Aufgaben der deutschen Dialektlexikographie*, II. *Brüder-Grimm-Symposion zur Historischen Wortforschung,* Berlin, de Gruyter, 1996.

informations issues d'un savoir livresque apparaissent ici extrêmement rares. Certes, Hildegarde a sans doute le *Livre de Jonas* présent à l'esprit lorsqu'elle présente le *cetus* souffleur comme un « poisson » au service de Dieu[34], tandis que les médications à base de fiel de poisson qu'elle recommande en cas de taie sur les yeux rappellent pour leur part fortement le chapitre 11 du *Livre de Tobie*[35]. L'anguille et la murène voient leur origine expliquée par l'intervention d'un serpent[36], et ces récits d'origine ont des précédents littéraires : Basile de Césarée attribuait déjà la naissance de la lamproie à l'accouplement d'une murène et d'une vipère, et anguille et serpent (*anguis* en latin) étaient liés par une étymologie qu'au XIIIe siècle Vincent de Beauvais fait remonter à Isidore, et Thomas de Cantimpré à saint Jérôme.

Mais ce qui est le plus frappant, c'est qu'ici comme dans son dernier écrit visionnaire, Hildegarde crédite les poissons d'une nette supériorité dans le règne animal, et donc par rapport à l'homme, en d'autres termes d'une connaissance innée (tirée bien sûr de Dieu) du moyen de se nourrir pour longtemps[37]. Dans le *Livre des œuvres divines*, elle évoque « de gros poissons qui peuvent vivre assez longtemps sans nourriture »[38], se fondant sans doute sur l'observation de l'hibernation de certains, notamment des anguilles ; de même, les vertus que l'abbesse prête à certaines herbes connues de chaque poisson selon son genre, et qui le poussent à frayer, traduisent une réalité.

Hildegarde recherche systématiquement leur valeur alimentaire, médicale, voire magique. Dans cette perspective, la baleine fait figure de panacée entièrement utilisable (des paupières jusqu'au cuir en passant par les viscères): souvenons-nous qu'il s'agit d'un animal dans lequel « Dieu montre

---

[34] *Le livre des subtilités ...*, V, 1, La baleine, t. II, p. 92 : « Car Dieu, dans la création de tous les animaux, fit certaines formes, dans lesquelles il montre sa force, comme il le fait dans ce poisson, et c'est pourquoi ce poisson sent quelquefois les dérèglements du diable, et c'est pourquoi il émet ses souffles contre lui [...] Mais si dans quelque maison ou lieu, les esprits de l'air ont coutume de faire des moqueries, là, brûle du foie de ce poisson sur des braises vives, et ils s'éloignent, et à cause de la force de l'odeur, ils ne peuvent rester là ».

[35] Voir *ibid.*, V, 4, L'esturgeon, t. II, p. 99 : « si la vue s'obscurcit, il fait prendre du fiel de ce poisson et en poids égal, du suc de rue avec un peu moins de camomille », ou V, 20, t. II, p. 110 : « Si on a de l'*albugo* sur les yeux, il faut prendre du fiel d'omble, lui ajouter une goutte de vin et frotter de manière à toucher à peine la partie intérieure de l'œil ».

[36] Voir *ibid.*, V, 36, t. II, p. 121 : « D'où vient la murène ? il existe une sorte de serpent qui, quand il a vu les œufs d'un serpent d'eau, chasse ce serpent, se love sur les œufs et les réchauffe. Ainsi, de ces œufs naissent les murènes ».

[37] *Ibid.*, V, préface, t. II, p. 88 : « Dieu a donné à quelques poissons une forme de savoir, selon leur nature et leur espèce, de sorte qu'ils reconnaissent des herbes et des racines dans les eaux, dont ils se nourrissent parfois quand ils n'ont pas d'autres nourritures, et dont la puissance et la force sont telles que, alors qu'ils les ont connues et goûtées une seule fois, ils n'ont besoin d'aucune autre nourriture soit pendant une demi-année, soit pendant quatre mois, et que leurs chairs ne se réduisent cependant pas ni ne diminuent de ce fait ».

[38] HILDEGARDE DE BINGEN, *Le livre des œuvres divines*, trad. Bernard Gorceix, Paris, Albin Michel, 1982, p. 101.

sa force »[39]. D'autres poissons, nombreux, prêtent à l'homme, pour la conservation de sa santé, le concours d'une partie spécifique de leur corps : vessie de l'esturgeon, poumon et foie du marsouin, arêtes du saumon, fiel et foie du silure, œil du chabot, tête de la carpe, etc. ont une vertu médicinale précise. Ceux qui sont de peu de valeur pour l'alimentation ne sont pas à rejeter, car ils peuvent se prêter à d'autres usages, essentiellement médicaux : l'anguille, qui « fait chanceler les malades dans toutes les fièvres et les mauvaises humeurs » et rend ceux qui la mangent « amers, fourbes et coléreux», a cependant un « fiel » qui peut remédier provisoirement à « l'aveuglement des yeux »[40]; quant à l'écrevisse, « trop forte à ingérer pour celui qui a « l'estomac froid et bouché », elle a dans la tête une « graisse » susceptible de guérir les éruptions et ulcères du visage[41].

Le livre V de la *Physica* peut être tenu pour un pan d'histoire naturelle locale, riche en renseignements intéressant l'ichtyologie ; il dit aussi que dans la pensée de Hildegarde, la Création est bonne, encore faut-il savoir la déchiffrer. Et de même que chaque espèce connaît les herbes qui lui conviennent, la nonne sait et dévoile les subtilités de ces créatures qu'elle s'emploie à rappeler ou révéler. La plupart des animaux font figure de modèles enviables, riches d'un savoir ou d'une sagesse que l'homme n'a plus : outre les poissons, qui ont gardé le souvenir d'herbes de longévité, la belette connaît une herbe ignorée des hommes capable de redonner vie à ses congénères moribonds[42] ; la souris a un accouchement facilité par certains petits cailloux « qui aideraient grandement la femme si elle pouvait en trouver »[43], *etc.*

Domestiques et sauvages

Par contraste, les espèces domestiques, en gagnant la compagnie et l'amitié de l'homme, ont perdu ce savoir originel et l'ont troqué contre le lot de l'homme, à savoir la fatalité du travail et de la maladie depuis la Chute.

---

[39] Voir note 34.

[40] *Ibid.*, VI, 33, t. II, p. 120.

[41] *Ibid.*, VI, 32, t. II, p. 117-118.

[42] *Ibid.*, VII, 38, t. II, p. 231-232 : « Et cette herbe est ignorée de l'homme et des autres êtres vivants ; d'ailleurs, même si l'homme et les autres animaux la connaissaient, ni leur souffle ni leur urine n'auraient le pouvoir de la mettre en action, car cette herbe n'a pas, à elle seule, le pouvoir de rendre la vie ; il faut qu'elle reçoive des forces analogues venant du souffle et de l'urine de la belette ».

[43] *Ibid.*, VII, 29, t. II, p. 233-234 : « Quand la souris doit mettre bas, elle a de la peine et des difficultés à le faire ; alors, pendant qu'elle souffre, elle va au bord de l'eau, recherche de toutes petites pierres et en met dans sa bouche autant qu'elle peut en contenir ; puis elle court dans son nid, les recrache, souffle dessus, s'installe par-dessus et les réchauffe ; et aussitôt elle met bas ; une fois qu'elle a mis bas, elle les repousse avec ses pattes, s'installe sur ses petits et les réchauffe ; et si quelqu'un pouvait trouver ces pierres dans le mois qui suit le moment où elle les a rejetées et les attacher sur le ventre d'une femme qui est déjà en travail mais ne parvient pas à accoucher, celle-ci accoucherait bien vite, puis elle devrait aussitôt rejeter ces pierres ».

Aux yeux de la nonne en effet, les animaux domestiques n'ont plus, de même que l'homme, la liberté et la santé des origines, et c'est le monde sauvage qui détient la clé de leur nourriture ou de leur guérison, par l'intermédiaire de l'homme; à lui, en effet, de porter secours à ceux qui sont devenus ses compagnons pour le meilleur (être nourri) et pour le pire — travailler (parfois trop), être tondu, tué, mangé[44].

Les animaux domestiques représenteraient-ils dès lors un état dégénéré, dégradé de la condition animale, par contraste avec le monde sauvage ? Ce dernier n'est pourtant pas entièrement positif aux yeux de Hildegarde : la liberté du sauvage peut tendre à l'anarchie, au désordre, et la fertilité qui le caractérise peut devenir prolifération, pullulement anarchique. Ainsi s'explique par exemple qu'à tout prendre, elle préfère à toute autre sorte d'œufs ceux de la poule *domestique*[45], dont la reproduction est l'objet d'un contrôle par l'homme. La préface de son *liber primus*, *De plantis*, est très claire en ce sens : les herbes qui poussent « sans le travail de l'homme » y sont comparées aux bêtes sauvages qui « poussent brusquement, à la hâte », tandis que les plantes semées par le travail de l'homme, qui grandissent progressivement, sont semblables aux animaux domestiques que « l'homme nourrit dans sa maison, avec beaucoup de soins »[46].

De ce point de vue, soulignons que deux animaux tenus de nos jours pour domestiques n'ont aucune utilité à ses yeux, le chien et le chat, dotés d'une égale impropriété pour l'alimentation comme pour la médecine. Elle a bien noté que le chat ne se soucie que de celui qui le nourrit[47], et la description du comportement du chien qu'elle donne est par ailleurs très fidèle. Cet animal est pour l'abbesse du côté du familier, de l'humain métonymique, plus encore que du domestique : « si le diable déteste le chien c'est à cause de sa fidélité envers l'homme »[48]. Elle ne lui reconnaît guère qu'une vertu médicinale : « La chaleur qui est dans sa langue nettoie les plaies et les ulcères, s'il les touche avec la chaleur de sa langue »[49]. Au siècle suivant, l'encyclopédiste Thomas de Cantimpré, dont le *Liber de natura rerum* présente plus d'une similitude troublante avec le *Liber subtilitatum,*

---

[44] Sur les relations d'auxiliarité entre homme et animaux, voir entre autres RIETHE Peter « Referenzbeziehungen zwischen Mensch und Tier bei Hildegard von Bingen : Ausgewählte Kapitel aus dem „Buch von den Tieren", dem Liber VII — De animalibus — im Liber simplicis medicinae », *Sudhoffs Archiv*, 96-1, 2012, p. 39-63.

[45] *Le livre des subtilités ...*, VI, 14, t. II, p. 145 : « Tous les œufs des animaux volants sont plus froids que chauds et sont mauvais à manger : toutefois les œufs des poules domestiques peuvent être mangés, mais modérément ».

[46] *Ibid.*, t. II, p. 31.

[47] *Ibid.*, VII, 26, t. II, p. 222 : « Il ne se plaît pas en compagnie de l'homme, sauf de celui qui le nourrit ».

[48] *Ibid.*, VII, 20, t. II, p. 217.

[49] *Ibid.*, VII, 20, t. II, p. 218.

dira peu ou prou la même chose[50], avant d'évoquer, comme Hildegarde, les chaussures en peau de chien : mais là où l'un les loue pour leur efficacité contre la goutte[51], l'autre les récuse pour leur impureté : « Si on fait des chaussures avec de la peau de chien, elles font souffrir les pieds à cause de l'impureté qui s'y trouve, parce qu'elle a été souvent imbibée de sa sueur », écrit Hildegarde. Or le chien n'est pas le seul animal dont elle évoque l'emploi possible de la peau pour la confection de ceintures, jambières ou souliers : mais le jugement entièrement négatif qu'elle émet sur la peau de chien contraste avec ses recommandations de chaussures ou jambières en peau de baleine[52] ou en cuir de blaireau[53], que notre époque, *horresco referens*, commercialise allègrement pour ce qui est de ces dernières[54]... L'explication tient peut-être précisément dans la nature apprivoisée du chien : par les services qu'il rend à l'homme, lui tenir compagnie ou débusquer les voleurs, le chien fournit un travail, donc de la sueur, synonyme de déperdition. Contrairement à celle de l'éléphant, qui la garde à l'intérieur[55], la sueur émise par le chien est connotée négativement, comme celle d'Adam depuis la Chute, comme il est rappelé au chapitre sur l'ours : « après qu'Adam eut mangé la pomme et qu'il dut transpirer dans les travaux pénibles ». Par contraste, on peut douter, finalement, que le chat soit un animal domestique aux yeux de Hildegarde : n'a-t-il pas lui aussi un secret de santé, propre des animaux sauvages ? Le chat a, selon elle, « une sorte de parenté naturelle avec le crapaud et les serpents. Au plus fort des mois d'été, quand la chaleur est la plus élevée, le chat demeure sec et froid ; alors il a soif, si bien qu'il lèche les crapauds et les serpents, de façon à se réconforter avec leur suc et à en tirer un réconfort sans lequel il ne pourrait pas vivre mais périrait »[56]. Le *Liber de natura rerum* de Thomas de Cantimpré, qui offre de nombreux *similia* avec Hildegarde, associe lui aussi chat, crapauds et reptiles, mais le type de contact qu'il voit entre eux est de l'ordre de l'affrontement, de la bataille[57]. En revanche, le franciscain Berthold de

[50] THOMAS DE CANTIMPRÉ, *Liber de natura rerum,* ed. Helmut Boese, Berlin, de Gruyter, 1973, 4, 13, p. 116 : *Lingua canis medicinalis est lambendoque sanat sua aut vulnera aliena.*

[51] *Ibid.* : *Calciamenta in pedibus ea pelle canis arteticam sanant.*

[52] *Le livre des subtilités* ..., V, 1, t. II, p. 95.

[53] *Ibid.*, VII, 28, t. II, p. 225.

[54] Sur l'engouement sans limites de notre époque pour la médecine de Hildegarde, on verra notamment PIVERT Benoît, « Hildegarde de Bingen et sa médecine - Réflexions sur un engouement », *Association pour la connaissance de l'Allemagne d'aujourd'hui*, 224, 2018/2, p. 45-61, https://www.cairn.info/revue-allemagne-d-aujourd-hui-2018-2-page-45.htm.

[55] *Le Livre des subtilités...* VII, 1, t. II, p. 185 : « Sa sueur se trouve en grande quantité sous sa peau, et conserve sa force à la peau extérieure ».

[56] Je rectifie ici la traduction de P. Monat (*Le livre des subtilités...*, t. II, p. 222), qui s'est mépris en traduisant *croden* par « terre ».

[57] THOMAS DE CANTIMPRÉ, *Liber de natura rerum...*, 4, 76, *De musione vel murilegio, qui et cattus dicitur*, p. 151: *Sunt et venenosi buffones, cum quibus dimicare dicuntur. Post pugnam vero nisi citius aquas ad bibendum invenerint, siti arescunt. Cum serpentibus etiam pugnare dicuntur.*

Ratisbonne (†1272), dans un sermon en allemand, semble bel et bien reprendre la leçon que Hildegarde est la première à livrer[58]. Aucune source livresque n'est connue à ce jour, mais les récits d'origine et la culture folklorique livrent quelques éclairages : « Dans le Finistère, rapporte Paul Sébillot, la mutilation de la queue des chats nés en août doit leur faire passer l'habitude de rapporter au logis, au lieu des rats, des reptiles de toutes sortes »[59] ; quant au *Dictionnaire des superstitions germaniques*, il atteste qu'on attribuait au Moyen Âge l'origine de certaines épidémies à un chat qui aurait léché un crapaud jusqu'au sang et qui, assoiffé par son venin, aurait bu à une fontaine qu'il aurait contaminée[60]. Hildegarde semble ici soit avoir rapporté une tradition orale, soit avoir observé elle-même des chats qui, chasseurs naturels, sont très attirés par les petits reptiles, en particulier l'été, à leurs risques et périls : aujourd'hui encore, les propriétaires de chats (et plus encore de chiens) sont mis en garde contre le risque d'envenimation pouvant résulter du « jeu » avec un crapaud.

La souris, en revanche, qui vit à l'intérieur des maisons, *domus*, est domestique sans être domestiquée : aussi possède-t-elle aussi un secret de santé, plus précisément sa connaissance de certains petits cailloux qui favorisent sa délivrance, et que toute femme sur le point d'accoucher serait bien aise de pouvoir utiliser, information que l'on trouve également chez Thomas[61], comme s'il avait lu Hildegarde ou du moins eu des sources communes avec elle.

Les maladies susceptibles d'affecter les animaux « de la maison » ne sont donc pas envisagées (dans le *Cause et cure*, deux recettes ne considèrent que les morsures du chien, donc le point de vue de l'homme), alors qu'on découvre plus d'une vingtaine de remèdes contre les épizooties (*schelmo*, au pluriel *schelmen* le plus souvent sous sa plume) ou contre divers maux du bétail plus circonscrits (vermine, intoxication alimentaire, catarrhe, etc.). Certains chapitres consacrés aux animaux domestiques dans la *Physica,* et plusieurs passages du *Cause et cure* apparemment sans ordre sur les maux pouvant frapper les troupeaux[62] ont permis de supposer que

---

[58] Voir à ce sujet SCHMID Daniela, « "Sô hüete siche alliu diu werlt vor den Katzen". Eine Stimme des Mittelalters und deren neuzeitliche Interpretation », p. 131-144 in Rainer KAMPLING, *Eine seltsame Gefährtin: Katzen, Religion, Theologie und Theologen,* Francfort/Main, Peter Lang, 2007. AERTSEN Jan A., SPEER Andreas (dir.), *Geistesleben im XIII. Jahrhundert*, Berlin, de Gruyter, 2011, p. 381.

[59] SÉBILLOT Paul *Le Folklore de France,* t. III, *La Faune et la Flore,* Paris, 1906, p. 90.

[60] *Cf.* ALBERT-LLORCA Marlène, *L'Ordre des choses: les récits d'origine des animaux et des plantes en Europe*, Paris, éd. du CTSH, 1991, p. 198, et BÄCHTOLD-STAÜBLI Hanns, HOFFMANN-KRAYER Eduard, *Handwörterbuch des deutschen Aberglaubens,* Berlin, 1927-1942, 10 vols, t. IV, col. 1122, *s.v.* « Katze ».

[61] THOMAS DE CANTIMPRÉ, *Liber de natura rerum...*, 4, 80, p. 153 : *Lapillos etiam candidos cum fetibus eorum inveniri frequentius certum est, sed ob quam causam incertum, nisi quod vulgus edocuit posse parere nisi presente lapillo.*

[62] *Les causes et les remèdes...*, p. 217-219.

Hildegarde avait eu connaissance des écrits des agronomes latins[63], notamment Palladius, recommandé comme lecture aux moines par Cassiodore[64] au VIe siècle. Le livre XIV de l'*Opus agriculturae* de Palladius est entièrement voué à la médecine vétérinaire, suivant les livres VI à IX du *De re rustica* de Columelle, qui traitent exclusivement de l'élevage, distinguant entre maladies survenant isolément aux bêtes et épizooties. La formule *cum pestilentia vexantur* se trouve à plusieurs reprises chez les agronomes, et Hildegarde y recourt aussi, quand ne figure pas le terme vernaculaire de *schelmo* pour désigner les épizooties : les bœufs souffrant de surmenage seront ainsi soignés grâce à des coquillages réduits en poudre mélangés à de l'eau et à de la bétoine, le bétail attaqué par la vermine guérira au moyen d'applications d'os de brochet pulvérisé, les épizooties pourront être combattues si l'on mêle une poudre d'« os de baleine » à l'eau des bœufs, des moutons et des porcs, et du sang de lynx à celle des chevaux, des ânes et des porcs, *etc.*

Elle mentionne par ailleurs la saignée des chevaux dans le *Liber subtilitatum*[65], consacre à cette pratique un long développement dans le *Cause et cure*[66], et propose des remèdes pour toutes sortes de maux du bétail, sans pour autant les décrire : les remèdes diffèrent seulement en raison des propriétés diverses des animaux. Si par exemple une épidémie ravage les troupeaux de chevaux, d'ânes, de bœufs ou de porcs, Hildegarde

---

[63] Voir dans ce volume la communication de Thorsten Fögen et mon article « Abbesse et agronome : Hildegarde et la botanique de son temps », p. 135-156 in Charles BURNETT, Peter DRONKE (dir.), *Hildegard of Bingen. The Context of her Thought and Art*, Londres, The Warburg Institute, 1998.

[64] Voir GAULIN Jean-Louis, « Agronomie antique et élaboration médiévale : de Palladius aux Préceptes cisterciens d'économie rurale », *Médiévales*, 26, 1994, *Savoirs d'anciens*, p. 59-83, ici p. 61.

[65] *Le livre des subtilités...*, VII, 8, t. II, p. 199-200 : « Si quelqu'un a contracté la lèpre que provoque la tendance à la colère, il se rendra en un lieu où un peu de sang de cheval a coulé à l'occasion d'une saignée, et où on abat des animaux sains. Il prendra de ce sang avec la terre qui l'a reçu, le fera bouillir dans une marmite neuve avec un peu d'eau, en prenant garde à ne pas mettre trop d'eau, pour ne pas faire disparaître la force du sang. Puis il se plongera jusqu'au cou dans un bain, mettra un peu de cette terre et de ce sang dans un sac qu'il placera sur son visage, si c'est là qu'il a mal. Et quand il sera sorti de son bain, il s'étendra sur un lit et mettra sur son cœur le sac qui contient la terre et le sang. Il fera cela quatre fois, ou cinq, ou même plus ».

[66] *Les causes et les remèdes...*, Saignée des animaux, p. 150-151 : « S'il faut inciser une veine à un cheval, à un bœuf ou à un âne pour lui enlever du sang et si cet animal est fort et corpulent, alors il faut lui enlever du sang autant que peut en contenir un pichet d'eau. [...] Mais après la saignée, on lui donnera à manger du fourrage tendre et sec et du foin parfumé. En outre, qu'il se repose pendant deux semaines, ou une, ou pendant quatre jours après la saignée, jusqu'à ce qu'il récupère ses forces. Et, après trois mois écoulés, le quatrième mois on pourra à nouveau faire une saignée à la veine de cet animal, mais pas avant, à moins qu'il n'ait une grande nécessité ; en effet, chez les animaux de cette espèce, les humeurs nocives ne sont pas aussi abondantes que chez l'homme. On doit souvent faire une saignée à la veine du mouton, mais en prenant peu de sang, car un vent défavorable rend facilement malade. C'est par temps humide et bien tempéré qu'il faut saigner les moutons, car les humeurs mauvaises se développent alors en eux ; par temps sec, cette incision est à éviter, car alors les humeurs diminuent en eux ».

recommande une potion à base de sang de lynx et d'eau, qu'elle déconseille totalement, en raison de sa violence, pour les brebis et chèvres, à cause de leur faiblesse[67]. Au XVe siècle, un anonyme recopiant, sans le nommer, des extraits du *Liber subtilitatum* dans le ms. Vatican, Bibl. Apost., *Pal. lat.* 1216, y a été sensible, comme le montre son ré-agencement du texte originel[68] : vient en tête un groupe de dix recettes de médecine vétérinaire, où sont d'abord envisagées les maladies du bétail, qui reproduit en fait un long extrait du *Cause et cure* tel qu'on le connaît[69]. Suivent deux recettes relatives aux chiens (comment calmer un chien enragé, et donc s'en préserver, et que faire en cas de morsure), deux remèdes contre bubons et pustules, trois autres contre divers parasites (« vers » des jardins, vers de l'homme et du bétail, et mouches), puis seulement après quatorze recettes contre différentes maladies de l'homme.

Tentons de conclure. Aux yeux de Hildegarde, les animaux dans leur ensemble sont utilisables par l'homme mais les animaux sauvages ont une nette supériorité sur ceux que l'homme a mis à son service, ayant conservé un savoir originel que les autres ont perdu. La description de l'environnement animal par Hildegarde est donc empreinte de la nostalgie d'avant la Chute, mais aussi d'un anthropocentrisme modéré : si l'homme est légitimé, depuis la Genèse, à se servir des animaux, notamment, mais pas seulement, pour se soigner, à lui en retour de prendre soin de ceux qu'il a asservis. La médecine si particulière de Hildegarde, par son arrière-plan théologique, comporte donc aussi une intéressante dimension vétérinaire qui a retenu l'attention d'un anonyme au XVe siècle, époque où d'autres tirent de la connaissance du monde animal par Hildegarde, en particulier des

---

[67] Voir à ce sujet VOISENET Jacques, « L'animal malade au Moyen Âge : bilan et perspectives de recherche » p. 57-85 in Mireille MOUSNIER (dir.), *Les animaux malades*, Toulouse, Presses universitaires du Midi, 2005, https://doi.org/10.4000/books.pumi.8497.

[68] Édition dans MOULINIER Laurence, « Fragments inédits de la *Physica* : contribution à l'étude de la transmission des manuscrits scientifiques de Hildegarde de Bingen », *Mélanges de l'École Française de Rome*, 105-2, 1993, p. 629-650.

[69] *Les causes et les remèdes...*, p. 241 : « Si les brebis commencent à être malades, prends du fenouil et de l'aneth, mets-les dans l'eau [...], fais-en boire aux brebis. Si des mucosités s'écoulent des naseaux d'un cheval et que cela le fait tousser, fais cuire, dans de l'eau, des orties, un peu plus de livèche que d'orties et après lui avoir mis un frein, fais passer la vapeur sous son nez et sa bouche [...]. Si le cheval souffre du ventre, prends aussi de l'ortie et de la livèche, mélange-les à son fourrage [...]. Si un âne souffre de la tête au point de tousser, prends des cendres de hêtre avec lesquelles on aura fait chauffer une lessive, et pendant qu'elles sont encore chaudes, fais passer leur fumée dans la bouche et les naseaux de cet âne [...]. Et si l'âne a mal au ventre, coupe ces laitues dans le son [...]. Lorsqu'un porc souffre de quelque affection, prends de la carapace de tortue, de l'aneth, écrase-les ensemble et mélange les à son alimentation [...] ; fais également cuire des orties dans de l'eau pour qu'il avale le tout [...]. Si une chèvre souffre de quelque maladie, donne-lui à manger largement et souvent des feuilles de chêne [...] ».

poissons, non seulement des remèdes médicaux mais aussi des recettes de cuisine[70].

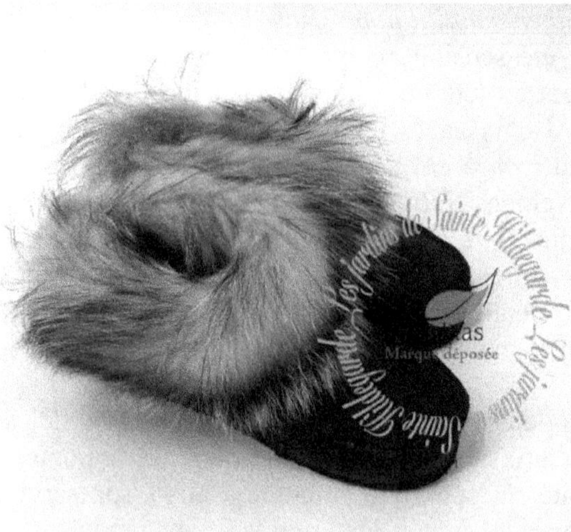

Chaussons en peau de blaireau
proposés par les Jardins de sainte Hildegarde,
taille 35, 159 euros

[70] Voir à ce sujet STRÜBING E., « Nährung und Ernährung bei Hildegard von Bingen, Äbtissin, Ärztin und Naturforscherin (1098-1179) », *Centaurus,* 9, 1963-64, p. 73-124.

Penser et panser la maladie avec les animaux dans la médecine médiévale

Laetitia LOVICONI*

À la fin du Moyen Âge, la médecine enseignée dans les facultés est dotée d'une composante théorique essentielle à son statut de science et d'une composante pratique significative et diversifiée. Raison et expérience (entendue dans le sens large de tout enseignement délivré par les sens) contribuent tant à l'élaboration des savoirs théoriques qu'à celle des savoirs pratiques médicaux et doivent fréquemment être conjointement mobilisées pour que la médecine réalise sa finalité à savoir la restauration ou la préservation de la santé[1]. Le médecin doit connaître le corps sain pour comprendre la maladie, maîtriser la sémiologie, afin d'identifier la maladie à partir de ses manifestations, déterminer ses causes et son pronostic, et enfin choisir le traitement approprié en fonction de tous ces éléments déterminés au préalable. Ces différentes étapes de la démarche médicale sont bien distinguées dans la structuration des œuvres de pratique médicale, *practicae*, à travers les rubriques successives de *signa, causa, pronostica, cura*[2].

Si certains aspects de la pathologie et de la thérapeutique médiévales ont particulièrement retenu l'attention des historiens de la médecine, notamment le développement des régimes de santé, les traités portant sur les bases théoriques et les propriétés thérapeutiques des simples végétaux, minéraux, animaux, certains aspects du diagnostic et du pronostic, tels que les risques d'erreurs médicales, la contribution transversale des animaux à la théorie et à la pratique médicale n'a guère été questionnée[3]. Or, pour

---

* Maître de Conférences, Sources et méthodes en histoire des sciences du vivant et de la santé (Moyen Âge, début de l'époque moderne) - Équipe Saprat / EA 4116- École pratique des hautes études, Paris.

[1] JACQUART Danielle, *La médecine dans le cadre parisien*, Paris, Fayard, 1998, p. 415-419.

[2] LOVICONI Laetitia, « Les *Practicae*, un révélateur de la structuration et de l'élaboration des savoirs théoriques et pratiques médicaux », p. 73-99 in Laurence MOULINIER-BROGI et Marilyn NICOUD, *Écritures médicales : discours et genres, de la tradition antique à l'époque moderne*, Lyon, CIHAM, 2019.

[3] NICOUD Marilyn, *Les régimes de santé au Moyen âge : naissance et diffusion d'une écriture médicale, XIIIe-XVe siècle*, Rome, École française de Rome, 2007 ; BENEZET Jean-Pierre, *Pharmacie et médicament en Méditerranée occidentale (XIIIe-XVIe siècles)*, Paris, Champion, 1999 ; JACQUART Danielle, « De la faillibilité de l'art médical aux erreurs du praticien au début du XIVe siècle : une imperceptible marge », p. 129-146, in Mariacarla GADEBUSH BONDIO, Agostino PARAVICINI BAGLIANI (dir.), *Errors and mistakes : a cultural history of fallibility*, Florence, SISMEL, 2012 ; MATHIEU Jeanne et RUIZ-MOIRET Diane (dir.),

comprendre essentiellement ou pour rendre compte par analogie de la structure et du fonctionnement du corps humain, en particulier dans leurs aspects internes et « occultes », les médecins antiques et médiévaux ont eu recours à l'observation voire à l'utilisation des choses inanimées et des phénomènes « physiques » mais aussi à celle des êtres qui les environnent, végétaux et animaux (autres que l'homme). Il apparaît dès lors fondamental d'étudier dans quelle mesure et comment les animaux contribuaient à penser la maladie à la fin du Moyen Âge. Comment les animaux permettaient-ils de caractériser les signes des maladies, de les nommer, d'en comprendre les causes ? De plus, comment les animaux étaient-ils utiles en tant que remèdes, donc pour panser la maladie ? Ces remèdes animaux étaient-ils communs ou rares, voire extraordinaires, quelles caractéristiques leur étaient attribuées et selon quels paramètres ces caractéristiques étaient-elles variables ? Pour tenter de répondre à ces interrogations, nous nous appuierons sur des *practicae* des XIVe-XVe siècles : principalement le *Lilium medicinae* (*ca* 1305) de Bernard de Gordon, les *Sermones medicinales* de Niccolò Falcucci (m. 1412), le *Philonium* et la *Chirurgia* de Valesco de Tarente (*fl.* 1418), la *Practica maior* (1440-46) de Michel Savonarole[4].

Penser la maladie avec les animaux dans la médecine médiévale

Plusieurs maladies ou, plus largement, états pathologiques, tirent leur nom d'animaux dans la nosologie médiévale. Seule la couleur de la partie affectée évoquant celle d'un animal est parfois à l'origine de la dénomination de la maladie. Tel est le cas pour l'ictère qui existe sous trois formes ou espèces, ayant des causes humorales distinctes et se différenciant en particulier par la couleur prise par la surface corporelle du patient : jaune, noir ou vert. Outre l'espèce citrine de l'ictère, dite *aurigia*, dorée ou safranée, qui est due à la présence d'une mauvaise bile, et l'espèce noire, dite *melanchicon*, causée par l'humeur mélancolique, il existe une autre espèce appelée *agriaca pegaseleontis*, causée par la bile aduste. Valesco de Tarente rappelle que, selon le *Passionarius*[5], cette expression désignerait la

---

Dénoncer ou dissimuler ? L'erreur médicale dans l'Antiquité et au Moyen Âge. Grèce, Rome, Proche-Orient, *Eruditio Antiqua*, 14, 2022.

[4] Sur Bernard de Gordon : DEMAITRE Luke, *Doctor Bernard de Gordon, professor and practitioner*, Toronto, Pontifical institute of Mediaeval studies, 1980 ; sur Niccolò Falcucci : *Dizionario Biografico degli Italiani* (volume 44), Instituto della Enciclopedia Italiana, 1994), p. 401-404 ; sur Valesco de Tarente : WICKERSHEIMER Ernest, *Dictionnaire biographique des médecins en France au Moyen Âge*, Genève, Droz, 1979, volume 1, p. 773 ; sur Michel Savonarole : CRISCIANI Chiara, ZUCCOLIN Gabriella (dir.), *Michele Savonarola, medicina e cultura di corte*, Florence, SISMEL, 2011.

[5] Ce texte pourrait être une œuvre du médecin Gariopontus (XIe siècle), souvent rattaché à l'École de Salerne. Il fut édité tantôt sous le nom de Galien, tantôt sous celui de Gariopontus. Voir WICKERSHEIMER Ernest, *Dictionnaire biographique des médecins en France au Moyen Âge*, Genève, Droz, 1979, volume 1, p. 165-166 ; GLAZE Florence Eliza, « Galen refashioned :

belette sauvage, mais d'autres auteurs considèrent que *agriaca* désigne la forme « sauvage » d'un animal et *pegaseleontis* le perroquet, de sorte que cette appellation de l'ictère vert s'appuierait sur la ressemblance du malade avec le perroquet sauvage, un oiseau de couleur verte[6].

Toutefois, la couleur n'est aucunement la seule caractéristique animale mobilisée dans la nosologie et la sémiologie médiévales. Dans un article consacré à l'influence de Gui de Chauliac sur la nosologie et le diagnostic des maladies[7], nous avons pu nous intéresser aux diagnostics d'entités nosologiques « chirurgicales » dont le nom provient d'animaux. Ces diagnostics permettent de révéler deux voies d'utilisation des animaux pour caractériser les maladies. Dans sa *Practica maior*, Michel Savonarole distingue trois types d'excroissances nasales[8] : l'hémorroïde, le cancer et le polype. Or le polype, entité nosologique déjà évoquée par Galien, est décrit par Savonarole comme une excroissance de chair causée par une humidité issue du mélange de phlegme et de mélancolie, qui se reconnaît par sa grande taille, sa dureté intermédiaire entre celles de l'hémorroïde (molle) et du cancer (dur), mais aussi la présence de « pieds » d'insertion qui la fixent

---

Gariopontus in the later Middle Ages and Renaissance », p. 53-76, in Elisabeth Lane FURDELL, *Textual Healing : Essays on Medieval and Early Modern medicine*, Leyde, Brill, 2005.

6 *Nunc species ictericie nuncupantur scilicet citrina viridis et nigra. Et secundum antiquos aliis tribus nominibus appelantur. Primo vero aurigia a colore auri, que fit de colera mala que tamen non est adusta, ut dicit Gerardus de Cremona, et ista retinet proprium colorem qui est rufus vel subrufus vel citrinus intensus. Et isti similes sunt auro immo videntur lucere sicut aurum precipue coniunctiva et facies [...] et ista apud modernos et latinos vocatur citrina vel crocea a colore citri maturi vel croci. Secunda species vocatur agriaca pegaseleontis, et ista interpretatur apud Galenum in passionario agrestis mustela, secundum vero alios interpretatur sic agriaca id est agrestis, pegaseleontis id est psitacus quasi agrestis psitacus avis que habet colorem viridem. Et ista species apud modernis et quosdam antiquos vocatur viridis. Et fit ex colera adusta. Tertia species dicitur melanchicon a melan quod est nigrum et chicon quod est humor quasi ab humore nigro vel melancolico facta vel producta. Et isti apparent nigri ultra consuetudinem.* (VALESCO de TARENTE, *Philonium*, V, 9).

7 LOVICONI Laetitia, « Du *Compendium* de Gilbert l'Anglais à la *Practica maior* de Michel Savonarole : la place de Gui de Chauliac dans l'histoire de la nosologie et du diagnostic des maladies », p. 159-175, in Béatrice BAKHOUCHE, Évelyne BERRIOT-SALVADORE, Daniel LE BLÉVEC (dir.), *Gui de Chauliac et sa Grande Chirurgie*, Turnhout, Brepols, 2023.

8 *Polypus est quaedam crescentia carnis media inter duritiem et mollitiem sub quantitate ciceris, vel lupini, in foraminibus nasi in parte superiori secundum plurimum circa stricturam eius satis fixa, cuius causa est humiditas a capite descendens ibidem collecta mixta ex phlegmate et melancholia, quae a calore accidentali per putrefactionem aut corruptionem innato in formam illam, et carnem convertitur. Et dicitur polypus ad similitudinem illius piscis sic nominati, quia plures habet pedes, unde ab Avenzoar dicitur multiceps, suis enim multis pedibus firmiter adheret loco in quo est, quare fortasse etiam propter hanc causam Avicenna eum cancrum dicit, nam solum de haemorrhoidibus et cancro mentionem facit sub cancro polypum comprehendens. Galenus tamen polypum nominat. Haemorrhois vero est quaedam crescentia carnis mollis alba, quandoque rubea, quandoque fusca sub quantitate grani uvae in foraminibus nasi pendens, ac quasi separat in partibus inferioribus eius, utplurimum orta, cuius causa est sola materia phlegmatica, aut phlegma cui aliquid sanguinis vel melancholiae commiscentur.* (MICHEL SAVONAROLE, *Practica maior*, VI, 5, 10).

sans lui conférer un caractère pendant, alors que l'hémorroïde très pendante est presque détachée du corps et le cancer très fixé à la chair. Savonarole ajoute que le polype est ainsi appelé en raison de sa ressemblance avec le « poisson » ainsi nommé car, comme cet animal, cette excroissance possède de nombreux « pieds ». C'est pourquoi Avenzoar l'a qualifié de *multiceps*. En effet, l'animal « polype » adhère par ses nombreux pieds au lieu où il se trouve être. C'est en raison de l'adhérence de l'excroissance « polype » à son lieu affecté qu'Avicenne l'aurait plutôt nommé « cancer » (en référence au crabe), tandis que Savonarole a choisi de différencier cancer et polype[9]. Ceci est confirmé par les indications présentées dans le *Philonium*. Valesco de Tarente mentionne, quant à lui, deux catégories d'excroissances nasales, les hémorroïdes et le polype, mais dans la suite de ses explications, il évoque comme catégories les hémorroïdes et le cancer, suivant ici Avicenne qui n'a fait mention que de ces deux entités. Il décrit aussi en détail le processus de croissance du cancer : de la taille d'un grain de blé, il passe à celle d'une noisette ou d'une amande, puis continue à croître et possède des pieds tout autour de lui comme le poisson polype[10]. On trouve également dans le *Lilium medicinae*, indépendamment du contexte des maladies du nez, mention de l'origine animale de la dénomination du cancer[11]. Il y est

---

[9] On trouve également une description évocatrice dans la *Chirurgia magna* de Gui de Chauliac (*Inventarium sive chirugia magna*, ed Michael McVaugh, Leyde, Brill, 1997) ainsi que dans celle de Lanfranc de Milan : *Ulcera que fiunt in naribus quedam sunt sine carne superflua, quedam vero cum carne superflua. [...] et que sunt cum carne superflua quedam sunt quorum caro est mollis pendens et quasi separata (que apud Galienum dicitur ozea, apud Avicennam alharbat), quedam sunt quorum caro est dura, non separata neque pendens sed adherens (que dicitur a Galieno polipus, ab Avicenna cancer). [...] Dicitur autem polipus ad instar illius piscis sic nominati, quia multos habet pedes- et ideo ab Avenzoari multipes nominatur-et quia firmiter loco adheret in quo est, vel assimilatur carni eius, ut dicit Galienus. Signa. [...]. Differt autem secundum Avicennam et Lanfrancum polipus a carne illa superflua, eo quia caro illa est mollis, pendens, de colore et substancia pulmonis, indolorosa, non adherens nisi secundum radicem, et ut plurimum venit post egritudines catarrosas; polipus autem est durus, siccus, dolorosus, umbrosus, horribilis et fetidus, venosus, non pendens sed firmiter naribus adherens, et ut plurimum incipit per se a pustula cicerali et paulatine augmentatur et crescit usque ad palatum perveniat.* » (Gui de Chauliac, *Chirurgia magna*, IV, 2, 2) ; *Polipus dicitur a polipo pisce, cuius maliciosa est astutia, quia quando vult piscibus saturari ascendit saxum quod est in litore maris, et ipsi multum assimilatur, pisces fatigati videntes saxum non advertunt de polipo propter similitudinem, sed volentes quiescere salliunt de mari, polipus illos absorbet, et in eius convertit nutrimentum. [...] Differentia vero est inter polipum et carnem superfluam, quoniam caro superflua non habet profundam tenacitatem cum nasi substantia, nec cum ipso naso nimis assimilatur, immo potest de facili segregari, polipus vero firmiter adgeret cum naso, et non sine violentia separatur.* » (Lanfranc de Milan, *Chirurgia magna*, III, 3, *La Grande Chirurgie*, ed. et trad. E. Nicaise, Paris, Alcan, 1890).

[10] *Iste autem cancer incipit sicut granum frumenti, deinde fit sicut avellana vel amigdala purgata iacens super nasi latus, et non crescunt nec pendent sicut emorroide, sed crescit et habet pedes circumquaque sicut polipus piscis.* (Valesco de Tarente, *Philonium*, II, 62).

[11] *Cancer est apostema melancolicum de melancolia adusta, et est a principio parve quantitatis admodum fae, durum, rotundum, fusci coloris, cum parvo calore, cum magno*

caractérisé comme ulcère ou comme abcès possiblement corrosif qui ressemble à un crabe par sa forme ronde, mais encore parce que, comme le crabe agrippe fermement ce qu'il tient quand il attrape sa nourriture, de même le cancer adhère fortement au corps, enfin parce que le pourtour du cancer présente des veines nombreuses, différentes, pleines de sang mélancolique qui ressemblent aux pattes nombreuses, longues et tordues du crabe. Le polype et le crabe sont donc ici mobilisés pour rendre compte de caractéristiques morphologiques de certaines maladies ressemblant aux leurs, pour les distinguer par la forme, la dureté, la couleur, la structure, l'insertion. Mais, dans le cas du cancer, il est aussi question de comportement de l'animal (préhension ferme de la proie).

C'est également une caractéristique animale éthologique qui justifie le nom de plusieurs autres maladies ou manifestations pathologiques. Valesco de Tarente distingue notamment l'ulcère appelé *herpestiomenus* sur une telle base[12] : ce terme *herpestiomenus* signifierait « qui se mange lui-même », en se référant à l'*herpeton* qui correspond à un genre de serpent d'après Papias[13] car ce serpent se blesse lui-même quand il ne trouve pas un homme ou un animal à mordre. Ainsi *herpestiomenus* proviendrait de *herpeton* et d'*edo, edis*, désignant un « serpent qui se mange lui-même » car il s'agit d'un ulcère qui détruit le membre atteint par mortification et amollissement. Parmi les espèces de lèpre qui tirent toutes leur nom d'animaux, certaines se réfèrent tout autant à une caractéristique éthologique. En effet, la lèpre est causée par l'humeur mélancolique qui est la cause matérielle immédiate, mais cette dernière peut provenir d'une des quatre humeurs corporelles (sang, phlegme, bile, mélancolie) qui constituent quatre humeurs « antécédentes » de sorte que doivent être distinguées quatre espèces de lèpre[14]. La première espèce, d'origine sanguine, est l'*alopicia*, dont le nom

---

dolore aliquando, aliquando cum parvo, aliquando non ulcerat, et aliquando ulcerat, et hoc est cum melancolia generata est ex adustione sanguinis aut cholere pure solius. Et dicitur cancer propter triplicem proprietatem. Primo, quia habet figuram rotundam, sicut cancer. Secundo, quia sicut cancer firmiter tenet quod tenet cum cibum venatur, ita ista passio fortiter adheret. Tertio, quia sicut cancer habet multas tibias et longas et tortuosas, ita ista passio habet multas venas et diversas repletas circumquaque sanguine melancholico. (Bernard de GORDON, *Lilium medicine*, I, 19, 8).

[12] *Herpestiomenus est ulcus quod interpretatur seipsum comedens. Et derivatur etiam de herpetum quod est unum genus serpentis secundum Papiam. Et dicitur quod iste serpens quando non invenit hominem vel animal quod mordeat vulnerat seipsum. Derivatur ergo de herpeton et de edo edis. Et est idem quod comedere quasi serpens edens seipsum.* » (VALESCO de TARENTE, *Chirurgia*, 24).

[13] Papias (*fl.* 1040-1060) est l'auteur du dictionnaire *Elementarium Doctrinae Rudimentum* qui comporte quelques 20.000 entrées.

[14] *Et est hoc sciendum, quod 4 sunt species lepre, que ab autoribus memorie ponuntur, secundum quod melancolia faciens lepram ab aliquo ex 4 humoribus generatur. Nam si generetur ex sanguine vocatur alopicia, que sic dirivatur ut dicit autor de proprietatibus rerum a pelagon grece idem est quod vulpis latine, cuius proprietas est propter calefactionem sanguinis in epate estivo tempore depilari, sic patiens istam speciem a superciliis et aliis pilis*

provient, d'après le *De proprietatibus rerum*[15], du grec *pelagos* correspondant au renard : en effet, de même qu'à l'été le renard perd ses poils en raison de l'échauffement de son sang dans le foie, le patient souffrant de cette espèce de lèpre perd ses sourcils et tous les poils de son corps. La deuxième forme, la lèpre *leonina*, provient de la bile : parmi les nombreux signes distinctifs de cette maladie, figure une promptitude du malade à se mettre en colère, comme un lion, caractéristique à l'origine de la dénomination de cette espèce. La troisième forme, *tiria*, est causée par le phlegme, et elle tirerait son nom du terme grec désignant le serpent, car chez les patients atteints de cette espèce de lèpre, la surface du corps blanche tend à noircir, évoquant le changement qui s'opère chez le serpent qui, au printemps, perd facilement sa peau et est écailleux. Enfin, la dernière espèce de lèpre, causée par la mélancolie, est dite *elefantia* car, de même que l'éléphant et le plus grand des animaux, cette espèce de lèpre est la « plus grande », mais aussi la plus fréquente et la plus difficile à soigner.

Dans le cas des cancers, comme dans celui des ictères et des lèpres, les ressemblances morpho-anatomiques sont donc essentielles pour expliquer le recours aux animaux dans la construction de la nosologie et de la sémiologie, mais quelques comportements animaux sont aussi l'occasion de caractériser et nommer les maladies. Cependant, dans les cas où la maladie se manifeste essentiellement voire uniquement par un dysfonctionnement, les comportements des animaux peuvent servir à représenter plus encore la spécificité majeure de la maladie, la nommer, mais aussi l'expliquer. En témoignent les atteintes de l'appétit pour la nourriture appelées « appétit canin » et « boulimie » (*bolismus*). Appétit canin et boulimie sont distingués par plusieurs auteurs sur la base d'un signe distinctif d'ordre comportemental, en se référant à la prise alimentaire respectivement du chien et de la vache. D'après Valesco de Tarente[16], ces

---

corporis paratus est et consuevit depilari et expoliari. [...] Leonina autem fit ex colera [...] est velox ad iram [...] et fit leviter iratus ut leo. Tiria autem fit a flegmate, et dirivatur a tiro serpente, quod sicut serpens faciliter in vere dimittit spolium et est squamosus, sic iste faciliter in superficie tenet colorem album ad nigredinem declivem [...] Elefantia fit a melancolia et vocatur elefancia, quia sicut elefas maior est ceteris animantibus sicut ista species est maior et frequentior et difficilioris cure [...] Intellige hoc quod licet omnis lepra generatur a melancolia, quia eius causa est materialis et coniuncta cum sua mala complexione frigida et sicca, et secundum hoc non deberet esse nisi una species, tamen considerando causas antecedentes a quibus ista materia melancolica potest generari, quia quilibet 4 humorum potest aduri et converti in melancoliam, et sic fiunt superdicte 4 species cum suis signis. (VALESCO de TARENTE, *op. cit*, 39).

[15] Encyclopédie de Barthélémy l'Anglais (m. 1272) : *cf.* Baudouin Van den Abeele et Heinz Meyer, *Bartholomaeus Anglicus, De proprietatibus rerum,* Turnhout, Brepols, 2005.

[16] *Caninus appetitus est fames inordinata et insatiabilis, in qua patiens semper appetit cibum, sicut canis [...] Alexander vocat hanc passionem cinodoxeos. Et dicitur a cinos grece quod est canis latine et doxeos quad est gloria canina propterea quia canes in appetitu gloriantur. Maior enim gloria canum est multum cibum habere et semper comedere. Et si cibos sufficienter reperiunt, tantum de eis assumunt quod stomachi eorum ipsos retinere ne*

deux maladies se caractérisent par un appétit excessif pour la nourriture, mais seul celui qui souffre d'appétit canin mange beaucoup et possède un appétit permanent insatiable comme celui d'un chien. Cette maladie est appelée *cinodoxeos* par Alexandre de Tralles (*cinorodoseos* dans la *Practica maior*), d'après le grec κυών, κυνός (*kyôn*, *kynos*) qui désigne le chien, et δόξα *doxa,* la gloire, car les chiens tirent fierté de leur appétit, ils apprécient d'avoir beaucoup de nourriture et de toujours manger, et même s'ils ont assez mangé, ils mangent encore au point qu'ils ne peuvent pas retenir ni digérer toute cette nourriture, ce qui les contraint à expulser cette nourriture par vomissement. Tels sont aussi les malades ayant un appétit canin : ils mangent tant qu'ils rejettent l'excès de nourriture par vomissement ou flux de ventre et doivent donc rapidement être soignés. Pour Michel Savonarole également, la dénomination de cette maladie donne à voir l'immensité de l'appétit des patients qui dépasse la « proportion » qui correspond à l'espèce humaine, de sorte que l'appétit du patient ressemble davantage à celui d'un chien[17]. Niccolò Falcucci précise davantage encore en quoi l'appétit des patients touchés par cette maladie n'est plus « humain ». Dans cette maladie, les appétits concupiscent et naturel l'emportent sur l'appétit rationnel, de sorte que les patients ne mangent pas seulement sous l'effet de la volonté régulée par la raison, car la raison est vaincue. L'appétit canin est alors excessif à la fois parce que le patient mange beaucoup et sans cesse, mais aussi car il mange intensément et avec voracité. De ce fait, la prise alimentaire est bestiale et non plus humaine[18]. La dénomination d'« appétit canin » s'appuie donc sur une observation du comportement alimentaire des chiens mais aussi sur une conceptualisation portant sur la différence supposée des facultés appétitives distinguant l'homme des autres animaux.

De même que la nature de l'appétit canin est pensée en référence aux animaux, l'éclaircissement des causes altérant l'appétit humain et le transformant en appétit canin tire profit d'une observation animale. Parmi les causes de l'appétit canin, la plus fréquente est la présence de matière froide

---

coquere minime valent, immo necessario coguntur ad expulsionem ipsorum per vomitum. Similiter isti famelici tantum de cibi assumunt quod stomachus eorum nec retinere nec perfecte digerere possunt, immo eis volitus vel fluxus ventris necessario sunt venturi, ideo eis citissime est succurendum. (VALESCO de TARENTE, *Philonium*, IV, 5).

[17] *Est itaque appetitus caninus immensus transcendens proportionabilitatem ad humanum speciem, et appetitui canum magis assimilatus* (MICHEL SAVONAROLE, *op. cit.*, VI, 13, 17).

[18] *Scias quod immoderantia appetitus canini duplex est una ex parte quantitatis obiecti qua quantitas eius appetitur multa non solum in quantitate continua sed etiam in discreta [...] Secunda ex parte modi appetendi, nam avidissime intense et voraciter appetit [...] et fortasse quia hoc duplex immoderantia appetitus soli cani inest inter animalia nomen a canibus denominatum accepit. Et tante intensionis existens ut in accipiendo formam brutalem et non humanam servet, nam in canino appetitu viget sensus et naturalis motus et superant rationalem appetitum. Non enim tantum comedunt voluntate a ratione regulata, sed victa ratione voluntas obedit sensualitati et naturali motui* (NICCOLO FALCUCCI, *Sermones medicinales*, V, 4, 32).

et mélancolique à l'entrée de l'estomac, stimulant sa contraction et la sensation de faim. Mais l'appétit canin peut être tout autant causé par des causes immatérielles, notamment un excès de froid environnant. Savonarole en apporte deux indices dont l'un relève de l'observation des mœurs animales : en effet, ceux qui chassent avec des rapaces, des faucons, ont pour habitude de les mettre dehors la nuit à l'air froid, afin que le froid stimule leur appétit, et qu'ainsi les faucons soient amenés à capturer plus vite et plus facilement des proies. Ce premier indice est conforté par les différences d'appétit entre hommes habitant différentes régions : les Teutons, les Anglais, les hommes des régions les plus froides, ont en effet un appétit plus intense que les Lombards[19]. Au contraire, chez le boulimique la satiété est très vite atteinte et, d'après Valesco, le nom de la maladie met en lumière cette caractéristique qui la distingue de l'appétit canin : soit *bolismus* proviendrait du grec *bu* qui signifie abondant ou grand, et de *lismus* qui désigne la faim, soit *bolismus* tirerait son nom de *bolus* car, quoique ceux qui souffrent de cette maladie aient au début grand appétit, ils sont rassasiés dès qu'ils ont absorbé une seule bouchée[20]. Cependant, selon Niccolò Falcucci, *bolismus* pourrait aussi provenir de *bovis* et de *limes*, pour signifier *fames vaccina*, c'est-à-dire une faim de vache, qui correspond à un appétit à la fois fort et faible, dans la mesure où les membres du corps ont grand faim mais l'estomac possède un faible appétit, ce qui explique une satiété rapidement atteinte[21].

L'observation des animaux, de leur aspect, de leur mode de vie, de leur comportement a donc contribué d'une part à forger le nom de certaines

[19] *Dicitur cuius causa secundum plurimum, nam licet a materia frigida et melancholica contingat, quae os stomachi corrugat et corrugando est causa expressionis humidi substantifici et contractus partium stomachi propter quem insurgit sensatio quaedam tristis dicta fames, tamen ab aliis causis contingere potest [...] sicut mala complexio materialis hoc facit, itaque immaterialis, nam aucupatores ponunt de nocte aves rapaces, ut astures ad aerem frigidum, ut frigiditas inducat in eis appetitum, quo ad aves capiendas promptius et facilius moveantur. Itemque habitantes regiones frigidiores aliis partibus sunt interioris appetitus, unde Theutonici, Anglici etc. plus Lombardis comedunt* (MICHEL SAVONAROLE, *op. cit.*, VI, 13, 17).

[20] *Bolismus est fames membrorum cum sacietate stomachi, Avicenna in 13a 3i tractato secundo capitulo de fame vocata bolismus. Cum ista diffinitione concordat Alexander dicens : bolismus est fames valida totius corporis cum stomachi imbecilitate quod est propter nimium calorem membrorum substantiam dissolventem et eorum virtutem, hoc ille. Serapio in tertio sui brevarii dicit quod bolismus est fames magna seu superflua. Et dirivatur a bu quod est multum vel magnum et lismus quod est fames quasi fames multa vel magna. Vel dico quod bolismus dicitur a bolo, ideo quia quamvis isti qui hanc patiuntur egritudinem in principio magnam habeant appetitum uno solo assumpto satiantur.* (VALESCO de TARENTE, *op. cit.*, IV, 7, f. CL v).

[21] *Bolismus dicitur quasi boli unius limes convenientius tamen dicitur. Bolismus id est bovis limes scilicet fames vaccina et sic ad similitudinem famis vaccarum dicitur que habent appetitum stomachi habentem valde remissum. Hinc dixit Avicenna bo[li]smus est fames vaccina. Et Serapio quod est multitudo et magnitudo acepta ex bobus. Dixit Alexander bolismus est fames valida totius corporis cum imbecillitate appetitus stomaci. Et Haly dixit quod est fames immoderata scilicet membrorum cum appetitus scilicet stomaci cessatione.* (NICCOLO FALCUCCI, *op. cit.*, V, 4, 33).

maladies, en véhiculant des images fortes porteuses de sens pour l'élaboration de la nosologie et de la sémiologie, d'autre part à déterminer certaines causes de maladies.

Panser la maladie avec les animaux dans la médecine médiévale

La *Practica maior* comprend plusieurs chapitres consacrés à l'examen des catégories de remèdes et à celles des « matières » végétales, animales, minérales ayant des vertus thérapeutiques qui permettent aussi d'interroger la place des animaux dans le traitement des maladies humaines. Certaines des matières animales sont qualifiées de remèdes « onctueux » : il s'agit des graisses et du beurre. La graisse (*adeps, pinguedo*) est considérée comme une matière chaude et humide. Elle doit provenir d'un animal de complexion tempérée. Sa consommation relâcherait l'estomac et induirait la nausée s'il en est besoin, mais il conviendrait d'en consommer avec modération, et pour apprêter les repas plutôt que seule, afin d'en limiter les possibles conséquences néfastes (obstruction, conversion en phlegme)[22]. Quoiqu'il soit également considéré comme chaud et humide, le beurre possèderait des effets thérapeutiques bien distincts de ceux des graisses et plus diversifiés : purificateur, nutritif, maturant, résolutif à l'égard de matière pathogène. Il est à la fois utilisé *per os* et en topique. Il est appliqué localement en raison de la propriété mollificative qui lui est prêtée : par sa chaleur et par son humidité, il permettrait, comme l'axonge et la graisse très ancienne de porc, l'élargissement des porosités des membres corporels et ainsi l'évacuation de superfluités[23]. Dans les subdivisions consacrées aux maladies particulières, plusieurs remèdes intègrent aussi ces matières animales, avec là encore la spécification des animaux sources, spécification qui ne repose pas sur leur disponibilité, mais sur les propriétés propres qui leur sont prêtées. Dans la rubrique consacrée aux ulcères des lèvres, Savonarole affirme que si graisses de poule, de canard, d'oie sont bénéfiques, celle de poule l'est davantage car elle est également anodine, c'est-à-dire qu'elle atténue la douleur en plus de contrer l'excès de sécheresse[24]. Cette action anodine de la graisse de poule est aussi mentionnée dans la subdivision consacrée au traitement des

---

[22] *Adeps et pinguedo calida existunt et humida, usque ad secundum. Eligantur de animali temperato, laxant stomachum et nauseam inducunt et pinguedo faciliter in choleram convertitur. Sunt tamen utilia ad praeparationem carnium. Si tamen sola comeduntur generant phlegma et oppilationes et corrumpunt cibum facientes ipsum levigare. Avicenna : Christiani pinguedine sive adipe porci ad usum in praeparandis ferculis prae caeteris utuntur* (MICHEL SAVONAROLE, *op. cit.*, I, 2, 8, 50).

[23] MICHEL SAVONAROLE, *op. cit.*, I, 3, 12 ; I, 3, 5, 9 ; I, 4, 5.

[24] *Dicendum primo quod competunt maxime quando tales scissurae aut ulcera sunt ex vehementi siccitate, nec solae debent applicari, sed cum aliis exiccativis commisceri, ut cum lytargiro, et huiusmodi. Dico secundo quod specialiter adeps gallinae laudatur, quoniam est anodina, et sic patet quod mitigando dolorem et removendo siccitatem superfluam competit quam maxime.* (MICHEL SAVONAROLE, *op. cit.*, VI, 8, 10 : « *Dubitatur quoniam cum humida putrefactiva non competant etc.* »).

douleurs localisées au niveau des reins[25]. L'influence remarquable de l'animal source apparaît encore dans le cas du traitement de la diminution voire de la disparition du désir sexuel. Parmi les traitements proposés, figurent des suppositoires à base de graisse de canard, des clystères avec du jus de tête de chèvre, ou avec des œufs de pigeon, des jaunes d'œuf, des testicules de bélier, du beurre. Les onguents proposés comme remèdes à apposer sur la verge, le pubis et les reins sont constitués d'un mélange d'huile, de matières végétales et de graisse de lion qui est créditée d'une grande force. Sont aussi recommandées différentes onctions : à partir de graisse de rein du renard, de beurre, de graisse de renard, de testicules de bélier[26]. Les matières animales relativement communes que sont le beurre et les graisses entrent donc dans la composition de remèdes assez nombreux et ne jouent pas seulement un rôle d'« excipient », de « texturant ». Beurre et graisses peuvent agir comme « principe actif » aussi bien quand ils sont consommés dans des médicaments que quand ils sont appliqués localement. Ils possèderaient des propriétés diverses, dont certaines paraissent en relation avec celles de l'animal tout entier (vigueur et / ou fertilité du lion, du bélier, du renard) et qui se trouvent aussi dans d'autres parties de l'animal (chair, rein, testicule) ; elles agissent elles-mêmes doublement : en raison de ce qu'elles sont en tant que parties et en fonction de l'animal dont elles proviennent. Dans la rubrique dédiée à la dysenterie intestinale, flux de ventre avec excoriation d'un ou de plusieurs intestins, Savonarole attire l'attention de son lecteur sur les précautions nécessaires dans l'utilisation des graisses en fonction du but recherché : apaisement de la mordication, traitement de l'ulcération, atténuation du flux de ventre. En effet, comme l'a indiqué Avicenne au livre II de son *Canon*, la graisse de chèvre est plus styptique, celle de bouc plus résolutive, mais il faut aussi tenir compte du fait que, si la graisse de chèvre soigne mieux l'ulcération des intestins que celle de porc, la graisse de porc apaise davantage la douleur mordante[27]. Les graisses, au-delà des propriétés thérapeutiques qui leur sont communes, possèdent donc individuellement des propriétés thérapeutiques dépendant manifestement de l'animal source. Tel est aussi le cas pour le lait dont l'usage est recommandé chez les phtisiques.

---

[25] MICHEL SAVONAROLE, *op. cit.*, VI, 18, 5.

[26] *Ibid.*, VI, 20, 32.

[27] *Facta autem evacuatione transacto principio et adhuc aliquid materie fluat, oportet te transire ad ea quae stringunt et ingrossant humiditatem quae currit aut quae stypticando repercutiunt et stringunt vias, aut quae exiccant. Unde sorbitio facta ex candarusio cum adipe gallinae, aut anatis, aut caprae. Et melior est adeps hirci quia in eo est virtus exiccativa [...] sed hic audi Avicennam secundo canonis de adipe inquit : Et adeps caprina est magis styptica et hircina est vehementioris resolutionis, et ideo utplurimum utimur adipe renum, caprarum. Et infra : Et adeps quidem caprina fortior est in cura ulverum intestinorum quam adeps porcina, et illud est propter velocitatem congelationis eius, sed adeps porcina vehementius sedat mordicationem* (MICHEL SAVONAROLE, *op. cit.*, VI, 16, 9).

De fait, selon les médecins médiévaux, le lait est réputé bénéfique pour traiter certaines maladies[28], d'une part en raison de sa qualité nutritive ou résomptive, d'autre part, grâce à ses qualités premières, enfin par ses qualités secondes qui le rendent mondificatif, consolidant, conglutinatif, styptique à l'égard du sang, digestif et maturatif. C'est pourquoi, le lait est considéré à la fois comme aliment, boisson et médicament, et notablement comme un simple animal à vertu pectorale. En cas de phtisie, il intervient pour purifier la plaie en éliminant la sanie par sa sérosité c'est-à-dire sa partie aqueuse ; pour consolider et cicatriser la plaie purifiée par sa nature caséeuse ; pour nourrir par sa nature butyrique ; pour opérer une humectation tant substantielle, par le biais du nutriment, que qualitative, par le biais d'un changement qui humecte intensément tout le corps desséché et qui empêche tout dessèchement supplémentaire du phtisique ; pour réprimer la qualité corrosive de l'humeur causant la plaie et en faciliter la digestion[29]. Il existe donc un ensemble d'actions bénéfiques communes à tous les laits mais, parallèlement, on trouve fréquemment un « classement » des laits en fonction du but thérapeutique principal[30]. Si le but principal recherché est l'abstersion du poumon, le meilleur lait serait celui de jument puis celui d'ânesse qui pénètre mieux jusqu'au lieu affecté en raison de sa subtilité. Mais si l'on cherche davantage à limiter le flux de ventre pour que la nutrition puisse être effective, le lait de vache serait le meilleur tandis que si l'on cherche surtout à tempérer le corps, le lait de chèvre serait optimal. Enfin si le lait est pris au regard de sa nature propre, le lait humain, si possible pris au sein, serait à privilégier. Ce classement est lié au fait que le lait, considéré génériquement, possède plusieurs effets. Or si tel effet est plus notable dans le lait issu de tel animal, tel autre effet est plus manifeste par usage de tel autre lait.

Il est ainsi remarquable que les matières d'origine animale sont nombreuses, diverses et incluent beaucoup de « matières communes » telles que le beurre, les graisses, le lait, certaines viandes ou poissons. D'autres remèdes d'origine animale sont moins communs, notamment parmi ceux susmentionnés les graisses issues de lion ou de renard, ce dernier étant aussi sollicité pour ses poumons dans le traitement contre l'asthme. La diversité de

---

[28] Pour plus de détails, *cf* LOVICONI Laetitia, *Physiologie et pathologie de la respiration dans les œuvres médicales des XIV*e *et XV*e *siècles*, Paris, Champion, 2017, p. 377-415.

[29] *Lac enim sui serositate abstergit et mundificat saniem, sua caseitate ulcus consolidat, sua butyrositate nutrit quae tria scilicet saniei mundificatio, ulceris consolidatio, consumptionis iam introductae remotio sunt necessaria, et ideo lac summe videtur hecticis competere* (MICHEL SAVONAROLE, *op. cit.*, VI, 10, 16).

[30] *Aliquando lac datur gratia abstersionis et tunc caballinum est melius, deinde asininum. Sua enim subtilitate penetrat magis. Aliquando datur gratia sigillationis nutricationis et constantiae ventris, et tunc eligatur vaccinum. Aliquando datur gratia aequalitandi vel contemperandi, et tunc caprinum. Aliquando datur gratia proprietatis et tunc detur humanum, et si possibile est, ab ubere sumptum.*(MICHEL SAVONAROLE, *op. cit.*, VI, 10 : « *Dubitatur an lac competat phtisicis* »).

ces matières animales se joue aussi au niveau de leurs « modes d'action ». Ces modes d'actions sont variables d'une matière à l'autre mais peuvent aussi s'avérer divers pour une seule et même matière, comme nous l'avons vu pour le lait. Certaines actions dépendent de la qualité nutritive de la matière animale, d'autres de ses qualités premières, à savoir le degré de chaud, froid, sec et humide, d'autres encore de qualités secondes, liées aux qualités premières ou de qualités dont les effets ne paraissent pas aisément explicables par le biais des qualités premières. Dans le cas du traitement des calculs rénaux et vésicaux, les effets des remèdes sont classés en deux catégories qui paraissent recouvrir l'effet par les qualités premières et l'effet par d'autres genres de qualités : respectivement une action par la complexion et une action *a proprietate*, qui ne sont pas exclusives l'une de l'autre. On trouve aussi parfois mention d'effet *a tota specie* pour désigner le second mode d'action. Les matières qui agissent *a proprietate* contre les calculs sont presque toutes d'origine animale : cendres de lièvre décapité, cendres de foie d'âne, huile et cendres de scorpion, pierre d'éponge, cendres de l'oiseau hoche-queue, ver de terre desséché[31]. Un autre point remarquable est la faculté des effets thérapeutiques de matières animales à être transférées par tiers, comme le sont les effets thérapeutiques des plantes. En effet, en cas de phtisie, il serait bénéfique de consommer des escargots et des grenouilles qui disposent d'une triple action bénéfique[32] : ils éteignent l'acuité des humeurs en raison de leur complexion froide, ils consolident la plaie du poumon et maintiennent ou rétablissent la fermeture des lèvres de plaie par leur viscosité, ils nourrissent le patient affaibli et amaigri. Or Savonarole rapporte que certains médecins donnent des escargots et des grenouilles à consommer à des poulets puis font consommer ces derniers par les phtisiques, car certains malades sont rebutés par la consommation d'escargots et de grenouilles. Cela semble donc indiquer que les propriétés sont transférées de l'animal consommé à son consommateur, tout comme les propriétés des plantes sont transférées dans le lait des animaux qui les consomment.

---

[31] MICHEL SAVONAROLE, *op. cit.*, VI, 18, 6.

[32] *Item limaciae et ranae proprietatem habent et in praeservatione et in curatione. Sunt enim complexionis frigidae propter quod extingunt acuitatem humorum, sunt viscose propter quod consolidant sive sua viscositate conglutinant disiuncta et non disiuncta in sua unitate conservant et a disiunctione preservant, sunt multi et boni nutrimenti eo quod cita et bona restauratio ex eis consequitur, quod manifestat experientia, quoniam corpora macilenta eis utentia cito impinguantur, undeque videmus gallinas et anates ex eorum comestione etiam cito impinguari. Unde quidam curiosi medici faciunt pullos quos ptisicis dant ex ipsis ranis aut limaciis nutriri. Et propter easdem causas multum ac multum in ethica commendantur. Sed ut dictum est in via ptisis semper est ethica. [...] quod si abhorrentur sic in forma propria nutriantur galline vel capones ex eis ut decoquendo eas, deinde minuti incidantur et cum farina tritici aut milii misceantur et in vase mundo propinentur. Et circa duas septimanas galline sic nutrite erunt pingues valde et esui delectabiles.* (MICHEL SAVONAROLE, *op. cit.*, VI, 10, 16).

Les textes médiévaux de pratique médicale portent donc les marques incontestables d'un apport des animaux comme moyens de penser la nature des maladies qui affectent l'homme, les nommer, les différencier, déterminer leurs causes et ainsi contribuer largement à la constitution de la pathologie. Les animaux contribuent aussi amplement à la thérapeutique en fournissant une matière médicale diversifiée dont les propriétés thérapeutiques et les modalités d'action sont expliquées au sein du cadre théorique général de la pharmaceutique médiévale. Il faut également remarquer qu'au sein des *practicae*, les maladies humaines côtoient parfois les maladies des autres animaux. C'est tout particulièrement le cas de la rage des chiens intégrée dans le cadre de développement diagnostique et étiologique portant sur la rage humaine. Gilbert l'Anglais, Bernard de Gordon, Valesco de Tarente prêtent attention aux causes de rage canine ainsi qu'à l'observation des chiens enragés. La position de leurs têtes, de leurs oreilles, de leurs queues, leur comportement dans ses différentes composantes, leur crainte de l'eau, leurs aboiements (parfois contre leur propre ombre) et leur colère, leur solitude et leur éloignement d'avec les hommes alors même que leur « nature » ne peut être en dehors de l'homme, mais aussi l'incapacité à reconnaître leur propre maison voire leur maître, témoignent d'une atteinte des nerfs et du cerveau, d'un « obscurcissement » des *spiritus* responsables des facultés siégeant dans le cerveau, et notamment du jugement estimatif et de l'imagination. Si cette sémiologie de la rage canine est à ce point précise, c'est que les auteurs considèrent qu'un homme mordu par un chien enragé peut à son tour être atteint de cette maladie[33]. Pour savoir si un homme mordu par un chien doit être traité, il importe donc de reconnaître si ce chien est ou non enragé. Mais le détail des signes de rage chez le chien donne aussi matière aux auteurs pour exposer leur conception de l'étiologie et des processus physiopathologiques de la rage, qu'elle touche le chien ou l'homme. Les maladies de l'animal sont donc éclairantes pour comprendre celles de l'homme tout autant que l'animal sain permet de penser et panser les maladies humaines.

---

[33] GILBERT L'ANGLAIS, *Compendium medicinae*, VII « *Morsus cani rabidi* ... » ; BERNARD DE GORDON, *Lilium medicinae*, I, 17 ; VALESCO de TARENTE, *Chirurgia*, 49.

Les *vermes*, à la fois plaie et remède dans la littérature naturaliste médiévale

Isabelle DRAELANTS*

Au Moyen Âge, les *vermes* désignent un groupe d'animaux rampant au ras de la terre, dont la propriété principale est la naissance dans la pourriture (de l'eau, de la terre, de la chair, des tissus…), et pour certains, sans accouplement préalable[1]. Plus restrictivement, dans un passage de l'*Histoire scolastique* qui connaîtra un réel succès, Pierre Comestor (m. 1197) les caractérise comme se « traînant par la bouche »[2]. Ils constituent, dit-il, un des trois types de reptiles (*reptilia,* par opposition aux *iumenta* domestiques et aux *bestiae* sauvages), à savoir les *trahentia,* par opposition aux *serpentia,* qui ondulent, et aux *repentia,* qui rampent. Pierre Comestor s'interroge sur leur place dans la création : avant ou après le péché originel ? La réponse est : après, pour ceux d'entre eux qui sont nuisibles. Certains ne sont pas non plus montés dans l'arche de Noé. Quoi qu'il en soit, même les petits animaux nuisibles ont dans un monde chrétien une fonction, celle de « corriger l'homme » (*in exercitium — ad correctionem*) ou de lui rappeler sa faiblesse et de l'en soulager[3]. Ils seraient donc en quelque sorte un remède pour l'âme comme pour le corps.

Ce groupe zoologique des « vers », s'avère bien plus large que la catégorie dénommée « insectes » aujourd'hui et la remplace en la dépassant.

---

* Directrice de recherche au CNRS, Institut de recherche et d'histoire des textes.

[1] Voir le numéro de *RursuSpicae. Transmission, réception et réécriture de textes, de l'Antiquité au Moyen Âge*, 5, 2023, sur *L'entomologie savante - Scholarly Entomology* (dir. I. DRAELANTS et A. ZUCKER) et les articles mentionnés ci-dessous. Depuis, sont sortis deux ouvrages importants, significatifs de l'intérêt récent de notre société pour le monde des insectes, mis en danger par la pollution chimique et lumineuse : KRITSKY Gene, *A Cultural History of Insects*, 6 vol., New York, Bloomsbury, 2024 (The Cultural Histories Series) ; vol. 2 : *A Cultural History of Insects in the Medieval Âge* ; MONTANDON Alain (dir.), *Dictionnaire littéraire et culturel de l'insecte*, Paris, Champion, 2023.

[2] PIERRE COMESTOR (m. 1197), *Historia scholastica, Liber Genesis, quaestio 8, De opere sextae diei*, ed. Agneta Sylwan, *Petrus Comestor, Scolastica historia. Genesis*, Turnhout, Brepols, 2005 (*Corpus Christianorum, Continuatio Medievalis*, 191), p. 19 *sq*. Passage étudié dans DRAELANTS Isabelle, « *Ego sum vermis* : De l'insecte né de la pourriture, à la conception du Christ sans accouplement. Un exemple de naturalisme exégétique médiéval », p. 151-184, ici p. 164-165 in Brigitte GAUVIN, Marie-Agnès LUCAS-AVENEL (dir.), *Inter litteras et scientias. Recueil d'études en l'honneur de Catherine Jacquemard*, Caen, Presses universitaires (*Miscellanea*), 2019.

[3] La justification utilitaire de la Création traverse toute la patristique, par ex. IOHANNES DAMASCENUS, *De fide orthodoxa, versio Burgundii,* II, 10.

Un arthropode n'est jamais qualifié d'*insectum* au Moyen Âge avant la redécouverte du livre XI de l'*Histoire naturelle* au XIIIe siècle, qui s'inspire d'Aristote ; il est désigné par « animal au corps annelé » dans la traduction arabo-latine de Michel Scot de la *Zoologie* d'Aristote (*animal anulosi corporis*)[4]. En revanche, le monde des *vermes* médiévaux s'étend de la larve à la grenouille, en passant par le pou, le ver de terre, le papillon, la sauterelle, l'araignée, le scorpion, jusqu'à l'escargot ou même parfois la tortue. Tous ces petits animaux sont susceptibles, dans l'Antiquité comme au Moyen Âge, de fournir des ingrédients pour la confection de remèdes d'ordre alimentaire ou thérapeutique. La documentation sur ce sujet s'avère très abondante dans les textes latins médiévaux consacrés à la « nature des choses » que j'ai pu rassembler[5]. Je tente ici d'en donner un aperçu synthétique en dressant une typologie des remèdes animaux tirés des « vers » trouvés dans le corpus latin médiéval[6].

La plupart du temps, dans la tradition biblique et la tradition spirituelle médiévale, les « vers » sont considérés comme une plaie. En effet, quatre des dix « plaies d'Égypte » concernent ces tout petits animaux ou parasites. L'exceptionnel Psautier illustré de Saint-Germain des Prés, réalisé dans la quatrième décennie du IXe siècle, dépeint avec une iconographie d'une grande force dramatique, au f. 93r, ces catastrophes dévastatrices envoyées par Dieu sur l'Égypte ; grenouilles, mouches piquantes (*sciniphes*), bruche et sauterelles (*locustae*) y figurent avec la rouille (*aerugo, rubigo*) — un parasite des céréales — et les épizooties (*pestes*). Trois siècles plus tard,

---

[4] La notion de « ver » au Moyen Âge est documentée dans DRAELANTS I., « Peut-on parler d'"insecte" dans les textes médiévaux ? *Vermes* entre philosophie naturelle et exégèse », in MARCINIAK Przemyslaw (dir.), *Proceedings of the International Conference "Insects in the premodern world*", Munich, de Gruyter, à paraître et *cf.* EAD., « La vermine a-t-elle un nom ? Les entomonymes au Moyen Âge », in CHANDEZON Christophe et ZUCKER Arnaud (dir.), *Noms d'une bête ! L'usage linguistique et culturel des noms d'animaux dans l'Antiquité et le Moyen Âge, Actes du colloque de l'IRN ZOOMATHIA de Montpellier,* Valenciennes : Presses universitaires (Coll. Animalités), à paraître.

[5] Les œuvres encyclopédiques « naturalistes » du XIIIe siècle constituent la plus grande part des textes médiévaux comprenant un discours sur les *vermes*, car elles réservent des notices à l'exposé des « propriétés » naturelles de chaque animal et souvent aux applications thérapeutiques, qu'elles tirent de la tradition médicale antique, patristique et médiévale et des traités traduits de l'arabe ; la plupart du temps, ces notices sont classées alphabétiquement au zoonyme. Le classement alphabétique, qui se généralise à partir du XIIIe siècle, s'applique aussi aux deux autres « corps composés / mixtes » que sont les plantes et les pierres.

[6] Sur les remèdes animaux, issus d'une longue tradition antique, voir GALOPPIN Thomas, « Les remèdes animaux chez Pline l'Ancien (Rome, Ier siècle) : organiser une "plus grande médecine" », *Histoire, médecine et santé*, 22, 2022, p. 205-225 et GAILLARD-SEUX Patricia, « Les remèdes d'origine animale entre médecine et magie chez Galien (*Sur les tempéraments et les propriétés des médicaments simples,* livre X) », in COULON Jean-Charles et DOSOO Korshi (dir.), Magikon zôon : *Animal et magie dans l'Antiquité et au Moyen Âge* [en ligne], Paris - Orléans : Institut de recherche et d'histoire des textes, 2022, p. 419-444.

le succès des *Versus de decem plagis Aegypti* que leur a consacrés Hildebert de Lavardin (évêque du Mans puis archevêque de Tours, m. 1133), font de la grenouille, du moustique, de la mouche et du bruche respectivement les deuxième, troisième, quatrième et huitième plaies :

> *Prima rubens unda,*
> ***rane** tabesque secunda,*
> *Inde **culex** tristis,*
> *post **musca** nocivior istis*
> *Quinta pecus stravit,*
> *vesicas sexta creavit,*
> *Pone subit grando,*
> *post **brucus** dente nefando,*
> *Nona tegit solem,*
> *primam necat ultima prolem.*
> (Hildebert de Lavardin, *Versus de X plagis Aegypti*, ed. *Patrologia latina*, t. 171, col. 1436)

Ces vers mnémotechniques connurent une telle diffusion par citations qu'ils aboutirent dans la Glose ordinaire sur l'Exode 7:1, ce qui leur assura l'universalité dans la culture occidentale[7]. Une autre glose concernant ces animaux ravageurs, celle sur Joël 1:4, est devenue proverbiale. Elle combine, dans une hiérarchie de dévastation, trois insectes rongeurs avec la rouille des céréales. Avec la glose sur l'Exode, elle constitue une très grande part des occurrences des *vermes* dans la littérature spirituelle. On en trouve un exemple chez le cistercien Geoffroy d'Auxerre au XIIe siècle : *Heae sunt quatuor plagae, eruca locusta bruchus et aerugo, quarum altera alterius residuum comedit* - « Voici les quatre plaies : la chenille, le criquet, le bruche et la rouille, qui mangent le reste l'un de l'autre »[8].

Par contraste, dans les textes latins médiévaux sur la nature, ce sont les propriétés, les usages domestiques et les applications thérapeutiques des *vermes* qui dominent, en particulier dans la documentation des encyclopédies naturelles du XIIIe siècle : le *Liber de proprietatibus rerum* [désormais *DPR*] de Barthélemy l'Anglais et l'encyclopédie apparentée de l'*Experimentator*, le *De natura rerum* dit du « Pseudo-John Folsham » [*DNR*], le *Liber de natura rerum* [*LDNR*] de Thomas de Cantimpré et une de ses sources, le

[7] Glose ordinaire sur l'Exode 7 :1 (https://gloss-e.irht.cnrs.fr/, Martin MORARD) : *Dixit autem Dominus ad Moysen*] *Hic incipit agere **de decem plagis principalibus**, quibus Dominus percussit Egyptum, que his septem versibus continentur* : [1] *Sanguis, **rana**, **culex**, **musce**, pecus, ulcera, grando, **bruchus**, caligo, mors pignora prima necando.* [2] *Prima rubens unda, / **ranarum** plaga secunda. / Inde **culex** tristis, / post **musca** nocentior istis. / Quinta pecus stravit, / vesicas sexta creavit. / Inde subit grando, / post **bruchus** dente nefando, / Nona tegit solem / primam necat ultima prolem.* On trouvera des exemples de la postérité des gloses sur ce passage de l'Exode et de l'évocation des *vermes* dans l'exégèse médiévale, dans DRAELANTS, « Peut-on parler d'"insecte" dans les textes médiévaux ? », art. cit. *supra*.

[8] GEOFFROY D'AUXERRE, *Expositio in Cantica canticorum*, I, ed. Ferruccio Gastaldelli, Rome : Edizioni di storia e letteratura, 1974 (Temi e testi, 19-20), vol. 1, p. 32, l. 21.

Liber rerum, le *De floribus rerum naturalium* d'Arnold de Saxe [*DFRN*], le *Speculum naturale* [*SN*] et le *Speculum doctrinale* [*SD*] de Vincent de Beauvais, auxquels il faut ajouter le dernier livre du *De animalibus* d'Albert le Grand[9], qui s'inspire largement de son compagnon dominicain louvaniste pour la matière réservée aux insectes et autres vers. Outre quelques références exégétiques, la description de leur mode de génération particulier, c'est-à-dire de la génération spontanée dans la matière en putréfaction, et de leurs métamorphoses qui les font passer de la larve (*vermiculum, gusanis*[10]) à l'*imago* de l'insecte adulte, y côtoie les mesures prophylactiques et les remèdes simples ou composés.

Beaucoup de ces informations proviennent de la redécouverte, au XIIIe siècle, de la *Zoologie* d'Aristote dans la traduction arabo-latine de Michel Scot (*c.* 1217), de l'*Histoire naturelle* de Pline dans une version intégrale, ou du traité d'agriculture de Palladius. Ces deux derniers auteurs classiques sont très abondamment cités par Vincent de Beauvais en particulier, qui a eu accès, contrairement aux autres encyclopédistes qui viennent d'être cités, à des manuscrits complets de leurs œuvres respectives, plutôt qu'à des florilèges ou extraits. D'autres informations sont tirées de la tradition médicale salernitaine ou de compilations de pharmacopée traduites de l'arabe : les traductions de Constantin l'Africain des œuvres de médecins arabes transmettant la médecine galénique, la *Materia medica* de Dioscoride en diverses versions, la partie botanique du *Circa instans,* le deuxième livre du *Canon* d'Avicenne traduit par Gérard de Crémone après 1175, auxquels s'ajoute, entre autres, l'*Abbreviatio de animalibus* d'Avicenne traduite par Michel Scot dans la deuxième décennie du XIIIe siècle. Ces textes renouvellent fondamentalement la documentation disponible jusqu'au début du XIIe siècle, où les *Etymologies* d'Isidore régnaient en maître sur la science naturelle, accompagnées de traités sur les six jours de la Création, en particulier l'*Hexaèmeron* d'Ambroise de Milan. Ce constat documentaire vaut aussi pour l'information concernant les *minuta animalia* que sont les *vermes*, auxquels les savants s'intéressent beaucoup plus à partir du XIIIe siècle qu'auparavant.

Privilégier dans cette littérature naturaliste le versant médical et diététique et les mesures d'économie domestique au sens large, incluant le

---

[9] Pour les passages cités ci-dessous de ces ouvrages, on se limitera à donner la première fois la mention de l'édition de référence, et par la suite uniquement l'indication du passage dans la structure de l'œuvre par livre et chapitre. Pour les *Specula* de Vincent de Beauvais comme pour le *LDNR*, on trouvera les textes enregistrés dans le corpus SourcEncyMe des encyclopédies médiévales, en ligne (sourcencyme.irht.cnrs.fr, dir. I. Draelants). Un décalage d'une unité dans la numérotation des livres et chapitres peut apparaître, dans la mesure où les éditions et manuscrits diffèrent entre eux, c'est pourquoi le titre des chapitres est indiqué.

[10] *Cf.* DRAELANTS Isabelle, « La reproduction imparfaite : les *gusanes* et l'état larvaire des insectes chez Albert le Grand », p. 151-172 in CIPRIANI Mattia, POLLONI Nicola (dir.), *Fragmented Nature : Medieval Latinate Reasoning on the Natural World and its Order*, Londres, Routledge, 2022.

soin des jardins et des animaux, permet d'esquisser une typologie des principaux usages des « vers » et autres insectes en quelques grandes catégories. Cela suppose de mettre de côté les « natures » ou « propriétés » des vers présentées dans une perspective de description de la nature (description physique et environnement), ou de philosophie naturelle (questions relatives à leur mode de génération, à leur morphologie, à leur nourriture), et bien sûr les interprétations allégoriques. Ces grandes catégories peuvent être partagées entre deux groupes. Le premier concerne les mesures appliquées contre les insectes, qu'il s'agisse de les éloigner des cultures, des potagers ou des maisons, ou d'en débarrasser les hommes ou les animaux, parfois même à l'aide d'animaux antagonistes ; le second réunit les recettes pour remédier à des morsures ou à l'infestation du venin, ainsi que les emplois de « vers » à des fins de soin, lorsqu'ils constituent les principaux ingrédients de remèdes, quelquefois même appliqués par d'autres animaux en guise d'antidote ou en prévention.

La première catégorie, largement représentée, est celle des mesures appliquées contre les insectes dans l'espace domestique et horticole à l'aide de préparations liquides, de fumigations ou d'application de cendres. Le livre XIX de l'*Histoire naturelle* de Pline l'Ancien et le *De re rustica* de Palladius regorgent de ces prescriptions, dont un certain nombre sont reprises par les naturalistes du XIIIe siècle. Comme les insectes, et en particulier l'abeille et la fourmi qui « font société » à l'image de l'homme, sont réputés depuis Aristote disposer du sens de l'odorat, plusieurs plantes aromatiques sont ainsi employées pour repousser la vermine : l'ail, la menthe, l'absinthe[11] et surtout l'origan, parfois mêlé à du soufre ou de la corne de cerf brûlée, cette plante apparaissant comme le répulsif le plus employé depuis l'Antiquité. On le trouve conseillé entre autres par Aristote, Pline, Palladius, Avicenne, dans des passages relayés par la tradition naturaliste médiévale. On lit par exemple chez Avicenne[12] :

[11] Par ex. AVICENNE, *Canon*, cité par *SN* IX, c. 21 : *Avicenna ubi supra* [...]. *Absynthium est herba* ***similis foliis origano*** [...]. *Eiusque* ***proprietates*** *sunt, quod prohibet pannos a* ***tineis*** *et a corruptione* ***vermium****, encaustum quoque ab alteratione et chartas a corrosione* [...] *Idem reducit appetitum, urinam et menstrua fortiter provocat,* ***vermes*** *interficit. Confert morsui marini draconis et* ***scorpionis*** *et* ***mugali*** *et iusquiamo.*

[12] ARISTOTE, *HA,* IV, 9 [534 b 21-25], repris par AVICENNE, *Abbreviatio de animalibus*, chap. *De sensu et motu, et vigilia, et somno*, ed. Venise, c. 1500, f. 8v : *Et animalia anulosa habent sensus multum acutos, et olfaciunt, et gustant, et audiunt a remotis, et sunt quidam odores, qui eis placent, et interficiuntur a quibusdam odoribus : sicut ab* ***odore sulfuris****, et arsae cutis, et* ***origani****. Igitur, et sicut formicae, quae quando ad foramen earum aliquid de praedictis rebus ponitur moriuntur, et fugiunt a fumo storacis. Et omnia anulosa* ***fugiunt a fumo cornu*** *cervi, et cefenegi : ita diligit storacem duram : quod quando est in fumo eius si amputari deberet non fugeret, et fugit de fumo speciei quae dicitur obore : et apes non veniunt ad locum mali odoris, et non quiescunt nisi in loco boni odoris, et ubi est dulcedo.* Le même passage aristotélicien est connu de BARTHELEMY l'Anglais, *DPR* XVIII, 51, *De formica*, ed. Francfort, 1601, p. 1071 : *Aristoteles ait de formicis libr. 8. In formicis, sicut et in apibus, est sensus*

« Les animaux annelés ont des sens très aiguisés, ils ont le sens de l'odorat et du goût et ils entendent de loin ; il y a certaines odeurs qui leur plaisent. Ils sont tués par certaines odeurs, comme par l'odeur du soufre, de la peau brûlée, et de l'origan. Ainsi les fourmis, lorsqu'on place devant leur trou quelque chose parmi les substances mentionnées, meurent, et fuient la fumée de l'encens. De nombreux annelés fuient la fumée de corne de cerf[13] et du fenugrec. (L'animal) aime l'encens dur, car lorsqu'il se trouve dans sa fumée, même s'il devait être sectionné, il ne fuirait pas. Il fuit la fumée d'une substance que l'on appelle "obore" [le styrax]. Les abeilles ne viennent pas vers un lieu malodorant et ne se reposent qu'en un lieu où l'odeur est bonne et où il y a de la douceur ».

L'origan sert aussi de remède interne aux animaux, qui peuvent se l'administrer par auto-médication. Pline (*HN,* VIII, 41, 98) rapporte ainsi en s'inspirant d'Aristote (*Histoire des Animaux*, entre autres VIII, 612 a 25-28) que la *testudo* marine se soigne d'une nourriture empoisonnée en mangeant de l'origan ou d'autres herbes, un fait d'observation que répètent Ambroise de Milan (*Hexaèmeron*, VI, 4, 119, d'après Aristote, *HA* VII, 5), Arnold de Saxe, le Pseudo-John Folsham[14], Thomas de Cantimpré, Vincent de Beauvais, et Albert le Grand. Thomas dit ceci :

---

olfactus, odit enim omne fetidum : unde si quis suffumigaverit domos formicarum cum sulphure vel origano agresti, vel cum cornu cervino combusto, fugiunt et dimittunt domos suas ; par VINCENT DE BEAUVAIS, *SN,* XX, 75, *De sensibus ac vocibus eorum* [*insectorum*] : *Quedam etiam olfactu sulphuris moriuntur et si quis sulphur et origanum agreste pulverizaverit super domos formicarum, inde fugabuntur* ; par le Pseudo-John FOLSHAM, *DRN*, *De formica,* ed. D. Abramov, Hambourg, 2003, p. 305-351 : *Domus formicarum fumigata ex sulphure et origano agresti cogit formicas fugere ab illa* ; par THOMAS DE CANTIMPRÉ, *LDNR* IX, *De vermibus,* 21, *De formica* : *Formica odorat, ut dicit Aristotiles ; quod sic probatur : Accipiatur sulphur et origanum agreste et pulverizata ponantur super mansiones earum, et statim fugient et dimittent domos* ; ces mots du dominicain de Louvain sont repris presque littéralement par ALBERT LE GRAND, *De animalibus* XXVI, *De vermibus*, n°19 [Formica], ed. Stadler, 1905, t. 2, p. 1586-1587.

[13] La fumée de corne de cerf est un répulsif contre les « vers » souvent rencontré dans les textes. Par ex. chez MICHEL SCOT, *Liber particularis,* ed. Oleg Voskoboynikov, *Michel Scot « Liber particularis», «Liber physonomie» ed. critique, introduction et notes*, Florence, SISMEL, Edizioni del Galluzzo, 2019 (Micrologus' Library 93), p. 250 : *Cornu cervi combustum cum oleo tepido interficit lumbricos.*

[14] ARNOLD DE SAXE, *DFRN* IV, *De virtute universali*, 6, *De reptilibus : In libro de animalibus Aristoteles : Quando testudo comederit de corpore uiperarum comedit origanum montanum. Et quando mustella occurrit serpenti comedit rutam* (ed. E. Stange, 1905). A noter que par rapport à sa source (traduction par Michel Scot de l'*HA*), il a modifié *tortuca,* qui est encore un terme inconnu avant la diffusion de ce texte, par *testudo.* Le Ps.-FOLSHAM, *DNR,* donne même deux fois l'information, dans le chap. sur la *tortuca* (ed. Abramov p. 332 : *Tortuca, post quam comederit uiperam, comedit origanum agreste, ne moriatur*) et dans le chap. *De testudine* (ed. p. 352 : *Testudo pasta uisceribus serpentis, cum uenenum sibi sentit serpere, origano medicinam sue salutis excercet*), car à l'époque on confond encore sous ce nom la tortue avec l'escargot, *cf. infra*, p. 410.

« Cet animal, comme le rapporte le bienheureux Ambroise, après avoir ingéré les viscères d'un serpent, lorsqu'il perçoit le venin se propageant en lui, utilise l'origan comme remède pour sa propre santé. Et même plongé dans les eaux tourbillonnantes des marais, il est capable de se soigner lui-même avec son propre antidote, grâce à l'aide sûre des pouvoirs des herbes, et lui-même prouve qu'il le sait »[15].

Tandis qu'Albert s'inspire en partie du même passage sur l'origan pour décrire l'escargot sous le nom de *testudo* :

« Le ver "testacé" est généré de la pourriture des plantes et de la rosée visqueuse ; on en trouve de blancs, de rouges, de jaunes et de noirs, dont la viscosité terrestre durcit en spirale dans la carapace dans laquelle il loge[16]. On dit que lorsqu'il est infecté d'une certaine manière par le venin de serpent, il se soigne par une herbe connue de lui. Par le sel projeté sur lui, il se liquéfie presque tout, et il se transforme en une eau visqueuse »[17].

Certaines plantes sont plus spécifiquement réservées à repousser d'autres insectes, comme l'héliotrope, qui éloigne les fourmis (Pline, *HN,* XIX, 58, 178) comme le font l'origan broyé avec du soufre (Palladius I, 35) et le galbanum contre les moustiques (*HN,* XIX, 58, 180 ; Palladius *Ibid.*, ajouté au soufre), l'amarre fraîche ou la suie contre les moustiques et les limaces (Palladius, I, 35), la cendre de figuier contre les chenilles (Palladius). On extermine les punaises par le marc d'huile et le fiel de bœuf, ou les feuilles de lierre macérées dans l'huile (Palladius, *Ibid.*), les pucerons avec du cumin sauvage dilué dans de l'eau, une infusion de graines de concombre, de l'eau de lupins et de vigne blanche amère, etc. (*Ibid.*). Tous ces procédés ou recettes à base de plantes et d'insectes mentionnés par Pline et Palladius sont répétés par Vincent de Beauvais dans des chapitres de ses *Specula* consacrés aux maladies des jardins et aux remèdes à leur appliquer (*SN,* X, 9 et *SN,* XX, 133, *De his que contraria sunt formicis* et *SD,* V, 34, *De nocumentis hortorum et remediis*). Contre les puces, Ambroise de Milan indique qu'il faut frictionner le corps avec de l'absinthe, et ses mots sont repris par Thomas de Cantimpré (*LDNR* IX, 33, *De pulicibus*), et de là par Vincent de Beauvais (*SN* XX, 152, *De pulice*). Contre les animaux à aiguillon, et en particulier les frelons, Pline préconise du sisimbrium sauvage, ou simplement du vin (*HN,* XX, 91, 247, repris par *SN,* XX, 157,

[15] *LDNR,* IX, 46, *De testudine,* repris par *SN,* XX, 172, *De testudine.*

[16] Inspiré de THOMAS DE CANTIMPRÉ, *LDNR,* IX, 46, *De testudine* : [...] *Alique rubee, alie albe, alie nigre, alie crocee sunt secundum mutationes aeris et corruptiones. Format sibi domum miro modo testudinatam ossee vel potius marmoree substantie. Et hoc mirum : ex sputo enim, qui lubricus et crassus est, sibi facit habitaculum, et calore solis paulatim quodammodo durescit in lapidem.* Le passage est à son tour repris par *SD,* XV, 124.

[17] *De animalibus*, XXVI, n°42 [*Testudo*], ed. Stadler p. 1597.

De scabrone). Contre les puces et la vermine, on jonche les maisons avec du laurier rose, qui est aussi un poison pour les hommes comme pour les animaux, mais peut agir comme boisson antipoison avec du vin et de la rue, contre les insectes venimeux (Albert le Grand, *De vegetabilibus* VI, tr. 1, 28, ed. Meyer-Jessen 1875, p. 423).

Des substances issues d'animaux servent aussi de répulsif ou d'antipoison. Ainsi Pline affirme-t-il que le lait de vache vient à bout de tous les poisons, par exemple lorsqu'on a ingéré de l'éphémérum ; le bouillon de chèvre et de même le lait de chèvre agissent puissamment en cas d'ingestion de cantharides (*HN,* XXVIII, § 161, repris par *SN,* XVIII, 31, *De ceteris medicinalibus ex capra procedentibus*). Comme le papillon qui vole vers la lumière des lampes est aussi parmi les drogues nocives (*medicamenta*), on peut le contrer en mangeant du foie de chèvre (*HN, ibid.,* repris par *SN,* XX, 150, *De papilione*).

En vertu du principe du traitement par les antagonismes ou les semblables en médecine antique[18], certains « vers » utilisés comme ingrédients, écrasés dans des compositions avec un liquide, ou le plus souvent sous forme de cendre, contribuent à en chasser d'autres. Ainsi, on chasse les fourmis à l'aide de cendre de carapaces vides d'escargots ou de coquillages, en en fourrant les trous qu'elles creusent (Palladius[19], I, 35) ; une alternative est de les boucher avec de la vase marine ou de la cendre, ou de la brique crue (Pline, *HN,* XIX, 58, 178, repris par *SN,* X, 9). Les cendres de sangsues permettent de se débarrasser des punaises (Palladius, I, 35 ; *SN,* X, 9). Laisser mariner au soleil des écrevisses dans un vase rempli d'eau produit un liquide qui, aspergé sur les végétaux, les protège des attaques d'insectes. L'huile dans laquelle on a laissé pourrir des cantharides trouvées sur des roses permet de traiter les serpettes avec lesquelles on coupera la vigne, pour éviter l'infestation par d'autres insectes (Palladius, *Ibid.* ; *SD* V, 34). D'autres procédés impliquant des insectes permettent la capture d'autres bestioles. Ainsi, on piège un grillon en faisant descendre dans son trou, entourée d'un cheveu, une fourmi qui l'enlacera pour le tirer de là (*SN,* XX, 137, *De grillo et gurgulione*, d'après Isidore de Séville).

Des insectes ou autres vers servent eux-mêmes de répulsif contre leur propre espèce : faire bouillir des chenilles et arroser de leur eau les vignes les protège contre le même vermisseau ; le sang de chenille dans lequel on les trempe (ou à défaut le jus de joubarbe) protège les graines à semer contre d'autres chenilles qui viendraient les grignoter une fois poussées (une alternative est de faire faire le tour du jardin à une femme menstruée, à la ceinture et aux cheveux dénoués, ou de clouer des écrevisses à divers endroits) (Palladius, I, 35, repris par *SN,* X, 9).

---

[18] Ce principe est rappelé par PLINE, *HN,* XXIX, 17, 61 : « ce sont l'entente ou la répugnance entre les choses qui engendrent les médicaments ».

[19] Repris entre autres par JEAN NIDER, *Formicarius,* III, 8.

Une longue tradition antique affirme que certains animaux servent non seulement de répulsifs, mais d'antidotes à la nocivité d'autres animaux : à chaque animal son ennemi, à chaque poison son antidote. On peut ajouter qu'en vertu de la médecine par les semblables, chaque animal est susceptible de servir d'antidote contre sa propre espèce. Pline dit ainsi :

> « La chouette s'oppose aux effets des abeilles, des guêpes, des frelons et des sangsues ; en outre, ceux qui ont sur eux un bec de pic de Mars ne sont pas attaqués par ces animaux. Les toutes petites sauterelles sans ailes, qu'on appelle "attélébus", leur sont également contraires. Il y a aussi une sorte de fourmis venimeuses, qui ne se trouve guère en Italie. Elle est appelée "solipuga" par Cicéron, "salpuga" en Bétique. Le cœur de chauve-souris leur est contraire, ainsi qu'à toutes les fourmis. Nous avons dit (§ 76) que les cantharides s'opposent aux effets des salamandres »[20].

Un emploi plus spécifique des « vers » concerne la lutte contre les animaux venimeux. Les occurrences sont très nombreuses dans la littérature naturaliste. Par exemple, certains antidotes actifs contre les araignées fonctionnent plus largement contre d'autres bestioles aux piqûres douloureuses ou périlleuses, comme le dit cet extrait de l'*HN,* XXII, 81, 163, repris dans le *SN,* XI, 39, *De ipsorum remediis (satorum)* :

> « Les bestioles venimeuses du genre des solifuges[21] naissent dans les légumes. Elles piquent les mains et mettent en péril la vie ; tous les mêmes remèdes qui ont fait leurs preuves pour lutter contre les araignées et les sphalanges[22] soignent également contre toutes ces bestioles ».

Parmi les produits actifs contre les venins ou les substances toxiques[23], bon nombre d'antipoisons sont confectionnés à partir d'autres

---

[20] PLINE, *HN,* XXIX, 30, 92, trad. Stéphane Schmitt (Paris, Gallimard, La Pléiade), 2013, p. 1378-1388. On comparera, par ex., avec la reprise dans *SN* XX, 175, *De vespa* : *Aristoteles* : [...] *Apesque nocentur a vespis proprie, ideoque nocet apibus illas appropinquare,* et *SN* XX, 157, *De scabrone* : [...] *Noctua scabronibus est contraria.* [...] *Adversantur et locustarum minime sine pennis quas athelabos vocant.*

[21] Chez PLINE, *HN,* XXIX, 92, la *salpuga / solipuga* est une sorte de fourmi venimeuse, qu'Isidore et Solin identifient avec la *musaraneus*, la souris-araignée : *musaraneus est animal perexiguum in Sardinia aranee forma, que solifuga dicitur*, et qui sera dès lors confondue au Moyen Âge avec la musaraigne. Les deux bestioles sont souvent associées, comme dans *SN* XVI, 146, *De vespertilione* : [...] *Idem (Plinius) in libro XXIX° : Sanguis vespertilionis* [...]. *Fel eius cum aceto contra murisaranei morsum est remedio. Cor eius contra salpingas valet, quod est genus formicarum venenatarum.* Sur la musaraigne et sa morsure, voir, dans ce volume, la contribution approfondie d'Anaelle Broseta.

[22] Les phalanges (*phalangia, spalangia*) sont des araignées, aussi appelées « loups » décrites avec précision par ARISTOTE, *HA*, IX, 39 [623 a 1-5].

[23] Pour les ouvrages médiévaux spécialisés sur les venins et autres poisons à la fin du Moyen Âge, voir COLLARD Franck, *Les écrits sur les poisons,* Turnhout : Brepols, 2016

« vers » ; les plus fréquemment utilisés dans la médecine romaine antique sont les grenouilles et les vers de terre (*vermes terreni*), ou les animaux rampants à coquille (*testudines*). Cela reste vrai dans la tradition livresque ultérieure : c'est aux grenouilles, aux vers de terre et aux escargots que sont reconnues les actions (c'est-à-dire les *operationes*, pour reprendre le vocabulaire de Vincent de Beauvais et de l'*Hortus sanitatis*) les plus nombreuses et les plus diversifiées. Pline est prolixe quant à la variété de leurs effets contre les poisons ou leur utilisation comme remède pour toutes sortes d'affections ; les utilisations des escargots dans l'*Histoire naturelle* sont innombrables, en particulier dans le livre XXX, où Pline dénonce les « supercheries des mages » et la magie comme une pratique condamnable ayant pris sa source dans la médecine elle-même. Il indique par exemple que les brûlures du soleil sont soignées par des escargots écrasés (*HN* XXIX, 38, 118). Chez Thomas de Cantimpré, la limace qui est *testudinis genus*, hachée et broyée, guérit les abcès de certaines blessures (*LDNR* IX, c. 24, *De limace*, repris par *SD* XV, c. 117).

Testudo peut désigner divers animaux terrestres ou marins à coquille ou à carapace, mais se rapporte dans l'Antiquité plus souvent à la tortue, et fréquemment à la tortue marine, tandis que les coquillages sont appelés plus spécifiquement *concha*, les escargots *coclea* (un mot peu utilisé pour les désigner au Moyen Âge), la limace *limax*. Les tortues sont confondues au Moyen Âge avec les escargots, que l'Antiquité nomme plutôt *cocleae*. La tortue terrestre est comptée pour cette raison au nombre des « vers » dans la documentation naturaliste jusqu'au premier tiers du XIIIe siècle, avant la diffusion de la *Zoologie* d'Aristote. En effet, la traduction effectuée par Michel Scot introduit le néologisme latin *tortuca*, qui permet dissiper la longue confusion que cet animal à carapace a connue avec l'escargot sous le nom de *testudo,* tandis que *limax* représentait à la fois la limace et l'escargot. L'explication semble être due au fait que la tortue terrestre ne se serait répandue au Nord des Alpes qu'au XIIe siècle[24]. Voici un extrait de la façon dont Vincent de Beauvais transmet un long passage plinien concernant les effets bénéfiques de quatre sortes de tortues[25] :

(Typologie des sources du Moyen Âge occidental, 88) et ID., « Le couteau de Bohémond et la thériaque à Vilain. La vénénologie savante face aux remèdes “merveilleux” ou “populaires” », *Anuario de Estudios Medievales*, 43-1, 2013, p. 27-52.

[24] Voir à ce sujet RIGG Arthur George, « The tortoise and the snail : a lexical shellgame », *Medium Aevum,* 77-2, 2008, p. 191-201 et DE VALERIOLA Sébastien, « L'escargot dans les encyclopédies médiévales : les conséquences zoologiques d'une confusion lexicale », *Reinardus, Yearbook of the International Reynard Society* 29, 2018, p. 164-200 (certaines inférences rapides demanderaient une lecture plus contextuelle des sources). Je remercie Julia Pineau, qui consacre sa thèse en cours à la question de l'escargot dans la littérature médiévale et moderne, de m'avoir indiqué cette référence.

[25] Barthélemy l'Anglais consacre tout un chapitre à leurs nombreuses vertus, sous le titre *De tortuca* (inspiré du *De animalibus* d'Aristote dans la traduction de Michel Scot) qui ne permet plus de confusion avec l'escargot (*DPR,* XVIII, 106).

« Il existe plusieurs genres de tortues : terrestres, marines, de la boue, et celles qui vivent dans l'eau douce. Les chairs des tortues terrestres sont renommées pour leurs propriétés magiques et leur capacité à contrer les poisons nocifs. Beaucoup d'entre elles sont abondantes en Afrique et sont dites être données en guise d'antidote après avoir été décapitées et leurs membres coupés. [...] Leur sang [...] est utile contre les poisons de tous les serpents, araignées, grenouilles et autres créatures similaires »[26].

Le scorpion en particulier est considéré comme un animal dont le venin met la vie en péril, c'est pourquoi les remèdes proposés contre sa morsure sont très nombreux. Je n'en retiendrai que quelques-uns, qui concernent les traitements à partir d'animaux rampants. Conformément à une pensée médicale analogique, le scorpion est un remède contre sa propre morsure, appliqué sur la plaie, ou même pris en aliment ou en boisson (*HN,* XXIX, 29, 91, repris par *SN,* XXI, 164, *De his (scorpionibus) quibus puncture morsus sanantur*), ou encore réduit en cendres et pris avec du vin (*SN,* XX, 160, *De scorpione,* inspiré de Ps.-John Folsham, *De scorpione*[27]). Les vers de terre, écrasés et posés sur la morsure, sont un autre moyen de soulager la douleur (*HN* et *SN, Ibid.*).

Parallèlement, on prescrit de montrer, à celui qui a été mordu par une araignée phalange, une araignée du même genre, dont on a conservé à dessein l'enveloppe sèche et pilée, ou à défaut des mouches pilées (*HN,* XXIX, 27, 84, repris par Barthélemy l'Anglais, *DPR,* XVIII, 10, *De aranea*). Quant à Vincent de Beauvais, il prescrit en suivant Pline, pour le même bénéfice, de faire pourrir ces mêmes araignées dans l'huile, ou de prendre en boisson cinq fourmis (*HN,* XXIX, 27, 88, cité dans *SN,* XX, 167, *De phalangio*).

L'habitude de conserver les arthropodes, et en particulier des araignées, à des fins pharmaceutiques, est attestée chez Aristote (*HA,* VII, 622 b 28), et semble avoir encore été de mise à l'époque d'Albert le Grand. En effet, il reprend les dires du Stagirite et les complète, dans un traité de son *De animalibus* consacré à l'astuce et aux travaux des animaux « annelés » — les insectes —, au sein du chapitre sur les fourmis et les araignées :

« Mais les autres genres d'araignées restants, ceux que nomment les médecins qui font des préparations pharmaceutiques et vendent des espèces et des venins et des antidotes, soit ne mordent pas du tout d'une morsure nocive, soit mordent faiblement, c'est pourquoi il faut peu s'occuper de la lésion »[28].

[26] *HN,* XXXII, 14, 4, abrégé dans *SN,* XX, 173, *De quadruplice testudinum genere.*

[27] Les cinq manuscrits de base de l'édition par Dmitri Abramov du *DNR* ne reprennent pas cette information, qui se trouve dans le ms. Lucca, Biblioteca Statale, 1966, inconnu de l'éditeur, dont la transcription est prévue sur le corpus SOURCENCYME.

[28] D'après ARISTOTE, *HA*, VIII, 4, repris en *De animalibus*, VIII, *De moribus animalium*, tr. 4, *De astutia et operibus anulosorum*, 1, *De operibus formicarum et aranearum*, ed. Stadler, II, p. 630,

En-dehors des cas réservés aux soins contre les venins et les piqûres d'insectes, un large éventail de remèdes de la pharmacopée antique et médiévale est composé à partir des chairs ou de produits issus du corps des « vers », comme les œufs, les déjections, ou les toiles.

Pour en donner quelques exemples, chez Pline, les blattes et les cantharides ont une action kératolythique : elles font disparaître les verrues des mains[29]. Aux têtes, au sang ou à la cendre de mouches sont attribuées toutes sortes de vertus — en particulier un effet kératogène[30] —, sans qu'elles soient relayées dans la littérature naturaliste médiévale. En revanche, Barthélemy l'Anglais dit que des mouches séchées et broyées posées sur une piqûre d'araignée venimeuse l'apaisent (*DPR,* XVIII, c. 10, *De aranea*, cf. *HN,* XXIX, 27, 88). Il répète aussi d'après Pline (*HN,* XXIX, 38, 132) que « L'araignée longue et blanche, qui a des pattes fines, pilée dans de la vieille huile, dissout la taie blanche de l'oeil ». Par ailleurs, les toiles de l'araignée, dont la morsure est réputée venimeuse dans certains cas, sont fréquemment utilisées comme pansement sur les blessures[31]. Chez Thomas de Cantimpré (*LDNR,* IX, c. 11, *De cicendula*, suivi par *SD,* XV, c. 118), prendre trois cicendèles (lucioles) éteint la libido (serait-ce dû au fait que cet insecte comporte des stéroïdes toxiques ?). Les maux oculaires sont soignés par des onctions de punaises, ou par la pierre du borax (crapaud à pierre)[32]. Dans le

fin § 132-138. Le même passage d'Aristote est cité par VINCENT DE BEAUVAIS : *SN,* XX, 115, *De diversis araneae generibus* : [...] *Alia vero residua, quae Apothecarii ferunt, aut omnino non mordent, aut debiliter.*

[29] Pline préconise des blattes molles bouillies dans l'huile et appliquées en liniment, contre les verrues (*HN,* XXIX, 39, 140), ou bien des cantharides pilées avec du raisin taminien (XXX, 23, 79).

[30] *HN,* XXIX, 34, 106 (trad. Schmitt p. 1391) : « La cendre de crotte de mouton regarnit les alopécies (...) et en outre, (...) les têtes de mouches fraîches, si l'on a au préalable irrité les zones atteintes à l'aide d'une feuille de figuier. Certains font usage de sang de mouches, d'autres appliquent en liniment pendant dix jours la cendre de ces animaux avec de la cendre de papier ou de noix, en mettant un tiers de cendre de mouche ; d'autres encore pétrissent de la cendre de mouches avec du chou dans du lait de femme ; quelques-uns emploient seulement du miel. »

[31] Un mémoire d'histoire médiévale de Master 1 (inédit) de qualité, dirigé par Frédérique Lachaud, a été consacré aux araignées dans les encyclopédies médiévales par Anne MAZLIAC à Sorbonne-Université en sept. 2023 : *Animal symbolique ou zoologique ? La représentation de l'araignée dans les bestiaires et les encyclopédies en latin au Moyen Âge central* ; je remercie l'autrice de m'avoir permis de le consulter. On trouvera l'examen de notices encyclopédiques sur les araignées in DRAELANTS Isabelle, « Les insectes dans les "Propriétés des choses" chez Barthélemy l'Anglais et chez son traducteur Jean Corbechon », *RursuSpicae,* 5, 2023, *L'entomologie savante - Scholarly Entomology*, en particulier § 64-80 (avant d'avoir pris connaissance du mémoire en question).

[32] En *HN*, XXIX, 17, 62, Pline dit des punaises qu'on en fait des onctions pour les yeux, après les avoir broyées avec du sel et du lait de femme, mais cette affirmation ne semble pas avoir subsisté dans la littérature encyclopédique médiévale. L'*Experimentator* affirme que le *borax*, pris avec certaines plantes, clarifie la vue (1ère version, c. 65, *De borace*, ed. J. Deus, p. 259-260).

chapitre qu'il consacre aux propriétés de la fourmi (*DPR* XVIII, c. 51, *De formica*), Barthélemy l'Anglais termine en affirmant qu'elle n'en a pas que de positives, mais qu'en revanche elle « aide les ours », avançant à l'appui une citation de Pline qui rapporte que les ours dévorent les fourmis lorsqu'ils sont malades et que les œufs de fourmi sont médicinaux pour certains chiens[33]. Barthélemy y renvoie à son chapitre 92 du livre XIX sur les œufs de fourmis, où il répète plus copieusement la même chose et ajoute que ces oeufs « sont odorants et médicinaux, comme le dit Pline. C'est la raison pour laquelle les ours se soignent en mangeant les œufs »[34]. Dans le passage qui lui est emprunté, Pline rassemblait des informations, dont le soin des oreilles, qui ont subi une contraction déformante chez Barthélemy : *HN* XXIX, 39, 133 : « Le fiel de mouton avec du miel nettoie les oreilles ; l'instillation de lait de chienne en calme les douleurs [...]. On emploie également des œufs de fourmis seuls ; en effet, cet animal a lui aussi des vertus médicinales, et il est établi que les ours malades se guérissent en en mangeant » (trad. Schmitt, p. 1397).

Le livre XXX de l'*Histoire naturelle* compte de très nombreux remèdes de ce type. Un certain nombre en subsiste dans les textes encyclopédiques qui transmettent aussi la tradition médicale traduite de l'arabe. Cependant, sur les trente-quatre occurrences d'applications thérapeutiques multiples des simples vers de terre (*vermes terreni*) trouvées chez Pline[35], une seule semble avoir subsisté dans cette littérature naturaliste (celle mentionnée plus haut pour contrer le venin de scorpion), comme si cet ingrédient avait disparu des préparations curatives. Les *lumbrici* ou *isculi* latins[36] figuraient pourtant dans la littérature médicale héritière de Dioscoride, par exemple dans l'herbier *Alphita* au tournant des XIIe-XIIIe siècle et dans les *Synonyma Bartholomei*, composés en Angleterre (XIVe

---

[33] *HN,* VIII, 101, et *HN,* XXIX, 133 : *Utuntur et per se ovis formicarum, namque et huic animali est medicina, constatque ursos argros hoc cibo sanari.*

[34] Le contenu de cette notice du *DPR* est repris par IOHANNES NIDER, *Formicarius*, VI, 3 (mais pas identifié par CHENE Catherine, « Des fourmis et des hommes. Le *Formicarius* (1436-1438) de Jean Nider O.P. », *Micrologus,* VIII/1 : *Il mondo animale*, 2000, p. 297-350, ici p. 324 ; Jean de San Giminiano s'en inspire également dans le livre IX de sa *Summa de exemplis et similitudinibus rerum.*

[35] En voici la liste : *HN,* XVI, 29, 31 ; XVIII, 29, 45 ; XIX, 29, 45 ; XX, 30, 6 ; XXI, 30, 10 ; XXII, 30, 15 ; XXIII, 30, 18 ; XXV, 30, 20 ; XXVI, 30, 20 ; XXVII, 30, 24 ; XXVIII, 30, 28 ; XXIX, 29, 91 (*cf. SN* XX, c. 164) ; XXIX, 30, 31 ; XXIX, 39, 135 ; XXX, 8, 23 ; XXX, 12, 39 ; XXX, 18, 54 ; XXX, 21, 66 ; XXX, 23, 76 et 79 et 80 ; XXX, 28, 93 ; XXX, 30, 34 (*cosses,* qui naissent dans le bois) ; XXX, 32, 106 ; XXX, 36, 110 ; XXX, 39, 115 ; XXX, 40, 119 ; XXX, 43, 125 ; XXX, 46, 134 ; XXXII, 30, 35 ; XXXIII, 30, 38 ; XXXIV, 30, 39 ; XXXV, 32, 50.

[36] Le mot vient du grec *skôlèx*, qui fait l'objet d'une entrée chez DIOSCORIDE, *Materia medica*, II, 67.

siècle ?), où il est dit qu'ils « consolident miraculeusement les nerfs rompus »[37].

Un grand nombre de remèdes confectionnés à partir des grenouilles et des crapauds, si abondamment représentés chez Pline, sont relayés par les encyclopédistes. L'*Histoire naturelle* XXXII, 51-52 parle longuement des *mirabilia* attribués aux grenouilles, y compris dans les superstitions populaires, dans une cinquantaine de passages (aussi en VIII, 48, 110 et XI, 116, 280). Leur action est préconisée contre les venins, y compris ceux de leur propre espèce ; on applique par exemple des grenouilles de mer (baudroies) comme antipoison contre la salamandre. Leur chair, leur peau, leurs yeux ou leur bave, qu'on prépare et qu'on applique selon toutes sortes de procédés, traitent presque tous les types d'affections : c'est une aide à l'accouchement, un traitement de l'alopécie[38], un dépilatoire des cils, ils permettent l'affermissement des dents branlantes, l'apaisement de la douleur des oreilles, des amygdales, sont utiles contre la toux, la dysenterie, les douleurs articulaires, les fièvres (notamment quartes et tierces), contre les hémorragies, dont l'epistaxis (nez), l'inflammation cérébrale (*siriasis*), les brûlures, les maladies de peau comme l'erysipèle des humains ou la gale des chevaux et les maladies des pourceaux. C'est aussi un aphrodisiaque ou un « éteignoir » de la passion amoureuse. Une vingtaine d'extraits substantiels relaient une partie de ces informations dans la littérature encyclopédique du XIIIe siècle[39].

Les encyclopédistes éliminent cependant ce qui relève manifestement de la magie et que Pline décrivait déjà comme « merveilleux ». Ils soulignent que, aussi puissante que soit la nature venimeuse de ce « ver », il perd la force de son venin par incinération et combustion et acquiert alors sa plus grande vertu médicale : *HN,* XXXII, 18, 51, repris par Barthélemy l'Anglais, *DPR,* XVIII, 16, *De botrace sive rubeta* : [...] *Mira de his certatim tradunt autores, ut dicit Plinius.* [...] *Quantumcunque autem vermis ille fit venenosus, per*

---

[37] *Alphita,* ed. Alejandro García González, Florence, Sismel, Edizioni del Galluzzo, 2007, p. 231 : *Isculi, vermes sive lumbrici terreni idem* ; *Sinonoma Bartholomei,* ed. J.L.G. Mowat, Oxford, 1887, (*Anecdota Oxoniensia*), p. 87 : *mirabiliter consolidant nervos incisos.*

[38] Ce remède en particulier a eu une intense et abondante postérité dans les réceptaires latins et vernaculaires, par exemple dans les différentes versions du *Thesaurus pauperum.*

[39] Voir ALEXANDRE NEQUAM, *De naturis rerum,* I, 21, *De bufone* ; Experimentator, 1ère version, ed. J. Deus, 65, *De borace* ; THOMAS DE CANTIMPRÉ, *LDNR,* IX, 5, *De buffonibus* (repris par *SD,* XV, 116) ; 6, *De alia specie buffonis* (repris par *SD,* XV, 116 et *SN,* XX, 56) ; 7, *De borace, que est de genere buffonis* ; 35, *De rana* ; 36, *De rana, que et rubeta dicitur* (repris par *SD,* XV, 120, *De rana*) ; *LDNR,* IX, 37, *De rana parvula muta et nociva* ; 38, *De rana, que corriens dicitur* (repris par *SD,* XV, 120) ; *LDNR,* XIV, 13 (*Lapis borax*, repris par *SD,* XV, 35 et *SN,* VIII, 49) ; *SN,* XX, 55, *De genere lacertorum* ; XX, 59, *De rana* ; 60, *De diversis ranarum speciebus* ; 61, *De medicinis ex ranis* ; 62, *De rubeta* ; XX, 121, *De bufone ac bupreste* ; XX, 153, *De pyrali et rana et ricino* ; ALBERT LE GRAND, *De animalibus,* IV, tr.2, 2, § 93, ed. Stadler, p. 399 (d'après *LDNR,* IX, 35) et XXVI, *De vermibus,* n°4 [*Bufo*], n°5 [*Borax*], ed. p. 1583-1584 (d'après *DFRN,* IX, 7) ; XXVI, 1, n°34 [*Rana*], p. 1590-1591 (d'après *LDNR,* IX, 35 et 36).

incinerationem tamen et combustionem amittit vim veneni, et recipit maximam virtutem medicinae. Thomas de Cantimpré relaye lui aussi l'*Histoire naturelle* (VIII, 48, 110) lorsqu'il dit que la grenouille rubète, qui vit de l'humidité de la terre, regorge de nombreuses drogues (*pluribus medicaminibus*), qu'elle « abandonne et reprend quand elle veut, et on dit qu'elle ne cesse de le faire par la nourriture, mais elle n'abandonne jamais ces venins, qu'elle conserve par-devers elle comme ses propres armes » ; il ajoute qu'elle a des cornes jumelles remplies de venin (*LDNR*, IX, 36, *De rana, que et rubeta dicitur,* copié par *SN,* XX, 62, *De rubeta).* D'après Vincent de Beauvais, le *Canon* d'Avicenne indique au livre IV que boire une préparation à partir de grenouilles de rivière vertes ou de mer rouges, toutes deux vénéneuses, provoque un obscurcissement des yeux (*SN* XX, c. 59, *De rana*).

Les traditions encyclopédiques et botaniques se croisent constamment. Albert le Grand et Vincent de Beauvais s'appuyaient déjà sur l'œuvre de Thomas de Cantimpré, qui s'inspirait, entre autres, du *Liber rerum.* À l'aube de la Renaissance, le *Gart der Gesundtheit* comme l'*Hortus sanitatis* sont des compilations composées à partir des œuvres encyclopédiques de Vincent de Beauvais, d'Albert le Grand, et des *Pandectes* de Mattheus Silvaticus. La plupart des informations recueillies y seront donc transmises, pour la grenouille, dans les rubriques intitulées *Borax, Batracha, Bufo, Rana, Rubeta.*

L'*Hortus sanitatis* reprend un tiers de la centaine de « vers » traités par Vincent de Beauvais dans les notices zoologiques rangées en ordre alphabétique du livre XX du *Speculum naturale* ; Vincent de Beauvais est le plus complet à cet égard au XIIIe siècle[40]. Il adjoignait souvent ses applications thérapeutiques à la notice relative à la nature de chaque « ver », dans un deuxième chapitre ou une deuxième partie de chapitre, que l'*Hortus sanitatis* met sous le titre d'*operationes* dans le livre II sur les animaux et le livre III sur les oiseaux. L'*Hortus* consacre des notices illustrées à ces vers : *aranea* (araignée), *bibio* (moucherons du vin), *blatta* (blatte), *bombix* (bombex, ver à soie), *borax, botracha* (crapaud à pierre), *bufo* (crapaud venimeux), *bruchus* (petit de la sauterelle, bruche), *cantarida* (cantharide), *cervus volans* (scarabée cerf-volant), *cicada* (grillon, cicades), *cinomia* (mouche canine), *cicindula* (ver luisant), *culix* (moustique, traduit par « mouche »), *grillus* et *curculio* (grillon), *locusta* (sauterelle), *multipes* (mille-pattes), *papilio* (papillon), *pulex* (puce), *pediculus* (poux), *piralis* (pyrale), *scarabeus* (scarabée), *scinifex* (très petites mouches, moustiques), *scrabones* (escarbots naissant des chevaux : scarabées), *rana* (grenouille), *rubeta* (rubète, crapaud), *tinea* (mite), *vespa* (guêpe). Par le biais de cette compilation du début de l'âge de l'imprimerie et ses versions vernaculaires,

40 Sur les contenus entomologiques du *Speculum maius* et autres encyclopédies, voir DRAELANTS, « Peut-on parler d''insecte' dans les textes médiévaux ? » et EAD., « La vermine a-t-elle un nom ? Les entomonymes au Moyen Âge », articles cités.

une partie de la documentation médiévale sur les « vers » et leurs applications médicales passe dans la pharmacopée largement diffusée.

Bien qu'elle ait été totalement négligée par l'historiographie de l'entomologie culturelle jusque très récemment[41], la documentation médiévale livresque qui peut être rassemblée sur les *vermes* est de grand intérêt pour l'histoire de la pensée biologique et médicale. La typologie qui vient d'être esquissée l'illustre par certaines des occurrences où les *vermes* interviennent plus spécifiquement dans des soins prophylactiques ou curatifs.

Dans tous les exemples glanés dans la littérature encyclopédique médiévale, les remèdes à base de « vers » ont pour ingrédient l'animalcule dans son ensemble, ou parfois un produit qui en est généré (les œufs) ou sécrété (la bave, les toiles, les soies). Aucune des notices ne relaye de propriétés d'ordre surnaturel ou magique, pourtant nombreuses dans la tradition antique, et bien présentes dans la littérature médiévale des *experimenta* ou *libri secretorum*[42] ; de même, aucune place n'est laissée à des rites ou des incantations.

Bien que la littérature encyclopédique soit surtout fondée sur des sources livresques, et ne reflète pas la vie quotidienne ou la pratique médicale du temps, il est probable que la continuité qu'elle manifeste avec la tradition antique soit l'écho d'un usage encore effectif des *vermes* comme matière première de remèdes. En effet, il est manifeste que les auteurs de compilations naturalistes ont opéré un tri dans la documentation qu'ils ont lue, et n'en ont retenu que les indications auxquelles ils trouvaient encore une pertinence. Si l'on exclut les mesures prophylactiques visant à se débarrasser de la vermine ou des parasites qui attaquent les récoltes et les jardins, ou envahissent les lieux de vie ou les corps, parmi les tout petits animaux formant la matière active de ces remèdes, les escargots et les grenouilles — qui dans les classifications actuelles ne font pas partie des groupes des insectes ou des vers —, sont les plus fréquemment préconisés pour des applications thérapeutiques. Cette constatation correspond à une effectivité pharmaceutique avérée, toujours reconnue aujourd'hui. Pour ne donner que trois exemples, les cantharides broyées entrent encore dans certaines préparations pharmaceutiques, la peau de grenouille a des composés antifongiques, antiviraux, antibactériens, antitumoraux et analgésiques reconnus qui ne sont pas seulement utilisés dans la médecine chinoise, et l'hélicine issue de la bave d'escargot est un produit dont l'efficacité ne s'est pas démentie depuis l'Antiquité ; elle possède entre

[41] Je me suis efforcée de rassembler un guide à ce propos : DRAELANTS Isabelle, « Les insectes au Moyen Âge : Orientation bibliographique », *RursuSpicae*, 5, 2023, 10 p.

[42] Par exemple dans le *De virtutibus herbarum, lapidum et animalium* du Pseudo-Albert le Grand, ou dans les *Experimenta* de Nicolas de Pologne, ou encore dans le *Secretum secretorum*.

autres des propriétés antispasmodiques et fluidifiantes et des indications pour les voies respiratoires, et est toujours utilisée dans certains sirops antitussifs ; elle contient aussi un acide alphalinolénique protégeant des maladies cardiovasculaires. On extrait même, du venin d'escargot qui se défend contre un prédateur, un peptide synthétique appolé ziconotide, qui a un effet anesthésiant[43].

L'ethnopharmacologie s'est très peu intéressée jusqu'ici aux textes médiévaux, encore moins aux remèdes animaux qu'elle transmet. On terminera cette contribution sur l'espoir que d'autres études de ce genre permettent de faire progresser ce domaine de recherche.

[43] Voir le récent mémoire de pharmacie mis en ligne par GUIMARD Nellie, *Utilisation de l'escargot en thérapeutique : du limaçon à l'HPA marqueur de tissus métastatiques,* s.l., s.d. (19 p.), p. 16.

L'étrange docteur Salmon (1644 - 1713) et ses remèdes animaux : génie, charlatan ou « influenceur » avant la lettre ?

Susan BADDELEY*

> « Prenez un poussin mâle et remplissez-lui le ventre de potentille, vipérine, aigremoine et chicorée. À mi-cuisson, ajouter 100 escargots, fendus et vidés (mais en laissant la graisse), lavés à six reprises dans de l'eau salée et essuyés avec un chiffon propre pour en ôter la bave, puis faites-les bouillir dans ce bouillon avec une lamelle de noix de muscade. Buvez ce bouillon tous les matins, en cas de tuberculose ou d'atonie. »

Cette recette de « bouillon d'escargots » *(snail broth),* qui semble provenir tout droit d'un grimoire médiéval, fait partie d'un recueil contenant de nombreuses préparations du même genre, intitulé *Family Dictionary,* dont la première édition paraît à Londres en 1695 et dont l'auteur est un certain docteur William Salmon[1]. Salmon fut l'auteur de nombreux traités de médecine, dont certains recèlent des remèdes élaborés à partir d'animaux. Son nom n'est pourtant guère passé à la postérité — moins, en tout cas, qu'il ne l'aurait sans doute lui-même souhaité — ; et cela malgré l'existence d'un corpus impressionnant de publications parues sous son nom, et en dépit d'une grande notoriété acquise de son vivant.

À un moment où, en Angleterre, la méthode expérimentale en sciences avait été consacrée par l'établissement de la Royal Society en 1660, et où la découverte de la circulation du sang par William Harvey avait permis la mise en cause de certains fondements de la médecine ancienne, ce docteur londonien se distinguait par son choix de privilégier tous types d'approches thérapeutiques : des plus anciennes, galéniques, aux plus contemporaines, intégrant les acquis récents de la chimie, mais en ne négligeant pas non plus les remèdes populaires tels qu'ils étaient pratiqués encore dans les foyers, surtout par des femmes (les fameux « remèdes de bonne femme » ou « de grand-mère »). Un nombre important et croissant de ces recettes au sein de son œuvre impliquait des animaux de toutes sortes, grands et petits, domestiques et exotiques (voire imaginaires, dans le cas de

---

* Professeure de civilisation britannique et de langue anglaise, Université de Versailles-Saint-Quentin-en-Yvelines, laboratoire DyPaC (Dynamiques Patrimoniales et Culturelles, EA 2449).

[1] SALMON William, *The Family-Dictionary; or Houshold Companion,* Londres, H. Rhodes, 1695.

la licorne), morts ou vivants, entiers ou en partie. L'œuvre de Salmon constitue ainsi un témoignage important de la persistance de certaines croyances et pratiques médicales anciennes et traditionnelles, en lien avec le monde animal, au seuil même de la période des Lumières.

Repères biographiques

On sait à la fois beaucoup et peu de choses au sujet de William Salmon, « Professeur de médecine » (comme il se désignait lui-même), ayant vécu à Londres[2] entre 1644 et 1713. Parmi les choses qu'on sait (ou qu'on pense savoir), il y a surtout ce qu'il dit de lui-même, dans ses très nombreuses publications, et ces éléments tiennent beaucoup de l'autopromotion. En même temps, il y a plusieurs zones grises dans sa biographie, et il manque de nombreux éléments essentiels, concernant notamment ses jeunes années et ses études, ainsi qu'un séjour qu'il aurait peut-être fait aux Amériques.

Qui était-il au juste ? La réponse à cette question dépend en partie des sources. Ses biographes successifs (qui ont, certes, tendance à copier les uns sur les autres) le décrivent avant tout comme un « empiriste » ou un « médecin-empiriste » ; cette qualification apparaît cependant comme réductrice au regard du caractère pour le moins éclectique de son approche de la médecine. Salmon lui-même se décrit comme « Professor of Physick » dès sa toute première publication, en 1671 (il avait alors 26 ou 27 ans), la *Synopsis Medicinae*[3] ; dans ce même ouvrage (une somme de presque 800 pages), des pièces liminaires sont adressées par ses amis au « Doctor William Salmon ». Ses détracteurs, nombreux, le décrivent comme un charlatan, voire comme le « roi des charlatans » (« king of the quacks »)[4], tout en lui reconnaissant le titre de « docteur ». Ces derniers semblent d'ailleurs lui avoir reproché davantage ses prises de position très puritaines sur des questions religieuses (il était affilié à une secte proche des Quakers) qu'un manque de compétence en médecine.

L'adresse qu'indique Salmon, lorsqu'il signe la préface de cette première édition de 1671, « From the Hospital Gate by Smithfield », correspond à un lieu situé à côté de l'une des entrées de l'hôpital Saint Bartholomew de Londres, où des praticiens qu'on dirait de nos jours non conventionnés avaient l'habitude d'installer leur cabinet. Il change d'adresse

---

[2] La notice biographique la plus complète de Salmon est celle de l'*Oxford Dictionary of National Biography* : WILSON, P., « Salmon, William (1644-1713), medical empiric and author », *Oxford Dictionary of National Biography* (11 nov. 2021) : https://www-oxforddnb-com.

[3] SALMON William, *Synopsis Medicinæ, or A Compendium of Astrological, Galenical, & Chymical Physick. Philosophically deduced from the Principles of Hermes and Hippocrates,* Londres, W. Godbid pour Richard Jones, 1671 (autres éditions 1681, 1685, 1699).

[4] SMITH Sebastian, *The Religious Impostor: or, the Life of Alexander, a Sham Prophet, Doctor and Fortune-Teller, out of Lucian, dedicated to Dr. Salmon,* « Amsterdam » [Londres ?], s.n., 1700.

plusieurs fois au cours de sa carrière, pour arriver enfin à la « grande maison près des marches de Blackfriars » (« The Great House by Black Friars' Stairs »), une maison sans doute assez vaste pour accueillir la bibliothèque qu'il s'était constituée au cours de sa vie, forte de plusieurs milliers d'ouvrages, ainsi qu'un cabinet de curiosités[5].

Nous savons aussi à quoi ressemblait William Salmon, puisqu'il inclut, dès cette première publication, une gravure qui le représente à l'âge de vingt-cinq ans, le décrivant déjà comme « Professor of Physick ». Toutes ses publications ultérieures seront accompagnées soit de cette gravure, soit d'une autre un peu plus tardive, le représentant plus âgé et emperruqué. Ces illustrations, présentées en regard de la page de titre, furent réalisées sans aucun doute à grands frais par un fameux graveur britannique, William Sherwin, et elles témoignent de l'importance que Salmon accordait à sa propre image, dès le début de sa carrière[6].

Son œuvre

Salmon était ce qu'on peut appeler un polymathe. Sa bibliographie est vaste et foisonnante, et il est parfois difficile de s'y retrouver, car Salmon n'est pas toujours l'auteur (au sens actuel de ce terme) de tous les ouvrages qui portent son nom : il en est parfois le traducteur, ou l'éditeur, ou le « compilateur ». Inversement, certains de ses ouvrages sont parfois attribués à d'autres, comme sa *Pharmacopoeia Londinensis*, que le site *Eighteenth Century Collections Online* attribue au Collège des Médecins de Londres[7]. Cependant, si le compte est bon, Salmon aurait fait paraître trente-trois ouvrages différents entre 1671 et 1713, l'année de sa mort, et deux autres

---

[5] Sa bibliothèque fut vendue après sa mort, et les deux catalogues recensant les ouvrages mis en vente permettent de s'en faire une idée : *Bibliotheca Salmoneana, Pars Prima. Or, A Catalogue of Part of the Library of the Learned William Salmon, M. D. Deceas'd [...]* et *Bibliotheca Salmoneana, Pars Secunda. Or, A Catalogue of the Remaining Part of the Library of the Learned William Salmon,* Londres, Thomas Ballard, 1713.

[6] Ces images sont visibles sur le site de la National Portrait Gallery de Londres : William Salmon - Person - National Portrait Gallery (npg.org.uk).

[7] Cette confusion assez cocasse s'explique de la manière suivante : dès 1618, à la suite d'une proclamation du roi Jacques Ier, le Collège Royal des Médecins britannique faisait paraître un ouvrage intitulé *Pharmacopoeia Londinensis*, un catalogue officiel recensant toutes les préparations que les médecins avaient le droit d'utiliser à des fins thérapeutiques, avec leurs ingrédients et leurs effets, toutes autres préparations étant bannies. L'ouvrage était en latin, comme il se devait, pour en restreindre la diffusion (notamment auprès des apothicaires) ; cependant, en 1649, une traduction-adaptation anglaise non autorisée fut réalisée par Nicholas Culpeper, et publiée sous le titre *A physicall directory, or, A translation of the London Dispensatory made by the Colledge of Physicians in London.* Salmon à son tour s'inspire de cette traduction pour produire un ouvrage publié en 1682, intitulé *The New London Dispensatory* pour le distinguer de l'ouvrage de Culpeper. Cependant, par un tour de passe-passe typographique, ce titre est précédé des mots *Pharmacopoeia Londinensis* en plus petits caractères : en raison de la position de cette phrase à la page de titre, c'est ce titre qui a été retenu par les bibliographes pour l'ouvrage de Salmon (et donc confondu avec l'ouvrage original des médecins de Londres).

sont parus à titre posthume. Le premier, comme nous l'avons vu, semble être la *Synopsis Medicinæ, or, A Compendium of Astrological, Galenical, & Chymical Physick. Philosophically deduced from the Principles of Hermes and Hippocrates*[8]. Ce titre donne déjà un aperçu de l'éclectisme de l'approche de l'auteur, et nous reviendrons sur ce point. La plupart des œuvres de Salmon connurent plusieurs éditions et, dans certains cas, les nouvelles éditions sont grandement augmentées par rapport à l'édition précédente. Le rythme de parution est soutenu : une nouvelle publication par an en moyenne (sauf pendant les années du règne du roi catholique Jacques II, 1685-1688)[9], et un léger ralentissement à partir de 1700. Ces ouvrages traitent d'une palette très large de sujets : si la médecine au sens large prédomine (sous la forme de traités d'anatomie, de chirurgie ou de pharmacie), on trouve aussi de nombreux almanachs, des ouvrages d'astrologie, de peinture et de controverse théologique.

Les recettes impliquant des animaux

Revenons donc à cette première publication, la *Synopsis Medicinæ*. Ce long titre, caractéristique de la période, annonce déjà un certain programme :

> *Synopsis Medicinæ, or A Compendium of Astrological, Galenical, & Chymical Physick. Philosophically deduced from the Principles of Hermes and Hippocrates. In three books. The First, laying down Signs and Rules how the Disease may be known. The Second, how to Judge whether it be Curable or not, or may end in Life or Death. The Third, shewing the way of Curing, according to the Precepts of Galen and Paracelsus. All generally and specially performed; First Astrally, from the Decumbiture and Radix; Secondly, Physically, from the Body of the Sick, and Symptoms thence arising. Fitted universally to the whole Art of Healing*[10].

Le titre indique clairement une approche pour le moins « éclectique » de la médecine, avec son trio d'adjectifs, « Astrological, Galenical, and Chymical ». À l'époque de la publication de cet ouvrage, les praticiens avaient tendance à se rallier à l'un des deux camps en présence : ceux qui favorisaient la nouvelle approche mathématique ou chimique (on dirait sans

---

[8] *Op. cit.*

[9] Cela en raison des convictions religieuses de Salmon, qui appartenait à une secte puritaine et qui avait dû s'exiler entre 1687 et 1690, période de fortes tensions religieuses et politiques.

[10] *Synopsis medicinæ, ou, un compendium de physique astrologique, galénique et chimique. Déduit philosophiquement des principes d'Hermès et d'Hippocrate. En trois livres. La première, établissant des signes et des règles sur la façon dont la maladie peut être connue. La seconde, comment juger si elle est guérissable ou non, ou si elle peut se terminer par la vie ou la mort. La troisième, montrant la voie de la guérison, selon les préceptes de Galien et de Paracelse. Tous exécutés généralement et particulièrement. D'abord de manière astrale, à partir de la décombiture et de la racine. Deuxièmement, physiquement, à partir du corps du malade, et des symptômes qui en résultent. Universellement adapté à l'ensemble de l'Art de la Guérison.*

doute « scientifique » ou « expérimentale », parmi lesquels les tenants de Paracelse), ou bien les Galénistes anciens, qui préféraient une approche très serrée de l'anatomie, comportant également une composante astrologique. Salmon ne choisit pas son camp ; au contraire, plus il peut citer d'« autorités », mieux c'est pour lui : et peu importe si ces autorités se fondent sur des approches parfois diamétralement contradictoires[11].

S'agissant plus particulièrement de préparations faites à partir d'animaux : ces types de remèdes figurent dans plusieurs de ses ouvrages, notamment dans le *Pharmacopoeia Londinensis* et le *Family Dictionary*. Mais ce premier ouvrage de 1671 donne déjà le ton, et permet de comprendre le rôle de ces types de remèdes dans l'approche thérapeutique privilégiée par Salmon. Dans le Chapitre 75 du troisième livre du volume (*Therapeutica),* intitulé « Des parties de certains animaux » (*Of the Parts of certain Animals*), qui ne fait pas plus de quatre pages[12], Salmon dresse une liste de sept remèdes à base d'animaux — animaux au sens large, puisque le premier de la liste est le *sal cranii humani*, ou sel de crâne humain, dont la recette est donnée ainsi : « [Prendre] le crâne d'un mort, le calciner, et en extraire le sel comme on le fait pour le tartre »[13]. Ce remède est très efficace, affirme Salmon, pour toutes les « capital diseases » ou maladies de la tête, telles que le vertige, l'épilepsie, la léthargie ou l'engourdissement[14]. On perçoit ici l'importance de la relation supposée entre la partie du corps de l'animal qui entre dans la recette, et la partie du corps du malade ciblée par le remède.

Les autres remèdes faits à partir d'ingrédients d'origine animale et mentionnés dans le même chapitre sont :

- le *magisterium* de corne de cerf, râpée et dissoute dans le vinaigre (et qui est un sudorifère)
- l'esprit de corne de cerf, râpée et distillée dans un alambic, qui est un remède contre la peste
- l'esprit d'urine (humaine), qui a des qualités purgatives
- la bouse de vache distillée, qui combat la fièvre et soigne les inflammations
- le miel en infusion (efficace contre la toux et la phtisie).

La quintessence de vipères (vipères prises au mois de juin, macérées dans de l'esprit de vin), qui sert à purifier le sang, à fortifier le cerveau, empêche les fausses couches, soigne la goutte et la syphilis, et « devrait être

---

[11] Dans sa préface, Salmon ne cite pas moins de 72 auteurs d'époques variées, dont il dit s'être servi pour la rédaction de son ouvrage.

[12] Ce chapitre ne figure pas dans les éditions suivantes, qui sont entièrement remaniées.

[13] « The skull of a dead man, calcine it, and extract the Salt as that of Tartar » (*Synopsis Medicinae*, *op. cit.,* 1671, f. 8 v).

[14] *Ibid.*

estimé autant qu'un joyau par les Fils de l'Homme »[15]. Dans cet ouvrage comme dans d'autres, Salmon ne manque pas de faire la publicité pour des pilules de sa propre fabrication, qu'il commence à commercialiser très tôt, dont les « family pills » semblent avoir été celles qui ont rencontré le plus de succès. Chaque nouvelle édition de ses ouvrages contient, à la fin, une publicité pour ces pilules, qui auraient été en vente dans au moins douze villes anglaises. On trouve également une petite brochure publicitaire de trois pages intitulée *Dr. Salmon's pills, spirit, drops, and balsam. Prepared and made at his house at the east-end of Pauls, next door to the Free-school, London*, imprimée et diffusée à partir de 1680 (Londres, s.n.). Dans ces documents, Salmon prétendait que ces pilules étaient capables de guérir un vaste éventail de maladies, dont les migraines, le vertige, l'apoplexie, la léthargie, la mélancolie, la folie, la myopie, la surdité, les maux de gorge, la pleurésie, les calculs rénaux et le scorbut. D'après lui, ses pilules agissaient à trois niveaux, et cela en vertu de leur composition : « La raison et la qualité de la composition des pilules salmoniennes se déduit à partir des matières dont elles sont faites, qui sont d'origine minérale, végétale et animale »[16].

Ces pilules comportaient en effet trois types d'ingrédients : une partie minérale qui servait d'excipient et qui était censée agir sur les parties osseuses du corps ; une partie végétale qui agissait sur les maladies siégeant dans le sang ; et enfin une partie animale qui agissait sur les maladies « plus occultes », qui affectaient l'esprit et le cœur. Et toute l'efficacité de ces pilules résidait (selon Salmon) dans la combinaison de ces trois éléments. Dans un deuxième temps, la partie minérale attirait la maladie par ses vertus magnétiques ; la partie végétale soutenait le corps ; la partie animale agissait contre la corruption. Enfin, la partie minérale avait des affinités avec le sel, la partie végétale avec le soufre, et la partie animale avec le mercure.

À partir de ces débuts assez modestes, le nombre de remèdes tirés des animaux dans l'œuvre médicale de Salmon va croissant dans certains ouvrages. En 1678, Salmon fait paraître une œuvre majeure, sa *Pharmacopoeia Londinensis*[17], l'un de ses ouvrages les plus vendus, avec sept rééditions parues entre 1682 et 1707. Comme nous l'avons vu *supra*, Salmon usurpe ici non seulement le titre de la pharmacopée « officielle » du Collège Royal des Médecins de Londres, *Pharmacopœia Londinensis*[18], mais aussi une partie de son contenu. Ce dernier ouvrage, rédigé en latin et

[15] *Synopsis Medicinae*, *op. cit.*, f. XX 2 v., p. 672.

[16] « *Of the Salmonian Pills. The reason and quality of the Composition of our Pills, are discerned from the matter of which they are made, which is Mineral, Vegetable, and Animal* » (*Synopsis Medicinae*, *op. cit.*, chap. 25).

[17] SALMON William, *Pharmacopœia Londinensis, Or, The New London Dispensatory. In Six Books*, Londres, Thomas Dawks, 1678 (autres éditions : 1682, 1685, 1685, 1691, 1696, 1702, 1707).

[18] Titre complet : *Pharmacopœa Londinensis in qua medicamenta antiqua et nova vsitatissima, sedulò collecta, accuratissimè examinata, quotidiana experientia confirmata describuntur*, Londres, Edward Griffin, première édition 1618.

publié pour la première fois en 1618, constituait le catalogue définitif des remèdes que tous les médecins et apothicaires du royaume étaient tenus de suivre. L'ouvrage avait d'abord été (illégalement) traduit en anglais et publié par Nicholas Culpeper en 1649, sous le titre *A Physicall Directory, Or, A translation of the London Dispensatory Made by the Colledge of Physicians in London* (Londres, pour Peter Cole). Salmon, pour sa part, essaie de rendre moins flagrant son plagiat, en faisant apparaître, à la page de titre, le sous-titre (« The New London Dispensatory ») en plus gros caractères que le titre principal, et en présentant son œuvre comme une traduction : « Translated into English for the publick Good ».

À la lecture de cet ouvrage, on voit que les médecins de Londres ne rechignaient pas non plus à utiliser des animaux à des fins thérapeutiques, car leur catalogue recensait déjà en 1618, 33 animaux ou parties d'animaux / produits animaux qui pouvaient entrer dans des recettes. Ce chiffre est allé croissant au gré des éditions, où le catalogue des « simples » (ingrédients de base) placé en début du texte atteint une cinquantaine d'animaux dans l'édition de 1699.

Salmon, quant à lui, tout en s'inspirant de ce catalogue, opte dans son ouvrage pour une présentation assez différente ; ainsi, dans son Livre II, *Zoologia*, six chapitres recensent des remèdes qu'on peut réaliser à partir d'animaux divers, mais ils sont regroupés par type d'animal : l'humain (39 recettes, incluant des préparations réalisées à partir des cheveux, de la salive, du sperme, de l'excrément, de l'urine, de la cervelle et de l'os humains), les mammifères (*beasts* : 68 animaux présents avec parfois plusieurs recettes par animal), les oiseaux (58), les poissons (96 ; mais ici pour la plupart il s'agit d'usages alimentaires), les serpents (24 serpents) et les insectes (35 insectes).

Salmon tente en outre de rationaliser ces usages médicinaux en identifiant les propriétés des différents animaux à l'état du vivant (et partant celles des préparations obtenues à partir de l'animal en question), en soulignant les effets thérapeutiques attendus qui s'expliquent par leur origine. Ainsi, par exemple, la graisse de lion serait la plus « chaude »[19] parmi toutes les graisses d'origine animale, et serait donc particulièrement efficace contre les problèmes musculaires et les tumeurs[20].

Pour chaque animal, Salmon ajoute également quelques remarques d'ordre général, décrivant l'animal et ses habitudes (on apprend ainsi que « Le lion dort les yeux ouverts »[21]). Dans cette section du livre, Salmon fait, certes, étalage de son savoir, donnant le nom de l'animal en latin, grec et hébreu, citant les « autorités », Galien, Pline, Conrad Gessner et bien d'autres. Mais la volonté de replacer le remède dans la perspective d'une

[19] Selon le schéma des « quatre humeurs ».

[20] « The Fat is the hottest of all Creatures, cures Ulcers, Phlegmons, old Tumors, Schirrus' and Cramp » (*Pharmacopoeia Londinensis,* 1678, f. P2).

[21] *Ibid.*

connaissance plus large de l'animal reflète également chez lui une approche holistique, mêlant savoirs nouveaux et anciens, médicaux et zoologiques, mobilisant certaines notions alors remises en question par la médecine « officielle » (comme la théorie des quatre humeurs) sans toutefois renoncer aux nouveaux acquis dans le domaine de la chimie[22].

Une pharmacopée populaire

Si, dans les différentes éditions de la *Pharmacopoeia Londinensis* du Collège des Médecins de Londres la liste des « simples » impliquant des animaux ne change guère d'édition en édition, le nombre de recettes mettant en œuvre ces ingrédients tirés des animaux a tendance à décliner au fil du temps : reflet sans doute d'une approche thérapeutique davantage fondée sur des préparations de type chimique.

En revanche, chez Salmon, dans l'une de ses dernières œuvres, le *Family Dictionary,* c'est le phénomène inverse qui s'observe : dans cet ouvrage, dont le public visé est surtout féminin, et dont on compte plusieurs éditions à partir de 1695, le nombre de recettes médicinales impliquant des animaux ou des produits animaux atteint plusieurs centaines. Salmon y présente pêle-mêle, rangées par ordre alphabétique pour une consultation plus commode, des astuces de ménage (pour le nettoyage et la lessive), des recettes de cuisine et des préparations diverses, cosmétiques et médicinales, à base de plantes, d'animaux ou des deux à la fois. Il est d'ailleurs parfois difficile de faire la distinction entre certaines recettes conçues par exemple « pour donner bonne mine » ou « pour chasser la mélancolie », et des préparations véritablement thérapeutiques.

L'ouvrage de Salmon permet donc de préciser l'usage qu'on pouvait faire à l'époque de ces « simples » médecines animales, dont la *Pharmacopoeia Londinensis* officielle dressait le catalogue sans l'illustrer par des recettes. Certains animaux sont à utiliser vivants et entiers (insectes, huîtres, et même des taupes) ; pour d'autres, on utilise des organes (cervelle, cœur, reins, foie, poumons), ou la partie osseuse ou cornée (os, sabots, cornes, défenses), le sang, l'urine ou les fientes, la graisse (non cuite) ou la chair (séchée). Cinquante-quatre animaux au total sont présents. Il s'agit pour la plupart d'animaux domestiques ou sauvages susceptibles de se trouver en Angleterre, ou dont les produits dérivés (comme l'ambre gris) pouvaient se trouver aisément chez des apothicaires. On peut y adjoindre le bézoard et les perles. Les animaux qui sont les plus représentés sont le porc, le cerf — et l'homme.

---

[22] « La *Pharmacopoeia* a également révélé certaines tensions au sein de l'*establishment* médical de l'époque. Certains médecins commençaient à remettre en question la valeur des remèdes anciens et traditionnels à base de plantes et d'animaux, sur la base des enseignements du médecin grec Galien (129 - 216 *p.C.*), et recommandaient à la place des traitements chimiques », Royal College of Physicians, « A "weapon dressed as a book": the *Pharmacopoeia Londinensis* », RCP Museum (rcplondon.ac.uk).

Si la *Pharmacopoeia* officielle fournit à Salmon la liste d'ingrédients mais non les recettes, d'où viennent donc ces dernières ? L'une des sources les plus probables est un ouvrage paru quelques décennies auparavant : il s'agit du *Choice Manual* d'Elizabeth Grey, Comtesse du Kent (1581-1681)[23]. Cet ouvrage, écrit en anglais par une femme (et publié également par une femme) s'adressait essentiellement aux maîtresses de maison et avait rencontré un succès considérable (22 éditions connues entre la date de la première édition, en 1653, et la dernière en 1726). Salmon trahit son utilisation de cette source en incluant dans son ouvrage la recette de la « poudre de la Comtesse du Kent », recette-phare du recueil d'Elizabeth Grey et censée être une sorte de panacée, efficace surtout contre des maladies infectieuses[24]. Cette recette comprenait plusieurs ingrédients d'origine animale : des pinces de crabe (l'extrémité noire uniquement), des « yeux de crabe » (en fait, de petites pierres noires qu'on trouvait dans l'estomac de certains animaux marins), du corail et des perles, un « os de cœur de cerf », du bézoard et de la gelée de vipères, ainsi que du miel.

Cependant, Salmon était quelqu'un qui se contentait rarement de copier simplement ses sources : il adapte volontiers son matériel de base, moins sans doute pour échapper aux accusations de plagiat (notion mal définie à l'époque) que pour y apposer sa marque et la trace de ses propres pratiques. On peut en juger d'après les différences qui apparaissent dans la recette suivante, celle de « l'huile de renard » : si les ingrédients sont semblables, la manière de préparation est très différente.

> « Prenez un renard tué de frais, dont on a retiré les boyaux, puis mettez-lui dans le corps de l'aneth, de l'armoise, de la camomille, de la citronnelle, de la sauge rouge, de l'origan, du houblon, du romarin, de la menthe-coq, des fleurs de tussilage, de la mélisse, de la bétoine, de la marjolaine (une bonne poignée de chaque, hachés fin), puis ajouter de la meilleure huile de castor, d'aneth et de camomille (de chacune quatre onces), mélanger les herbes et les huiles ensemble, puis saupoudrer ce mélange d'une bonne poignée de fleur de nitre. Placez ce mélange dans le ventre du renard, puis recousez-le et faites-le rôtir à feu vif. L'huile qui en sortira sera un remède des plus singuliers pour toutes sortes de paralysies ou engourdissements. »[25].

---

[23] Titre complet : *A Choice Manual of Rare and Select Secrets in Physick and Chyrurgery; Collected, and Practised by the Right Honorable, the Countesse of Kent, late deceased.* Londres, Gertrude Dawson pour William Shears, 1653 (1ère édition).

[24] Voir, à ce sujet, DIMEO Michelle, « The Countess of Kent's Powder: A Seventeenth-Century "Cure-all" », *The Recipes Project*, blog Hypothèses, le 11 février 2014 : https://doi.org/10.58079/tcpo.

[25] Recette d'Elizabeth Grey, *Manual*, p. 98-99.

Recette de William Salmon *(Family Dictionary)* :

> « Prenez un renard d'un an environ, écorchez-le et coupez-le en morceaux ; mettez-y quatre onces de sel commun et de l'eau de source en quantité suffisante pour le faire bouillir ; faites-le bouillir dans une marmite couverte en terre vernissée, à feu doux, jusqu'à ce que les os se détachent. Ensuite, passez le bouillon et pressez la chair jusqu'à ce que tout le liquide en soit expulsé. Puis ajoutez de l'aneth et des pousses de thym, fraîchement cueillies (deux poignées de chaque) ; de la sauge, du romarin, et du pin moulu (une poignée de chaque) et quatre livres d'huile à salade. Remettez le bouillon dans le pot et, ayant ajouté les herbes et l'huile, couvrez-le de manière étanche et laissez-le reposer vingt-quatre heures dans un bain chaud. Ensuite, faites-le bouillir pendant deux heures et puis passez-le, en pressant la substance à travers un tamis. Séparer ensuite l'huile et la conserver pour votre usage. Cette huile dissout et traite puissamment les humeurs froides qui tombent sur les parties nerveuses et membraneuses. Elle est appropriée contre toutes les infirmités des articulations, les rhumatismes, les sciatiques et la goutte froide, et peut être appliquée chaude sur les parties du corps, seule ou mélangée à d'autres onguents appropriés. »

L'intérêt de l'œuvre de Salmon, et de la place des recettes animalières dans celle-ci, est d'avoir conservé la trace de ces traditions populaires, encore bien vivantes, et même d'y avoir apporté une certaine caution, en raison de sa réputation de savant et de thérapeute.

Conclusion

Les recettes à base d'animaux élaborées par Salmon offrent un angle par lequel on peut aborder son œuvre et l'héritage qu'il en a laissé. Était-il un charlatan ? Selon les critères d'aujourd'hui, sans aucun doute ; cependant, dans la définition du « charlatan » entre l'intention de tromper — et il est loin d'être prouvé que Salmon ne croyait pas lui-même à ses remèdes. En outre, comme l'a démontré Roy Porter[26], il n'existe pas, à son époque, de critères fiables permettant de distinguer le charlatan du « véritable » médecin car les pratiques étaient souvent fluctuantes et mal définies[27] — sans parler de la difficulté à évaluer des éléments tels que la formation médicale du personnage, et ses intentions ou motivations. Dans le cas de Salmon, il est indéniable qu'il s'agissait d'un homme instruit, voire savant ; même ses détracteurs lui reconnaissaient un certain don pour la guérison et la

[26] PORTER Roy, *Quacks: Fakers and Charlatans in Medicine*, Stroud, Tempus, 2003.

[27] On pourrait penser, par exemple, que le fait de commercialiser des pilules portant son nom, et dont l'efficacité était probablement toute relative, serait l'une des caractéristiques du charlatan ; cependant, des médecins aussi réputés que Sir Hans Sloane, membre du Collège Royal des Médecins et médecin attitré de la famille royale britannique, en faisaient autant.

connaissance de nombreux « secrets » thérapeutiques. Le fait que des personnages reconnus du monde scientifique (comme Isaac Newton) possédaient certains de ses livres permet également de penser qu'il n'était pas considéré alors comme un marginal ou un farfelu.

Était-il un génie ? Salmon avait certainement un don pour le plagiat déguisé en compilation et pour l'autopromotion, mais il avait aussi une capacité à cerner les attentes de son public, voire à créer des attentes et des besoins — ce qui le rapprocherait du modèle des « influenceurs » actuels. Comme eux, il avait un public fidèle, lecteurs mais aussi patients, auxquels il proposait une offre sans cesse renouvelée, et qui lui vouaient sans doute un certain culte. Il « occupait l'espace » de toutes les manières possibles : en assurant des consultations, par ses publications sur tous les sujets, mais aussi par les très nombreuses publicités pour ses œuvres ou ses remèdes, et en participant à des controverses, même en dehors du domaine médical[28].

Cet homme au nom de poisson[29] aura été, finalement, plus proche du caméléon : capable de s'adapter à l'infini, en fonction des évolutions, souvent contradictoires, des savoirs et de la demande des patients.

---

[28] Salmon a, notamment, soutenu publiquement les apothicaires lors d'un contentieux les opposant aux médecins du Collège Royal.

[29] Le nom de famille est en fait probablement une variante de *Salomon / Solomon.*

RÉSUMÉS DES COMMUNICATIONS[1]

Susan BADDELEY, « **L'étrange docteur Salmon (1644-1713) et ses remèdes animaux : génie, charlatan ou "influenceur" avant la lettre ?** »

William Salmon, dont les œuvres médicales comportaient de très nombreuses recettes faites à partir d'animaux, était souvent considéré comme un charlatan en son temps. Cependant, lorsqu'on regarde de plus près, on s'aperçoit que cet usage d'animaux et de parties d'animaux rentrait dans une vision globale de la médecine de la part de Salmon, et que ces remèdes, qui faisaient partie d'une pharmacopée populaire, n'avaient jamais disparu de l'usage.

« **The strange Doctor Salmon (1644-1713) and his animal remedies: genius, charlatan or "influencer" avant la lettre?** »

William Salmon, whose medical works include a very large number of remedies made from animals, was often described as a charlatan in his time. However, a closer look at his work reveals that this use of animals and animal parts was an integral part of Salmon's holistic vision of medicine, and that these remedies, which seem to belong to another age, had never completely disappeared from the tradition of popular medicine.

Mots-clés : médecine — XVIIe siècle — pharmacopée — remèdes populaires
Key words : medicine — 17th century — pharmacopoeia — popular remedies

Annelise BINOIS-ROMAN, « **Quelle archéologie du soin vétérinaire ?** »

S'il est acquis que des pratiques médicales destinées au soin des animaux existent depuis les périodes les plus anciennes, celles-ci peuvent-elles être mises en évidence par l'archéologie ? Cet article cherche à répondre à cette question à travers une exploration des sources matérielles susceptibles de témoigner d'interventions 'vétérinaires' à des fins prophylactiques ou thérapeutiques. Une série d'études de cas archéozoologiques est ensuite présentée, démontrant comment cette approche peut utilement compléter l'étude des sources écrites.

« Exploring the archaeology of veterinary care »

While it is established that medical practices for animal care have existed since the earliest periods, can these practices be evidenced through archaeology? This article seeks to answer this question by exploring material sources that may indicate "veterinary" interventions for prophylactic or therapeutic purposes. A series of archaeozoological case studies is then presented, demonstrating how this approach can effectively complement the study of written sources.

Mots-clés : archéozoologie — histoire vétérinaire — castration — trépanation — vêlage
Key words : archaeozoology — veterinary history — castration — trepanation — calving

Valérie BOUDIER, « **Donner l'animal à manger. Alimentation et violence dans les représentations de fêtes italiennes à l'époque moderne** »

À l'époque moderne, nombreuses sont les festivités urbaines où les animaux sont célébrés. Or, lorsque la fête devient l'occasion de dons alimentaires, aux côtés du pain, du vin et de mets cuisinés, les animaux présents sont distribués en tant que viande en puissance.

[1] Les résumés, présentés selon l'ordre alphabétique du nom de leurs auteurs, sont rédigés par ceux-ci. Les textes anglais ont été supervisés par Susan Baddeley, professeure de langue anglaise et de civilisation britannique à l'UVSQ, que nous remercions très sincèrement.

Substance fortifiante et valorisée, la chair animale est donnée à la population lors de violentes mises en scène. Étudier les représentations illustrant ces distributions nous permettra de déceler les indices visuels qui montrent et véhiculent cette violence faite à l'animal.

« **Giving animals as food. Food and violence in representations of Italian festivals in the modern age** »

In modern times, many urban festivities celebrate animals. But when the festivities became an occasion for food donations, alongside bread, wine and cooked dishes, the animals were distributed as potential meat. As a fortifying and valued substance, animal flesh was given to the population in a violent display. Studying the representations of these distributions will enable us to detect the visual clues that show and convey this violence done to the animal.

Mots-clés : Animal — Alimentation — Violence — Italie — Représentation
Key words : Animals — Food — Violence — Italy — Representations

Anaelle BROSETA, « **L'horrible musaraigne et son venin mortel : enquête sur une légende noire oubliée** »

Après avoir brièvement présenté la musaraigne, on présente un panorama des représentations anciennes à son sujet : le micromammifère, aujourd'hui jugé inoffensif, est dans l'Antiquité considéré comme redoutable, car détenteur d'un dangereux venin ; aussi fait-il l'objet de notices détaillées dans la littérature thériaque ou iologique, ainsi que dans les traités vétérinaires, où il est opposé à de grands mammifères, bovins et équins, ses victimes favorites ; plus tard, au Moyen Âge et jusque dans le folklore contemporain, sa légende noire continue de circuler. Devant ces témoignages accablants, on tente d'instruire à nouveaux frais le dossier de la musaraigne, en se demandant si sa mauvaise réputation est ou non fondée : on envisage d'abord la piste d'un venin réel, puisque certains Soricidés sont effectivement venimeux ; on présente ensuite l'hypothèse complémentaire d'une maladie zoonotique, interprétée comme une envenimation.

« The dreadful shrew and its deadly venom: an investigation into a forgotten dark tale »

After a brief introduction to the shrew, we present an overview of ancient representations of it: this tiny mammal, now considered harmless, was in Antiquity regarded as fearsome, because it allegedly possessed a dangerous venom; it was therefore the subject of detailed notes in theriac or iological literature, as well as in veterinary treatises, where it was depicted as an enemy of large mammals, cattle and horses, being its favourite victims; later, in the Middle Ages and even in contemporary folklore, its dark legend continued to circulate. In the light of these damning accounts, we attempt to investigate the shrew case afresh, by asking whether or not its bad reputation was well-founded: firstly, the possibility of a real venom is considered, since some Soricidae are indeed venomous; secondly, the complementary hypothesis of a zoonotic disease, interpreted as envenomation, is presented.

Mots-clés : maladie — venin — musaraigne — traités thériaques — médecine vétérinaire.
Key words : disease — venom — shrew — theriac treatises — veterinary medicine.

Franck COLLARD, « ***Brainstorming* autour d'un poison animal incertain. La cervelle de chat(te) dans les traités des poisons du Moyen Âge occidental** »

Absente des autorités sur quoi se fonde les écritures savantes du Moyen Âge occidental, la toxicité de la cervelle de chat apparue une première fois sans lendemain sous la plume d'Hildegarde de Bingen a trouvé place, sans forcément être admise, dans le corpus vénénologique médiéval véritablement inauguré par le traité de Pietro d'Abano. Le propos vise à comprendre selon quelles modalités et pour quelles raisons la vénénologie savante a importé et traité une croyance liée aux superstitions entourant le chat.

« **Brainstorming around an uncertain animal poison. Cat's brains in the treatises on poisons of the Western Middle Ages** »

The toxicity of cat's brain was unknown to the great authors who nourished the scientific writings of the western Middle Ages, and it appeared at first in the treatise on poisons by Pietro d'Abano, after having been mentioned in Hildegarde of Bingen's *Physica*, but without posterity. This paper aims to understand why and how scholarly venimology adopted an idea that was foreign to academic science and belonged to another field of belief, that of witchcraft and superstition prosecuted by lay and church courts.

Mots-clés : Chat — Moyen Âge — traités des poisons — croyances — transferts culturels
Key words : Cat — Middle Ages — Treatises on poisons — beliefs — cultural transfers

Isabelle DRAELANTS, « **Les *vermes*, à la fois plaie et remède dans la littérature naturaliste médiévale** »

L'article, qui peut être considéré comme une contribution à l'ethnopharmacie, esquisse une typologie des applications thérapeutiques contre et à l'aide des *vermes* dans la littérature encyclopédique naturaliste du XIIIe siècle, héritière à cet égard des sources antiques et de Pline et Palladius en particulier, davantage que de la *materia medica* gréco- et arabo-latine. La catégorie des « vers » couvre à cette époque un ensemble de petits animaux rampant à ras de terre et nés ou nourris dans la pourriture : vermine, insectes, gastéropodes et même batraciens. La matière première des applications médicales consiste en fourmis, scarabées, vers de terre, escargots et coquillages, ou encore grenouilles. Des passages illustrant chaque type d'utilisation, comme répulsif, antidote, antipoison contre le venin d'un animal du même genre ou différent, ou comme remède médical, sont allégués, tout en soulignant le legs particulier de l'*Histoire naturelle* en la matière

« **"Vermes", both wound and remedy in medieval naturalist literature** »

The paper sketches out a typology of of vermin-based therapeutic applications in 13th-century naturalist literature, heir in this respect to ancient sources, in particular Pliny and Palladius, rather than to Latin *materia medica* coming from Greek and Arabic sources. At the time, "worms" covered a whole range of small animals crawling at ground level and born or nourished in the rot: vermin and, more specifically, insects, gastropods and even batrachians included. The basic ingredients are ants, beetles, earthworms, snails and shellfish, or even frogs. Quotations for each type of use — as a repellent, antidote, anti-poison against the venom of an animal of the same or a different genus, or as a medical remedy — are given, while highlighting the particular legacy of Natural History in this area.

Mots-clés : *Vermes* — insectes — Moyen Âge — encyclopédies — naturalisme médiéval — *materia medica* — ethnopharmacologie
Key words : *Vermes* — Bugs — Middle Ages — Encyclopaedia — Medieval natural philosophy — *materia medica* — ethnopharmacology

Jean-Charles DUCÈNE, « **Le scinque chez le médecin juif Ibn Ǧumay' (m. 594 / 1198)** »

Le scinque (*Scincus officinalis*, Laur. 1759) est un petit reptile de l'ordre des squamates commun dans les régions sablonneuses du Sahara qui a attiré l'attention des naturalistes depuis l'Antiquité. Mais seul le médecin juif du Caire, Ibn Ǧumay' (m. 594 / 1198), lui a consacré un opuscule dans lequel il le décrit, détaille ses modes alimentaires et de reproduction, ainsi que la manière de préparer sa viande, car celle-ci aurait, pour les hommes, des vertus aphrodisiaques. Bien que l'auteur l'assène sans la justifier, les littératures zoologiques et médicales arabes médiévales se rejoignent en attribuant au mâle du scinque deux pénis, qui correspondent effectivement aux deux hémipénis des squamates. Il est dès lors logique que cette caractéristique anatomique de l'animal ait donné naissance dans l'esprit des observateurs à cette propriété de la chair du mâle.

« **The skink according to the Jewish physician Ibn Ǧumay' (d. 594 / 1198)** »

The skink (Scincus officinalis, Laur. 1759) is a small reptile of the order Squamates, common in the sandy regions of the Sahara, which has attracted the attention of naturalists since Antiquity. However, it was not until the Jewish physician Ibn Ǧumay' (d. 594/1198) from Cairo devoted a booklet to it, describing it, explaining its feeding and reproduction methods, and explaining how to prepare its meat, which was said to have aphrodisiac properties for humans. Although the author asserts it without justification, medieval Arabic zoological and medical literature agrees in attributing two penises to the male skink, corresponding in fact to the two hemi-penises of the squamates. It is therefore logical that this anatomical feature of the animal should have given rise, in the minds of observers, to this characteristic of the male flesh.

Mots-clés : Scinque — médecine — zoologie — aphrodisiaque
Key words : Skink — medicine — zoology — aphrodisiac

Arnaud EXBALIN, « **Tout n'est pas bon dans le cochon. Pollutions et zoonoses porcines à Mexico à l'époque coloniale** »

L'introduction des cochons au Nouveau Monde fut un facteur décisif du succès du développement des cités espagnoles. Mais les suidés, en grand nombre dans la capitale de la Nouvelle-Espagne, génèrent leurs lots de désordres, de nuisances et de maladies. Cette étude cherche à établir une typologie des pollutions porcines à partir de cartes, de sources fiscales, de chroniques urbaines et de traités vétérinaires. Les zoonoses porcines auraient pu être à l'origine de la forte mortalité des populations indiennes.

« **Not everything is good in a pig. Pollution and swine zoonosis in Colonial Mexico** »

The introduction of pigs to the New World was a decisive factor in the successful development of Spanish cities. But the suids, in large numbers in the capital of New Spain, generated their share of disorders, nuisances and diseases. This chapter seeks to establish a typology of pig pollution based on maps, tax sources, urban chronicles and veterinary treatises. Swine zoonosis could be one of the origins of the demographic collapse of Indian populations.

Mots-clés : Cochons — Amérique espagnole — zoonose — environnement — police
Key words : Pigs — Spanish America — zoonosis — environment — police

Thorsten FÖGEN, « **Le rôle de la médecine vétérinaire dans le *De Agricultura* de Caton l'Ancien, en comparaison avec les traités ultérieurs sur l'agriculture** »

Cet article s'intéresse aux passages du *De Agricultura* de Caton qui concernent la maladie et la souffrance des animaux de la ferme. Il étudie les différents maux identifiés ainsi que leurs remèdes, sans laisser de côté les maladies humaines. Dans une seconde partie, cette contribution présente une comparaison avec les travaux ultérieurs sur l'agriculture de Varron (116-27 *a.C.*), de Columelle (Ier siècle *p.C.*) et de Palladius (Ve siècle *p.C.*). Alors que le traité de Caton n'offre que de rares mentions de la prévention et du traitement des maladies des animaux, les trois autres textes leur prêtent une attention plus grande. Palladius, en consacrant un livre entier (le livre XIV de son *Opus agriculturae*) à la médecine vétérinaire, marque la fin d'une étape et le début de l'émancipation de cette discipline.

« **The Role of Veterinary Medicine in Cato the Elder's *De agricultura* in Comparison with Later Roman Treatises on Farming** »

This paper focuses on passages in Cato's *De agricultura* explicitly dealing with illness and suffering among farm animals. It examines the types of ailments the author identifies and his recommended cures for them. In addition, human diseases and their treatment are also taken into account. The second part of this contribution offers a succinct comparison with the later agricultural works by Varro (116—27 B.C.), Columella (first century A.D.) and Palladius (fifth century A.D.). While Cato's *De agricultura* contains no more than a few scattered paragraphs on the prevention and treatment of animal diseases, the three later treatises devote much greater attention to this sub-discipline. With the composition of a separate book entirely devoted to veterinary medicine (Book 14 of his *Opus agriculturae*), Palladius stands at the end of this development which allows us to argue for a gradual emancipation of the field in question.

Mots-clés : Médecine vétérinaire — agriculture — prévention des maladies — pharmacologie — Caton l'Ancien — Varron — Columelle — Palladius
Key words : Veterinary medicine — agriculture — disease prevention — pharmacology — Cato the Elder — Varr — Columella — Palladius

Alessia GUARDASOLE : « **Sang de mouche et tête de souris : les animaux guérisseurs dans les recettes de cosmétique grecque antique** ».

Les traités de pharmacologie antiques, notamment ceux de Galien de Pergame, transmettent de nombreux extraits de traités de cosmétique. Mon article prend comme point de départ des problèmes d'interprétation d'ingrédients de recettes de cosmétique que ni la philologie ni la paléographie n'arrivent à résoudre. Au centre de l'étude se trouvent deux types d'animaux, les mouches (μυῖα / μῦα) et les souris (μῦς), qui — dans certaines formes — sont homographes et par conséquent sont souvent source de confusion dans la préparation des remèdes. La comparaison entre sources d'époques et langues différentes ainsi qu'une mise en contexte des recettes peuvent souvent donner de solides éléments de reconstruction.

« **Fly's blood and mouse's head: healing animals in ancient Greek cosmetic recipes** ».

Ancient pharmacological treatises, notably those by Galen of Pergamon, contain numerous excerpts from cosmetic treatises. My article takes as its starting point the problems of interpreting cosmetic recipe ingredients that neither philology nor paleography can solve. At the center of the study are two types of animals, flies (μυῖα/μῦα) and mice (μῦς), which — in certain forms — are homographs and consequently are often a source of confusion in the preparation of remedies. Comparing sources from different periods and languages and putting recipes into context can often provide solid elements for reconstruction.

Mots-clés : Galien de Pergame — pharmacologie antique — cosmétique — recettes — mouches — souris
Key words: Galen of Pergamon — ancient pharmacology — cosmetics — recipes — flies — mice

Michel KREUTZER, « **La souffrance mentale des animaux : hier et aujourd'hui** »

La souffrance mentale des animaux s'impose aujourd'hui comme une évidence, d'ailleurs les travaux de psychopharmacologie s'appuient sur son existence pour tester de nouvelles molécules. L'histoire de nos conceptions des animaux et la place que nous accordions à l'humain, ont retardé notre intérêt pour la subjectivité animale. Aujourd'hui, notre prise de conscience des périls qui menacent cette planète n'est sans doute pas étrangère à notre récente empathie pour la souffrance animale.

« **The mental suffering of animals: yesterday and today** »

The mental suffering of animals is now obvious, and work in psychopharmacology relies on its existence when testing new molecules. The history of our conceptions of animals, and the place we grant to humans, have delayed our interest in animal subjectivity. Today, our awareness of the perils that threaten this planet is undoubtedly not unrelated to our recent empathy for animal suffering.

Mots-clés : subjectivité — souffrance mentale — psychopharmacologie — affects — animal machine — éthologie
Key words : subjectivity — mental suffering — psychopharmacology — affects — animal machine — ethology

Pietro LI CAUSI, « **Les animaux qui souffrent sont-ils les animaux qui pensent ? Pour une relecture du livre VIII de la *Naturalis historia* de Pline l'Ancien** »

Les anecdotes pliniennes sur les lions souffrants soignés par les humains doivent être lues à la lumière de l'ancien débat sur l'intelligence animale. En ce qui concerne les capacités psychiques de ces bêtes, Pline choisit cependant de suspendre son jugement en activant une tension subtile avec le stoïcisme.

« **Are Sick Animals Thinking Animals? Reconsidering Pliny's *Naturalis historia* Book VIII** »

Pliny's anecdotes about sick lions being cared for by humans must be read in the light of the ancient debate on animal intelligence. As far as the psychic abilities of these animals are concerned, however, Pliny chooses to suspend his judgement, activating a subtle tension with the Stoic *vulgata.*

Mots-clés : Pline l'Ancien — Animaux — Lions — Chagrin — Zoopsychologie
Key words : Pliny the Elder — Animals — Lions — Sorrow — Zoopsychology

Laetitia LOVICONI, « **Penser et panser la maladie avec les animaux dans la médecine médiévale** »

À la fin du Moyen âge, la démarche médicale, telle qu'elle est mise en œuvre par les médecins ayant reçu une formation universitaire, requiert différentes étapes : le diagnostic de la maladie à partir de signes permettant d'en déterminer la nature et de la désigner par une appellation tenant compte de la nosologie, la détermination de ses causes, l'élaboration d'un pronostic, enfin le traitement de la maladie en fonction du diagnostic, de l'étiologie, du pronostic et des particularités individuelles.

Nous proposons d'explorer ici la contribution transversale des animaux à la théorie et à la pratique médicale nécessaires à cet exercice médical. Pour ce faire, nous recherchons dans quelle mesure et comment, à la fin du Moyen Âge, les animaux contribuaient à penser la maladie donc à caractériser les signes des maladies, les nommer, tenter d'en comprendre les causes, mais aussi comment les animaux étaient utiles en tant que remèdes, donc pour panser la maladie. Pour tenter de répondre à ces interrogations, nous nous baserons sur des *practicae* des XIVe-XVe siècles : principalement les *Sermones medicinales* de Niccolò Falcucci (m. 1412), le *Philonium* et la *Chirurgia* de Valesco de Tarente (*fl.* 1418), la *Practica maior* (1440-46) de Michel Savonarole.

« **Apprehending and curing illness with animals in Mediaeval medicine** »

At the end of the Middle Ages, the medical approach, as practised by university-trained physicians, required a number of different stages : diagnosing the disease on the basis of signs that enabled its nature to be determined and to give it a name in line with the nosology ; determining its causes ; drawing up a prognosis ; and finally curing the disease on the basis of the diagnosis, aetiology, prognosis and individual particularities.

We propose here to explore the transversal contribution of animals to the medical theory and practice necessary for this medical exercise. To this end, we are investigating to what extent and how, in the late Middle Ages, animals contributed to thinking about disease, i.e. to characterising the signs of disease, naming them and trying to understand the causes, but also how animals were useful as remedies, i.e. for treating disease. In an attempt to answer these questions, we will be drawing on *practicae* from the 14th and 15th centuries : principally the *Sermones medicinales* by Niccolò Falcucci (d. 1412), the *Philonium* and the *Chirurgia* by Valesco of Tarenta (fl. 1418), and the *Practica maior* (1440-46) by Michele Savonarola.

Mots-clés : Anima — maladie — nosologie (ou terminologie) — diagnostic — remèdes
Key words : Animal — disease — nosology (or terminology) — diagnosis — remedies

Ninon MAILLARD, « **Les animaux soignés par les hommes à l'époque moderne : une approche juridique...** »

Comment aborder, en juriste, la littérature spécialisée de l'époque moderne évoquant les maux des animaux et les soins prodigués par les hommes ? Certainement pas en allant chercher des règles de droit concernant la souffrance elle-même. La souffrance n'est ni ce qui motive des soins, ni ce qui pourrait constituer une limite dans les pratiques professionnelles. La souffrance que l'on rencontre dans les sources est d'ailleurs plus souvent liée au soin lui-même qu'à la maladie. Etant donné le processus moderne de normalisation qui va concerner tant les professionnels du soin que les pratiques de soin elles-mêmes, peut-on s'attendre à ce que les évolutions se fondent d'une manière ou d'une autre sur ce que subit l'animal ? Non. L'enquête juridique autour des injonctions de faire et ne plus faire démontre que la souffrance des animaux n'est pas un sujet, tout juste un argument qui permet de justifier l'éradication de certaines pratiques particulièrement violentes.

« **Animals healed by men in Modern Times: a legal perspective...** »

As a jurist, how does one approach the specialized literature of the modern era on animal suffering and human care? Certainly not by looking for legal rules concerning suffering itself. Suffering is neither what motivates care, nor what could constitute a limit in professional practices. In fact, the suffering encountered in the sources is more often linked to the care itself than to the illness. Given the modern process of standardization that will affect both care professionals and care practices themselves, can we expect developments to be based in one way or another on what the animal undergoes? No. The legal investigation into injunctions to do and not to do demonstrates that animal suffering is not a subject, merely an argument to justify the eradication of certain particularly violent practices.

Mots-clés : art vétérinaire — maltraitance — maréchal-ferrant — normalisation — pratique professionnelle
Key words : veterinary art — mistreatment — blacksmith — standardization — professional practices and gestures

Cristina MARINAS, « **Animal souffrant, animal soignant dans la peinture du Siècle d'Or (Espagne, Pays-Bas)** »

Au cours du XVIIe siècle, en Espagne et aux Pays-Bas (Méridionaux et du Nord), la peinture a joué un rôle important dans la représentation de l'animal souffrant et de l'animal soignant ou guérisseur. Dans de nombreux tableaux, les images d'animaux souffrants, blessés, morts ou agonisants, tout comme celles d'animaux guérisseurs aux propriétés curatives —

images souvent liées à la symbolique chrétienne —, peuvent être associées à des notions de soin au service de la santé des hommes.

« **Suffering animals, animals as healer in the painting of the Golden Age (Spain, Netherlands)** »

During the 17th-century, in Spain and the Netherlands (both Southern and Northern), painters played a significant role in representing suffering animals and those providing care or healing. In numerous paintings, images of suffering, wounded, dead or dying animals as well as those of animals with healing powers — often linked to Christian symbolism — can be associated with concepts of care serving human health.

Mots-clés : Animal souffrant — Animal soignant / guérisseur — Peinture du XVIIe siècle — Espagne — Pays-Bas
Key words : Suffering animals — Animals as healers — 17th-century painting — Spain, Netherlands

Laurence MOULINIER-BROGI, « **Animal soignant, animal soigné chez Hildegarde de Bingen (1098-1179)** »

L'abbesse bénédictine allemande Hildegarde de Bingen (1098-1179) a légué une œuvre au carrefour de la théologie, de la médecine et de la science de la nature, dans laquelle elle fait montre d'une connaissance unique du monde animal, de ses lois, de ses vertus, de ses secrets, voire de ses besoins. Avant notre époque qui s'approprie ses écrits avec enthousiasme, la postérité a été sensible à l'originalité de ce savoir et de ce regard sur le monde animal, malgré les questions qui demeurent sur la circulation et la fortune de l'œuvre médicale de l'abbesse.

« **Caring animals and animals cared for, according to Hildegard of Bingen (1098-1179)** »

The German Benedictine abbess Hildegard of Bingen (1098-1179) left a body of work at the crossroads of theology, medicine and natural science, in which she demonstrated a unique knowledge of the animal world, its laws, virtues, secrets and even needs. Even before our own era, which has enthusiastically appropriated her writings, posterity has been sensitive to the originality of this knowledge and view of the animal world, despite the questions that remain about the circulation and fortunes of the abbess's medical work.

Mots-clés : Hildegarde de Bingen — *Liber subtilitatum* — *Cause et cure* — médecine — soin, pharmacopée — animaux
Key words : Hildegard of Bingen — *Liber subtilitatum* — *Cause et cure* — medicine — care, pharmacopoeia — animals

Virginie MUXART, **« L'exploitation de la civette (Moyen Âge - Epoque moderne). Souffrances passées, souffrances annoncées »**.

Les témoignages d'extraction de civette sont présentés afin de montrer la souffrance infligée à ce petit viverridé, qu'il soit africain ou asiatique. Grâce à des civettes de la Ménagerie de Versailles, disséquées par les membres de l'Académie des Sciences, la connaissance sur l'animal progresse. A la fin du XVIIe siècle, bien que l'usage traditionnel du viverreum diminue fortement, le colonialisme hollandais en Asie ouvre une nouvelle perspective d'exploitation de la civette, pour la production de café cette fois.

« **Exploitation of the civet (Middle Ages - Early Modern period), past sufferings, foretold sufferings** »

Evidence of civet extractions is presented to show the suffering inflicted on this small member of the viverridae, whether African or Asian. It was thanks to civets from the

Ménagerie de Versailles being dissected by members of the Académie des Sciences that knowledge of the animal progressed. At the end of the 17th seventeenth century, although the traditional use of viverreum declined sharply, Dutch colonialism in Asia opened up new prospects for exploiting the civet, this time for coffee production.

Mots-clés : civette en captivité — Ménagerie de Versailles et Académie des Sciences — parfum — *kopi luwak*
Key words : civets in captivity — Ménagerie de Versailles and Académie des Sciences, — perfume — *kopi luwak*

Antonio RICCIARDETTO, « **De l'automédication animale à la pratique médicale : l'ibis et l'utilisation thérapeutique des produits tirés de cet oiseau dans l'Antiquité gréco-romaine** »

Poursuivant nos recherches sur l'utilisation thérapeutique et cosmétique des produits tirés d'animaux, — en particulier de la faune égyptienne —, la présente contribution s'intéresse à l'ibis comme modèle de pratiques médicales et, surtout, aux substances tirées de cet oiseau attestées dans les écrits médicaux et magiques antiques. Après avoir répertorié ces produits, on examine les propriétés thérapeutiques qui leur sont attribuées, notamment les types d'affections qu'ils sont censés soigner ; on s'interroge enfin sur leur accessibilité, ainsi que sur leur contexte de production dans l'Antiquité gréco-romaine.

« From Animal Self-Medication to Medical Practice: The Ibis and the Therapeutic Use of Substances Taken from this Bird in Greco-Roman antiquity »

Following my previous work on the therapeutic and cosmetic use of substances taken from animals — especially from Egyptian fauna — the present paper focuses on the ibis as a model for medical practices and, above all, on the substances taken from this bird attested in ancient medical and magical writings. It lists these substances, and examines the therapeutic properties attributed to them, including the types of affections they are supposed to heal. Finally, it considers the availability of these substances and their context of production in Greco-Roman antiquity.

Mots-clés : ibis — Égypte gréco-romaine et byzantine — médecine antique — temples — magie, — pharmacologie
Key words : ibis — Greco-roman and Byzantine Egypt — ancient medicine — temples — magic — pharmacology

Irène SALAS, « **L'homme, cet animal comme les autres ? Émergence de l'anatomie comparée à la Renaissance** »

À la Renaissance, l'émergence de l'anatomie comparée sous l'impulsion d'André Vésale a permis de parfaire la connaissance de notre propre espèce. Mais surtout, en plein âge « humaniste », elle a paradoxalement introduit une forme de scepticisme, nourrissant la critique de l'humain en tant qu'être unique crée à l'image de Dieu. Des quelques exemples présentés ici, l'idée se dégage qu'en dépit des dogmes et de la censure, la séparation traditionnelle entre l'animal et l'humain n'a pas tardé à être battue en brèche.

« **Is man an animal like any other? The emergence of comparative anatomy during the Renaissance** »

During the Renaissance, the emergence of comparative anatomy under the impetus of Andreas Vesalius helped to perfect our knowledge of our own species. But above all, in the midst of the "humanist" age, it paradoxically introduced a form of skepticism, fuelling criticism of the human being as a unique being created in the image of God. From the examples presented here, the idea emerges that, despite dogma and censorship, the traditional separation between animal and human was insidiously undermined

.
Mots-clés : Anatomie comparée — zootomie — Renaissance — Galien — Vésale
Key words : Comparative anatomy — Zootomy — Renaissance — Galen — Vesalius

Évelyne SAMAMA, « **Hippiatres *et alii* : noms des soigneurs et témoignages épigraphiques sur les vétérinaires dans le monde grec** »

Une étude lexicale des noms donnés aux soigneurs des animaux en grec met en relief le peu d'attention accordée à ces personnes souvent de condition servile. Le mot même d'*hippiatros*, médecin des chevaux, qui n'est attesté que tardivement (au IVe siècle *p.C.*) dans la littérature mais apparaît dès le IIe siècle *a.C.* dans l'épigraphie, illustrant l'importance des chevaux dans le monde grec. En annexe sont rassemblées les inscriptions mentionnant les hippiatres, les *veterinarii* et les *mulomedici*.

« **Hippiatrists et alii: names of caretakers and epigraphic evidence of veterinarians in the Greek world** »

A lexical study of the names given to animal caretakers in Greek highlights the scant attention paid to these people, often of servile status. The very word hippiatros, horse doctor, is only attested late (in the 4th century A.D.) in literature, but it appears as early as the 2nd century B.C. in an epigraphic decree, illustrating the importance of horses in the Greek world. Inscriptions mentioning hippiatrists, veterinarii and mulomedici are presented in an appendix.

Mots-clés : noms grecs donnés aux soigneurs — hippiatres — soins vétérinaires — épigraphie
Key words : Greek names given to caretakers — hippiatrists — veterinary care — epigraphy

Margaux SPRUYT, « **Douleur et mort du lion assyrien : cas d'études (VIIe siècle *a.C.*)** »

Le présent article porte sur les représentations des lions chassés dans les reliefs néo-assyriens du palais Nord de Ninive (VIIe siècle *a.C.*). En se focalisant sur le geste cynégétique sculpté, il s'agit de mettre en correspondance l'emplacement des flèches frappant les lions dans les reliefs avec la réalité anatomique léonine et les conséquences physiologiques des blessures. À travers l'étude précise de plusieurs exemples, on démontrera que les représentations font preuve d'un grand réalisme naturaliste : blessures au poumon provoquant des vomissements sanglants, paralysie de l'arrière-train provoquée par une flèche transperçant les intestins au niveau du sacrum, tir d'apophyse excitant l'animal, etc.

« **Pain and death of the Assyrian lion: case studies (7th century BC)** »

This article looks at representations of hunted lions in Neo-Assyrian reliefs from the North Palace of Nineveh (7th century BC). By focusing on the sculpted hunting gesture, the aim is to observe the location of the arrows striking the lions in the reliefs in relation to the anatomical reality of the feline and the physiological consequences of the wounds. Through a detailed study of a number of examples, we will show that the images demonstrate a high degree of naturalistic realism: wounds to the lung causing bloody vomiting, paralysis of the hindquarters caused by an arrow piercing the intestines at sacrum level, the apophyseal shot exciting the animal, and so on.

Mots-clés : Lion — Assyrie — Iconographie — Chasse — Anatomie
Key words : Lion — Assyria — Iconography — Hunt — Anatomy

Karin UELTSCHI, « **Dresser ou soigner, exploiter ou chérir : l'animal dans le *Mesnagier de Paris* (1393)** »

Cet ouvrage didactique offre un regard riche, varié et nuancé sur l'animal, mêlant traditions littéraires et approches techniques (notamment en matière d'hippiatrie et d'autourserie). Des accents remarquables d'empathie, voire de psychologie animale en matière de dressage et de cohabitation domestique sont perceptibles au fil des pages ; c'est un témoignage original et précieux concernant le rapport des hommes et des bêtes à la fin du XIVe siècle.

« To exploit or to cherish: the animal in the *Mesnagier de Paris* (1393) »

This didactic work offers a rich, varied and nuanced view of the animal, blending literary traditions with technical approaches (particularly in hippiatry and flight hunting). Remarkable accents of empathy and even animal psychology in training and domestic cohabitation are perceptible throughout the pages; it's an original and precious testimony to the relationship between man and beast at the end of the 14th century.

Mots-clés : Animal domestique — dressage — autourserie — hippiatrie — empathie envers l'animal
Key words : Pets — training — flight hunting — hippiatry — animal empathy

François VALLAT, « **Soigner les animaux domestiques de l'Antiquité au XVIIe siècle : entre respect des autorités et pratiques empiriques** »

Après un rappel sur la nature des praticiens et des auteurs qui se sont consacrés à la pathologie des animaux domestiques de l'Antiquité au XVIIe siècle, l'accent est mis sur l'importance de la tradition en thérapeutique vétérinaire avant l'époque contemporaine. Deux exemples tirés de la pratique chirurgicale illustrent la filiation entre les hippiatres du IVe et les maréchaux du XVIIe siècle — l'opération des avives et le traitement de la luxation de l'épaule par insufflation ou extension — filiation que le Moyen Âge latin, coupé de la littérature conservée dans l'Empire romain d'Orient, a ignorée.

« Caring for domestic animals from Antiquity to the 17th century: between respect for authorities and empirical practices »

After an overview of the practitioners and authors who devoted themselves to the pathology of domestic animals from Antiquity to the 17th century, we focus on the importance of tradition in veterinary therapeutics before the contemporary era. Two examples drawn from surgical practice illustrate the filiation between the *hippiatroi* of the 4th century and the marshals of the 17th century — the operation on ives and the treatment of shoulder dislocation by insufflation or pulling — a filiation that the Latin Middle Ages, cut off from the literature preserved in the Eastern Roman Empire, did not know of.

Mots-clés : thérapeutique vétérinaire — Antiquité — Moyen Âge — tradition
Key words : veterinary therapeutics — Antiquity — Middle Ages — tradition

Baudouin VAN DEN ABEELE, « **La médecine des animaux dans l'Occident médiéval : quels animaux soigner ?** »

Les animaux pour lesquels sont conservés des textes médiévaux fournissant des indications thérapeutiques sont principalement les chevaux, ainsi que les oiseaux rapaces utilisés en fauconnerie et, dans une bien moindre mesure, les chiens. Après un panorama textuel commenté, cet article s'interroge sur l'attention restreinte réservée aux maladies des animaux d'élevage et en scrute les raisons, avant d'éditer un bref témoin latin non encore signalé.

« **Animal medicine in the Medieval West: which animals to treat?** »

Many medieval treatises on the healing of horses and birds of prey have come down to us, and also a few about the care of dogs. This article offers an overview of these textual traditions and goes on to question the limited attention devoted to the illnesses of farm animals. Some explanations are proposed, and the essay concludes with an edition and commentary of a short and unknown text on looking after farm animals.

Mots-clés : Moyen Âge — soins vétérinaires — chasse — élevage — manuscrits
Key words : Middle Ages — veterinary care — hunting — animal husbandry — manuscripts

Julie VAN PARYS-ROTONDI, « **Maux d'animaux, paroles d'hommes : panser et guérir dans les *Bokes of Husbandry* de la première modernité anglaise** »

Publiés dès 1508 en Angleterre, les premiers *Books of Husbandry* exposent les techniques agricoles et vétérinaires les plus reconnues de leur époque. À travers une sélection d'ouvrages représentatifs, cette étude examine la place de l'animal, les maux observés tout en abordant la question de la douleur. La présentation de ces ouvrages dans le paysage intellectuel anglais sert de prémices à la mise en lumière des diverses thérapeutiques adoptées pour soulager le corps animal et tente de comprendre la place de la souffrance dans les traitements proposés.

« **Animal Ailments, Men's Words: Tending, Dressing and Healing in Early Modern English *Books of Husbandry*** »

Published as early as 1508 in England, the first English *Books of Husbandry* offer the most recognized agricultural and animal husbandry techniques of their time. Through a selection of representative works, this study explores the place of animals and the associated ailments observed while addressing the question of pain. The presentation of these works in the English editorial landscape will serve as a starting point to examine a variety of therapies adopted to relieve the animal body, as well as attempting to understand the consideration of pain, or lack thereof, in the suggested treatments.

Mots-clés : Agriculture — douleur — élevage — santé — souffrance — soins vétérinaires
Key words : Animal studies — Husbandry — health — breeding — suffering — veterinary care

BIBLIOGRAPHIE SOMMAIRE

BARATAY Éric, *L'Église et l'animal (France, XVIIe-XXe siècle)*, Paris, Éditions du Cerf, 1996

BARATAY Éric et MAYAUD Jean-Luc, *L'animal domestique XVIe-XXe siècle*, *Cahiers d'Histoire*, 42, 1997

BARATAY Éric, *Et l'homme créa l'animal. Histoire d'une condition*, Paris, Odile Jacob, 2003

BARATAY Éric (ed.), *Les animaux historicisés. Pourquoi situer leurs comportements dans le temps et l'espace ?*, Paris, Éditions de la Sorbonne, 2022

BEAUJOUAN Guy (dir.), *Médecine humaine et vétérinaire à la fin du Moyen Âge*, Genève, Droz, 1966

BOBIS Laurence, *Le rapport entre l'homme et l'animal dans l'Occident médiéval : un animal exemplaire, le chat*, thèse de l'université de Paris 8 Saint-Denis, sd. Robert Delort, 1997, repris en partie dans *Une histoire du chat : de l'Antiquité à nos jours*, Paris, Le Seuil, 2006 (ed. pr. Fayard, 2000)

BODSON Liliane, « La médecine vétérinaire dans l'antiquité gréco-romaine. Problèmes — composantes — orientations », *Ethnozootechnie*, 34, 1984, p. 3-12

BOEHM Isabelle et LUCCIONI Pascal (dir.), *Le médecin initié par l'animal. Animaux et médecine dans l'Antiquité grecque et latine*, Lyon, MOM, 2008

BRUNORI CIANTI Lia et CIANTI Luca (dir.), *La pratica della veterinaria nei codici medievali di mascalcia*, Bologne, Edizioni Agricole, 1993

CAM Marie-Thérèse (dir.), *La médecine vétérinaire antique. Sources écrites archéologiques, iconographiques*, Rennes, PuR, 2007

CHAPOUTHIER Georges, *L'homme, ce singe en mosaïque*, Paris, Odile Jacob, 2001

CLAVEL Benoît et MEYZIE Philippe (dir.), *Le porc dans tous ses états dans l'Europe médiévale et moderne*, actes des 44e Journées internationales d'histoire de Flaran, 12 et 13 octobre 2023, Toulouse, Presses universitaires du Midi, 2024

COLLARD Franck, *Les traités des poisons*, Turnhout, Brepols, Typologie des sources du Moyen Âge occidental, fascicule 88, 2016

COLLARD Franck & SAMAMA Évelyne (dir.), *Poux, puces et punaises : la vermine de l'homme. Découverte, description et thérapeutique. Antiquité, Moyen Âge, Temps Modernes*, Paris, L'Harmattan, 2015

COOPER Donald B., *Las epidemias en la Ciudad de México (1761-1813)*, México, Instituto mexicano del Seguro Social, 1980

DELORT Robert, *Les animaux ont une histoire*, Paris, Seuil, 1984, rééd. 1993

DIERAUER Urs, *Tier und Mensch im Denken der Antike. Studien zur Tierpsychologie, Anthropologie und Ethik*, Amsterdam, Grünet, 1977

DOYEN-HIGUET Anne-Marie et VAN DEN ABEELE Baudouin (dir.), *Chevaux, chiens, faucons. L'art vétérinaire antique et médiéval à travers les sources écrites, archéologiques et iconographiques*, Louvain-la-Neuve, Institut d'études médiévales, 2017

EXBALIN Arnaud, *La grande tuerie des chiens. Mexico en Occident, XVIIIe-XXIe siècle*, Ceyzérieu, Champ Vallon, 2023

FÖGEN Thorsten & Edmund THOMAS (dir.), *Interactions between Animals and Humans in Graeco-Roman Antiquity*, Berlin & Boston, de Gruyter, Brill, 2017

FURDELL Elizabeth Lane, *Publishing and medicine in early modern England*, Rochester (NY), University of Rochester Press, 2002

GOTTI Maurizio et SALAGER-MEYER Françoise, *Advances in medical discourse analysis: oral and written contexts,* Berne, Peter Lang, 2006

HANSON Craig Ashley, *The English virtuoso: art, medicine, and antiquarianism in the age of Empiricism,* Chicago, University of Chicago Press, 2009

HARRIS Nigel, *The Thirteenth-Century Animal Turn: Medieval and Twenty-First-Century Perspectives*, Cham, Palgrave Mcmillan, 2020

HÉRAN Emmanuelle *et al.*, *Beauté animale, [Exposition, Paris, Grand Palais, Galeries Nationales, 21 mars-16 juillet 2012]*, Paris, Réunion des Musées Nationaux, 2012
KREUTZER Michel, *L'éthologie*, Paris, PUF, coll. Que sais-je ?, 2017
KREUTZER Michel, *Folies animales*. Paris, Le Pommier, 2021
KRITSKY Gene (dir.), *A Cultural History of Insects*, 6 vol., New York, Bloomsbury (The Cultural Histories Series), 2024
LAMY Jérôme et VABRE Sylvie (dir.), *Les savoirs ruraux du Moyen-Âge à nos jours*, Rennes, PuR, 2023
LAZARIS Stavros (dir.), *Le cheval dans les sociétés antiques et médiévales,* Turnhout, Brepols (Bibliothèque de l'Antiquité tardive, 22), 2012
LI CAUSI Pietro, *Gli animali nel mondo antico,* Bologne, Il Mulino, 2018
LONCKE Jérémy, *La* Practica canum - *Le* De cane *d'Albert le Grand. L'art de soigner les chiens de chasse au Moyen Âge*, Nogent-le-Roi, Jacques Laget, 2007
MONTANDON Alain (dir.), *Dictionnaire littéraire et culturel de l'insecte*, Paris, Champion, 2023
MONTANARI Massimo, *La faim et l'abondance. Histoire de l'alimentation en Europe*, Paris, Seuil, 1995
MORICEAU Jean-Marc, *Histoire et géographie de l'élevage français du Moyen Âge à la Révolution*, Paris, Fayard, 2005
NEWMYER Stephen J., *The Animal and the Human in Ancient and Modern Thought*, Londres / New York, Routledge, 2017
ORTOLEVA Vincenzo, PETRINGA Maria Rosaria, *La veterinaria antica e medievale, testi greci, latini, arabi e romanzi,* Lugano, Lumières internationales, 2009
PANKSEPP Jaak, *Affective Neuroscience, the Foundations of Human and Animal Emotions*, New York, Oxford University Press, 1998
QUIROZ Enriqueta, *Entre el lujo y la subsistencia. Mercado, abastecimiento u precios de la carne en la Ciudad de México (1750-1812)*, México, Colegio de México / Instituto Mora, 2005
RIBÉMONT Bernard, *Le cheval en France au Moyen Âge,* Orléans, Paradigme, 1994
ROCHE Daniel, *La culture équestre de l'Occident XVIe-XIXe siècles*, Paris, Fayard, 2008
SERNA Pierre, LE RU Véronique, MELLAH Malik et PIAZZEZI Benedetta, *Dictionnaire historique et critique des animaux*, Ceyzérieu, Champ Vallon, 2024
SORABJI Richard, *Animal Minds and Human Morals. The Origin of the Western Debate,* Londres, Duckworth, 1993
SPRUYT Margaux et VASSAL Véronique, *Le lion dans le pourtour méditerranéen, portrait iconographique, historique et biogéographique d'un grand félin,* Paris, Éditions du Cerf, (à paraître)
THOMAS Keith, *Man and The Natural World: Changing Attitudes in England 1500-1800,* Londres, Penguin Books, 1991
TROLLI Domizia, *Studi su antichi trattati di veterinaria*, Parme, Università degli Studi, 1990.
VALLAT François, *Les bœufs malades de la peste. La peste bovine en France et en Europe (XVIIIe-XIXe siècle)*, Rennes, PuR, 2009
VAN DEN ABEELE Baudouin, *La fauconnerie au Moyen Âge. Connaissance, affaitage et médecine des oiseaux de chasse d'après les traités latins*, Paris, Klincksieck, 1994
VAN DEN ABEELE Baudouin, *La littérature cynégétique*, Turnhout, Brepols, 1996 (Typologie des sources du Moyen Âge occidental, 75)
VERNUS Pascal et YOYOTTE Jean, *Le bestiaire des Pharaons*, Paris, Perrin, 2005
VIGNERON Paul, *Le cheval dans l'antiquité gréco-romaine, des guerres médiques aux grandes invasions. Contributions à l'histoire des techniques,* Nancy, Faculté de lettres, 1968
VON DEN DRIESCH Angela, PETERS Joris, *Geschichte der Tiermedizin. 5000 Jahre Tierheilkunde*, Stuttgart, Schattauer Verlag, 2003 (ed. pr. 1989)
WEAR Andrew, *Knowledge and Practice in English Medicine, 1550-1680.* Cambridge, University Press, 2000
ZUCKER Arnaud, *Les Classes zoologiques en Grèce ancienne, d'Homère (VIIIe av. J.-C.) à Élien (IIIe ap. J.-C.)*, Aix-en-Provence, Presses universitaires de Provence, 2005.

INDEX AUCTORUM OPERUMQUE

N.B. Cet index renvoie au texte et aux notes de la page[1]

[1] Au-delà de deux pages consécutives, sont indiquées la première et la dernière page, reliées par un trait d'union.

INDEX NOMINUM

N.B. Cet index renvoie au texte et aux notes de la page[1]

[1] Au-delà de deux pages consécutives, sont indiquées la première et la dernière page, reliées par un trait d'union.

INDEX VERBORUM POTIORUM

N.B. Cet index renvoie au texte et aux notes de la page[1]

---

[1] Au-delà de deux pages consécutives, sont indiquées la première et la dernière page, reliées par un trait d'union.

TABLE DES MATIÈRES

Structures éditoriales du groupe L'Harmattan

L'Harmattan Italie
Via degli Artisti, 15
10124 Torino
harmattan.italia@gmail.com

L'Harmattan Hongrie
Kossuth l. u. 14-16.
1053 Budapest
harmattan@harmattan.hu

L'Harmattan Sénégal
10 VDN en face Mermoz
BP 45034 Dakar-Fann
senharmattan@gmail.com

L'Harmattan Cameroun
TSINGA/FECAFOOT
BP 11486 Yaoundé
inkoukam@gmail.com

L'Harmattan Burkina Faso
Achille Somé – tengnule@hotmail.fr

L'Harmattan Guinée
Almamya, rue KA 028 OKB Agency
BP 3470 Conakry
harmattanguinee@yahoo.fr

L'Harmattan RDC
185, avenue Nyangwe
Commune de Lingwala – Kinshasa
matangilamusadila@yahoo.fr

L'Harmattan Congo
219, avenue Nelson Mandela
BP 2874 Brazzaville
harmattan.congo@yahoo.fr

L'Harmattan Mali
ACI 2000 - Immeuble Mgr Jean Marie Cisse
Bureau 10
BP 145 Bamako-Mali
mali@harmattan.fr

L'Harmattan Togo
Djidjole – Lomé
Maison Amela
face EPP BATOME
ddamela@aol.com

L'Harmattan Côte d'Ivoire
Résidence Karl – Cité des Arts
Abidjan-Cocody
03 BP 1588 Abidjan
espace_harmattan.ci@hotmail.fr

Nos librairies en France

Librairie internationale
16, rue des Écoles
75005 Paris
librairie.internationale@harmattan.fr
01 40 46 79 11
www.librairieharmattan.com

Librairie des savoirs
21, rue des Écoles
75005 Paris
librairie.sh@harmattan.fr
01 46 34 13 71
www.librairieharmattansh.com

Librairie Le Lucernaire
53, rue Notre-Dame-des-Champs
75006 Paris
librairie@lucernaire.fr
01 42 22 67 13

www.ingramcontent.com/pod-product-compliance
Lightning Source LLC
LaVergne TN
LVHW080924071026
849535LV00013B/4098